Handbuch Homöopathie

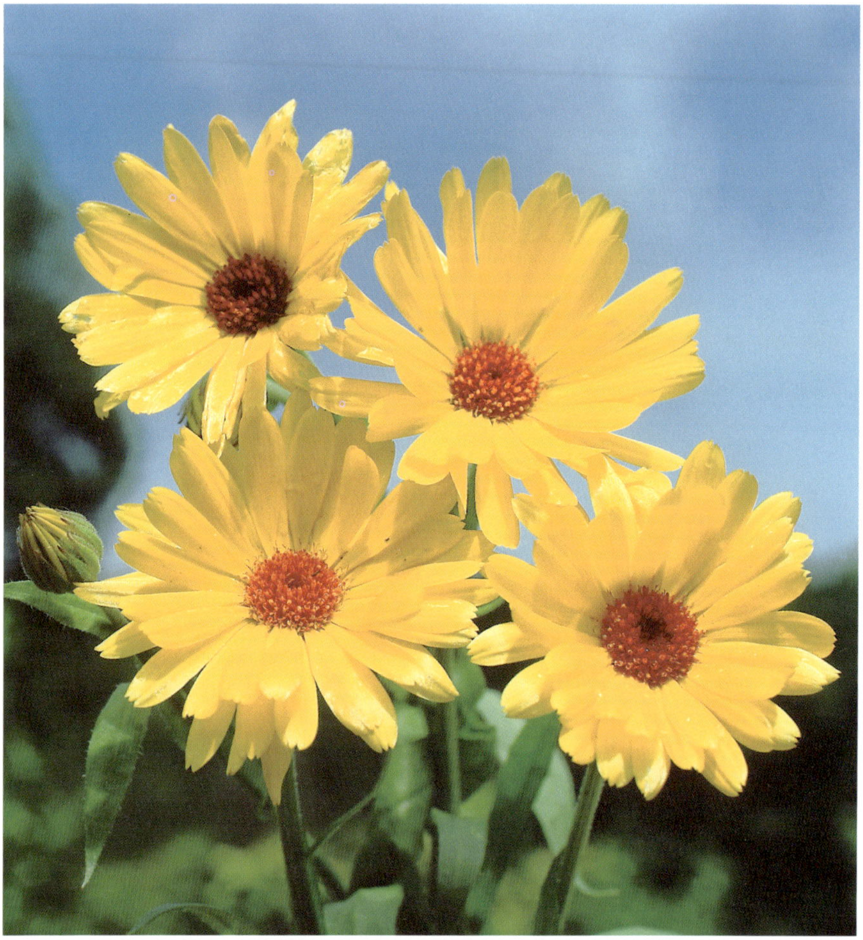

Dr. med. Karola Scheffer

Handbuch Homöopathie

- Die sanfte Medizin
- Zuverlässig zum richtigen Mittel
- Über 100 Indikationen

Weltbild

Inhalt

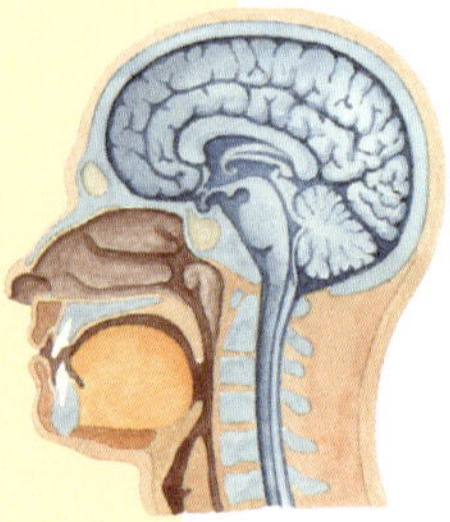

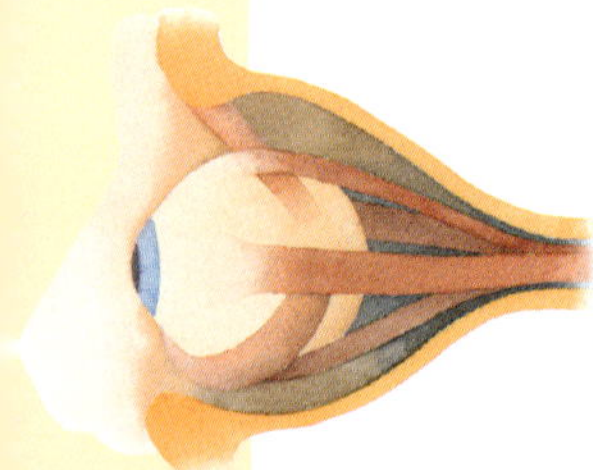

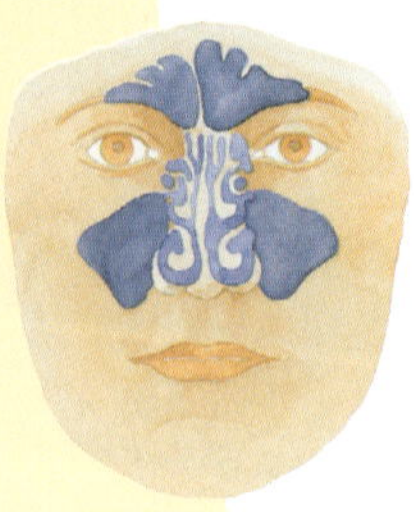

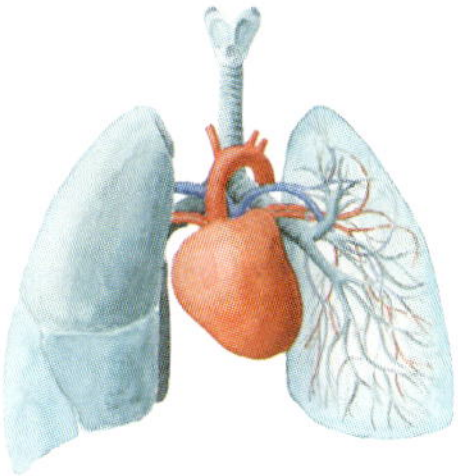

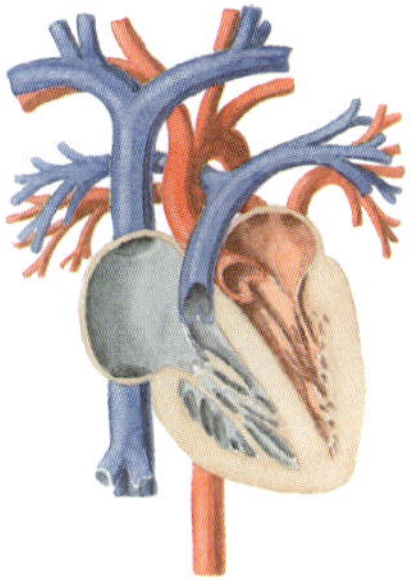

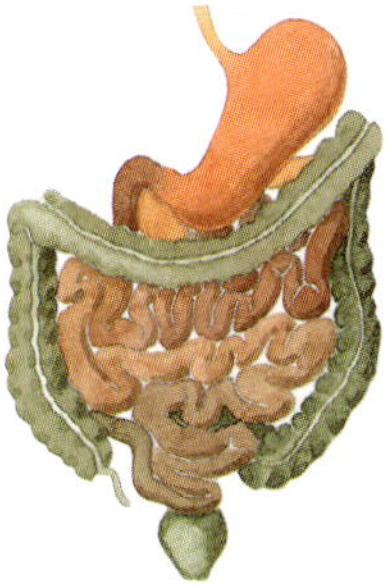

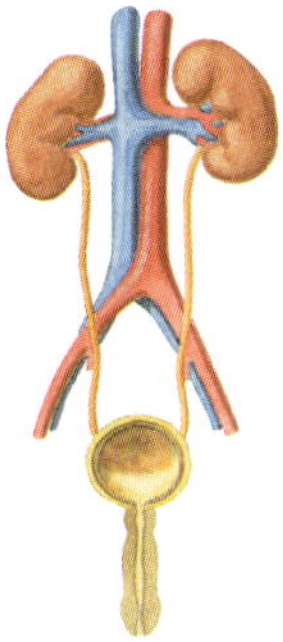

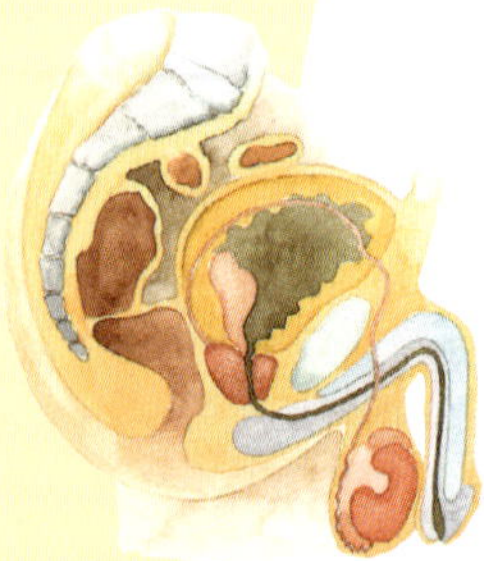

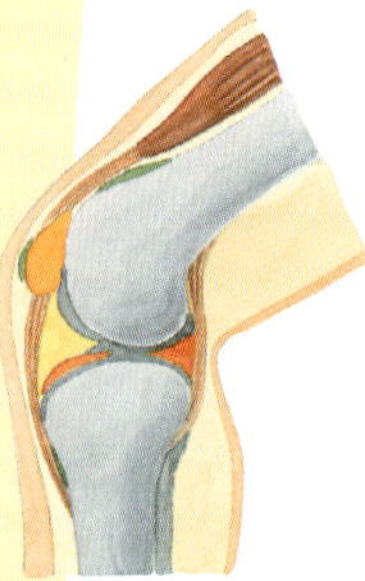

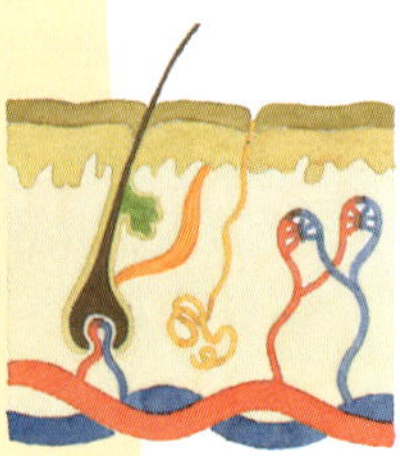

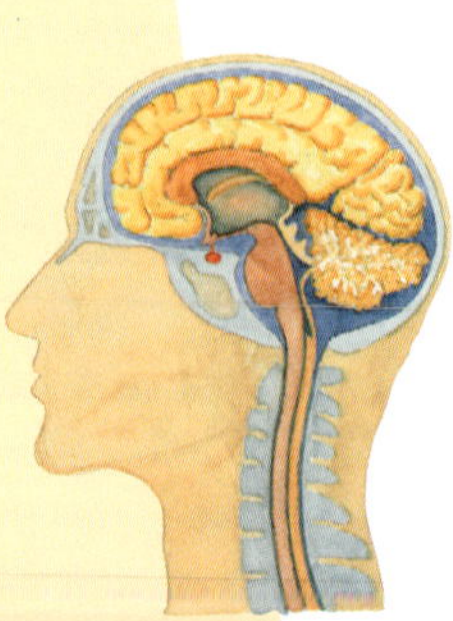

Vorwort

Immer mehr Menschen bevorzugen die so genannten „sanften" und nebenwirkungsarmen Heilmethoden. Die Natur mit ihrem ungeheuer großen Schatz an Arzneipflanzen, Mineralien und anderen Stoffen, die für die Behandlung menschlicher Leiden und Befindlichkeitsstörungen genutzt werden können, stellt dafür eine Vielzahl an Möglichkeiten zur Verfügung. Eine davon ist die Homöopathie.

Dieses Buch soll all denjenigen als Leitfaden dienen, die an dieser Heilweise interessiert sind und sich mit ihrer Hilfe eine Linderung von leichteren Erkankungen und Alltagsbeschwerden verschaffen möchten. Es soll darüber hinaus das „Wesen" der Homöopathie näher bringen und die wichtigsten Grundzüge ihrer Anwendung erläutern.

Es kann dabei jedoch keineswegs Anspruch auf Vollständigkeit erheben, denn die Medizin wie auch die Homöopathie sind weite Gebiete, die in ihrer Gesamtheit zu beschreiben Bände füllen würde.

Wer nicht wegen jeder Kleinigkeit zum Arzt gehen, sondern selbst für seine Gesundheit Verantwortung übernehmen möchte, wird jedoch sicherlich in diesem Ratgeber für einige seiner Befindlichkeitsstörungen eine passende Lösung finden.

Homöopathika regen die Selbstheilungskraft des Organismus an. Das heißt, sie können den Impuls vermitteln, ein aus den „Fugen" geratenes gesundheitliches Gleichgewicht wieder ins „Lot" zu bringen. Gerade deshalb ist es wichtig, den Heilungsprozess durch eine ausgewogene und gesunde Lebensweise zu unterstützen. In etwa ist das vergleichbar mit einem Seiltänzer, der nach einem Fehltritt ins Schwanken gerät und mit Hilfe seiner Balancierstange gegensteuern muss, um das Gleichgewicht wiederzuerlangen.

Wenn Sie in diesem Ratgeber nach einem geeigneten Heilmittel suchen, denken Sie jedoch bitte immer daran, dass ein Buch niemals eine gute ärztliche Behandlung ersetzen kann. Wann immer Sie an die Grenzen der Selbstbehandlung stoßen, unsicher sind oder auch nur den geringsten Zweifel hegen, sollten Sie lieber Ihren Arzt zu Rate ziehen.

München, im Winter 2000 — Dr. Karola Scheffer

Was ist Homöopathie?

Die Homöopathie ist eine sanfte, aber kraftvolle Heilweise. Sie arbeitet mit verdünnten Naturstoffen nach dem Motto „Weniger ist mehr". Die Verdünnungen sind sogar so stark, dass Kritiker behaupten, Homöopathika könnten nicht wirken, weil sie gar keine Heilsubstanz enthalten. Die Erfahrung von mehr als 200 Jahren – so alt ist mittlerweile die Homöopathie – hat aber anderes gezeigt.

Ein inzwischen berühmt gewordener lateinischer Satz Samuel Hahnemanns, des „Vaters der Homöopathie", beschreibt kurz und exakt das Wesen dieser Heilmethode: Similia similibus curentur! Übersetzt lautet er „Ähnliches möge durch Ähnliches geheilt werden". Dahinter steckt die Idee, dass bestimmte Stoffe, die in großen Mengen Krankheitserscheinungen hervorrufen, in allerkleinsten Dosierungen gerade diese Symptome heilen können.

Samuel Hahnemann ist der „Vater der Homöopathie". Die Grundidee seiner Heilkunde lautet: „Similia similibus curentur." Auf Deutsch heißt das: „Ähnliches möge durch Ähnliches geheilt werden."

Vergleichbar ist dies in etwa mit dem Vorgehen bei Erfrierungen: Hat man beispielsweise steif gefrorene Hände oder Füße, so würde heißes Wasser als schmerzhaft empfunden. Taucht man sie aber in kaltes Wasser, so fühlt sich dieses warm an, die Durchblutung kehrt langsam zurück, und die erfrorenen Gliedmaßen erreichen allmählich wieder ihre normale Farbe und Beweglichkeit.

Die Homöopathie unterscheidet sich darin eindeutig von der Behandlung mit herkömmlichen Arzneimitteln. Eine fieberhafte Grippe beispielsweise würde mit chemischen Mitteln bei jedem Kranken gleich behandelt, nämlich mit fiebersenkenden Medikamenten. Anders verhält es sich in der Homöopathie. Die Krankheit Grippe interessiert nur in zweiter Linie, viel wichtiger ist der Patient selbst. Manche werden bei Fieber nämlich ein heißes, rotes Gesicht aufweisen, andere wiederum sehen blass und eingefallen aus, einige schwitzen und verlangen nach Abkühlung, andere haben Schüttelfrost und decken sich bis über die Ohren zu. Wie ein Detektiv versucht der Homöopath dann, anhand solcher „Spuren" die „richtige, ähnliche Arznei" zu finden.

In der Homöopathie gibt es zwei Richtungen. Eine davon ist die klassische Homöopathie, bei der immer nur ein einziges homöopathisches Arzneimittel verabreicht wird. Der klassische Homöopath gleicht deshalb einem Scharfschützen, der nur einen „Schuss" hat

und auf Anhieb ins Schwarze treffen muss. Dazu sind ein großes Spezialwissen, Übung und Erfahrung notwendig.
Die zweite Richtung ist die Komplexhomöopathie. Sie wendet nicht nur ein Mittel, sondern Gemische aus mehreren homöopathischen Arzneien an. Die Erfahrung hat nämlich gezeigt, dass bei bestimmten Krankheiten manche Homöopathika besonders häufig eingesetzt werden müssen und dass bestimmte Kombinationen oft äußerst gut zusammenwirken. Komplexmittel gleichen deswegen nicht einem Einzelschussgewehr, sondern einer Schrotflinte, mit der das Ziel breit gestreut aufs Korn genommen wird.

Wie die Homöopathie entstanden ist

Die Wurzeln der Homöopathie stammen aus der Antike. So erkannte der griechische Arzt Hippokrates, der im 5. Jahrhundert vor Christus auf der Insel Kos lebte, dass es die Selbstheilungskräfte des Kranken sind, die letztlich Gesundung bewirken. Diese Vorstellung der „heilenden Lebenskraft" findet sich auch in der Homöopathie.

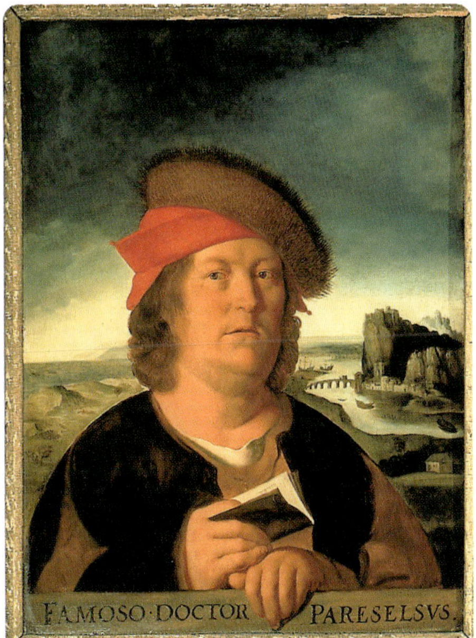

Theophrastus Bombastus von Hohenheim, genannt Paracelsus (1493 – 1541).

Die Idee, dass Ähnliches Ähnliches heilen könne, hatte bereits Paracelsus, der in der Zeit von 1493 bis 1541 lebte. Er war ein Gelehrter und hatte große Kenntnisse in den damaligen Naturwissenschaften, in der Alchimie und Medizin. Schon bald konzentrierte er sein Wissen auf die Herstellung von Arzneimitteln. Er erkannte, dass sich die Naturgesetze im Kosmos und in allen irdischen Erscheinungsformen in „ähnlicher" Weise wiederfinden. So orientierte sich Paracelsus bei der Wahl von Heilmitteln auch am Erscheinungsbild der Pflanzen, denn er nahm an, dass sie ihr Einsatzgebiet widerspiegeln. Zum Beispiel erinnerte ihn der gelbe Pflanzensaft des Schöllkrauts an die Galleflüssigkeit. Tatsächlich ist das Schöllkraut bis heute eine der wichtigsten Arzneipflanzen für Leber- und Galleerkrankungen. Gleichen nicht die Früchte der Tollkirsche, Belladonna, das übersetzt „schöne Frau" bedeutet, feurigen schwarzen Augen?

Paracelusus orientierte sich bei der Auswahl von Heilmitteln auch am Erscheinungsbild der Pflanzen. Er stellte seine Heilmittel auf besondere Weise her.

Diese Vorstellung des Paracelsus hat sich in der Homöopathie erhalten. So findet Johanniskraut mit seinem blutroten Pflanzensaft bei der Behandlung von Wunden und Verletzungen Anwendung. Pulsatilla, die Küchenschelle, ist ein zartes, schwankendes Pflänzchen, und genauso ist auch die Verfassung der Menschen, die Pulsatilla benötigen.

Paracelsus fand auch heraus, dass bestimmte chemische Stoffe im Körper wirken, wie z. B. Schwefel, Quecksilber und Salze, und führte die Mineralien in den Arzneischatz ein.

Seine Heilmittel stellte er auf besondere Weise, nämlich nach den Prinzipien der Alchimie her. „Solve et coagula" ist ein alter Alchimistenspruch, der bedeutet „löse und vereine". Durch diese besondere Art der Zubereitung – bei Pflanzen wird dies beispielsweise durch Gärung erreicht – werden aus den von der Natur dargebotenen Stoffen wirksame Bestandteile abgesondert und zu neuen Stoffen verbunden. Bei dieser Herstellungsweise ist es die „Essenz", der „Geist" des jeweiligen Heilmittels, der eine Heilung bewirkt. Er lässt sich nur in seiner Wirkung, nicht aber chemisch nachweisen.

Samuel Hahnemann, der „Vater" der klassischen Homöopathie

Die eigentliche Geschichte der Homöopathie beginnt jedoch mit Samuel Hahnemann, dem „Vater" und Begründer der klassischen Homöopathie. Er wurde 1755 in Meißen an der Elbe als Sohn eines mittellosen Porzellanmalers geboren. Unter großen Entbehrungen widmete sich Hahnemann an den Universitäten Leipzig, Wien und Erlangen dem Studium der Medizin. Seinen Beruf als Arzt übte er jedoch zunächst nicht aus. Die Medizin bediente sich in der damaligen Zeit nämlich sehr aggressiver Methoden, die Hahnemann heftig kritisierte. Aderlässe, an denen die Menschen zum Teil verbluteten, oder die Verabreichung stark wirksamer, schädlicher Drogen waren damals die übliche Therapie. So bestritt Hahnemann den Lebensunterhalt für sich und seine Familie – er hatte eine Frau und elf Kinder – nicht als Arzt, sondern überwiegend als Übersetzer wissenschaftlicher Schriften. Durch diese Tätigkeit gewann er große Kenntnisse nicht nur in der Medizin, sondern auch in der Chemie und Arzneimittellehre. Sie war auch der Anstoß für seine wichtigste

Entdeckung: die Homöopathie. Hahnemann übersetzte im Jahre 1790 ein Buch des englischen Arztes Dr. Cullen ins Deutsche. Dabei stieß er auf etwas Erstaunliches. Cullen behauptete nämlich, die Chinarinde sei ein geeignetes Heilmittel für Malaria – die damals noch in Europa grassierte –, und zwar weil sie den Magen stärke. Um ihre Wirkung zu testen, nahm Hahnemann die Chinarinde selbst ein. Die Folge war, dass er sämtliche Krankheitserscheinungen bekam, die im Zusammenhang mit der Malariaerkrankung bekannt waren. Daraus zog er den Schluss, dass Arzneimittel, die Wechselfieber hervorrufen, auch in der Lage sein müssten, dieses im Erkrankungsfall zu heilen.

Nach diesem ersten Selbstversuch prüfte er an sich selbst, aber auch im engsten Freundes- und Familienkreis eine Vielzahl von Pflanzen, Metallen, Salzen, Mineralien und tierischen Stoffen auf ihre Wirkung. Während seiner Forschungen entdeckte er, dass jeder dieser Naturstoffe ganz charakteristische, ihm allein eigene Symptome hervorzurufen vermochte. Manche von ihnen traten bei nahezu allen Personen auf, die den jeweiligen Stoff eingenommen hatten. Hahnemann bezeichnete sie deshalb als charakteristische „Schlüsselsymptome". Andere wiederum traten seltener oder nur ganz selten auf. Die Gesamtheit all dieser Erscheinungen fasste er als das so genannte „Arzneimittelbild" der geprüften Substanz zusammen. Als er die erforschten Mittel entsprechend bei Kranken einsetzte, stellte er fest, dass sie tatsächlich nur dann zu heilen vermochten, wenn der Patient die entscheidenden „Schlüsselsymptome" bot. Hahnemann machte im Rahmen seiner Studien noch eine weitere wichtige Beobachtung: Bevor Heilung eintrat, verschlechterten sich häufig die Beschwerden des Kranken, dem er eine homöopathische Arznei verabreicht hatte, so als ob der Körper noch einmal alle seine Abwehrmechanismen in Gang setzen würde, um den Feind bekämpfen zu können.

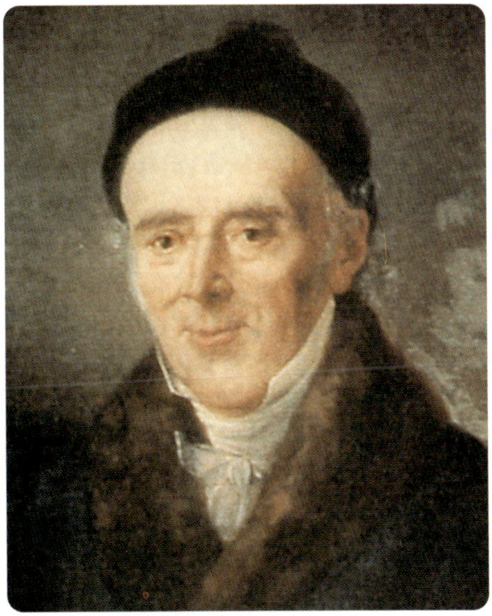

Samuel Hahnemann (1755 – 1843), der „Vater der Homöopathie".

Dieser Begriff der so genannten „Erstverschlechterung" hat sich bis heute in der Homöopathie erhalten und zeigt dem behandelnden Arzt an, dass er die richtige Arznei gewählt hat.

Hahnemann stellte seine Arzneien selbst her. Damit verstieß er aber gegen das damalige – schon seit dem Mittelalter bestehende – Recht der Apotheker. Deshalb kam es zum Streit zwischen ihm und den Leipziger Apothekern.

1810 publizierte Hahnemann sein wichtigstes Werk „Organon" der Heilkunst: „Wähle, um sanft, schnell, gewiss und dauerhaft zu heilen, in jedem Krankheitsfalle eine Arznei, welche ein ähnliches Leiden erregen kann als sie heilen soll", heißt es darin. Damit prägte er den Begriff des „Simile", des „Ähnlichen", nach dem die Homöopathie ihren Namen erhielt. Sie setzt sich aus dem griechischen Wort homoios – übersetzt lautet es gleich, ähnlich – und pathos – was so viel wie Krankheit bedeutet – zusammen.

„Wähle, um sanft, schnell, gewiss und dauerhaft zu heilen, in jedem Krankheitsfalle eine Arznei, welche ein ähnliches Leiden erregen kann als sie heilen soll", heißt es im „Organon der Heilkunst", dem bedeutendsten Werk Hahnemanns.

Als im Jahre 1831 eine große Cholera-Epidemie Europa heimsuchte, konnte die Homöopathie ihre Wirksamkeit unter Beweis stellen. Während die herkömmliche Therapie die Kranken eher schwächte und gefährdete, genasen unter homöopathischer Behandlung überraschend viele. Dadurch wuchs das Ansehen der Hahnemannschen Heilmethode in der Bevölkerung.

Nach dem Tod seiner Frau heiratete Hahnemann – mittlerweile schon 70 Jahre alt – ein zweites Mal, und zwar die Französin Mélanie d'Hervilly. Er siedelte nach Paris über, wo er eine große und erfolgreiche Praxis betrieb. Hahnemann starb 1843 in Paris.

Einige seiner Schüler führten sein Werk fort und versuchten es zu erweitern und zu vervollständigen.

Bedeutende Homöopathen der Folgezeit nach Hahnemann sind Constantin Hering und James Tyler Kent. Beide waren ursprünglich erbitterte Gegner der Homöopathie, wurden aber durch ein „Schlüsselerlebnis", nämlich durch die direkte Erfahrung der Wirksamkeit eines homöopathischen Mittels, zu großen Verehrern dieser Heilmethode. Hering beschrieb die Gesetze, nach denen eine erfolgreiche homöopathische Heilung verlaufen muss. Die nach ihm benannte „Heringsche Regel" besagt, dass die Krankheitserscheinungen sich von „oben nach unten" oder von „innen nach außen" entwickeln müssen. Wenn Sie beispielsweise an einem Hautausschlag der Kopfregion leiden und dieser unter homöopathischer Behandlung in Richtung Füße wandert, so ist das ein Zeichen der beginnenden Heilung. Verschwinden Ihre Magenschmerzen unter der Wirkung eines homöopathischen Mittels und es tritt stattdessen Schweißbildung auf, so ist dies gleichfalls als günstig zu bewerten.

Kents Arbeit ist ein Nachschlagewerk zu verdanken, in dem Krankheitssymptome und die dafür infrage kommenden homöopathischen Arzneimittel einander zugeordnet sind. Das so genannte „Kentsche Repertorium" ist auch heute noch ein wichtiges Handwerkszeug des klassischen Homöopathen.

Was sind homöopathische Potenzen?

Als Hahnemann die Mittel verabreichte, machte er eine weitere entscheidende Entdeckung. Er fand heraus, dass sie besser wirkten, wenn sie stark verdünnt waren und mit jeder Verdünnungsstufe „verschüttelt" wurden. Diesen Vorgang nannte er „Potenzieren", was so viel bedeutet wie Verstärkung oder Kraftentfaltung einer Arznei. Die Verdünnung kann dabei so stark sein, dass sie kein einziges Molekül des ursprünglichen Wirkstoffs mehr enthält, sondern nur noch dessen Energie oder die „Erinnerung" an seine grundlegende Beschaffenheit.

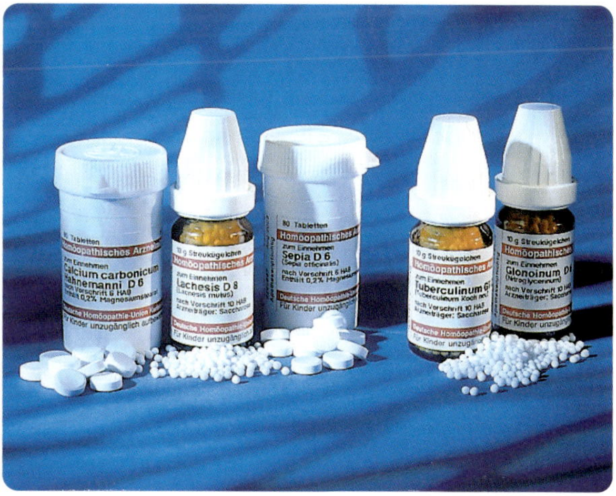

Homöopathische Arzneien gibt es in verschiedenen Darreichungsformen, zum Beispiel als Tabletten, Tropfen oder Globuli.

Am besten ist dies vielleicht zu vergleichen mit einem Tonband. Man sieht ihm äußerlich nicht an, ob es beispielsweise die Aufzeichnung eines Konzertes enthält. Trotzdem gibt es die Töne in ihrem ursprünglichen und vollen Klang wieder. Das Prinzip der Homöopathie, wie und warum potenzierte Arzneien tatsächlich wirken, hat sich jedoch bis heute allen wissenschaftlichen Forschungsbemühungen und Erklärungsversuchen entzogen. Die Verdünnungs- und Potenzierungsstufe einer Arznei wird heute durch einen hinter den Namen des Mittels gesetzten Buchstaben D, C oder LM und eine nachfolgende Zahl ausgedrückt, beispielsweise Belladonna D4.

Die Herstellung homöopathischer Potenzen läuft folgendermaßen ab: Als erstes entsteht die so genannte Urtinktur, das ist – um bei dem Beispiel Belladonna zu bleiben – der frische Press-Saft der Tollkirsche, der zu gleichen Teilen mit Alkohol verdünnt wird. Dann wird eine 10-fache (abstammend aus dem lateinischen Zeichen D = 10) Verdünnung hergestellt, indem man ein Teil der Urtinktur mit neun Teilen alkoholischer Lösung vermischt und anschließend verschüttelt. Dabei führt man per Hand mindestens zehn kräftige Schüttelschläge aus.

Beim Potenzieren wird eine Urtinktur in einer Verdünnungsreihe immer wieder verdünnt und „verschüttelt". Dies kann so weit gehen, bis kein einziges Molekül des ursprünglichen Wirkstoffes mehr enthalten ist.

Damit ist die Potenzstufe D1 (10-fache Verdünnung) entstanden. Um eine D2 zu erhalten, vermischt man aus dieser Lösung wiederum ein Teil mit neun Teilen Alkohol und verschüttelt die Mischung aufs Neue. Dieser Vorgang kann beliebig oft wiederholt werden, bis die gewünschte Potenzstufe erreicht ist.

Mit einer D2 ist also schon eine 10 x 10 = 100-fache Verdünnung, mit der D4 letztendlich eine 10 x 10 x 10 x 10 = 10 000-fache Verdünnung erreicht.

C-Potenzen und LM-Potenzen entstehen im Grunde auf die gleiche Weise. Nur werden die Urtinkturen nicht jeweils 10-fach, sondern C = 100-fach bzw. LM = 50 000-fach verdünnt.

Die Konstitution und der Weg zum passenden Arzneimittel

Die Homöopathie behandelt keine Krankheiten, sondern den kranken Menschen. Deshalb ist eine wichtige Voraussetzung für den Homöopathen, zu erkennen, „wie ist der Betroffene, wie ist seine Konstitution".

Die Konstitution eines Menschen umfasst alle ihm eigenen Besonderheiten – von seiner angeborenen Wesensstruktur bis hin zu allen im Laufe seines Lebens sich entwickelnden Eigenarten. Dazu gehört das Temperament, beispielsweise ob ein Mensch sanftmütig oder impulsiv, introvertiert oder gesellig, schweigsam oder geschwätzig, ordentlich oder schlampig ist. Auch verborgene Ängste, Nahrungsvorlieben oder -abneigungen und die Reaktion auf Witterungseinflüsse spielen eine wichtige Rolle, denn in diesen Eigenschaften unterscheiden sich die einzelnen Menschen. Der eine liebt Süßigkeiten und kann kaum darauf verzichten, ein anderer isst gerne Fett und gut gewürzte Speisen, ein dritter wiederum hat eine ausgesprochene Abneigung dagegen. Manche Menschen vertragen die Sonne nicht und fühlen sich bei kalter Witterung wohl, während andere bei

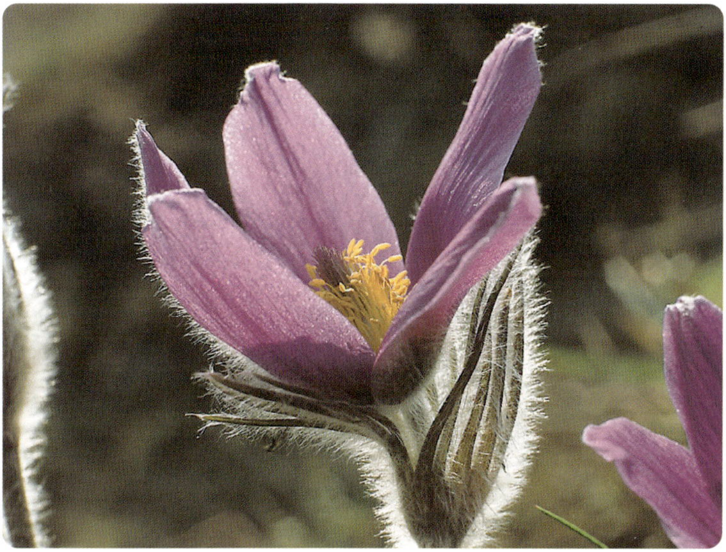

Pulsatilla pratensis (Küchenschelle) – ein großes Konstitutionsmittel.

nasskaltem Regenwetter, bei Gewitter oder bei Witterungswechsel Beschwerden bekommen. Diese Beispiele ließen sich in beliebiger Folge weiter fortführen.

Der Homöopath wird deshalb nicht nur nach Krankheitserscheinungen und Beschwerden fragen, sondern immer auch nach den Dingen, die scheinbar nichts mit der Erkrankung zu tun haben. Er wird versuchen die seelische Verfassung und die Eigenheiten seines Patienten zu ergründen sowie alle Umstände, unter denen sich seine Beschwerden bessern oder verschlimmern. Diese so genannten Modalitäten spielen bei der Mittelsuche sogar eine sehr große Rolle. Manche Homöopathika haben nämlich recht ähnliche Arzneimittelbilder, unterscheiden sich aber in ihren „Modalitäten" deutlich voneinander. Meist dauert eine solche Befragung viele Stunden, bis das Gesamtbild der Konstitution des Patienten gefunden ist. Dann ist jedoch für den Homöopathen die Arbeit noch nicht zu Ende. Dieses Bild muss genau mit dem homöopathischen Arzneimittel übereinstimmen, das solche Erscheinungen in unverdünntem Zustand hervorzurufen vermag.

Die Homöopathie kennt mehrere „große" Konstitutionsmittel. Sie besitzen eine tief greifende Wirkung auf die Psyche und alle Körpergewebe. Die Erfahrung hat gezeigt, dass sie besonders häufig die geeignete Arznei für bestimmte Menschen-Typen darstellen. Dazu gehören unter anderem Sulfur, Arsenicum album, Sepia, Nux vomica, Lycopodium, Phosphor oder Pulsatilla. Daneben gibt es eine Vielzahl „kleinerer" Mittel mit begrenzterer Wirkung. Weil die Menschen aber sehr unterschiedlich strukturiert sind, können mitunter auch kleinere Homöopathika als „maßgeschneiderte" Arznei infrage kommen.

Der Unterschied zwischen akuter und chronischer Erkrankung

Chronische Erkrankungen werden vom Homöopathen mit dem entsprechenden Konstitutionsmittel behandelt. Dieses zu finden, setzt eine große Erfahrung voraus.

Homöopathen unterscheiden streng zwischen akuten und chronischen Erkrankungen. Eine akute Erkrankung hat immer einen klar erkennbaren Anfang und ein ebenso deutliches Ende. Typisches Beispiel ist die Erkältung. Chronische Erkrankungen haben hingegen einen schleichenden Verlauf oder äußern sich in ständig wiederkehrenden Beschwerden. Auch wenn es Phasen von Beschwerdefreiheit gibt, nehmen die Beschwerden in aller Regel im Laufe der Zeit zu und schwächen die Lebenskraft des Körpers immer mehr.

Je nachdem, ob eine akute oder chronische Erkrankung vorliegt, werden meist unterschiedliche homöopathische Arzneien infrage kommen. Eine akute Erkrankung wird in aller Regel nur selten mit einem Mittel behandelt, das der sonstigen Konstitution des Betroffenen entsprechen würde.

Das hat einen Grund. Jeder hat schon einmal die Erfahrung gemacht, dass sich während einer akuten Erkrankung die gesamte Verfassung, auch die seelische, ändert. Sie kann sogar der sonstigen Persönlichkeitsstruktur vollkommen entgegengesetzt sein. Zum Beispiel kann ein bei voller Gesundheit furchtloser „Draufgänger" während einer fieberhaften Grippe plötzlich große Angst bekommen. Gerade diese Veränderungen sind für die Wahl des Akut-Heilmittels wichtig, denn sie erleichtern die Suche.

Bei den chronischen Erkrankungen ist es oft unvergleichlich viel schwieriger, das richtige Mittel zu finden. Ebenso tief greifend wie die Erkrankung selbst muss der homöopathische Arzt, will er das passende Arzneimittel finden, auch die Eigenheiten und Besonderheiten des jeweiligen Menschen bis in seine tiefsten Gründe erforschen. Er muss seine grundlegende Konstitution erkennen, um das entsprechende „Konstitutionsmittel" zu finden.

Die Geschichte der Komplexhomöopathie

Obwohl Hahnemann immer wieder betont hatte, dass ein einziges Heilmittel ausreichen würde, um Heilung zu erlangen, mussten viele Homöopathen eine andere Erfahrung machen. Sie erreichten mit dieser Methode manchmal nicht das gewünschte Ziel. Sei es weil der Kranke keine klaren charakteristischen Erscheinungen bot, nach denen sich das passende Mittel auswählen ließ, sei es, weil er sie nicht zu äußern wusste. Diese Erfahrung muss gelegentlich jeder klassische Homöopath auch heute noch in seiner Praxis machen. Gerade bei chronischen Erkrankungen dauert es manchmal eine sehr lange Zeit – mit teils vergeblichen Therapieversuchen –, bis endlich die richtige Arznei gefunden ist. Der Not gehorchend begannen viele Homöopathen deshalb mehrere Mittel gleichzeitig einzusetzen. Selbst Hahnemann erkannte nach langjährigen Erfahrungen, dass in hartnäckigen Fällen mitunter die Verordnung eines „Doppelmittels" der sicherere Weg ist. Und so entstand die Komplexhomöopathie.

Die Entwicklung homöopathischer Komplexmittel ist eng mit zwei Namen verknüpft: Pastor Felke und Magdalene Madaus. Pastor Felke war ein großer Naturheiler. Er nutzte vor allem die Heilkraft der Erde, was ihm seinen Namen der „Lehmpastor" einbrachte.

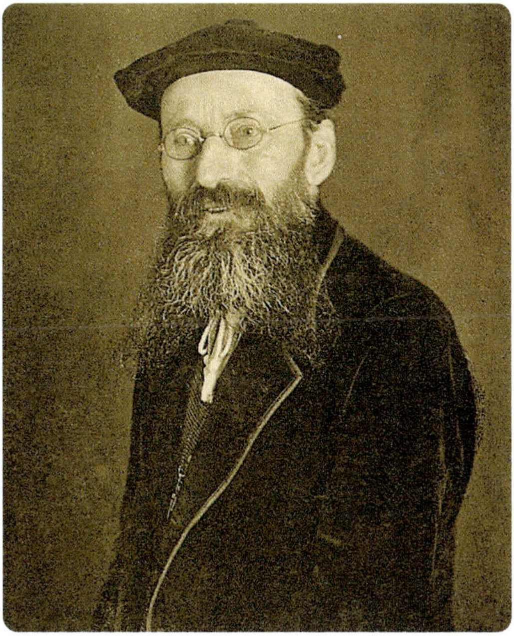

Emanuel Felke, der „Lehmpastor".

Selbst ein glühender Anhänger der Hahnemannschen Lehre, wandte Felke bei der Behandlung seiner Patienten sowohl die klassische Homöopathie an, bediente sich aber auch Mischungen aus mehreren homöopathischen Arzneimitteln, die er in ausgewogener Weise zusammenzustellen wusste.

Pastor Felke setzte dabei homöopathische Zubereitungen ein, die eine besonders ausgeprägte Wirkung auf bestimmte Organbereiche entfalteten. Weil ihre Inhaltsstoffe miteinander harmonierten und sich in ihrer Wirkung ergänzten oder verstärkten, hatte er damit große

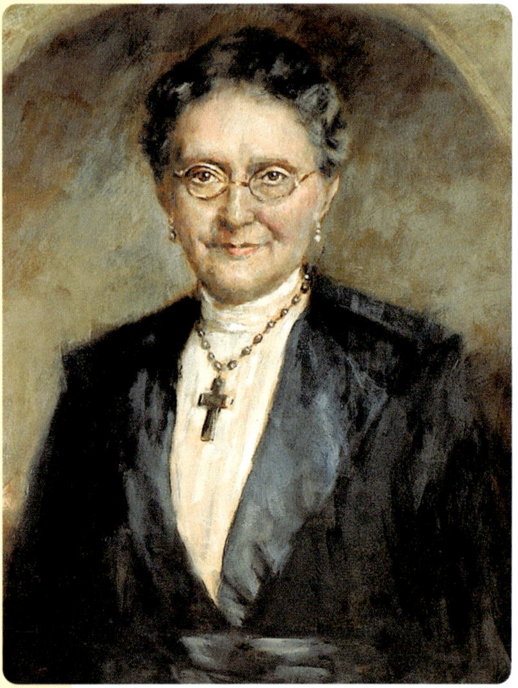

Magdalene Madaus, geb. Heyer.

Heilerfolge. Bei der Herstellung seiner Mittel arbeitete Pastor Felke eng mit dem Apotheker Pascoe zusammen.

Magdalene Johane Marie Heyer kam am 12. Januar 1857 in Magdeburg zur Welt. Von Geburt an war sie ein kleines und schwächliches Kind. Mit 28 Jahren heiratete sie den Pastor Heinrich Pieter Madaus und bekam mehrere Kinder. Ihr anstrengendes und entbehrungsreiches Leben als Pfarrersfrau rieb sie jedoch zusehends auf, sie wurde immer öfter krank und befürchtete schließlich, an einer schweren Herzerkrankung zu leiden. Der „Lehmpastor" Felke vom Niederrhein schien ihre letzte Hoffnung auf Hilfe zu sein. Deshalb begab sie sich zu einer Kurbehandlung in seine Hände. Schon nach vierzehn Tagen in seiner Behandlung war Magdalene Madaus wieder gesund. Diese Erfahrung hinterließ bei ihr einen tiefen Eindruck und sie beschloss, diese Heilkunst selbst zu erlernen. In der Folgezeit assistierte sie für einige Zeit bei Felke, der ihr Talent und Geschick gerade in der Komposition homöopathischer Mittel rasch erkannte. Deshalb ermutigte er sie, ihre Studien eigenständig fortzusetzen.

In ihren Familienkreis zurückgekehrt, gründete Magdalene Madaus eine Praxis und erweiterte in ihrer zielstrebigen, methodischen Arbeitsweise die beim Lehmpastor erlernten Kenntnisse in der Komplexhomöopathie. Dabei entdeckte sie viele neue Kompositionen, mit denen sie große Heilerfolge verzeichnen konnte.

Ihr Werk lebt noch heute in den „Oligoplexen" fort. Diese sind einfach zu handhaben und erfordern nicht die zeitaufwändige, komplizierte Suche nach einem homöopathischen Einzelmittel. Ähnlich wie andere Arzneimittel sind sie „indikationsbezogen", das heißt bei bestimmten Erkrankungen „angezeigt". Deshalb können sie mithilfe eines entsprechenden Leitfadens hervorragend auch in der Selbstbehandlung angewandt werden.

Wie Sie dieses Buch nutzen können

Dieses Buch soll Ihnen dabei helfen, leichtere gesundheitliche Probleme mit homöpathischen Komplexmitteln zu behandeln. Um Beschwerden und ihre jeweiligen Heilmittel rasch und sicher auffinden zu können, sind die einzelnen Kapitel nach Organbereichen gegliedert. Jedes von ihnen hat einen Einführungsteil und mehrere Unterpunkte mit Einzelbeschwerden, die üblicherweise häufig im Alltag Probleme bereiten.

Der einführende Teil jedes Kapitels enthält Erläuterungen zu den Erkrankungen und Störungen, die in diesem Organbereich auftreten können. Interessierte erfahren dort auch Näheres über homöopathische Einzelmittel. Wenn Sie also wissen möchten, welche Einzelhomöopathika beispielsweise für Verdauungsprobleme in Betracht kommen, müssen Sie im einführenden Teil dieses Kapitels nachsehen. Dort sind Arzneimittelbilder einiger Homöopathika beschrieben, von denen die Erfahrung gezeigt hat, dass sie bei Verdauungsproblemen häufig Anwendung finden. Sie sind bewusst nicht bei den Einzelbeschwerden aufgeführt, weil sie nicht über eine begrenzte Wirkung, beispielsweise am Magen, verfügen, sondern bei vielen Verdauungsbeschwerden – ihrem jeweiligen Arzneimittelbild entsprechend – infrage kommen können. Dieser Teil ist weniger zur Selbstbehandlung gedacht, sondern eher als Anreiz, sich näher mit der Homöopathie zu befassen. Für den Fall, dass Sie trotzdem einen Behandlungsversuch mit einem einzelnen Mittel ausprobieren wollen, ist bei jedem die Potenzierung angegeben, die in der Selbstbehandlung empfohlen werden kann. Meist ist es die D6 bis D12, von denen einmal täglich etwa 5 Globuli oder 5 Tropfen, falls Sie eine flüssige Darreichungsform gewählt haben, eingenommen werden können. Das ist aber nur dann erfolgversprechend, wenn Ihre Beschwerden tatsächlich ganz genau mit dem Arzneimittelbild eines dieser Mittel übereinstimmen. Wie eingangs erwähnt, ist dies nicht einfach und erfordert ein großes Spezialwissen und viel Erfahrung. Vor allem sollten Sie bedenken, dass es immer noch sehr viele andere – hier nicht aufgeführte – Homöopathika gibt, die dabei infrage kommen könnten. Sie alle zu nennen würde Bände füllen und den Rahmen dieses Ratgebers sprengen. Wer seine Kenntnisse vertiefen möchte, muss deshalb auf die entsprechende Literatur zurückgreifen.

Der Schwerpunkt dieses Buches liegt auf der Selbstbehandlung leichterer gesundheitlicher Alltagsbeschwerden mit homöopathischen Komplexmitteln.

Der Schwerpunkt der Behandlungsmöglichkeiten liegt in diesem Buch auf den von Magdalene Madaus entwickelten Oligoplexen, weil sie ein umfassendes und breit gefächertes Behandlungssystem darstellen, das für sehr viele Alltagsbeschwerden eine Hilfe bietet. Daneben sind aber auch einige andere, in der Apotheke erhältliche Kombinationen genannt.

Eine Selbstbehandlung mit einem Einzelhomöopathikum ist nur sinnvoll, wenn Ihre Beschwerden ganz genau mit dem Arzneimittelbild dieses Mittels übereinstimmen. Dies zu erkennen erfordert viel Erfahrung und Wissen.

Allerdings herrscht auf dem Arzneimittelmarkt ein ständiger Wandel. Es kommt immer wieder vor, dass Arzneimittel vom Markt verschwinden oder unter einem neuen Namen wieder auftauchen. Es kann also durchaus geschehen, dass Sie in diesem Nachschlagewerk erwähnte Präparate irgendwann einmal nicht mehr bekommen. In solchen Fällen fragen Sie am besten Ihren Arzt oder Apotheker um Rat, vor allem dann, wenn Ihnen die bestimmte Kombination schon einmal geholfen hat.

Wie lange müssen homöopathische Mittel eingenommen werden?

Viele glauben, dass Homöopathika bei akuten Erkrankungen langsam wirken. Jedoch ist gerade das Gegenteil der Fall. Genauso wie ein chemisches Schmerzmittel ist eine richtig gewählte homöopathische Arznei in der Lage, beispielsweise Kopfschmerzen innerhalb kürzester Zeit – manchmal dauert es nur 10 bis 20 Minuten – zu lindern. Deshalb müssen Sie bei akuten Beschwerden ein Mittel auch nicht besonders lange einnehmen. Meist reicht eine Einnahme von höchstens einer Woche aus. Vergleichbar ist dies in etwa mit dem Anlasser eines Autos. Läuft der Motor, kann und soll man den Vorgang beenden. Nehmen Sie ein Mittel also nur so lange, bis Ihre Beschwerden abgeklungen sind. Dabei ist zu beachten, dass innerhalb einer begrenzten Zeitspanne von etwa ein bis drei Tagen eine deutliche Besserung eintreten muss. Anderenfalls sprechen Ihre Beschwerden entweder nicht auf die Arznei an, oder es liegt eine schwerere Erkrankung vor. In solchen Fällen müssen Sie dann Ihren Arzt zu Rate ziehen und von einer weiteren Selbstmedikation absehen.
Bei chronischen Erkrankungen müssen in aller Regel auch Komplexmittel über einen längeren Zeitraum eingenommen werden. Die entsprechenden Hinweise dazu sind in jedem Einzelfall geschildert. Es gibt einige chronische Erkrankungen, bei denen eine ärztliche

Therapie erforderlich ist – beispielsweise entzündlich-rheumatische Erkrankungen, eine Vergrößerung der Schilddrüse oder ein Leberleiden. Homöopathika können in solchen Fällen die ärztliche Behandlung nicht ersetzen. Sie können sie aber homöopathisch begleiten. Allerdings müssen Sie dann die geplante Art und Dauer der Anwendung immer mit Ihrem Arzt besprechen.

Wenn Sie homöopathische Mittel zur Begleitung einer ärztlichen Therapie bei chronischen Erkrankungen einsetzen möchten, sollten Sie die Art und Dauer der Anwendung immer mit Ihrem Arzt absprechen.

Die Grenzen der Selbstbehandlung erkennen

Die Selbstbehandlung hat ihre Grenzen. Aus ärztlicher Sicht können Sie nur die Erkrankungen selbst behandeln, deren Ursache bekannt ist oder mit denen Sie bereits Erfahrung haben und die keine Bedrohung für „Leib und Leben" darstellen. Wegen Kopfschmerzen oder einer Erkältung beispielsweise ist es meistens nicht unbedingt notwendig, gleich den Arzt aufzusuchen. Hinter nahezu jeder Beschwerde kann aber auch eine ernste Erkrankung stecken. So kann etwa ein Husten auch Ausdruck einer schweren Bronchitis oder sogar eines Lungenkrebses sein. Deswegen sind in jedem Kapitel unter „Vorsicht" Hinweise zusammengestellt, die erläutern, unter welchen Umständen Gefahren drohen und wann Sie Ihren Arzt aufsuchen müssen.
Außerdem können auch für homöopathische Komplexmittel in einigen Fällen Gegenanzeigen vorliegen. Sofern vorhanden, sind sie bei den einzelnen Mitteln aufgeführt. Bestehen irgendwelche Zweifel oder Unsicherheiten, so fragen Sie Ihren Arzt.

Und noch etwas: Wenn Sie sich gerade wegen einer tief sitzenden chronischen Erkrankung in homöopathischer Behandlung befinden, sollten Sie selbst bei akuten Beschwerden, beispielsweise einer Erkältung, keine anderen homöopathischen Mittel einnehmen, ohne Ihren Arzt oder Therapeuten davon zu unterrichten. Es gibt nämlich Homöopathika, die nicht gemeinsam eingenommen werden dürfen, weil sie sich in ihrer Wirkung schwächen oder sogar aufheben können. Sie könnten also mit einer zusätzlichen Einnahme von Kombinationsmitteln möglicherweise die Wirkung der vom Homöopathen verordneten Arznei stören und damit den Behandlungserfolg zunichte machen.

Beschwerden im Kopfbereich

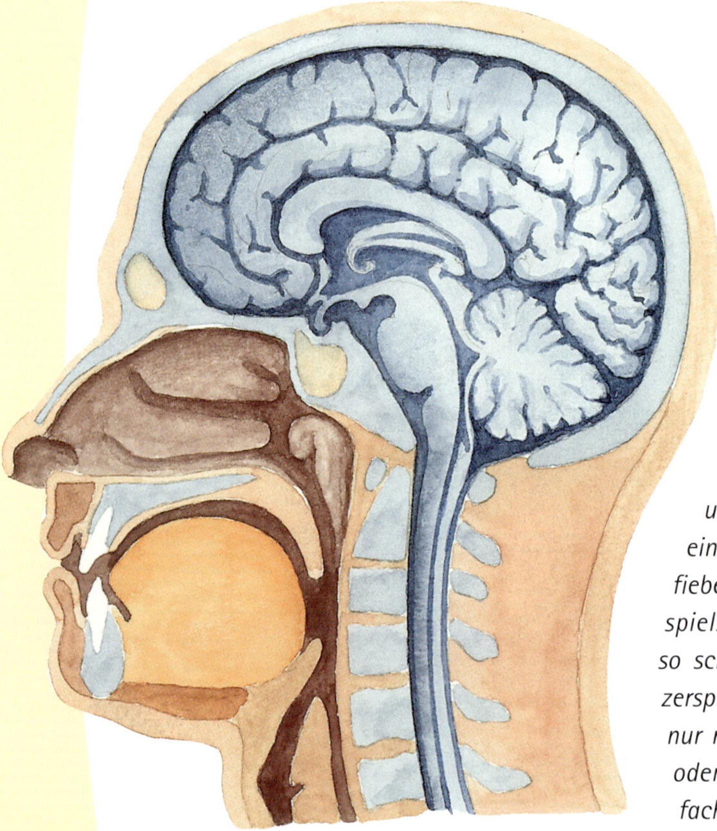

Kopfschmerzen gehören zu den häufigsten Beschwerden überhaupt, denn es gibt praktisch keine Erkrankung, die nicht von ihnen begleitet sein könnte. Zum Glück haben sie in den meisten Fällen eine banale Ursache. Bei Wetterumschwung, während einer Erkältung oder eines fieberhaften Infektes beispielsweise kann der Kopf so schmerzen, als würde er zerspringen. Oft helfen dann nur noch kühle Kompressen oder Umschläge. Ein einfacher „Kater" nach einer längeren nächtlichen Feier, bei der reichlich Alkohol genossen wurde, kann am nächsten Morgen berstende, dröhnende oder dumpfe Kopfschmerzen bescheren. Diese Arten von Kopfschmerzen treten akut auf, und man weiß in aller Regel auch warum. Sie sind zwar heftig und bedürfen schon allein deswegen einer Linderung, sie verschwinden aber auch ohne Behandlung meist von selbst wieder.

Ein Symptom mit vielen Ursachen

Akute und vor allem *chronische Kopfschmerzen* können jedoch auch andere Ursachen haben. Oft sind sie Zeichen von Stress oder sie werden durch Verspannungen der Kopf nahen Hals- und Nackenmuskulatur hervorgerufen. Auch der so genannte *Schulkopfschmerz* bei Kindern hat in den meisten Fällen eine seelische Ursache oder ist durch Überforderung bedingt.

Eine Sonderform des Kopfschmerzes ist die *Migräne*. Sie unterscheidet sich vom Kopfschmerz durch ihren anfallsartigen Charakter. Frauen sind häufiger betroffen als Männer und klagen oft im Zusammenhang mit der Monatsblutung über Kopfschmerzen oder Migräne. Deshalb kommen auch hormonelle Einflüsse als Auslöser in Betracht. Die Ausprägung dieser Beschwerden ist oft sehr unterschiedlich. Sie können als dumpf, drückend, bohrend oder berstend empfunden werden. Oft treten sie nur halbseitig auf, während die andere Kopfhälfte schmerzfrei ist. Manchmal beginnen sie im Nacken, um sich allmählich über den gesamten Kopf auszubreiten. Häufig sind Kopfschmerzen und Migräne auch von *Schwindel* begleitet.

Frauen sind von Migräne häufiger betroffen als Männer. Man vermutet deshalb auch hormonelle Einflüsse als Ursache.

Vorsicht

Bei allen Beschwerden im Kopfbereich sollten Sie besonders vorsichtig sein. Kopfschmerzen, Migräneanfälle und Schwindel können auch von mitunter schweren Erkrankungen im Bereich der Kopforgane hervorgerufen werden, z. B. durch ein Glaukom (grüner Star), eine Erkrankung der Nasennebenhöhlen, der Zähne, des Innenohrs oder im schlimmsten Fall durch einen Gehirntumor. Auch tief greifende Erkrankungen des Stoffwechsels, der Herz-Kreislauf-Organe, der Niere, der Schilddrüse, aber auch Störungen der Blutbildung können die Ursache sein.

Wenn Ihre Beschwerden anhalten oder immer wiederkehren, sollte Ihr Arzt durch eine Untersuchung eine schwere Grunderkrankung als Ursache ausschließen.

Einige wichtige Homöopathika bei Kopfbeschwerden

Der Kopf ist ein zentraler Körperteil, denn er beherbergt das Gehirn. Will man Kopfschmerzen, Migräne und Schwindel nach den Prinzipien der klassischen Homöopathie behandeln, so geschieht dies mit dem entsprechenden Konstitutionsmittel. Das heißt, es wird diejenige Arznei gewählt, die nicht nur die gerade vorherrschenden Kopfschmerzsymptome beeinflusst, sondern mit dem Gesamtbild des Betroffenen, mit all seinen Eigenarten, Charaktereigenschaften, Vorlieben und Modalitäten übereinstimmt. Näheres dazu können Sie auf den Seiten 14–16 nachlesen. Einige häufig bei Kopfbeschwerden infrage kommende Mittel werden nachfolgend beschrieben. Was Sie bei akuten fieberhaften Infekten oder einer Grippeerkrankung gegen Ihre Kopfschmerzen tun können, lesen Sie im Kapitel Erkältungskrankheiten auf Seite 131ff.

Natrium muriaticum (Kochsalz)

Natrium muriaticum eignet sich für zurückhaltende Menschen, die sehr empfindlich gegen Kränkungen sind, im Stillen leiden und zum Grübeln neigen.

Natrium muriaticum ist ein großes homöopathisches Arzneimittel, das bei einer Vielzahl der unterschiedlichsten Krankheitserscheinungen helfen kann. Meist besteht eine Störung des Salz- und Wasserhaushaltes im Körper und eine Ausscheidungsschwäche. Deshalb hilft es mitunter bei Wasseransammlungen im Gewebe. Die Schleimhäute sind entweder zu trocken, oder es fließt reichlich wässriges, klares Sekret aus der Nase. Natrium muriaticum wirkt vor allem bei hämmernden, pochenden oder pulsierenden Kopfschmerzen, die fast „wahnsinnig" machen und periodisch immer wieder auftreten. Ausgelöst werden sie meistens durch Kummer, Furcht, oder Kränkung, aber auch durch Sonne. Natrium muriaticum hilft auch bei Schulkopfschmerz sowie bei Kopfschmerzen, die durch Überanstrengung der Augen oder eine Kopfverletzung ausgelöst wurden.

Charakteristisch ist, dass jeder Trostversuch die Reizbarkeit verschlimmert und die Betroffenen trotz eines Kummers nicht weinen können. Jede Sonneneinstrahlung verschlimmert die Kopfschmerzen. Sie dauern oft genau von Sonnenaufgang bis Sonnenuntergang. Typisch ist auch, dass sie manchmal über dem rechten Auge beginnen und dann nach links wechseln oder auf der einen Kopfhälfte aufhören, dafür aber auf der anderen anfangen. Der Kopf ist meist empfindlich gegen kalte Luft. Besonders vor Migräneanfällen kann es zu trübem, verschleiertem Sehen kommen, wobei die Buchstaben beim Lesen ineinander laufen. Die Betroffenen sind sehr durstig und nehmen große Flüssigkeitsmengen zu sich.

Der Zustand verschlechtert sich durch Trost, Sprechen, Sonne, Geräusche, Musik, beim Hinlegen und im warmen Zimmer.

Der Zustand verbessert sich im Freien, durch Alleinsein, kühle Anwendungen und durch Druck gegen den Rücken.

Persönlichkeitsmerkmale: Natrium-muriaticum-Menschen sind eher ernst und zurückhaltend, aber keineswegs weich oder sanftmütig. Sie können sehr nachtragend sein, sind ausgesprochen empfindlich gegenüber Kränkungen. Gegen eine Person, die sie beleidigt hat, können sie regelrechte Hassgefühle entwickeln. Sie neigen zum Grübeln, selbst über Dinge, die vor langer Zeit geschehen sind. Der Gedanke daran verfolgt sie hartnäckig und bereitet ihnen dann buchstäblich Kopfzerbrechen. Sie ertragen keinen Trost und wenn sie bedauert werden, macht sie das gelegentlich sogar wütend und zornig. Brot und Salz essen sie gerne, vertragen aber beides meist schlecht. Gegenüber Hühnerfleisch und allen schleimigen Speisen, wie zum Beispiel Austern oder Fett, besteht häufig eine ausgesprochene Abneigung. Außerdem reagieren diese Menschen deutlich auf den Einfluss des Meeres. Die Beschwerden können sich dort sowohl verschlechtern als auch bessern.
Als Kinder sind sie meist zurückhaltend, ordentlich, zuverlässig, ehrlich und äußerst empfindlich gegenüber Kritik.

Potenzierung: D6 – D12

Gelsemium (Wilder Jasmin)

Gelsemium entfaltet seine Wirkung hauptsächlich am Nervensystem. Gelsemium hilft bei Kopfschmerz, verbunden mit Schwindel und Benommenheit. Oft zittern die Betroffenen am ganzen Körper so stark, dass sie festgehalten werden möchten. Ausgelöst werden die Beschwerden häufig durch Angst, Schreck, schlechte Nachrichten oder die Erwartungsspannung vor einer ungewohnten Situation, ganz besonders vor einem Auftritt in der Öffentlichkeit. Deshalb hilft Gelsemium hervorragend gegen das „Lampenfieber". Es wirkt auch gut, wenn eine Grippe die Ursache starker Kopf- und Gliederschmerzen ist.

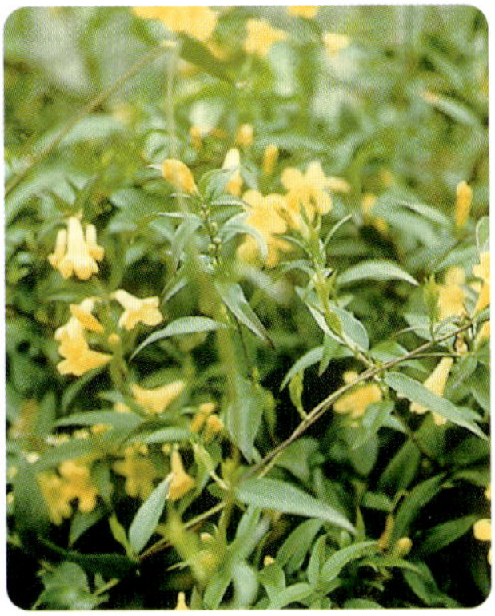

Gelsemium (Wilder Jasmin)

Charakteristisch sind ein dumpfer Schmerz im hinteren Bereich des Kopfes und im Nacken sowie ein Zerschlagenheitsgefühl der

Glieder. Der Schmerz beginnt meist plötzlich, wobei der Kopf sich anfühlt, als würde er von einem Strick oder einem Band zusammengepreßt. Ähnlich wie bei Natrium muriaticum kommt es zu verschwommenem Sehen vor Beginn der Schmerzen. Typisch ist, dass sich die Schmerzen durch Wasserlassen bessern.

Der Zustand verschlechtert sich durch feuchtes nebliges Wetter, vor einem Gewitter, durch Sonnen- und Sommerhitze. Auch ständiges Denken an die Beschwerden verschlimmert den Zustand.

Der Zustand verbessert sich, wenn reichlich Wasser gelassen werden kann und nach dem Schwitzen. Ebenso werden die Schmerzen durch Bücken oder Schütteln des Kopfes und durch Bewegung an der frischen Luft gelindert.

Persönlichkeitsmerkmale: Gelsemium-Menschen sind meist ängstlich, schüchtern und fürchten sich vor Reden oder Auftritten in der Öffentlichkeit. Vielfach sind sie durch ihre Ängste regelrecht blockiert. Sie haben sogar manchmal eine ausgesprochene Abneigung gegen die Gesellschaft anderer und hegen den Wunsch, allein zu sein und in Ruhe gelassen zu werden. Sommerhitze und Tabak vertragen sie meist äußerst schlecht.

Potenzierung: D3 – D12

Nux vomica (Brechnuss)

Mit Nux vomica können Sie „Kater"-Kopfschmerzen als Folge von übermäßigem Alkoholgenuss behandeln.

Nux vomica ist ein hervorragendes Mittel gegen „Kater"-Kopfschmerz und Übelkeit nach einer durchzechten Nacht. Es wirkt auch dann, wenn Ärger, Stress und Schlafmangel durch Überarbeitung die Auslöser waren.

Charakteristisch sind Hinterkopfschmerzen, ein pressender Schmerz auf dem Scheitel oder das Gefühl, der Kopf wäre von einem Nagel durchbohrt. Außerdem besteht bei den Beschwerden eine überaus gereizte Stimmungslage. Der Kranke möchte deshalb seine Ruhe haben und reagiert übellaunig, wenn er angesprochen wird. Geräusche, insbesondere Schritte, gehen ihm schrecklich auf die Nerven und verstärken Reizbarkeit und Schmerzen.

Der Zustand verschlechtert sich am Morgen durch Kälte, Ärger, und kalten Wind.

Der Zustand verbessert sich durch Wärme, Ruhe und kurzen Schlaf.

Persönlichkeitsmerkmale: Nux-vomica-Patienten sind ehrgeizig, arbeiten hart („workaholics"), neigen zu Reizbarkeit und Jähzorn. Sie sind ausgesprochene „Morgenmuffel". Sie mögen gerne fettreiche, stark gewürzte Speisen und Genussmittel wie Kaffee (den sie aber schlecht vertragen).

Nux-vomica-Kinder sind meist überaktiv, nervös, oft eigensinnig oder trotzig und neigen gelegentlich zu heftigen Wutausbrüchen.

Potenzierung: D3 – D12

Silicea (Kieselsäure)

Silicea ist ein Mittel für alle Zustände, die durch mangelhafte Ernährung oder Minderversorgung des Gewebes mit Nährstoffen bedingt sind. Es ist ein tief greifendes Mittel mit einer starken Wirkung auf alle Gewebe. Deshalb hilft es vor allem bei Eiterungen, Abszessen und Knochenerkrankungen, zum Beispiel Rachitis oder schlecht heilenden Brüchen. Es wirkt aber auch bei Kopfschmerzen und Migräne, die durch Überforderung und Stress ausgelöst werden oder weil der Betroffene zu lange nichts gegessen hat. Auffällig ist dabei das Verlangen, den Kopf warm einzuhüllen.

Silicea-Menschen hüllen gerne ihren Kopf warm ein und fürchten sich vor Nadeln.

Charakteristisch ist, dass die Schmerzen meist im Hinterkopf beginnen, aufwärts ausstrahlen und sich schließlich über einem der Augen festsetzen. Einhüllen des Kopfes wird als angenehm empfunden und lindert die Schmerzen. Während des Schlafs kommt es oft zur Schweißbildung am Kopf. Typisch ist auch, dass Silicea-Menschen häufig unter einem starken, übelriechenden Fußschweiß leiden und ständig frieren.

Der Zustand verschlechtert sich durch Kälte, beim Liegen auf der linken Seite, durch Aufdecken und morgens.

Der Zustand verbessert sich durch Einhüllen des Kopfes, Wärme, im Sommer und durch feuchtwarme Witterung.

Persönlichkeitsmerkmale: Silicea-Menschen sind meist schlank, zart, feingliedrig, empfindlich und haben häufig blondes Haar. Sie sind nervös, ängstlich, fürchten sich vor Belastungen und sind leicht erschöpft. Sie sind aber durchaus entschlusskräftig und erweisen sich als beharrlich und zielstrebig, wenn sie einmal eine Aufgabe begonnen haben. Vor Nadeln und spitzen Gegenständen haben sie Angst.

Schon als Kinder neigen sie zu häufigen Erkältungen, Hals- und Mittelohrentzündungen mit der Tendenz zur Vereiterung sowie zu verlangsamtem Knochenwachstum. Deshalb sind sie vielfach für ihr Alter zu klein und lernen nur langsam gehen oder sprechen. Bei Säuglingen schließt sich die Schädelfontanelle oftmals zu langsam.

Potenzierung: D6 – D12

Glonoinum (Nitroglycerin)

Glonoinum kann außer zur Behandlung von pulsierenden Kopfschmerzen auch bei einem Sonnenstich eingesetzt werden.

Glonoinum ist ein wirksames Heilmittel bei nervlichen Störungen, die mit Mattigkeit und Arbeitsunlust verbunden sind. Es hilft bei Kopfschmerzen, die durch Blutandrang im Gehirn, durch Hitze oder durch Arbeit in künstlichem Licht hervorgerufen wurden. Es ist ein wirksames Mittel gegen Kopfschmerzen in den Wechseljahren und bei Sonnenstich. Oft sind die Beschwerden mit Sehstörungen verbunden, Buchstaben erscheinen kleiner, Funken sprühen vor den Augen oder Gegenstände werden halb hell und halb dunkel gesehen.

Charakteristisch ist ein Gefühl, als ob das Blut in Herz und Gehirn hochsteigt und einen pulsierenden Schmerz hervorruft. Der Kopf fühlt sich schwer an, es ist aber unmöglich, ihn aufs Kissen zu legen, weil jede Wärme oder Hitze als unangenehm empfunden wird. Dabei ist der Betroffene verwirrt, reizbar, alles erscheint ihm fremd, und er fühlt sich verloren. Ihm wird stark schwindlig, wenn er sich im Bett oder vom Sitzen aufrichten möchte. Oft fühlt sich der Kopf zu groß an, so als hätte das Gehirn nicht genug Platz im Schädel. Die Schmerzen sind häufig – ähnlich wie bei Natrium muriaticum – vom Lauf der Sonne abhängig.

Der Zustand verschlechtert sich durch Hitze, Sonneneinstrahlung, Blicken in offenes Feuer, beim Bücken und durch Erschütterung.

Der Zustand verbessert sich durch kühle Luft, durch Druck und im Liegen.

Potenzierung: D4 – D6

Genauso wie Kopfbeschwerden Ausdruck einer Vielzahl von Erkrankungen sein können, gibt es kaum ein homöopathisches Arzneimittel, das nicht auch Kopfbeschwerden in seinem Arzneimittelbild enthält. Deshalb kommen außer den genannten Mitteln noch zahlreiche andere Homöopathika in Betracht. Die Behandlung von Kopfsymptomen nach den Methoden der klassischen Homöopathie ist aus diesem Grunde schwierig, da es einer großen Sachkenntnis und Erfahrung bedarf, um das passende Mittel auszuwählen. Bei der Selbstbehandlung ist es sicherer, leichtere Beschwerden mit einer ausgewogenen Kombination zu behandeln. Die Komplexmittel, die auf den folgenden Seiten dargestellt sind, enthalten einige der bereits genannten Homöopathika. Sie sind kombiniert mit mehreren „kleineren" Mitteln. Diese üben zwar teilweise einen geringeren Einfluss auf den Gesamtorganismus aus, die Erfahrung hat aber gezeigt, dass sie eine besonders günstige Wirkung bei bestimmten Kopfbeschwerden entwickeln.

Akute und chronische Kopfschmerzen

In unserem High-Tech-Zeitalter, in dem die Menschen stundenlang auf den Bildschirm eines Computers blicken müssen, werden Kopfschmerzen häufig durch eine Überanstrengung der Augen ausgelöst. Meistens beschränkt sich dann der Kopfschmerz auf die Augenregion, gelegentlich wird er jedoch auch im ganzen Kopf empfunden. Auch chronische Entzündungen der Nasennebenhöhlen, des Kiefer-

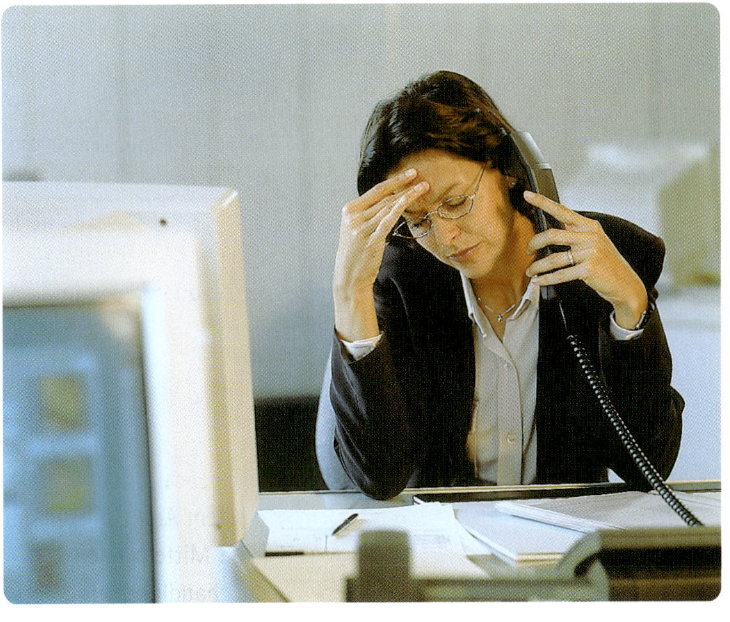

Stress und Überforderung sind die häufigsten Auslöser für Kopfschmerzen.

Stundenlange Bildschirmarbeit am Computer kann zu Verkrampfungen der Nackenmuskulatur führen. Dadurch werden die Blutgefäße, die zum Kopf führen, schlechter durchblutet und Kopfschmerzen ausgelöst.

gelenks und Fehlstellungen des Gebisses können Kopfschmerzen hervorrufen. Sie sind dann oft mit Nervenschmerzen (Neuralgien) im Bereich des Gesichts verbunden.

Bei Stress und Überforderung, aber auch durch Sauerstoffmangel in schlecht gelüfteten Räumen, ungünstige Witterungseinflüsse, Angst und Schreck können sich Blutgefäße im Gehirn verkrampfen und Kopfschmerzen auslösen.

Ebenso kann eine chronische Fehlhaltung, bedingt durch unsere überwiegend sitzende Lebensweise, zu Verkrampfungen der kopfnahen Nackenmuskulatur führen. Dadurch werden die Blutgefäße, die zum Kopf führen, zusammengepresst und rufen über eine Minderdurchblutung des Gehirns Kopfschmerzen hervor. Dieser so genannte Spannungskopfschmerz wird in der Regel so empfunden, als ob ein Ring den Kopf einzwängt. Wenn längere Zeit keine Nahrung aufgenommen wurde, kann es durch ein zu starkes Absinken des Blutzuckerspiegels ebenfalls zu Kopfschmerzen kommen. Meist sind sie dann gleichzeitig von Schwindel begleitet, und kalter Schweiß bricht aus. Bei empfindlichen Personen kann es sogar zum Kreislaufkollaps kommen. In diesen Fällen ist Essen oder ein Stückchen Traubenzucker die beste Therapie.

Vorsicht

Sind Kopfschmerzen mit hohem Fieber, Nackensteifigkeit und Benommenheit verbunden, sollten Sie umgehend den Arzt verständigen. Diese Symptome können womöglich Zeichen einer Entzündung im Bereich der Hirnhäute oder des Gehirns sein.
Wenn Sie nach einer Kopfverletzung Kopfschmerzen bekommen, schläfrig werden, Ihnen übel oder schwindlig wird und Sie erbrechen müssen, sollten Sie sofort den Arzt rufen. Sie haben dann vermutlich eine Gehirnerschütterung.
Auch Erkrankungen des Herz-Kreislauf-Systems oder der Gehirngefäße können Kopfschmerzen verursachen.
Die Ursachen Ihrer Beschwerden sollten Sie deshalb immer ärztlich abklären lassen.

Welche Komplexmittel helfen?

Geeignete Kombinationen, die bei vielen akuten und chronischen Kopfschmerzen ebenso wie bei Gesichtsneuralgien helfen können, sind unter anderem:

Gelsemium Oligoplex

Gelsemium Oligoplex enthält eine Komposition homöopathischer Mittel, die eine ausgeprägte Wirkung bei *Kopf- und Nervenschmerzen* entfalten, vor allem wenn Stress, eine Grippe oder Angst im Spiel sind.

▶ **Gelsemium D4** (Wilder Jasmin) hilft bei dumpfen, meist plötzlich einsetzenden Schmerzen im hinteren Bereich des Kopfes und im Nacken mit Schwindel und Benommenheit, vor allem wenn die Beschwerden durch Angst, Schreck, schlechte Nachrichten oder Erwartungsspannung ausgelöst werden. Der Kopf fühlt sich an, als würde er von einem Strick oder einem Band zusammengepresst. Gelsemium ist ein hervorragendes Mittel bei „Lampenfieber" oder wenn eine Grippe die Ursache starker Kopf- und Gliederschmerzen ist. Die Beschwerden verschlimmern sich, wenn man daran denkt sowie durch Sonneneinwirkung. Sie bessern sich durch Bewegung an der frischen Luft.

▶ **Aconitum napellus D4** (Blauer Eisenhut) ist eines der wichtigsten Mittel bei Beschwerden, die mit Angst, Furcht, Schreck und einer starken Unruhe verbunden sind. Es ist ein wirksames Mittel bei Fieber. Es hilft bei heftigem pulsierendem oder berstendem Kopfschmerz, verbunden mit dem Gefühl, als ob Wasser im Schädel kocht. Typisch ist, dass die Betroffenen im Liegen eine normale oder sogar gerötete Gesichtsfarbe aufweisen und beim Aufstehen erschreckend blass werden. Die Schmerzen verschlechtern sich beim Aufstehen und im warmen Zimmer, sie bessern sich durch frische Luft.

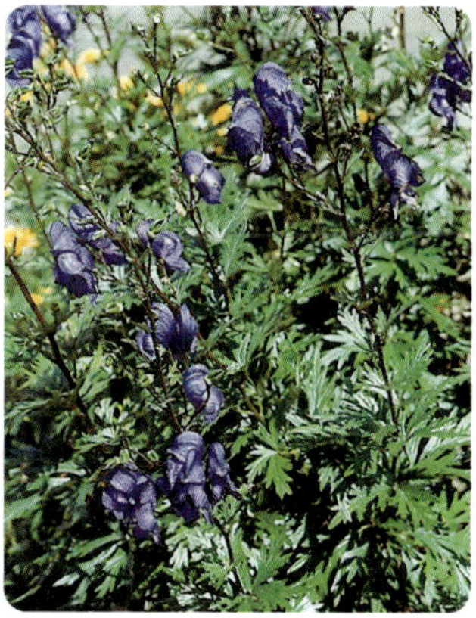

Aconitum napellus (Blauer Eisenhut)

▶ **Chininum hydrochloricum D4** (Chininhydrochlorid) wirkt bei Kopf- und Nervenschmerzen, besonders wenn gleichzeitig eine Blutarmut besteht.

▶ **Gnaphalium polycephalum D2** (Vielköpfiges Ruhrkraut) hat eine lindernde Wirkung bei allen Nervenschmerzen. Es findet häufig bei Ischiasbeschwerden und Schmerzen im Bereich des Oberkiefers Anwendung.

▶ **Mezereum D4** (Seidelbast) hat eine starke Wirkung auf die Haut, die Knochen und das Nervengewebe. Es hilft bei unterschiedlichsten Schmerzen, die von Frösteln und Empfindlichkeit gegen kalte Luft begleitet sind. Typisch ist ein rechtsseitiger Kopfschmerz, der benommen macht und das Sprechen erschwert. Die Beschwerden bessern sich im Freien, werden aber bei Bewegung, Berührung und in kalter Luft schlimmer.

▶ **Paris quadrifolia D2** (Einbeere) wirkt bei Schmerzen im Scheitelgebiet und dem Gefühl, als würde sich die Kopfhaut zusammenziehen oder ein Faden durch die Augen bis in den Hinterkopf gezogen. Gleichzeitig fühlt sich der Kopf größer an, die rechte Kopfhälfte ist taub, und die Kopfhaut reagiert überempfindlich.

Dosierung:
- **Bei akuten Beschwerden: stündlich 10 Tropfen auf 1 EL Wasser**
- **Zur Dauertherapie: 3-mal täglich 10–15 Tropfen auf 1 EL Wasser vor dem Essen einnehmen (für etwa 2–3 Wochen)**

▶ **Ranunculus bulbosus D3** (Knollenhahnenfuß) hilft bei Nerven- und Kopfschmerzen, vor allem wenn die Betroffenen reizbar sind und gleichzeitig Schmerzen in Stirn und Augäpfeln haben. Der Kopfschmerz wird als von innen nach außen hin pressend empfunden.

Physostigma Oligoplex

Wenn Sie das Gefühl haben, dass Ihre Kopfschmerzen auf eine *Überanstrengung der Augen* zurückzuführen sind, kann die in Physostigma Oligoplex enthaltene Kombination die Beschwerden lindern. Die darin verwendeten Homöopathika zeigen neben ihren schmerzlindernden Eigenschaften zusätzlich eine günstige Wirkung auf die Augenfunktionen:

▶ **Physostigma venenosum D4** (Kalabarbohne) hilft bei dauernden zusammenschnürenden Kopfschmerzen, die mit Schwindel und Schmerzen über den Augenhöhlen verbunden sind. Meist fällt es schwer, die Augenlider zu heben. Es wirkt besonders dann, wenn die Augenmuskeln nach Überanstrengung zucken und die Sehkraft nachlässt.

▶ **Agaricus muscarius D4** (Fliegenpilz) hat eine starke Wirkung auf das Gehirn. Es hilft bei Unruhe, Schwindel, Kopfschmerzen und Gesichtsneuralgien, die durch lange, sitzende Tätigkeit am Schreibtisch ausgelöst wurden. Die Schmerzen können dumpf und bohrend wie von einem Nagel sein oder mit Eiseskälte des betroffenen Bereiches einhergehen, so als ob dieser von kleinen Eisnadeln durchbohrt würde. Dann besteht – ähnlich wie bei Silicea – das Bedürfnis, den Kopf warm einzuhüllen. Am Auge wirkt es, wenn das Lesen durch

Überanstrengung schwer fällt und die Buchstaben verschwimmen oder sich zu bewegen scheinen.

▶ **Cineraria maritima D7** (Aschenpflanze) hat ausschließlich eine Wirkung auf das Auge. Dort hilft es bei Sehschwäche durch Hornhaut- und Glaskörpertrübungen.

▶ **Conium maculatum D4** (Gefleckter Schierling) ist ein großes Heilmittel bei Lähmungen, die mit Zittern, geistiger und körperlicher Schwäche verbunden sind. Es hilft bei heftigen Kopfschmerzen, die mit Benommenheit einhergehen und Übelkeit erregen. Das Homöopathikum wirkt auch bei Schwindel, der typischerweise beim Drehen des Kopfes oder beim Umdrehen im Bett auftritt. Die Beschwerden verschlechtern sich bei Geräuschen und nach dem Essen. Sie bessern sich im Dunkeln.

▶ **Ruta graveolens D1** (Weinraute) hat eine besonders ausgeprägte Wirkung auf Kopfschmerzen, die durch Überanstrengung der Augen entstehen, vor allem wenn die Augen gleichzeitig gerötet sind, heiß werden und schmerzen.

▶ **Spigelia D4** (Wurmkraut) ist in erster Linie ein Herzmittel, es entfaltet aber auch deutliche Effekte auf das Nervensystem und die Augen. Es hilft bei starken Schmerzen in der Augengegend, die sich bis tief in die Augenhöhlen erstrecken, sowie bei Kopfschmerz, der meist in Stirn oder Schläfen sitzt und bis zu den Augen ausstrahlt. Spigelia wirkt besonders gut, wenn die Beschwerden mit Frösteln und Berührungsempfindlichkeit verbunden sind.

▶ **Stramonium D4** (Stechapfel) verfügt über eine starke Wirkung auf das Gehirn, aber auch auf entzündliche und fieberhafte Erkrankungen. Es hilft bei bohrenden Schmerzen in Stirn und Augen, die von Sehstörungen begleitet sind. Typisch ist, dass die Kranken während ihrer Beschwerden nach hellem Licht und Gesellschaft verlangen.

Dosierung:
3-mal täglich 15 Tropfen auf 1 EL Wasser vor dem Essen einnehmen

Andere Komplexmittel:

Anore-dolor® Tropfen, enthält:
Gelsemium D2, Spigelia D2, Iris D2, Cyclamen D3, Cimicifuga D2

Neuralgie Tropfen CM, enthält:
Gelsemium sempervivens D4, Simarouba cedron D6, Verbascum thapsiforme D3

Allgemeine Empfehlungen

Bei akuten Kopfschmerzen sind Ruhe und Entspannung das Allerbeste. Manchmal hilft es, eine kühle Kompresse auf die Stirn zu legen. Wenn Ihre Kopfschmerzen durch Nackenverspannungen hervorgerufen wurden, können Lockerungsübungen oder eine sanfte Massage die Beschwerden lindern. Legen Sie bei der Arbeit am Computer ab und zu eine Pause ein und nutzen Sie diese für Entspannungs- und Lockerungsübungen. Wenn Sie zu häufigen Kopfschmerzen neigen, achten Sie auf eine geregelte Lebensweise mit ausreichend Schlaf und viel Bewegung an der frischen Luft. Auf Rauchen, übermäßigen Kaffee- und Alkoholgenuss sollten Sie besser verzichten, denn dies fördert Verkrampfungen der Blutgefäße.

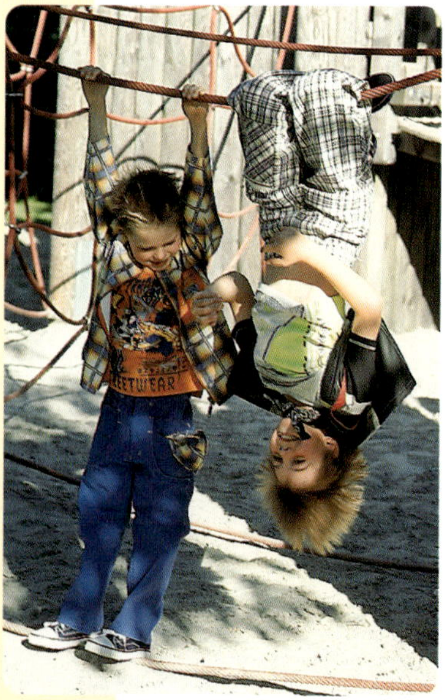

Ausreichend Bewegung an frischer Luft ist ein gutes Mittel gegen Schulkopfschmerz.

Der Schulkopfschmerz

Wiederkehrende Kopfschmerzen bei Kindern entwickeln sich meistens im Zusammenhang mit Schulproblemen. Konflikte mit einem Lehrer, Streitigkeiten unter den Mitschülern und der hohe Leistungsdruck, dem die Kinder heutzutage schon frühzeitig ausgesetzt sind, belasten und überfordern gerade empfindsame, sensible Charaktere oft in erheblichem Maße. Genau wie beim Erwachsenen kann sich eine ständige Überforderung auch im Kindesalter körperlich auswirken. Die Kinder sind dann rasch erschöpft und klagen über Müdigkeit und Kopfschmerzen. Aber auch ein übertriebener Leistungsanspruch der Eltern ebenso wie ein übermäßiger Ehrgeiz des Kindes selbst können diese Beschwerden hervorrufen.

Acidum phosphoricum Oligoplex

Eine geeignete Kombination, die Ihrem Kind bei Schulkopfschmerz helfen kann, enthält Acidum phosphoricum Oligoplex. Darin finden sich Homöopathika, die einen günstigen Einfluss auf Kopfschmerzen und Schwächezustände ausüben. Sie sind kombiniert mit Mitteln, die sich besonders bei *Überforderung und Stressbeschwerden* bewährt haben.

▶ **Acidum Phosphoricum D3** (Phosphorsäure) erstreckt seine Hauptwirkung auf Schwächezustände, die durch nervliche Erschöpfung hervorgerufen werden. Es wirkt bei Konzentrationsstörungen, Benommenheit und heftigen mahlenden oder dumpfen Kopfschmerzen, die sich durch Geräusche und Schütteln des Kopfes verschlechtern. Die Schmerzen bessern sich durch Wärme. Acidum phosphoricum findet außerdem bei Störungen des Knochenwachstums sowie bei Magen-Darm-Problemen Anwendung.

▶ **Absinthium D2** (Wermut) wirkt bei Krampfzuständen, die mit Zittern und Schwindel einhergehen. Es hilft besonders gut bei Nervosität, Erregung und Schlaflosigkeit im Kindesalter.

Unterstützen Sie die Wirkung der Homöopathika, indem Sie Ihrem Kind nach der Schule ausreichend freie Zeit zum Spielen und Toben an der frischen Luft gönnen.

▶ **Agaricus muscarius D4** (Fliegenpilz) hat eine starke Wirkung auf das Gehirn. Es hilft bei Unruhe, Schwindel, Kopfschmerzen und Gesichtsneuralgien, vor allem wenn sie durch lange, sitzende Tätigkeit am Schreibtisch ausgelöst wurden. Die Schmerzen können dumpf und bohrend wie von einem Nagel sein oder mit Eiseskälte des betroffenen Bereiches einhergehen. Typisch ist die Empfindung, als wären die schmerzenden Stellen von kleinen Eisnadeln durchbohrt. Dann besteht das Bedürfnis, den Kopf warm einzuhüllen.

▶ **Anacardium D4** (Ostindischer Tintenbaum) ist ein heilsames Mittel bei nervöser Schwäche. Es hilft bei geistiger Erschöpfung mit geschwächter Gedächtnisleistung. Typisch sind pressende Kopfschmerzen wie von einem Pflock, die sich durch geistige Anstrengung verschlechtern. Anacardium ist außerdem ein ausgezeichnetes Mittel gegen Prüfungsangst.

▶ **Panax ginseng D4** (Ginseng) stammt aus der chinesischen Volksmedizin. In homöopathischer Zubereitung hilft es bei Schwächezuständen aller Art, bei Gedächtnis- und Konzentrationsstörungen sowie bei depressiven Verstimmungen.

▶ **Glonoinum D5** (Nitroglycerin) ist ein wirksames Heilmittel bei nervlichen Störungen, die mit Mattigkeit und Arbeitsunlust verbunden sind. Es hilft bei pulsierenden Kopfschmerzen, die durch Blutandrang im Gehirn oder durch Arbeit in künstlichem Licht hervorgerufen wurden. Der Kopf fühlt sich schwer an, es ist aber unmöglich, ihn aufs Kissen zu legen, weil jede Wärme oder Hitze als unangenehm empfunden wird. Typisch für dieses Mittel ist auch die Empfindung, der Kopf sei zu groß und das Gehirn hätte nicht genug Platz im

Schädel. Die Schmerzen verschlimmern sich durch Sonneneinstrahlung, beim Blicken in offenes Feuer, beim Bücken und durch Erschütterung.

▶ **Nux vomica D4** (Brechnuss) ist ein hervorragendes Mittel für Kopfschmerzen, die durch Kummer, Ärger, Stress und Überarbeitung ausgelöst wurden.

Typisch ist ein Hinterkopfschmerz, ein pressender Schmerz auf dem Scheitel oder das Gefühl, der Kopf wäre von einem Nagel durchbohrt. Es wirkt besonders dann, wenn die Betroffenen äußerst reizbar sind und lieber ihre Ruhe haben möchten. Typisch ist, dass Geräusche, insbesondere das von Schritten, ihre Reizbarkeit und Schmerzen verstärken.

Dosierung:
3-mal täglich 10–15 Tropfen auf 1 EL Wasser vor dem Essen einnehmen

Die Beschwerden werden schlimmer durch Kälte, Ärger, morgens und durch kalten Wind. Sie bessern sich durch Wärme, Ruhe und kurzen Schlaf.

Allgemeine Empfehlungen

Wenn Ihr Kind unter Schulkopfschmerzen leidet, versuchen Sie als erstes die Ursache herauszufinden. Manchmal kann ein klärendes Gespräch mit dem Lehrer dazu beitragen, die chronische Anspannung zu lindern.
Gönnen Sie Ihrem Kind vor allem eine ausreichende Erholungspause nach dem Unterricht, in der sich das Kind beim Spielen tüchtig austoben kann – möglichst an der frischen Luft. Körperliche Bewegung ist immer eines der besten Mittel zur Stressbewältigung. Fernsehen oder Computerspiele sollten Sie auf ein Minimum reduzieren, sie erhöhen die Reizflut und führen zu einer zusätzlichen Anspannung der Nerven. Der gleichzeitige Bewegungsmangel verhindert darüber hinaus den Stressabbau.

Migräne

Die Migräne unterscheidet sich vom Kopfschmerz durch ihren anfallsartigen, immer wiederkehrenden Charakter. Oft sind die Schmerzattacken mit Sehstörungen, Lichtempfindlichkeit, Schwindel und Übelkeit bis hin zum Erbrechen oder von Taubheitsgefühl und Kribbeln in Armen und Beinen begleitet. Sie können so heftig sein, dass die Betroffenen arbeitsunfähig werden und im abgedunkelten Raum so lange liegen müssen, bis der Migräneanfall nachlässt.

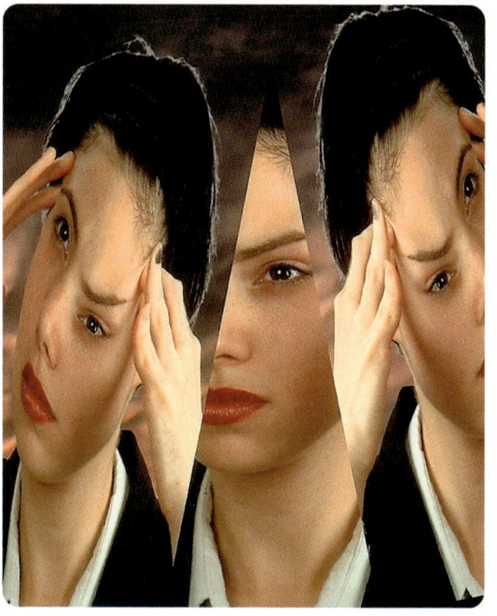

Migräneattacken entstehen hauptsächlich dadurch, dass sich die Blutgefäße im Gehirn plötzlich verkrampfen und anschließend gleich wieder erweitern. Warum es dazu kommt, ist bis heute allerdings noch nicht genau geklärt. Ärger, Stress oder ungünstige Witterungseinflüsse werden ebenso wie Nahrungsmittel-Unverträglichkeiten als so genannte Trigger (verstärkende Auslöser) vermutet. Auch Verspannungen der Nackenmuskulatur können bei der Migräne eine Rolle spielen. Sie wird dann als Zervikalmigräne bezeichnet. Im Gegensatz zum Kopfschmerz wird die Migräne in der Medizin als eine eigenständige „Schmerzerkrankung" betrachtet.

Tritt eine Migräne bereits im Kindesalter auf, so ist in aller Regel eine erbliche Belastung die Ursache. Meistens leiden dann auch ein Elternteil oder engere Familienangehörige an dieser Erkrankung.

Migräne äußert sich meist durch anfallsartige Attacken mit dumpfen, bohrenden Schmerzen.

Weil bei der Entstehung einer Migräne vermutlich auch hormonelle Einflüsse eine Rolle spielen, leiden Frauen in den Wechseljahren besonders häufig unter diesen Beschwerden.

Cyclamen Oligoplex

Eine ausgewogene Kombination, die Ihre *Schmerzattacken* lindern kann, findet sich in Cyclamen Oligoplex. Es enthält einige homöopathische Arzneien, die eine ausgezeichnete Wirkung bei Migräne entfalten und in der Lage sind, die Verkrampfungen der Blutgefäße im Gehirn zu lösen:

- **Cyclamen europaeum D3** (Alpenveilchen) hilft bei Kopfschmerzen, die mit Übelkeit, Erbrechen, Schwindel und Flackern vor den Augen verbunden sind, vor allem wenn gleichzeitig das Bedürfnis besteht, zu weinen und allein zu sein.
- **Gelsemium D4** (Wilder Jasmin) hilft bei dumpfen, meist plötzlich einsetzenden Schmerzen im hinteren Bereich des Kopfes und im Nacken mit Schwindel und Benommenheit, vor allem wenn die Beschwerden durch Angst, Schreck, schlechte Nachrichten oder Erwar-

tungsspannung ausgelöst werden und mit Mattigkeit und Apathie verbunden sind. Der Kopf fühlt sich an, als würde er von einem Strick oder einem Band zusammengepresst. Gelsemium ist außerdem ein hervorragendes Mittel bei „Lampenfieber". Die Beschwerden verschlimmern sich, wenn man daran denkt, sowie durch Sonneneinwirkung. Sie bessern sich durch Bewegung an der frischen Luft.

▶ **Hyoscyamus niger D4** (Bilsenkraut) hat eine besonders ausgeprägte Wirkung auf das Gehirn und das Nervensystem. Es hilft bei starken Unruhezuständen, Krämpfen und Muskelzucken. Außerdem bei Kopfschmerzen und Schwindel mit dem Empfinden, als hätte sich das Gehirn gelockert und würde im Kopf umherschwanken. Trotzdem werfen die Betroffenen oft den Kopf hin und her. Die Beschwerden verschlechtern sich nachts und beim Hinlegen. Sie bessern sich beim Bücken.

▶ **Iris versicolor D3** (Verschiedenfarbige Schwertlilie) ist ein ausgezeichnetes Migränemittel. Es wirkt bei Stirnkopfschmerz oder Schmerzen im rechten Schläfenbereich mit Übelkeit, wobei der Kopf sich anfühlt, als wäre er eingeschnürt. Die Schmerzanfälle beginnen oft mit einem Schleier vor den Augen und treten typischerweise in der Entspannungsphase nach geistiger Anstrengung auf. Sie verschlechtern sich in Ruhe, am Abend und während der Nacht. Sie bessern sich durch ständige Bewegung.

▶ **Melilotus officinalis D3** (Steinklee) wirkt vor allem bei Kopfschmerzen, die durch Nervosität und durch Verkrampfungen der Hirngefäße hervorgerufen werden. Es hilft besonders bei pulsierenden Schmerzen mit Übelkeit, Würgen, Erbrechen und einem Druckgefühl über den Augenhöhlen. Die Augen fühlen sich schwer an und können verschleiert sein, so dass das Verlangen besteht, sie zu schließen. Die Beschwerden verschlimmern sich bei Wechsel zu regnerischem Wetter, vor einem Sturm und bei Bewegung.

▶ **Primula veris D3** (Wilde Schlüsselblume) ist ein wichtiges Mittel bei Migräne und vielen Beschwerden, die durch einen Blutandrang in den Hirngefäßen hervorgerufen werden. Es hilft besonders, wenn der Kopf sich anfühlt, als würde er von einem Band zusammengepresst. Außerdem bei starkem Schwindel, so dass die Kranken befürchten, beim Aufstehen hinzufallen.

Dosierung:
- **Im akuten Anfall:** alle 15 Minuten 10 Tropfen einnehmen
- **Zur Dauertherapie:** 3-mal täglich 15 Tropfen auf 1 EL Wasser vor dem Essen einnehmen

Andere Komplexmittel:
Neuro-Do® Tropfen, enthält:
Cyclamen D3, Gelsemium D4, Glonoinum D5, Melilotus D3, Paris quadrifolia D2
Pascodolor® Tropfen, enthält:
Iris D3, Gelsemium D4, Cyclamen D4, Paris quadrifolia D4, Asarum europaeum D4

Allgemeine Empfehlungen

Im akuten Migräneanfall empfehlen sich ähnlich wie bei Kopfschmerzen möglichst Ruhe und Entspannung. Gegebenenfalls können Sie auch Stirn und Schläfen mit einer Präparation aus Pfefferminzöl, zum Beispiel Euminz-Lösung, einreiben. Bei Lichtscheu oder anderen Augenbeschwerden ist es manchmal besser, den Raum abzudunkeln, da vielfach schon das normale Tageslicht als quälend empfunden wird. Auch bei der Migräne ist es wichtig, auf eine gesunde Lebensführung mit viel Bewegung an der frischen Luft zu achten. Auf Nikotin oder Alkohol und zu viel Süßigkeiten sollten Sie möglichst verzichten. Sie können mitunter die Häufigkeit von Migräneanfällen verstärken. Hingegen gelingt es manchmal mit einer Tasse Kaffee, eine beginnende Schmerzattacke abzublocken. Wenn Sie das Gefühl haben, bestimmte Nahrungsmittel könnten die Ursache Ihrer Migräne sein, ist es sinnvoll herauszufinden, welche dafür verantwortlich sind. Das können Sie am besten, indem Sie die verdächtigte Substanz eine Weile meiden und beobachten, ob eine Besserung eintritt.

Schwindel

Schwindel ist vielfach ein besonders unangenehmes Begleitsymptom von Kopfschmerzen und Migräne. Er kann jedoch auch isoliert vorkommen. Personen mit niedrigem Blutdruck leiden besonders häufig unter Schwindelgefühl, wenn sie aus liegender oder sitzender Körperposition aufstehen. Dann ist er Ausdruck einer Minderdurchblutung des Gehirns, bedingt durch eine fehlende oder zu langsame Anpassung des Herz-Kreislauf-Systems an die veränderte Körperhaltung. Genauso kann aber auch ein zu hoher Blutdruck Durchblutungsstörungen des Gehirns und dadurch Schwindel verursachen.
Viele Menschen vertragen das Autofahren nicht oder werden auf Schiffen seekrank. Der dabei auftretende Schwindel ist durch eine

Besonders Menschen mit einem niedrigen Blutdruck kennen die typischen Anzeichen von Schwindel am Morgen und nach einem schnellen Aufstehen.

Irritation des im Bereich des Innenohrs liegenden Gleichgewichtsorgans bedingt und wird in aller Regel von Übelkeit und Erbrechen begleitet.

Die Menière-Krankheit ist durch eine Störung des Gleichgewichtsorgans bedingt, was zu anfallsartigem Drehschwindel, Übelkeit und Erbrechen führt.

Eine Sonderform des Innenohrschwindels ist die so genannte Menière-Krankheit, bei der es zu sehr heftigen Anfällen von Drehschwindel kommt. Sie verursachen – ähnlich wie eine Seekrankheit – meistens gleichzeitig Übelkeit und Erbrechen. Auch Ohrgeräusche, Ohrensausen und Hörstörungen können dabei auftreten. Die Gleichgewichtsstörungen können so schwerwiegend sein, dass es den Betroffenen unmöglich wird, überhaupt aufzustehen.

Vorsicht

Häufige oder sehr heftige Schwindelanfälle bedürfen immer einer ärztlichen Abklärung der Ursache, denn auch schwere Erkrankungen, beispielsweise der Herz-Kreislauf-Organe, können dazu führen. Vor allem Verengungen im Bereich der Blutgefäße, die zum Kopf führen, rufen oftmals dieses Symptom hervor.

Insbesondere die Menière-Krankheit mit ihren Schwindelzuständen bedarf einer genauen fachärztlichen Diagnostik und Behandlung. Wenngleich in vielen Fällen keine bedrohliche Ursache gefunden werden kann, kommt es mitunter vor, dass eine schwere Erkrankung im Bereich des Innenohrs den Beschwerden zugrunde liegt.

Welche Komplexmittel helfen?

Cocculus Oligoplex ist eine geeignete Kombination, die bei Schwindel helfen kann. Dieses Arzneimittel enthält eine Komposition von Homöopathika, die Reizzustände und Irritationen im Bereich des Gehirns und Innenohrs günstig zu beeinflussen vermögen und außerdem eine regulierende Wirkung auf die Blutgefäße entfalten. Es eignet sich deshalb bei Schwindel, der durch einen *zu niedrigen Blutdruck, durch Reise- oder Seekrankheit sowie durch eine Migräne* ausgelöst ist.

Cocculus Oligoplex

▶ **Cocculus D4** (Indische Kockelskörner) ist eines der wichtigsten Heilmittel für alle Beschwerden, die durch Reisen im Auto, in der Eisenbahn oder auf einem Schiff ausgelöst werden. Es hilft bei Schmerzen im Hinterkopf mit Übelkeit, Schwindel und Missempfindungen, vor allem wenn die Betroffenen gleichzeitig schwach und reizbar sind. Typisch sind ein Leeregefühl des Kopfes und ein häufiger Seitenwechsel der Beschwerden. Beispielsweise tritt ein Taubheitsgefühl oder Ameisenlaufen einmal in dem einen und dann wieder im anderen Arm auf.

▶ **Belladonna D4** (Tollkirsche) hat eine ausgeprägte Wirkung auf das Nervensystem. Es ist ein wirksames Mittel bei Entzündungen und allen Beschwerden, die plötzlich einsetzen und von Hitzegefühl, pulsierenden Schmerzen und Rötungen begleitet sind. Es hilft bei Schwindel, mit der Neigung zur linken Seite zu fallen. Meist besteht eine große Empfindlichkeit gegen Berührung.

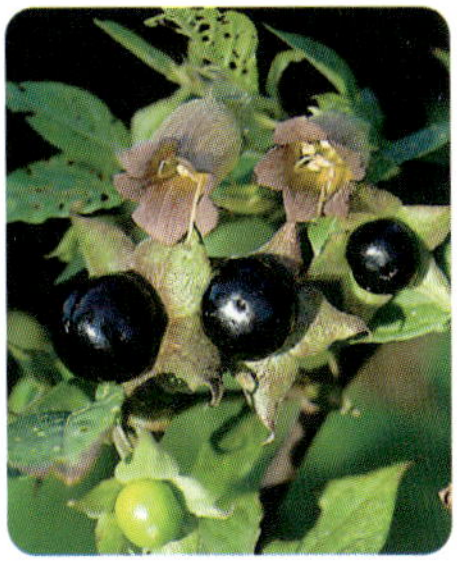

Belladonna (Tollkirsche)

▶ **Chamomilla D1** (Echte Kamille) hilft bei Nervenschmerzen im Kopf- und Gesichtsbereich sowie bei Schwindel, der nach Kaffeegenuss auftritt. Charakteristisch für dieses Mittel ist, dass alle Beschwerden von heftiger Reizbarkeit, Unruhe und Erregung begleitet sind. Chamomilla ist eine wichtige homöopathische Arznei für die Behandlung von Kindern.

▶ **Cuprum aceticum D4** (Kupferacetat) entfaltet eine gute Wirkung bei Krampfzuständen der Muskulatur. Es hilft bei Stirnkopfschmerzen, Schwindel, der besonders in hohen Räumen auftritt und die Betroffenen taumeln lässt. Es hat außerdem eine ausgeprägte Wirkung auf die Haut und die Atemwege und findet deshalb auch bei allergischem Asthma Anwendung.

▶ **Cytisus laburnum D3** (Goldregen) entfaltet eine ausgeprägte Wirkung bei Schwindel und bei Verkrampfungen des Magen-Darm-Kanals.

▶ **Oenanthe crocata D3** (Rebendolde) hilft bei Krämpfen mit Übelkeit und Erbrechen, die von heftigen Kopfschmerzen und starken Schwindelanfällen begleitet sind. Typisch ist, dass die Gesichtsmuskeln zucken und die Betroffenen häufig gähnen.

▶ **Platinum chloratum D6** (Platinchlorid) ist ein Mittel bei Schwäche des vegetativen Nervensystems. Es hilft bei krampfartigen, pressenden Kopfschmerzen und Schwindel. Platinum ist vornehmlich ein Frauenmittel und wirkt besonders gut bei überheblicher, stolzer und reizbarer Persönlichkeitsstruktur.

Dosierung:
- **In akuten Fällen: stündlich 10 Tropfen**
- **Zur Dauertherapie: 3-mal täglich 15 Tropfen in 1 EL Wasser vor dem Essen einnehmen**
- **Bei Reisekrankheit: kurz vor Antritt der Fahrt 10 Tropfen in etwas Wasser einnehmen, danach stündlich 10 Tropfen auf die Zunge geben**

Andere Komplexmittel:
Vertigoheel®, enthält:
Cocculus D4, Conium D3, Ambra D6, Petroleum D8
Vertigo-Hevert Tabletten, enthält:
Alumina D4, Ambra D4, Cocculus D4, Conium D4, Ferrum phosphoricum D4, Piper methysticum D4

Komplexmittel bei der Menière-Krankheit

Falls Ihr Arzt eine *Menière-Krankheit* als Ursache Ihrer Schwindelanfälle festgestellt hat und eine schwere Erkrankung des Innenohrs ausgeschlossen worden ist, können Sie die Behandlung mit zwei homöopathischen Komplexmitteln unterstützen, die im Wechsel eingenommen werden sollten. Das eine ist Salix Oligoplex, das andere heißt Xanthoxylon Oligoplex.

Salix Oligoplex

Bitte beachten Sie:
Salix Oligoplex darf bei bekannter Überempfindlichkeit gegen Chinin, in Schwangerschaft und Stillzeit sowie bei Säuglingen und Kleinkindern nicht angewandt werden.

Salix Oligoplex enthält mehrere Mittel, die erfahrungsgemäß einen günstigen Einfluss auf die Menière-Krankheit ausüben. Sie sind mit Homöopathika kombiniert, welche die Durchblutung der Gehirngefäße fördern:

- **Salix alba D1** (Silberweide) erstreckt seine Wirkung auf das Nervengewebe und findet bei Störungen des Hör- und Gleichgewichtsorgans Anwendung.
- **Arnica montana D3** (Bergwohlverleih) entfaltet heilsame Effekte im Kopfbereich. Dort wirkt es bei Durchblutungsstörungen des Gehirns mit Ohrensausen und Schwindel. Es ist ein hervorragendes Mittel bei drohendem Schlaganfall, bei Schmerzen und vielen Beschwerden, die mit Verletzungen, z. B. einer Quetschung, Prellung oder Gehirnerschütterung in Zusammenhang stehen.
- **Bryonia alba D3** (Weiße Zaunrübe) hilft bei Schwindel, der beim Heben des Kopfes auftritt und mit berstenden Kopfschmerzen verbunden ist. Bryonia ist eines der wichtigsten Heilmittel bei der Menière-Krankheit und wirkt besonders gut, wenn die Beschwerden von äußerster Reizbarkeit und einer ausgesprochenen Unlust zu sprechen begleitet sind.
- **Chenopodium anthelminticum D3** (Amerikanisches Wurmkraut) ist ebenfalls ein kraftvolles Heilmittel bei Menière-Krankheit

und anderen Störungen im Bereich des Innenohres oder des Hörnerven. Es wirkt bei plötzlichen Schwindelanfällen, die mit einer extremen Empfindlichkeit gegen Geräusche einhergehen. Charakteristisch ist, dass vor allem tiefe Töne und der Lärm des Straßenverkehrs als unerträglich empfunden werden, während gegenüber hohen Tönen oder Stimmen eher eine Unempfindlichkeit besteht oder diese schlecht wahrgenommen werden können.

▶ **China D2** (Chinarinde) hat eine ausgeprägte Wirkung bei Schwäche mit nervöser Reizbarkeit, die durch den Verlust von Körpersäften, beispielsweise eine Blutung oder Durchfall, entstanden ist. Es hilft bei Kopfschmerzen, die durch Verkrampfungen der Hirngefäße hervorgerufen werden, sowie bei Schwindel, der überwiegend im Gehen auftritt.

▶ **Petroleum D5** (Steinöl) ist primär ein wichtiges Mittel bei Hauterkrankungen und bei Störungen des vegetativen Nervensystems. Es hilft gegen Schwindel beim Aufstehen, der vor allem im Hinterkopf empfunden wird. Der Betroffene fühlt sich dabei wie betrunken oder als sei er seekrank. Auffällig ist oftmals eine niedergeschlagene Stimmungslage der Betroffenen und das Empfinden, als sei der Tod nahe.

▶ **Spigelia anthelmia D4** (Wurmkraut) hat eine deutliche Wirkung auf das Herz, die Augen und das Nervensystem. Es findet Anwendung bei Kopfschmerzen, die den Stirn- und Schläfenbereich betreffen. Typisch ist, dass die Beschwerden häufig einseitig auftreten und das linke Auge einbeziehen. Spigelia ist außerdem ein wirksames Mittel bei Wurmbefall.

Dosierung:
3-mal täglich 15 Tropfen auf 1 EL Wasser vor dem Essen einnehmen

Xanthoxylon Oligoplex

Xanthoxylon Oligoplex enthält mehrere Homöopathika, die eine günstige Wirkung auf die Durchblutung im Kopfbereich ebenso wie auf das Nervengewebe entfalten:

▶ **Xanthoxylon (Zanthoxylum) fraxineum D3** (Zahnwehbaum) erstreckt seine Hauptwirkung auf die Schleimhäute und das Nervensystem. Es hilft bei Nervenschmerzen und Lähmungserscheinungen ebenso wie bei Migräne mit Hinterkopfschmerzen, Übelkeit und Schwindel. Xanthoxylon ist besonders gut bei zarten, schlanken, nervösen Personen wirksam.

Bitte beachten Sie:
Während der Schwangerschaft und Stillzeit sowie bei Säuglingen und Kleinkindern darf Xanthoxylon Oligoplex nicht angewandt werden.

▶ **Asarum europaeum D4** (Haselwurz) ist ein geeignetes Heilmittel für nervöse Beschwerden, die mit äußerster Erregbarkeit einhergehen. Typisch ist, dass Geräusche, wie zum Beispiel Kratzen auf Stoffen oder auf Papier, den Betroffenen unerträglich sind und ihre Beschwerden verstärken. Meist besteht ein starkes Kältegefühl, und jede Gemütsbewegung löst Kälteschauer aus. Die Beschwerden bessern sich durch nasses, feuchtes Wetter und verschlechtern sich bei trockener Kälte.

▶ **Chamomilla D3** (Echte Kamille) hilft bei Nervenschmerzen im Kopf- und Gesichtsbereich sowie bei Schwindel, der nach Kaffeegenuss auftritt. Charakteristisch für dieses Mittel ist, dass alle Beschwerden von heftiger Reizbarkeit, Unruhe und Erregung begleitet sind. Chamomilla ist außerdem eine wichtige homöopathische Arznei für die Behandlung von Kindern.

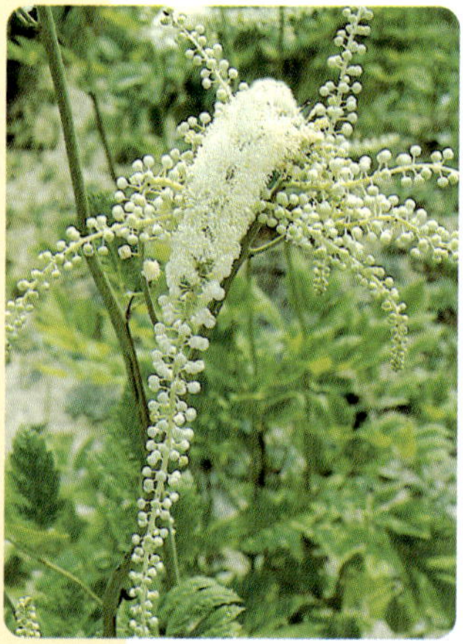

Cimicifuga recemosa (Wanzenkraut)

▶ **Cimicifuga racemosa D3** (Wanzenkraut) findet vor allem bei Beschwerden der Wechseljahre sowie bei Schwindel und Migräne Anwendung. Kennzeichnend sind Erregbarkeit und heftige Schmerzen, mit dem Empfinden elektrischer Schläge an verschiedenen Stellen des Körpers.

▶ **Cocculus D4** (Indische Kockelskörner) ist eines der wichtigsten Heilmittel für alle Beschwerden, die durch Reisen im Auto oder auf einem Schiff ausgelöst werden. Es hilft bei Kopfschmerzen, besonders im Hinterkopf, die mit Übelkeit und Schwindel verbunden sind.

▶ **Conium maculatum D4** (Gefleckter Schierling) ist ein großes Heilmittel bei Lähmungen, die mit Zittern, geistiger und körperlicher Schwäche verbunden sind. Es hilft bei heftigen Kopfschmerzen, die benommen machen und Übelkeit erregen, sowie bei Schwindel, der typischerweise beim Drehen des Kopfes oder beim Umdrehen im Bett auftritt. Die Beschwerden verschlechtern sich durch Geräusche und nach dem Essen. Sie bessern sich im Dunkeln.

▶ **Filix mas D4** (Wurmfarn) wird vorwiegend bei einem Wurmbefall und bei Lymphdrüsenentzündungen angewandt. Es hilft aber auch bei Sehschwäche und Hörstörungen, die mit Brechreiz verbunden sind.

▶ **Petroleum D6** (Steinöl) siehe Seite 43.

▶ **Plantago major D1** (Breitwegerich) hilft bei Nervenschmerzen im Gesichtsbereich, außerdem bei Ohren- und Zahnbeschwerden. Die Schmerzen strahlen typischerweise zu den Schläfen aus oder erstrecken sich quer durch den Kopf von einem Ohr bis zum anderen.

Dosierung:
3-mal täglich 15 Tropfen auf 1 EL Wasser vor dem Essen einnehmen

Allgemeine Empfehlungen

Bei Neigung zu Schwindelanfällen sollten Sie auf eine ausgewogene Lebensweise mit ausreichend Schlaf, regelmäßigen Mahlzeiten und viel Bewegung an frischer Luft achten.
Alle Stimulanzien, die eine nervliche Übererregbarkeit verursachen, sollten Sie besser meiden. Entspannungsübungen, leichte Massagen und eine Lockerung der Nackenmuskulatur können bei akuten Beschwerden hilfreich sein, da sie die Durchblutung des Gehirns fördern.
Bei akutem Menière-Schwindel empfehlen sich strikte Bettruhe und ein Abschirmen gegen jegliche Reize, wie grelles Licht, Geräusche oder seelische Aufregungen.

Augenprobleme

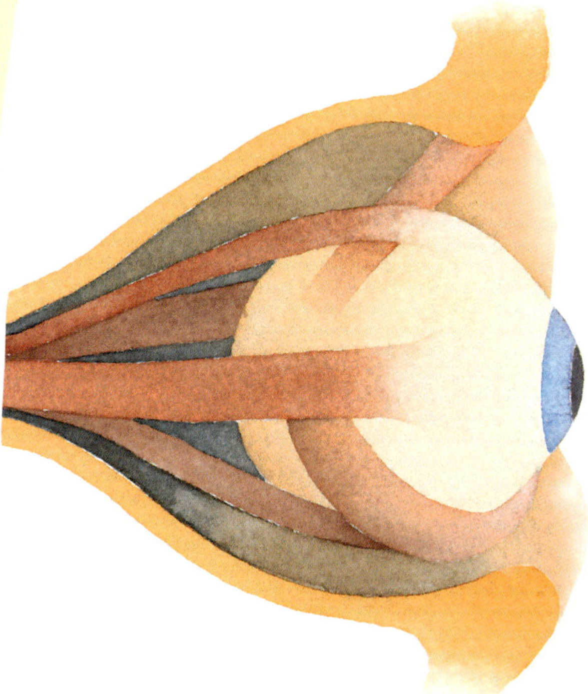

Die Augen sind hochempfindliche Sinnesorgane und das wichtigste Mittel, über das wir unsere Umwelt wahrnehmen. Ihr Aufbau gleicht in etwa einer Fotokamera (siehe Abbildung Seite 47). Der kugelige Augapfel wird vorne von der durchsichtigen Hornhaut gegen die Außenwelt abgegrenzt. Durch ein kleines Loch, die Pupille, in der Mitte der farbigen Regenbogenhaut (Iris), gelangt das Licht und damit die wahrgenommenen Bilder ins Auge. Die Iris übernimmt dabei die Funktion einer Blende. Ist das Licht zu hell, verkleinert sie die Pupille, um das Auge gegen grelle Lichtreize abzuschirmen. Umgekehrt wird im Dunkeln die Pupille weit gestellt, um möglichst viel Licht in das Auge einfallen zu lassen. Hinter der Pupille liegt die Linse. Diese sammelt die Lichtstrahlen und projiziert sie durch die dahinter liegende gallertartige Substanz des so genannten Glaskörpers auf die Netzhaut des Augenhintergrundes. Dort befinden sich die hochempfindlichen Sehzellen, die über komplizierte Vorgänge die Lichtempfindungen als Bilder bis ins Gehirn weiterleiten. Diese Strukturen liegen zum überwiegenden Teil geschützt in der Augenhöhle und sind deshalb gegenüber Umwelteinflüssen abgeschirmt.

Problemzone äußeres Auge

Die häufigsten Augenprobleme betreffen die der Außenwelt zugewandten Anteile, nämlich die Hornhaut, die Bindehäute und die Augenlider. Einen wichtigen Schutzfaktor bietet die Tränenflüssigkeit, die keimtötende Stoffe enthält und durch den regelmäßigen Lidschlag über den gesamten Bereich der Hornhaut verteilt wird. Sie spült und reinigt das Auge. Deshalb beginnt dieses zu tränen, sobald ein Fremdkörper oder Schadstoffe hineingelangen.

Wenn Stress, Schlafmangel und ähnliche Einflüsse den Körper geschwächt haben, ist das Auge besonders anfällig gegen Staub, Ruß, grelles Licht, Zugluft und Wind. Sie können das Auge so stark reizen, dass es zu einer *Bindehautentzündung* kommt.

Einflüsse aus der Umwelt können das Auge reizen. Deshalb betreffen viele Augenprobleme die äußeren Anteile des Auges.

Auch eine Allergie gegen Pollen, Hausstaub und andere Umweltschadstoffe kann die Ursache sein. Bestimmte Bakterien rufen ebenfalls Entzündungen am Auge hervor. Dazu kommt es besonders leicht, wenn der Tränenkanal verstopft ist, der normalerweise den Abfluss der Augenflüssigkeit in die Nasengänge gewährleistet.

Die *Lidrandentzündung* (Blepharitis) ist fast immer auf eine bakterielle Infektion zurückzuführen.

Weitere häufige Augenprobleme sind das *Gerstenkorn* und das *Hagelkorn*.

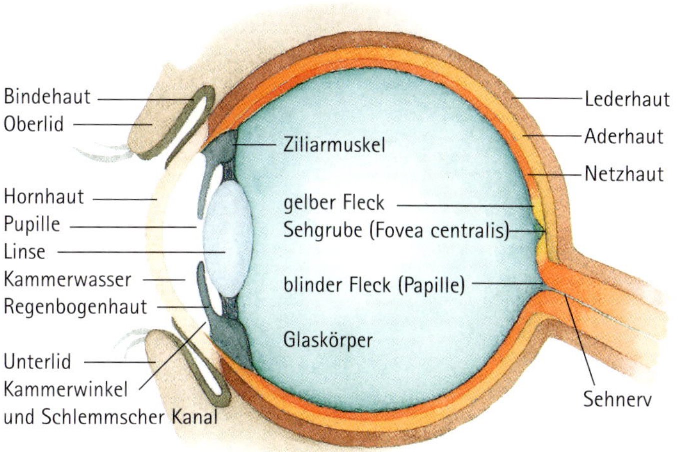

Querschnitt durch das Auge

Vorsicht

Wenn entzündliche Veränderungen am Auge länger als einen Tag bestehen, sollten Sie den Augenarzt zu Rate ziehen.
Eine Augenreizung, die durch einen Fremdkörper wie zum Beispiel Glas-, Holz- oder Metallsplitter verursacht ist, gehört grundsätzlich in die Hände des Facharztes.
Bei allen plötzlich auftretenden Sehstörungen, zum Beispiel Abdunkelung eines Gesichtsfeldausschnittes, Doppelbilder, Sehen heller Blitze oder von Regenbogenfarben sowie bei einer auffallenden plötzlichen Verschlechterung der Sehkraft müssen Sie umgehend den Augenarzt aufsuchen.
Dahinter kann eine schwere Erkrankung des Auges stecken, beispielsweise die Vorboten einer Netzhautablösung. Wird sie nicht rechtzeitig behandelt, kann es zu Erblindung kommen.

Einige wichtige Homöopathika bei Augenerkrankungen

Ähnlich wie der Kopfschmerz werden auch die meisten Augenerkrankungen in der klassischen Homöopathie mit dem so genannten Konstitutionsmittel behandelt. Das heißt, es wird eine Arznei gewählt, die sich nicht nur an den akuten Beschwerden orientiert, sondern die gesamten individuellen Eigenschaften und Persönlichkeitsmerkmale des betroffenen Menschen einbezieht (siehe Seite 14–16). Einige Homöopathika haben jedoch einen besonderen Bezug zu Augenbeschwerden. Sie werden nachfolgend aufgeführt.

Staphysagria (Stephanskraut)

Staphysagria hilft empfindsamen Menschen, die zu Harnwegsproblemen und wiederkehrenden Gerstenkörnern neigen.

Staphysagria findet bei vielen nervösen Beschwerden Anwendung, die durch Kummer (besonders Liebeskummer) und Empörung wegen einer Beleidigung, Kränkung, Demütigung oder Verletzung des Ehrgefühls ausgelöst werden. Es entfaltet eine ausgeprägte Wirkung auf die Harnwege, die Haut und die Augen. Deshalb wird es bei vielen eitrigen Hauterkrankungen eingesetzt sowie bei Ekzemen, die stark jucken und einen gelben Schorf ausbilden. Einen besonders günstigen Einfluss zeigt es beim Gersten- und Hagelkorn, bei Entzündungen der Augenlider, aber auch bei der Reizblase, vor allem wenn sie jüngere Frauen betrifft. Staphysagria ist ein wichtiges Heilmittel bei allen schmerzhaften oder entzündeten Schnittverletzungen.

Charakteristisch ist die große Empfindlichkeit gegenüber äußeren Eindrücken und allem, was andere sagen. Die Betroffenen weinen, wenn sie Schmerzen haben oder auf ihren Kummer angesprochen werden. Kennzeichnend ist die Neigung zu immer wiederkehrenden Gersten- und Hagelkörnern sowie zur Reizblase.

Der Zustand verschlechtert sich durch Ärger, Gewissensbisse, Tabak und Berührung der erkrankten Körperstellen.

Der Zustand verbessert sich nach dem Frühstück, durch Wärme und Nachtruhe.

Persönlichkeitsmerkmale: Menschen, die Staphysagria brauchen, sind nervös, reizbar, empfindsam und leicht beleidigt. Meistens haben sie einen ausgeprägten Sexualtrieb und neigen dazu, über sexuelle Themen nachzugrübeln. Sie sind sehr empfindlich gegenüber Kritik und Grobheit anderer. Ihren Zorn versuchen sie zu unterdrücken, deshalb wirken sie eher sanft und nachgiebig. Gelegentlich neigen sie aber auch zu heftigen Wutausbrüchen.

Potenzierung: D4 – D12

Euphrasia officinalis (Augentrost)

Euphrasia officinalis beschreibt schon durch seinen Namen seinen Anwendungsbereich. Der Augentrost erstreckt seine heilsamen Kräfte besonders auf entzündliche Veränderungen im Bereich der Bindehäute des Auges. Das Homöopathikum hilft aber auch bei Schnupfen und Entzündungen der oberen Atemwege, falls die Augen mitbetroffen sind und stark tränen. Deshalb kommt es häufig zum Einsatz, wenn eine Infektion oder ein Heuschnupfen die Auslöser der Beschwerden sind.

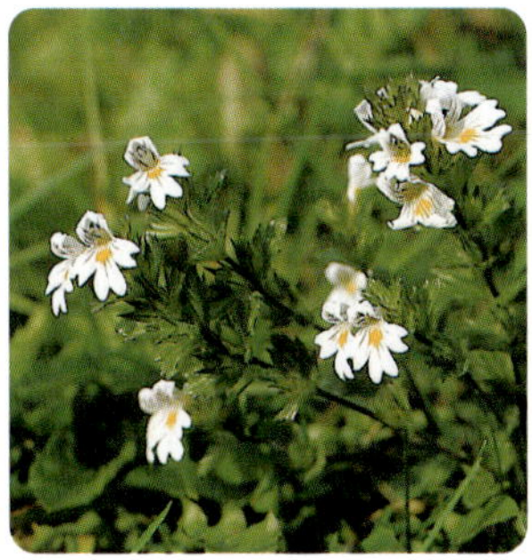

Euphrasia officinalis (Augentrost)

Charakteristisch ist, dass die Augen ständig heftig tränen. Der Tränenfluss kann dabei oft beißend sein und das Auge zusätzlich wund machen. Die Lider brennen, jucken und schwellen an. Helles Licht wird als unangenehm empfunden.

Der Zustand verschlechtert sich im Allgemeinen durch Lichteinwirkung, Wind und am Abend.

Der Zustand verbessert sich im Dunkeln. Augenjucken bessert sich durch Reiben.

Potenzierung: D3 – D12

Ruta graveolens (Weinraute)

Ruta graveolens ist ein wichtiges Heilmittel bei Sehschwäche und Beschwerden, die durch Überanstrengung der Augen ausgelöst werden, zum Beispiel durch Lesen kleiner Schrift oder Arbeiten im künstlichen Licht. Ruta wirkt außerdem auf die Knochenhaut und den Gelenkknorpel. Deshalb hat es sich auch bei Prellungen und Ischiasbeschwerden bewährt.

Charakteristisch sind brennende, schmerzende und gerötete Augen, die sich heiß anfühlen und häufig mit Kopfschmerzen einhergehen. Beim Ausstrecken der Beine schmerzen besonders die Oberschenkel.

Der Zustand verschlechtert sich durch feuchte, kalte Witterung und durch Lesen.

Der Zustand verbessert sich durch Bewegung. Rückenschmerzen nehmen beim Liegen ab.

Potenzierung: D2 – D6

Homöopathische Einzelmittel können eine Erkrankung nur günstig beeinflussen, wenn die Erkrankungszeichen genau mit den Charakteristika des jeweiligen Mittels übereinstimmen.

Die Behandlung von Augenbeschwerden mit einem homöopathischen Einzelmittel ist im Allgemeinen schwierig, da viele Mittel infrage kommen und es einer großen Sachkenntnis bedarf, um das passende Mittel nach den entscheidenden charakteristischen Merkmalen auszuwählen. Bei leichteren Beschwerden empfiehlt sich für die Selbstbehandlung eine ausgewogene Kombination. Darin wirken mehrere Mittel zusammen, die sich bei Augenproblemen bewährt haben und sich im Zusammenspiel ihrer Effekte ergänzen.

Bindehautentzündung

Staubige Luft, Rauch, die Einwirkung von Kälte und Zugluft können die empfindlichen Schleimhäute im Augenbereich so stark reizen, dass eine Bindehautentzündung (Konjunktivitis) entsteht. Das Auge rötet sich, schmerzt und vermittelt das Empfinden, als wäre ein Fremdkörper hineingeraten. In aller Regel bestehen gleichzeitig Lichtscheu und ein gesteigerter Tränenfluss. Am Morgen nach dem Aufwachen sind die Augen dann oft verklebt.
Die Entzündungsvorgänge können dabei auf die Hornhaut übergreifen und zur Hornhautreizung, einer so genannten Keratokonjunktivitis,

führen. Auch im Rahmen eines allergischen Geschehens, beispielsweise beim Heuschnupfen oder bei Infekten der oberen Atemwege, ist das Auge vielfach mit betroffen.
Trockene Augen, unter denen besonders ältere Menschen leiden, sind besonders anfällig für entzündliche Veränderungen, weil die schützende Tränenflüssigkeit vermindert ist.
Auch Neugeborene neigen manchmal zu Augenentzündungen. Sie entstehen, wenn der Tränenkanal zu eng oder verklebt ist und den Abfluss der Tränenflüssigkeit behindert.

Vorsicht

Bestimmte Viren können ebenfalls eine Entzündung der Binde- und Hornhaut verursachen. Besonders problematisch ist eine Infektion des Auges mit Herpesviren. Sie kann zu Vernarbungen der Hornhaut und damit zur bleibenden Schädigung des Sehvermögens führen. Wenn eine Augenentzündung länger als einen Tag besteht oder Sie kleine Bläschen auf der Hornhaut bemerken, sollten Sie deshalb umgehend den Augenarzt zu Rate ziehen.

Welche Komplexmittel helfen?

Euphrasia Oligoplex enthält einige Homöopathika, die sich im besonderen Maße bei der *Bindehautentzündung* bewährt haben. Einige von ihnen entfalten gleichzeitig eine starke Wirkung auf entzündliche und eitrige Prozesse an Haut und Schleimhäuten, insbesondere auch im Bereich der oberen Atemwege.

Euphrasia Oligoplex

Euphrasia Oligoplex ist bei einer Bindehautentzündung angezeigt, die von einem ständigen Tränenfluss begleitet ist.

▶ **Euphrasia D2** (Augentrost) erstreckt seine Heilwirkung besonders auf entzündliche Veränderungen im Bereich der Bindehäute des Auges. Typisch ist, dass die Augen ständig tränen. Euphrasia hilft auch gut, wenn die Augenbeschwerden durch Entzündungen der oberen Atemwege hervorgerufen werden. Deshalb kommt es häufig zum Einsatz, wenn ein Infekt oder ein Heuschnupfen die Auslöser sind. Die Beschwerden verschlimmern sich durch Licht und am Abend. Sie bessern sich im Dunkeln.

▶ **Euphorbia cyparissias D3** (Zypressen-Wolfsmilch) hilft bei Entzündungen der Augen und Bindehäute mit starker Schwellung der

Lider. Es hat außerdem einen günstigen Einfluss auf geschwollene und entzündete Nasenschleimhäute.

▶ **Juglans D3** (Walnussbaum) findet vor allem Anwendung bei eitrigen Hautausschlägen. Es hilft aber auch bei Entzündungen der Augen und beim Gerstenkorn.

▶ **Ruta graveolens D2** (Weinraute) hat eine heilsame Wirkung bei Sehschwäche und Beschwerden, die durch Überanstrengung der Augen ausgelöst werden, zum Beispiel durch Lesen kleiner Schrift oder Feinarbeiten. Kennzeichnend sind brennende, schmerzende und gerötete Augen, die sich heiß anfühlen und häufig mit Kopfschmerzen einhergehen. Ruta wirkt außerdem auf die Knochenhaut und den Gelenkknorpel. Deshalb hat es sich auch bei Prellungen und Ischiasbeschwerden bewährt. Die Beschwerden verschlimmern sich durch feuchte, kalte Witterung und beim Hinlegen.

▶ **Sanguinaria canadensis D3** (Kanadische Blutwurz) beeinflusst besonders die Schleimhäute der Atemwege und hilft bei Nervenschmerzen im Kopfbereich sowie bei Migräne. Ein Schlüsselsymptom sind brennende Schmerzen, so als seien die betroffenen Körperteile mit heißem Wasser in Berührung gekommen. Sanguinaria wirkt besonders gut, wenn die Symptome auf der rechten Seite auftreten.

▶ **Scrophularia nodosa D2** (Knotige Braunwurz) entfaltet eine deutliche Wirkung auf die Haut und auf vergrößerte Lymphdrüsen. Es hilft bei schmerzenden Augen, vor allem wenn gleichzeitig eine äußerste Lichtscheu besteht. Scrophularia findet daneben in der Behandlung von Hämorrhoiden Anwendung.

Dosierung:
- **3-mal täglich 10–15 Tropfen in 1 EL Wasser vor dem Essen einnehmen**
- **Kinder nehmen 3-mal täglich 5–10 Tropfen ein**

Aethiops Oligoplex

Dieses Mittel empfiehlt sich bei starken Beschwerden mit gleichzeitiger *Reizung der Hornhaut,* denn es enthält mehrere homöopathische Arzneien, die über eine ausgeprägte entzündungshemmende Wirkung verfügen:

▶ **Aethiops mineralis D4** (Quecksilbermohr) hilft bei entzündeten, schmerzhaften, verkrusteten Augen und hat eine günstige Wirkung bei schmerzenden Hautausschlägen.

▶ **Filix mas D4** (Wurmfarn) findet vorwiegend Anwendung bei Beschwerden, die durch Wurmbefall hervorgerufen werden. Es hilft aber auch bei plötzlichen und heftigen Lymphdrüsenschwellungen und ist ein wirksames Mittel bei einseitig auftretender Sehschwäche.

▶ **Pilocarpus jaborandi D2** (Jaborandistrauch) ist vor allem bei Lichtscheu, Pupillenverengung, tränenden Augen und plötzlicher Trübsichtigkeit hilfreich. Die Beschwerden sind meist begleitet von starkem Speichelfluss und Schweißausbruch.

▶ **Mercurius solubilis Hahnemanni D4** (Metallisches Quecksilber) ist ein großes Mittel für geschwürige und eitrige Prozesse an den Schleimhäuten, vor allem wenn sie mit übelriechenden Absonderungen und starkem Speichelfluss verbunden sind. Charakteristisch für dieses Mittel ist eine extreme Empfindlichkeit gegenüber Temperaturschwankungen.

▶ **Ruta graveolens D2** (Weinraute) siehe Seite 52.

Dosierung:
3-mal täglich 1 Tablette vor dem Essen im Mund zergehen lassen

Ein anderes Komplexmittel:
Oculoheel®, enthält:
Apis mellifica D4, Natrium chloratum D6, Rhus toxicodendron D12, Hepar sulfuris D12, Spigelia D6, Staphysagria D4, Aethiops mineralis D8

Allgemeine Empfehlungen

Augentrost können Sie auch äußerlich anwenden, indem Sie eine Kompresse mit verdünnter Tinktur tränken und auf das erkrankte Auge legen. Auch spezielle, in der Apotheke erhältliche Augenbäder können die Beschwerden lindern. Sie wirken entzündungshemmend und reinigen das Auge.
Wenn Ihr Baby eine Augenentzündung hat, hilft manchmal eine sanfte Klopfmassage über der Nasenwurzel. Dies regt die Durchblutung an und fördert den Abfluss des Augensekrets.
Um wiederkehrenden Entzündungen vorzubeugen, kann bei trockenen Augen mehrmals täglich künstliche Tränenflüssigkeit, beispielsweise Hylo-Comod®- oder Lacrimal®-Augentropfen, ins Auge geträufelt werden.

Lidrandentzündung (Blepharitis)

Eine Entzündung der Lidränder ist oft eine hartnäckige Erkrankung. In den meisten Fällen wird sie durch Bakterien verursacht, beispielsweise wenn durch starkes Reiben der Augen Krankheitserreger in die empfindlichen Schleimhautstrukturen gelangen. Die Lidränder röten sich, sind verdickt, beginnen zu nässen und verkrusten teilweise. Vor allem die Wimpern verkleben. Wenn eine Lidrandentzündung lange bestehen bleibt, kann es zu Vernarbungen der Lidkante kommen, mit der Folge eines ständigen Tränenträufelns aus dem betroffenen Auge.

Vorsicht

Eine Virusinfektion, die in der Umgebung des Auges auftritt, kann ähnliche Erscheinungen wie eine Lidrandentzündung hervorrufen. Weil die Gefahr besteht, dass sie auf die Binde- und Hornhäute oder die tiefer liegenden Strukturen des Auges übergreift, sollten Sie bei starken und anhaltenden Beschwerden umgehend zum Arzt, um einer bleibenden Beeinträchtigung der Sehkraft vorzubeugen.

Welche Komplexmittel helfen?

Ebenso wie bei einer Bindehautentzündung kann auch bei einer *bakteriellen Infektion der Lidränder* die in Euphrasia Oligoplex enthaltene Komposition homöopathischer Mittel Ihre Beschwerden lindern. Sie enthält verschiedene Arzneien mit einer deutlichen Wirkung auf entzündliche und eitrige Vorgänge am Auge und an den Schleimhäuten.

Euphrasia Oligoplex

- **Euphrasia D2** (Augentrost) siehe Seite 51.
- **Euphorbia cyparissias D3** (Zypressen-Wolfsmilch) siehe Seite 51.
- **Juglans D3** (Walnussbaum) siehe Seite 52.
- **Ruta graveolens D2** (Weinraute) siehe Seite 52.
- **Sanguinaria canadensis D3** (Kanadische Blutwurz) siehe Seite 52.
- **Scrophularia nodosa D2** (Knotige Braunwurz) siehe Seite 52.

Dosierung:
- **3-mal täglich 10–15 Tropfen auf 1 EL Wasser vor dem Essen einnehmen**
- **Kinder nehmen 3-mal täglich 5–10 Tropfen ein**

Andere Komplexmittel:

Sulfur-Heel®, enthält:

Sulfur D4, Mezereum D4, Acidum arsenicosum D6, Pix liquida D6, Caladium seguinum D4, Capsicum D4

Oculoheel®, enthält:
Apis mellifica D4, Natrium chloratum D6, Rhus toxicodendron D12, Hepar sulfuris D12, Spigelia D6, Staphysagria D4, Aethiops mineralis D8

Allgemeine Empfehlungen

Wichtig ist die Lidrandhygiene. Reinigen Sie den Lidrand mehrmals täglich vorsichtig mit einem Wattestäbchen, das Sie vorher in lauwarmes Wasser getaucht haben. Auch feuchtwarme Kompressen, eventuell mit einigen Tropfen Baby-Öl getränkt, können die Verkrustungen lösen.
Achten Sie vor allem auf ausreichenden Schlaf und eine ausgewogene Lebensweise.

Gerstenkorn und Hagelkorn

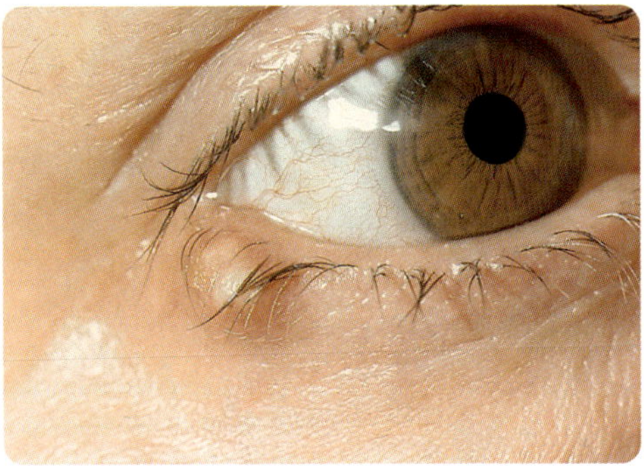

Ein Gerstenkorn entsteht durch eine Talgdrüsenentzündung am Lidrand.

Ein Gerstenkorn entsteht, wenn sich eine kleine Talgdrüse am Wimperngrund entzündet und zu eitern beginnt. Dadurch bildet sich eine typische kugelige eitergefüllte Beule am Lidrand. Meistens entsteht nur ein einzelner Entzündungsherd. In einigen Fällen kann jedoch ein Gerstenkorn dem anderen folgen, wenn sich der Eiter auch auf die anderen Drüsen überträgt. Schlafmangel, Stress, Stoffwechselstörungen oder eine Schwäche der Körperabwehr begünstigen häufig die Entstehung eines Gerstenkorns.
Im Gegensatz dazu entsteht das Hagelkorn weniger durch eine Entzündung, sondern vielmehr durch eine Verstopfung der Ausführungsgänge der so genannten Meibomschen Drüsen des Augenlides. Dabei kommt es zu einer Schwellung unter der Lidhaut, die bis zu

Vorsicht

Bei häufig wiederkehrenden Gerstenkörnern muss an einen Diabetes mellitus (Zuckerkrankheit) gedacht werden. In diesem Fall sollten Sie unbedingt mit Ihrem Arzt über Ihr Augenproblem sprechen.
Wenn ein Hagelkorn zu eitern beginnt, sollten Sie möglichst rasch den Augenarzt aufsuchen.

erbsengroß werden kann und meistens kaum schmerzt. Ein bestehendes Hagelkorn kann sich jedoch ebenfalls entzünden und dann zur Ausbildung eines Eiterabszesses neigen.

Welche Komplexmittel helfen?

Eine Behandlung mit Staphysagria Oligoplex empfiehlt sich bei *Gersten- und Hagelkorn*. Darin finden sich Homöopathika, die erfahrungsgemäß eine heilsame Wirkung bei diesen Beschwerden haben und gleichzeitig auch den Stoffwechsel günstig beeinflussen.

Staphysagria Oligoplex

▶ **Staphysagria D4** (Stephanskraut) findet bei vielen nervösen Beschwerden Anwendung, die durch Kummer und Empörung über eine Beleidigung oder Kränkung ausgelöst werden. Es entfaltet eine ausgeprägte Wirkung auf die Harnwege, die Haut und die Augen und hilft bei eitrigen, stark juckenden Hauterkrankungen, beim Gersten- und Hagelkorn sowie bei Entzündungen der Augenlider. Staphysagria ist außerdem ein wichtiges Heilmittel bei der Reizblase und bei allen schmerzhaften Schnittverletzungen. Die Beschwerden verschlimmern sich durch Ärger, Gewissensbisse, Tabak und Berührung der erkrankten Körperstellen. Sie bessern sich nach dem Frühstück, durch Wärme und Nachtruhe.

Bei Erschöpfung, Nerven- und Sehschwäche kann Kalium phosphoricum helfen.

▶ **Kalium phosphoricum D6** (Kaliumhydrogenphosphat) ist eines der bedeutendsten Mittel bei Nervenschwäche, Hinfälligkeit und Erschöpfung. Es hilft bei Kopfschmerzen, die durch Blutarmut hervorgerufen werden, sowie bei Augenbeschwerden und Sehschwäche, die durch Erschöpfung ausgelöst sind. Die Beschwerden verschlimmern sich durch Aufregung, Anstrengung und Sorgen, sie bessern sich durch Wärme, Ruhe und Nahrungsaufnahme.

▶ **Lycopodium D3** (Bärlapp) ist ein Mittel mit tief greifender Wirkung auf den Gesamtorganismus. Es hilft bei Verdauungsbeschwerden und Störungen der Leberfunktion. Am Auge hat es eine besondere Wirkung bei Entzündungen und Gerstenkörnern, die bevorzugt nahe dem inneren Augenwinkel sitzen.

▶ **Platanus occidentalis D3** (Platane) wird bei tumorartigen Schwellungen der Talgdrüsen des Augenlides eingesetzt, vor allem wenn es bereits zu narbigen Veränderungen des Lides gekommen ist.

▶ **Sabadilla D4** (Läusesamen) entfaltet eine ausgeprägte Wirkung auf die Tränendrüsen und die Nasenschleimhäute. Es hilft bei Fließschnupfen mit häufigem Niesen, wobei die Beschwerden von Frösteln begleitet sind.

▶ **Sulfur D6** (Sublimierter Schwefel) ist ein großes, tief greifendes Homöopathikum mit einer ausgeprägten Wirkung auf die Haut. Es findet Anwendung bei vielen Ekzemen, die sehr stark jucken und brennende Schmerzen hervorrufen. Auffällig ist eine Verschlechterung durch die Anwendung von Wasser. Am Auge wirkt es bei brennenden, entzündeten und geschwürigen Prozessen der Augenlider und der Hornhaut. Die Beschwerden des Sulfur-Patienten verschlimmern sich durch Hitze, Bettwärme, morgens sowie durch Waschen und Baden. Sie bessern sich bei warmem, trockenem Wetter und beim Liegen auf der rechten Seite.

▶ **Vinca minor D2** (Immergrün) ist ebenfalls ein wirksames Mittel bei Hautbeschwerden und nässenden Ekzemen, die gerötet, wund und empfindlich sind.

Dosierung:
3-mal täglich 15 Tropfen auf 1 EL Wasser vor dem Essen einnehmen

Ein anderes Komplexmittel:

Oculoheel®, enthält:

Apis mellifica D4, Natrium chloratum D6, Rhus toxicodendron D12, Hepar sulfuris D12, Spigelia D6, Staphysagria D4, Aethiops mineralis D8

Allgemeine Empfehlungen

Bei Gersten- und Hagelkörnern können Augentrost-Kompressen Linderung verschaffen und die Neigung zu Entzündungen deutlich vermindern. Achten Sie besonders auf peinliche Sauberkeit in der Augengegend und vermeiden Sie zusätzliche Reize, zum Beispiel die Augen zu überanstrengen oder zu reiben.

Ohrenbeschwerden

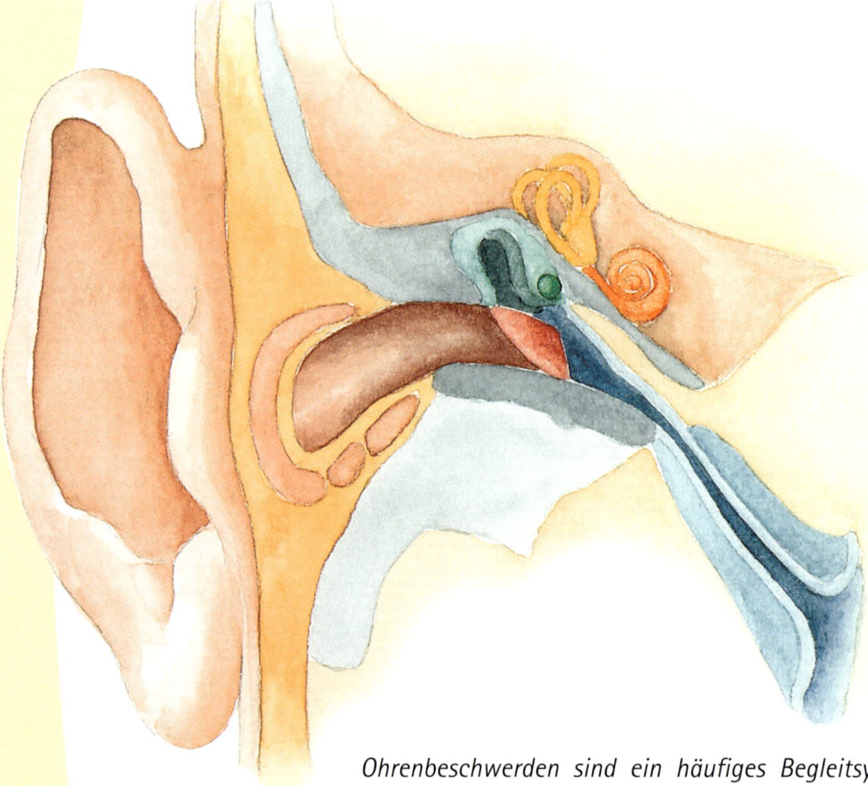

Ohrenbeschwerden sind ein häufiges Begleitsymptom grippaler Infekte. Betroffen sind oft Säuglinge und Kleinkinder. Entzündliche Prozesse aus dem Nasen-Rachen-Raum können dabei auf die Ohrtrompete – auch Tube oder Eustachische Röhre genannt – übergreifen und zum so genannten Tubenkatarrh oder zu einer Mittelohrentzündung führen.

Ein besonders lästiges, in jüngster Zeit aber zunehmend häufig auftretendes Problem sind Ohrgeräusche (Tinnitus). Meistens sind sie durch Nervosität oder durch Muskelverspannungen im Bereich der Halswirbelsäule bedingt. Ihnen kann aber auch eine Durchblutungsstörung oder Irritation im Bereich des Innenohres zugrunde liegen.

Das Ohr – ein Sinnesorgan mit doppelter Funktion

Das Ohr zeigt einen komplizierten Aufbau (siehe Abbildung). Es enthält eigentlich zwei Sinnesorgane: das Gehör und den Gleichgewichtssinn. Über den äußeren Gehörgang werden die Schallwellen bis ans Trommelfell geleitet. Wie sein Name schon sagt, wird es durch den Schall – ähnlich wie die Membran einer Trommel – in Vibration versetzt. Dahinter liegt die Paukenhöhle des Mittelohrs mit den Gehörknöchelchen, die wegen ihrer typischen Form als Hammer, Amboss und Steigbügel bezeichnet werden. Sie nehmen den Schall auf und übertragen ihn bis ins Innenohr. Dort liegen ein komplexes Gebilde, die so genannte Schnecke, die das eigentliche Hörorgan darstellt, und das Labyrinth, das für den Gleichgewichtssinn zuständig ist. Beide enthalten eine Flüssigkeit, die so genannte Endolymphe. In der Schnecke reizt die von den Schallwellen bewegte Flüssigkeit die sensiblen Hörzellen, während im Labyrinth – ähnlich wie bei einer Wasserwaage – jeder veränderte Neigungswinkel des Körpers registriert wird.

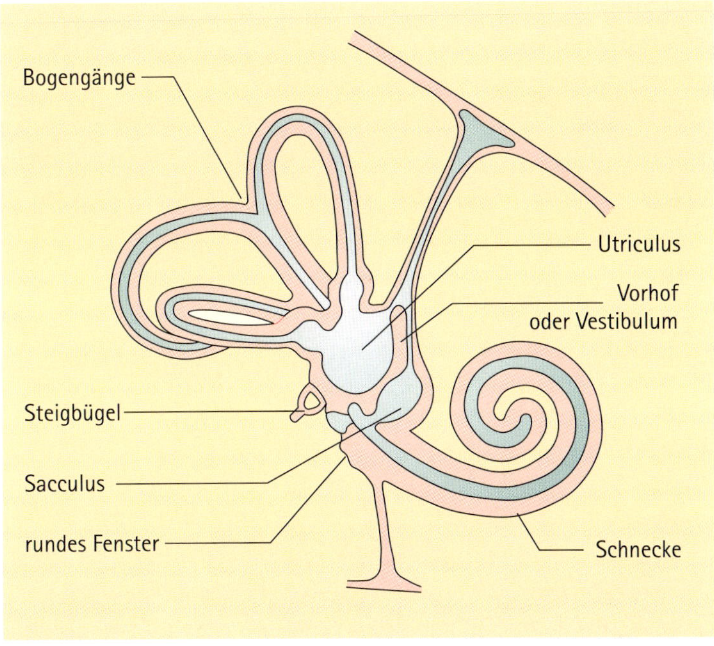

Gezeichnete Darstellung des Innenohrs mit Schnecke und Bogengängen.

Die Ohrtrompete, auch Eustachische Röhre genannt, verbindet den Nasen-Rachen-Raum mit dem Mittelohr. Eine entzündliche Schwellung kann sie verlegen, es kommt zu Ohrenschmerzen, Druckgefühl im Ohr und einer Verschlechterung des Hörvermögens. Bei weiterem Fortschreiten der Entzündung kann aus dem Tubenkatarrh eine *Mittelohrentzündung* entstehen. Die Ohrtrompete sorgt normalerweise für den Ausgleich zwischen äußerem Luftdruck und dem Mittelohr. Bei einem raschen Höhenwechsel kann dieser Druckunterschied oft nicht rasch genug ausgeglichen werden. Darum kommt es auch im Flugzeug oder beim Bergauf-Fahren häufig zu leichtem *Ohrenschmerz*, Druckgefühl und dem Empfinden, das Ohr sei verstopft. Meistens hilft es, wenn die Atemluft mit zugehaltener Nase in die Tube gepresst wird (so genannter Druckausgleich). Dabei entsteht ein knackendes Geräusch, und das Ohr ist wieder frei.

Vorsicht

Ebenso wie die Augen sind auch die Ohren hochempfindliche und vor allem hirnnahe Sinnesorgane. Bei heftigen oder anhaltenden Beschwerden in diesem Bereich sollten Sie deshalb die Ursache vom Arzt feststellen und wenn nötig behandeln lassen. Vor allem eine Mittelohrentzündung birgt Gefahren, weil sie auf die Schädelknochen und das Gehirn übergreifen kann.

Anhaltende Ohrgeräusche bedürfen immer einer genauen ärztlichen Abklärung. Ihnen kann eine mitunter schwere Erkrankung im Bereich des Innenohrs zugrunde liegen.

Einige wichtige Homöopathika bei Ohrenbeschwerden

Chronische Krankheiten werden in der Homöopathie mit dem entsprechenden Konstitutionsmittel behandelt. Dieses orientiert sich an den grundlegenden Eigenheiten des jeweiligen Menschen.

Die Homöopathie stellt einige Mittel bereit, die eine ausgezeichnete Wirkung bei Ohrenbeschwerden entfalten und deshalb häufig bei Entzündungen oder Ohrgeräuschen Anwendung finden. Nach den Prinzipien der klassischen Homöopathie ist es von Bedeutung, die Grundzüge des entsprechenden Mittels im gesamten Beschwerdebild des Kranken wiederzuerkennen. Außerdem muss berücksichtigt werden, ob es sich um eine akute Erkrankung handelt wie beispielsweise eine akute Mittelohrentzündung oder um ein chronisches Leiden, dazu gehören in aller Regel Ohrgeräusche. Letztere werden mit dem entsprechenden Konstitutionsmittel behandelt, das heißt mit einem Homöopathikum, das sich weniger an den gerade vorherrschenden Symptomen orientiert als vielmehr an allen charakteristischen Eigenheiten des Betroffenen. Näheres dazu auf den Seiten 14–16.

Capsicum annuum (Spanischer Pfeffer, Paprika)

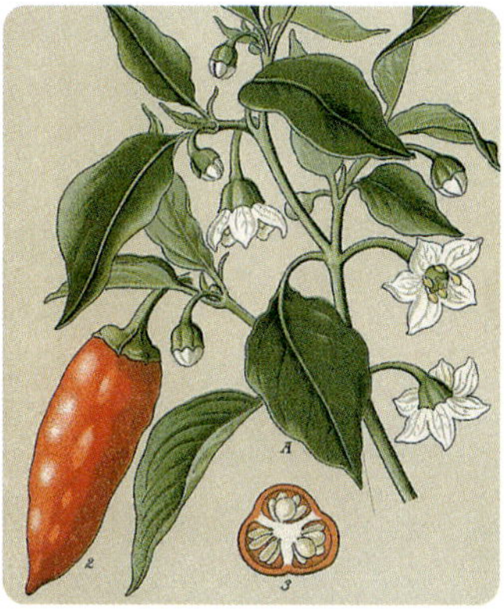

Capsicum annuum
(Spanischer Pfeffer)

Capsicum annuum beeinflusst vorwiegend die Schleimhäute, besonders wenn bei jeder Entzündung Vereiterung droht. Es ist deshalb bei vielen Infektionen der Mund- und Rachenschleimhaut, bei Halsschmerzen, Sodbrennen, Blasenentzündung und schmerzhaften Durchfällen ein geeignetes Heilmittel. Am Ohr hilft Capsicum bei brennenden, reißenden Schmerzen sowie bei Schwellungen und Schmerzen hinter den Ohren, vor allem wenn der angrenzende Knochen, das so genannte Felsenbein, bereits druckempfindlich ist und auf eine Ausweitung der entzündlichen Prozesse hindeutet.

Charakteristisch sind die brennenden Schmerzen der erkrankten Körperteile – so als wäre Pfeffer hineingerieben worden. Die Kranken sind erschöpft, träge, frösteln und verlangen nach Stimulanzien wie Kaffee oder Alkohol. Bei allen Beschwerden sind sie aber außerordentlich verdrießlich und wünschen allein gelassen zu werden. Typisch ist auch ihre Neigung zu Heimweh.

Der Zustand verschlechtert sich im Freien, durch Aufdecken und Zugluft.

Der Zustand verbessert sich durch Essen und warme Anwendungen.

Persönlichkeitsmerkmale: Capsicum-Menschen sind oft blond, hellhäutig und haben ein schwaches Bindegewebe mit schlaffer Muskulatur. Sie sind träge und fühlen sich durch Anstrengungen schnell überfordert. Auffällig ist, dass sie ausgeprägt zu Heimweh, aber auch zu Unreinlichkeit neigen. Sie fürchten sich vor Zugluft und zeigen eine Tendenz zum Genussmittelmissbrauch.
Als Kinder sind sie träge, neigen zur Faulheit und wirken oft linkisch oder unbeholfen.

Potenzierung: D3 – D12

Mercurius solubilis Hahnemanni (Metallisches Quecksilber)

Mercurius solubilis Hahnemanni ist ein großes und tief greifendes Heilmittel bei einer Vielzahl entzündlicher Erkrankungen der Haut und Schleimhäute, vornehmlich in Mund, Rachen, Augen und Ohren, sowie bei Entzündungen im Bereich der Zähne, Knochen und Lymphwege. Mercurius ist besonders wirksam, wenn das Gewebe abstirbt, sich Geschwüre bilden und die Beschwerden mit übel riechenden Absonderungen und Eiterbildung einhergehen.

Charakteristisch sind ein starker Speichelfluss, meist übler Mundgeruch sowie eine äußerste Empfindlichkeit gegenüber jeglichen Temperaturschwankungen. Die Kranken reagieren ähnlich wie ein Thermometer, für dessen Herstellung ja Quecksilber verwendet wird. Nachts bricht häufig klebriger Schweiß aus.

Der Zustand verschlechtert sich durch wechselnde Temperaturen, nachts vor dem Einschlafen und beim Liegen auf der rechten Seite.

Der Zustand verbessert sich durch gleichmäßige Temperaturen und durch Ruhe.

Persönlichkeitsmerkmale: Mercurius-Menschen sind eher verschlossen, ängstlich, vorsichtig, misstrauisch und unruhig. Nach außen wirken sie oft gleichgültig, sie stecken jedoch voller Emotionen. Sie zeigen außerdem die Tendenz, mit allem unzufrieden zu sein.

Mercurius-Kinder leiden häufig unter Milchschorf und sind anfällig gegenüber Infektionen im Hals-, Nasen- und Ohrenbereich. Manchmal neigen sie zum Stottern und zum Ungehorsam, obwohl sie vielfach schüchtern oder altklug erscheinen.

Potenzierung: D6 – D12

Hepar sulfuris (Kalkschwefelleber)

Hepar sulfuris ist ein wichtiges Mittel bei Eiterungen aller Art. Es ist in der Lage, Eiterherde einzuschmelzen und zu eröffnen, sodass der Eiter abfließen kann. Deshalb wird es auch als das „homöopathische Messer" bezeichnet. Es findet bei Hautgeschwüren, Augen- und Mandelentzündungen, Furunkeln, Abszessen sowie bei der Mittelohrentzündung Anwendung.

Charakteristisch sind splitterartige Schmerzen und eine äußerste Empfindlichkeit gegenüber Berührung, lauten Geräuschen, kalter Luft sowie ein gesteigertes Schmerzempfinden. Die Kranken verlangen nach Wärme und sauren Speisen, vor allem Essig. Alle Absonderungen haben einen säuerlichen Geruch.

Der Zustand verschlechtert sich am Abend, durch kaltes trockenes Wetter, Zugluft und Wind sowie durch Berührung und Liegen auf der schmerzhaften Seite.

Der Zustand verbessert sich durch feuchtes Wetter, Einhüllen des Kopfes, Wärme und nach dem Essen.

Persönlichkeitsmerkmale: Hepar-sulfuris-Menschen sind meist blond, neigen zu Übergewicht und können Schmerzen nur schlecht ertragen. Deshalb jammern und klagen sie viel. Sie sind eher weiche, leicht niedergeschlagene, verletzliche und unzufriedene Charaktere. Bei Wutausbrüchen können sie jedoch gewalttätig, manchmal sogar grausam und unmenschlich werden. Wenn sie sich verletzen, heilen die Wunden schlecht und beginnen leicht zu eitern.
Als Kleinkinder leiden sie häufig unter Milchschorf und erheblichen Beschwerden beim Zahnen. Oft haben sie auch eine „Schniefnase".

Hepar sulfuris wird auch das „homöopathische Messer" genannt, da es in der Lage ist Eiterherde zu eröffnen, wodurch der Eiter abfließen kann.

Potenzierung: D8 – D12

Calcium carbonicum Hahnemanni (Austernschalenkalk, Calciumcarbonat)

Calcium carbonicum Hahnemanni ist eines der wichtigsten Konstitutionsmittel. Es hat eine tiefgreifende Wirkung auf alle Körpergewebe und das vegetative Nervensystem. Vor allem zeigt es einen günstigen Einfluss auf verlangsamte Stoffwechselvorgänge. Es findet deshalb häufig bei einer Unterfunktion der Schilddrüse Anwendung, aber auch bei einer Vielzahl anderer Erkrankungen, zum Beispiel bei Beschwerden der Muskulatur, der Knochen sowie bei vielen Entzündungen. Calcium hilft besonders gut, wenn geistige oder körperliche Erschöpfung die Auslöser sind. Am Ohr wirkt es bei pulsierenden Schmerzen mit schleimigen eitrigen Absonderungen aus dem Gehörgang sowie bei Hörstörungen.

Charakteristisch sind Stauungen in den Lymphwegen, Drüsenschwellungen, äußerste Kälteempfindlichkeit und Schweißausbrüche besonders am Kopf. Bei Fieber schwitzen die Betroffenen oft so stark, dass das Kopfkissen patschnass ist. Typisch sind auch ein aufgetriebener Bauch, eine pastöse, teigige Haut und die Verschlechterung aller Beschwerden bei Vollmond.

Der Zustand verschlechtert sich durch Anstrengung, Kälte jeder Art, feuchte Witterung sowie bei Vollmond.

Der Zustand verbessert sich bei trockenem warmem Wetter, Liegen auf der schmerzhaften Seite, Wärme.

Persönlichkeitsmerkmale: Wie die Austernschale, aus der das Mittel gewonnen wird, wirken auch die Calcium-Menschen oft starr und unbeweglich. Sie neigen zur Fettleibigkeit, sind träge und haben eine helle, teigige Haut. Sie besitzen einen meist verhältnismäßig großen Kopf und einen großen, aufgetriebenen Bauch. Sie machen sich um alles Sorgen, und ihre größte Angst ist es, den Verstand zu verlieren. Sie mögen gerne Eier und schwer verdauliche Speisen.

Schon als Kinder neigen sie zu häufigen Infekten, sind dicklich und träge. Calcium carbonicum ist das wichtigste Homöopathikum im Säuglingsalter, denn fast jedes Baby entspricht der typischen Calcium-Konstitution: ein im Verhältnis zum übrigen Körper großer Kopf, ein „Blähbäuchlein" und rundliche Formen. Ihre Haut ist zart, empfindlich und pastös, und sie schwitzen leicht am Köpfchen.

Potenzierung: D3 – D12

Pulsatilla pratensis (Küchenschelle)

Das Konstitutionsmittel Pulsatilla ist vor allem für Frauen geeignet, die launisch und unentschlossen sind und leicht weinen.

Pulsatilla pratensis ist eigentlich ein typisches Frauenmittel (siehe Seite 243), es hat aber auch eine ausgezeichnete Wirkung bei Entzündungen, die mit der Absonderung eines dickrahmigen, gelblichen, aber milden Sekrets einhergehen. Es hilft bei Mittelohrentzündungen und bei Tubenkatarrh.

Charakteristisch für Pulsatilla ist eine Durstlosigkeit, die fast alle Beschwerden begleitet. Die Schmerzen verändern sich vielfach in ihrer Ausprägung und wechseln die Körperstellen, an denen sie auftreten. Bei Frauen ist oft ein Zusammenhang mit der monatlichen Regelblutung zu beobachten.

Der Zustand verschlechtert sich durch Wärme, fette Nahrung, Liegen auf der linken oder schmerzlosen Seite.

Der Zustand verbessert sich im Freien, durch Bewegung und kühle Anwendungen.

Persönlichkeitsmerkmale: Pulsatilla zeigt eine besonders ausgeprägte Wirkung bei sanften, teils launischen Frauen mit mildem Temperament, die wenig entschlusskräftig sind und leicht zu weinen beginnen. Pulsatilla-Persönlichkeiten sind nicht gerne allein, wenn sie Beschwerden haben, weil sie das Bedürfnis verspüren, sich anzulehnen und getröstet zu werden. Meist haben sie eine ausgeprägte Abneigung gegen Fett, lediglich Eis und Sahne mögen sie, vertragen es aber im Allgemeinen schlecht.

Potenzierung: D3 – D12

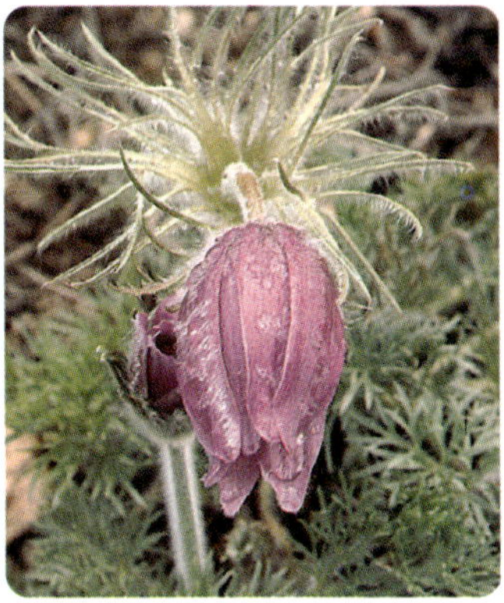

Pulsatilla pratensis (Küchenschelle)

Kalium sulfuricum (Kaliumsulfat)

Kalium sulfuricum erstreckt seine Wirkung vor allem auf die späten Stadien einer Entzündung. Es hilft bei Schwerhörigkeit, bei verstopfter Nase mit Geruchsverlust, bei eitrigem Schnupfen und Absonderung gelben Sekrets aus dem Ohr. Außerdem wird es gelegentlich bei Bronchitis und bei Asthma eingesetzt.

Charakteristisch sind gelbe, schleimige, oft reichliche Absonderungen und eine gelbe, schleimige Zunge. Beim Entzündungsfieber findet der Temperaturanstieg nachts statt.

Der Zustand verschlechtert sich am Abend und im warmen Zimmer.

Der Zustand verbessert sich durch kühle, frische Luft und im Freien.

Potenzierung: D6 – D12

Jedes dieser Mittel ist in der Lage, Ohrenbeschwerden günstig zu beeinflussen, aber nur, wenn die Erkrankungszeichen genau mit den Charakteristika des jeweiligen Mittels übereinstimmen. Dies herauszufinden ist im Allgemeinen schwierig. Deshalb ist für die Selbstbehandlung die Wahl einer geeigneten Kombination der sicherere Weg. In solchen Komplexhomöopathika sind jedoch keineswegs alle der oben genannten Mittel enthalten, sondern auch viele kleinere Mittel mit einer weniger ausgeprägten Wirkung auf den Gesamtorganismus. Sie ergänzen sich jedoch in ihren Heileffekten und haben sich erfahrungsgemäß bei Erkrankungen im Bereich der Ohren im besonderen Maße bewährt.

Wenn Sie unter den Konstitutionsmitteln Ihr Simile nicht gefunden haben, ist es ratsam, ein für Ihre Beschwerden passendes Komplexmittel auszuwählen. Durch Kombination von verschiedenen Mitteln erhöht sich das Wirkspektrum.

Ohrenschmerzen

Ohrenschmerzen sind in vielen Fällen Ausdruck einer Entzündung der Ohrtrompete (Tubenkatarrh) oder des Mittelohrs. Dazu kommt es meist während oder im Anschluss an einen Infekt im Bereich der oberen Atemwege. Die Betroffenen klagen über Ohrenschmerzen, Druckgefühl im Ohr und hören alles wie aus weiter Ferne.

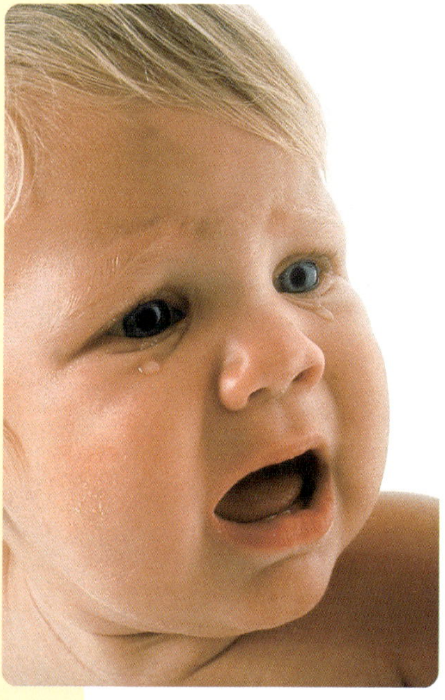

Kleinkinder mit einer Mittelohrentzündung weinen heftig und fassen sich immer wieder an das entzündete Ohr.

Eine akute Mittelohrentzündung (Otitis media) ist in aller Regel von sehr heftigen Ohrenschmerzen, Kopfweh und Fieber begleitet. Ein Druck auf das Ohr oder Ziehen am Ohrläppchen wird als äußerst unangenehm empfunden. Vergrößerte Rachenmandeln oder Nasenpolypen begünstigen ihre Entstehung.

Kinder fiebern bei einer Mittelohrentzündung meist außerordentlich hoch, wobei die Ohrenschmerzen vielfach von Bauchweh und Erbrechen begleitet sind. Bei Kleinkindern, die ihre Schmerzen noch nicht benennen können, erkennt man eine Otitis daran, dass sie heftig weinen, kaum zu beruhigen sind und sich immer wieder an das entzündete Ohr fassen.

Eine nicht ausgeheilte Mittelohrentzündung kann chronisch werden. Sie äußert sich dann weniger durch Schmerzen als vielmehr durch das so genannte Ohrenlaufen – eine ständige Absonderung eitrigen oder dünnflüssigen Sekrets.

Vorsicht

Eine Mittelohrentzündung kann auf die angrenzenden Knochenstrukturen übergreifen und schlimmstenfalls zur Hirnhautentzündung führen. Wenn Ohrenschmerzen sich nicht innerhalb eines Tages deutlich bessern und das Fieber weiter besteht oder ansteigt, sollten Sie sofort zum Arzt. Bei einer chronischen Mittelohrentzündung kann das Trommelfell Löcher aufweisen. Dann müssen Sie aufpassen, dass Sie nie mit dem Kopf unter Wasser geraten, beispielsweise beim Schwimmen, Tauchen, nicht einmal in der Badewanne.

Bei Abfließen von Eiter oder Flüssigkeit aus dem Gehörgang sollten Sie grundsätzlich ärztlichen Rat einholen.

Welche Komplexmittel helfen?

Eine geeignete Kombination, die bei Ohrenbeschwerden aufgrund eines *Tubenkatarrhs* helfen kann, ist das Komplexmittel Capsicum Oligoplex. Die darin enthaltenen Homöopathika haben einen günstigen Einfluss auf entzündliche Prozesse im Bereich der Ohren wie auch der oberen Atemwege.

Capsicum Oligoplex

▶ **Capsicum annuum D4** (Spanischer Pfeffer, Paprika) verfügt über eine heilende Wirkung bei Schleimhautentzündungen, die zur Vereiterung neigen. Es findet deshalb vielfach Anwendung bei Infektionen der Mund- und Rachenschleimhaut, bei Halsschmerzen, Sodbrennen, Blasenentzündung und schmerzhaften Durchfällen. Am Ohr hilft es bei brennenden, reißenden Schmerzen sowie bei Schwellungen und Schmerzen hinter den Ohren. Hier besonders, wenn der angrenzende Knochen, das so genannte Felsenbein, bereits druckempfindlich ist und auf eine Ausweitung der entzündlichen Prozesse hindeutet. Im Freien, durch Aufdecken und Zugluft verschlimmern sich die Beschwerden, während sie sich durch Essen und Hitze bessern.

▶ **Arsenicum album D8** (Arsentrioxid) ist ein Mittel mit tief greifender Wirkung auf alle Körpergewebe. Es hilft vor allem bei brennenden Schmerzen sowie bei tosenden Ohrgeräuschen. Typischerweise sind die Beschwerden verbunden mit einem Kältegefühl, großem Durst, Ängstlichkeit, starker Unruhe und Furcht vor dem Tod. Deshalb sind die Kranken auch nicht gerne allein. Die Schmerzen werden schlimmer durch Kälte, kalte Nahrung und um Mitternacht. Sie bessern sich durch Hitze, warme Getränke und Liegen mit erhöhtem Kopf.

▶ **Bromum D5** (Brom) wirkt besonders auf die Atemwege, wenn die Beschwerden von einem Erstickungsgefühl begleitet sind. Es ist deshalb ein wichtiges Mittel bei Bronchitis und Asthma. Es hilft bei wund machenden Absonderungen und verhärteten Drüsenschwellungen, die zur Vereiterung neigen. Typisch für Bromum ist, dass sich alle Beschwerden am Meer bessern.

▶ **China D3** (Chinarinde) ist ein Heilmittel, das bei fieberhaften Atemwegsinfekten hilft – vor allem in den späteren Stadien der Erkrankung. Es entfaltet eine besonders gute Wirkung, wenn die

Bitte beachten Sie:

Bei Säuglingen, Kleinkindern sowie in Schwangerschaft und Stillzeit sollte dieses Mittel nicht angewandt werden. Dasselbe gilt für eine bekannte Überempfindlichkeit gegen Brom oder Chinin. Wenn Sie an einer Erkrankung der Schilddrüse leiden, sollten Sie das Mittel nicht ohne ärztlichen Rat anwenden.

Kranken durch übermäßige Ausscheidung von Körperflüssigkeiten, wie beispielsweise starkem Schweiß oder eine Blutung, geschwächt sind. Am Ohr wirkt es bei Ohrgeräuschen und Berührungsempfindlichkeit. Selbst die leichteste Berührung, Kälte und Luftzug verschlimmern die Beschwerden. Sie bessern sich aber durch starken Druck, im Freien und durch Wärme.

▶ **Kalium jodatum D4** (Kaliumjodid) hilft bei bohrenden Ohrenschmerzen und Ohrgeräuschen. Das Leitsymptom ist ein wässriger scharfer Fließschnupfen, der mit Schmerzen in der Stirnhöhle verbunden ist. Es hat außerdem eine deutliche Wirkung auf das Bindegewebe und auf Drüsenschwellungen. Es unterstützt die Reaktionsfähigkeit und Abwehrkraft des Körpers.

▶ **Mercurius cyanatus D6** (Quecksilbercyanid) ist ein wichtiges Heilmittel bei akuten Infektionskrankheiten, die mit einer Gewebszerstörung und der Neigung zu Blutungen einhergehen. Dieses Homöopathikum hilft primär bei einer eitrigen Mandelentzündung mit dicken Belägen und starken Schluckschmerzen. In der Homöopathie findet es unter anderem bei Diphtherie Anwendung.

Dosierung:
3-mal täglich 15 Tropfen auf 1 EL Wasser vor dem Essen einnehmen

Mercurius solubilis Oligoplex

Bei *heftigen Ohrenschmerzen* können Sie möglicherweise die Entwicklung einer *Mittelohrentzündung* verhindern, wenn Sie Capsicum Oligoplex rechtzeitig im Wechsel mit Mercurius Oligoplex einnehmen. Diese Kombination beinhaltet zusätzlich wirksame homöopathische Heilmittel, die sich besonders in der Behandlung entzündlicher Schleimhauterkrankungen mit Vereiterungsneigung bewährt haben.

▶ **Mercurius solubilis Hahnemanni D4** (Metallisches Quecksilber) ist ein großes Heilmittel bei einer Vielzahl entzündlicher Erkrankungen der Haut und Schleimhäute, vornehmlich in Mund und Rachen, der Augen, Ohren sowie bei Entzündungen im Bereich der Zähne, Knochen und Lymphwege. Es wirkt besonders, wenn das Gewebe abstirbt, sich Geschwüre bilden und die Beschwerden mit übel riechenden Absonderungen und Eiterbildung einhergehen. Typisch sind ein starker Speichelfluss, übler Mundgeruch sowie eine äußerste Empfindlichkeit gegenüber jeglichen Temperaturschwankungen. Die

Bitte beachten Sie:
Bei Säuglingen, Kleinkindern sowie in Schwangerschaft und Stillzeit sollte dieses Mittel nicht angewandt werden. Dasselbe gilt für eine bekannte Jod-Überempfindlichkeit und Nierenfunktionsstörungen. Bei Schilddrüsenerkrankungen nicht ohne ärztlichen Rat anwenden.

Kranken reagieren ähnlich wie ein Thermometer. Nachts bricht häufig klebriger Schweiß aus. Die Beschwerden verschlimmern sich durch wechselnde Temperaturen, nachts vor dem Einschlafen und beim Liegen auf der rechten Seite. Sie bessern sich durch gleichmäßige Temperaturen (nicht zu warm und nicht zu kalt).

▶ **Aurum chloratum natronatum D5** (Goldchlorid-Chlornatrium) hat in erster Linie eine ausgeprägte Wirkung auf die weiblichen Geschlechtsorgane. Dort hilft es bei Uterustumoren und Gebärmuttervorfall. Es wirkt aber auch bei entzündlichen Prozessen der Haut und Schleimhäute.

▶ **Calcium sulfuricum D3** (Calciumsulfat) hilft bei Drüsenschwellungen und Eiterungen der Schleimhäute von Nase, Mund und Ohren, die durch dicke, gelbe, klumpige Absonderungen gekennzeichnet sind.

▶ **Kalium jodatum D3** (Kaliumjodid) siehe Seite 68.

▶ **Kalium phosphoricum D3** (Kaliumphosphat) ist eines der größten Heilmittel bei mangelnder Nervenkraft und zeigt eine deutliche Wirkung bei Schwäche, Hinfälligkeit und Erschöpfung. Es hilft besonders gut bei jüngeren Menschen und wenn die Beschwerden durch Erregung, Überarbeitung oder Sorgen ausgelöst wurden. Sie verschlimmern sich auch durch Anstrengung, Sorgen und Aufregung sowie durch Kälte und morgens, während Ruhe und Wärme Linderung verschaffen.

▶ **Natrium nitricum D3** (Natriumnitrat) wird bei Entzündungen und Infekten wie beispielsweise einer Grippeerkrankung eingesetzt, besonders wenn die Schleimhäute leicht zu bluten beginnen. Es hilft deshalb auch vielfach bei Nasenbluten.

Dosierung:
3-mal täglich 1–2 Tabletten langsam im Mund zergehen lassen

Hepar sulfuris Oligoplex

Wenn Sie unter „Ohrenlaufen" aufgrund einer *chronischen Mittelohrentzündung* leiden, können Sie – aber unbedingt nur in Absprache mit Ihrem Arzt – einen Behandlungsversuch mit Hepar sulfuris Oligoplex unternehmen. Es besteht vorwiegend aus Homöopathika, die eine breite Wirkung auf eitrige Gewebsprozesse ausüben.

▶ **Hepar sulfuris D3** (Kalkschwefelleber) ist eines der wichtigsten Mittel bei Eiterabszess. Es bewirkt dessen Einschmelzung und eröff-

Bitte beachten Sie:
Bei Jodüberempfindlichkeit darf dieses Mittel nicht angewandt werden. Wenn Sie an einer Erkrankung der Schilddrüse leiden, sollten Sie vorher Ihren Arzt um Rat fragen.

net ihn, sodass der Eiter abfließen kann. Deshalb wird es auch als das „homöopathische Messers" bezeichnet.

- **Calcium carbonicum D3** (Austernschalenkalk) ist ein wirksames Mittel gegen Stauungen in den Lymphwegen, mit Tendenz zu schlechter Wundheilung. Es hilft bei Entzündungen des Mittelohrs und wirkt am besten bei blassen, dicklichen Menschen mit teigiger Haut und verlangsamtem Stoffwechsel.
- **Calcium fluoratum D3** (Calciumfluorid) hat eine hervorragende Heilwirkung bei Drüsen- und Gewebsverhärtungen, bei denen Eiterung droht.
- **Calcium phosphoricum D2** (Calciumphosphat) ist wie alle Calcium-Verbindungen ein starkes Gewebemittel, mit besonderer Wirkung auf das Knochengewebe. Es hilft außerdem bei schlecht heilenden Fisteln.
- **Kalium jodatum D3** (Kaliumjodid) siehe Seite 68.
- **Manganum aceticum D3** (Manganacetat) wirkt bei vielen Arten von Schmerzen und bei Hauteiterungen.
- **Myristica sebifera D6** (Talgmuskatnussbaum) hat eine große Heilkraft bei Entzündungen der Haut und bei infizierten Wunden. Ähnlich wie Hepar sulfuris erspart es vielfach die operative Öffnung eines Abszesses.

Dosierung:
3-mal täglich 1 Tablette vor dem Essen im Mund zergehen lassen

Ein anderes Komplexmittel:
Eine weitere Kombination, die Sie bei Ohrenschmerzen anwenden können, steht mit **Otovowen**® zur Verfügung. Es enthält:
Aconitum napellus D6, Capsicum annuum D4, Chamomilla DØ, Echinacea purp. DØ, Hydrargyrum cyanatum D6, Hydrastis canadensis D4, Jodum D4, Natrium tetraboracicum D4, Sambucus nigra DØ, Sanguinaria canadensis DØ

Allgemeine Empfehlungen

Bei Ohrenschmerzen während eines fieberhaften Infektes sollten Sie möglichst strikte Bettruhe einhalten. Je nachdem, welche Anwendung als angenehm empfunden wird, können warme oder kühlende Umschläge, auf das Ohr gelegt, die Beschwerden lindern. Schmerzstillend wirken manchmal Kompressen, die mit lauwarmem Olivenöl getränkt, nicht zu tief in den äußeren Gehörgang eingebracht werden.

Ohrgeräusche (Tinnitus)

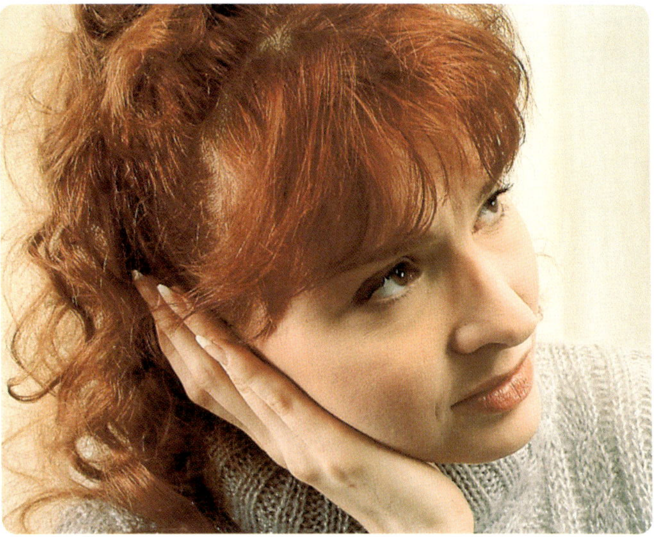

Ohrgeräusche (Tinnitus) können sehr unterschiedliche Tonqualitäten aufweisen und die Lebensqualität erheblich beeinträchtlgen.

Ohrgeräusche können so quälend sein, dass sie dem Betroffenen den Schlaf rauben und ihn regelrecht zur Verzweiflung treiben. Dabei gibt es eine außerordentliche Vielfalt an Tonvarianten, vom Brausen, Summen, Brummen, Knistern bis hin zum Klingeln, Pfeifen, Pochen, Ticken oder Glockenläuten.

Ohrgeräusche kommen besonders bei nervösen, gestressten Menschen vor. Auch Frauen in den Wechseljahren leiden häufig darunter. Sie können aber auch Ausdruck von Durchblutungsstörungen oder Irritationen im Bereich des Innenohrs sein. Über eine gestörte Durchblutung des Kopfes begünstigen Muskelverspannungen im Bereich der Halswirbelsäule das Auftreten von Ohrgeräuschen.

Im fortgeschrittenen Lebensalter ist der Tinnitus oft durch eine so genannte Otosklerose bedingt – darunter versteht man eine Verkalkung der Gehörknöchelchen. In aller Regel werden die Geräusche als pulsierend empfunden und gehen mit einem zunehmenden Nachlassen des Hörvermögens einher. Sie sind grundsätzlich schwer zu beeinflussen. Auch eine Verlegung des Gehörganges durch einen Pfropf aus verhärtetem Ohrenschmalz kann Ohrgeräusche verursachen. In diesen Fällen ist eine Spülung, die der Arzt nach vorherigem Aufweichen des Pfropfes vornimmt, die beste Therapie. Wenn Ohr-

Vorsicht

Anhaltende Ohrgeräusche können auf eine schwere Erkrankung im Bereich des Innenohres oder des Hörnerven hindeuten, zum Beispiel ein Akustikusneurinom (gutartiger Tumor im Bereich des Hörnerven). Bei länger bestehenden Beschwerden sollten Sie deshalb immer die Ursache vom Arzt abklären lassen.

geräusche im Rahmen eines Infektes zusammen mit einem Tubenkatarrh oder einer Mittelohrentzündung auftreten, so werden sie wie diese behandelt.

Welche Komplexmittel helfen?

Bei Ohrgeräuschen, die durch einen *Tubenkatarrh* oder *Muskelverspannungen* der Halswirbelsäule bedingt sind, kann das Komplexmittel Capsicum Oligoplex Linderung verschaffen. Darin sind Homöopathika enthalten, die entzündliche Vorgänge günstig beeinflussen und sich gleichzeitig bei Ohrgeräuschen bewährt haben.

Bitte beachten Sie:
die auf Seite 67 angegebenen Gegenanzeigen.

Dosierung:
3-mal täglich 15 Tropfen auf 1 EL Wasser vor dem Essen einnehmen

Capsicum Oligoplex – (Näheres dazu auf Seite 67)

- **Capsicum annuum D4** (Spanischer Pfeffer) siehe Seite 67.
- **Arsenicum album D8** (Arsentrioxid) siehe Seite 67.
  - **Bromum D5** (Brom) siehe Seite 67.
  - **China D3** (Chinarinde) siehe Seite 67.
  - **Kalium jodatum D4** (Kaliumjodid) siehe Seite 68.
  - **Mercurius cyanatus D6** (Quecksilbercyanid) siehe Seite 68.

Bitte beachten Sie:
Bei Überempfindlichkeit gegen Korbblütler darf Kalium jodatum Oligoplex nicht eingenommen werden. Bei Schilddrüsenerkrankungen nicht ohne ärztlichen Rat anwenden.

Kalium jodatum Oligoplex

Bei Ohrgeräuschen, die auf *Durchblutungsstörungen* oder eine *Otosklerose* zurückzuführen sind, können Sie eine Behandlung mit Kalium jodatum Oligoplex versuchen. Es enthält einige Homöopathika, die auf die Durchblutung im Bereich des Gehirns und Innenohrs sowie auf die Gefäßverkalkung eine günstige Wirkung entfalten.

- **Kalium jodatum D4** (Kaliumjodid) siehe Seite 68.
- **Arnica montana D4** (Bergwohlverleih) ist ein wichtiges Verletzungsmittel, das eitrigen Entzündungen vorbeugt. Es wirkt aber auch bei Durchblutungsstörungen, die durch einen Blutandrang in den Gefäßen hervorgerufen werden. Deshalb haben die Betroffenen meist ein rotes Gesicht, und der Kopf wird als heiß empfunden. Arnika hilft bei Ohrgeräuschen mit schießenden Schmerzen sowie bei dumpfem Gehör. Typisch ist, dass die Beschwerden beim Liegen, vor allem bei tiefer Kopflage, nachlassen. Sie verschlimmern sich durch Berührung, durch Erschütterungen, in Ruhe, aber auch bei Bewegung und durch feuchte Kälte.

▶ **Crataegus D2** (Weißdorn) ist in erster Linie ein Herzmittel. Es hilft bei unregelmäßigem Herzschlag, Herzschwäche mit Schlaflosigkeit und wird in der Homöopathie auch bei Gefäßverkalkung eingesetzt.

▶ **Euphorbia cyparissias D3** (Zypressen-Wolfsmilch) hilft bei Haut- und Schleimhautreizungen und ist ein Mittel zur Ausleitung von schädigenden Stoffen aus dem Körper.

▶ **Manganum chloratum D4** (Mangan-II-Chlorid) erstreckt seine Wirkung auf Beschwerden im Bereich des Nervensystems und wirkt Verkalkungsprozessen im Bereich der Gehirngefäße entgegen.

▶ **Sanguinaria D3** (Kanadische Blutwurz) beeinflusst besonders die Schleimhäute der Atemwege und hilft bei Nervenschmerzen im Kopfbereich. Ein Schlüsselsymptom sind brennende Schmerzen, so als seien die betroffenen Körperteile mit heißem Wasser in Berührung gekommen. Sanguinaria wirkt besonders gut, wenn die Symptome auf der rechten Seite auftreten.

Dosierung:
3-mal täglich 10–15 Tropfen auf 1 EL Wasser vor dem Essen einnehmen

Wenn Sie das Gefühl haben, dass Ihre Ohrgeräusche durch das Einsetzen der *Wechseljahre* bedingt sind, kann die in Cimicifuga Oligoplex enthaltene Komposition eventuell Ihre Beschwerden lindern. Einige der darin enthaltenen Arzneien haben speziell auf das Klimakterium der Frau eine breite Wirkung. Sie sind kombiniert mit durchblutungsfördernden Mitteln und solchen, die nervöse Beschwerden mindern: Cimicifuga Oligoplex (Zusammensetzung und Dosierung siehe Seite 259).

Ein anderes Komplexmittel:
Capillaron®, enthält:
Arnica D1, Cimicifuga D2, Spiraea ulmaria DØ, Melilotus officinalis DØ, Ruta DØ

Allgemeine Empfehlungen

Wenn Sie unter Tinnitus leiden, sollten Sie besonders auf eine ausgewogene Lebensführung achten. Dazu gehören ausreichender Schlaf, möglichst viel Bewegung an der frischen Luft und eine gesunde, fettarme Kost. Vermeiden Sie Stress und seelische Belastungen. Eine sanfte Massage im Nackenbereich fördert die Durchblutung des Kopfes und kann auch einen Tinnitus günstig beeinflussen.

Nasenbeschwerden

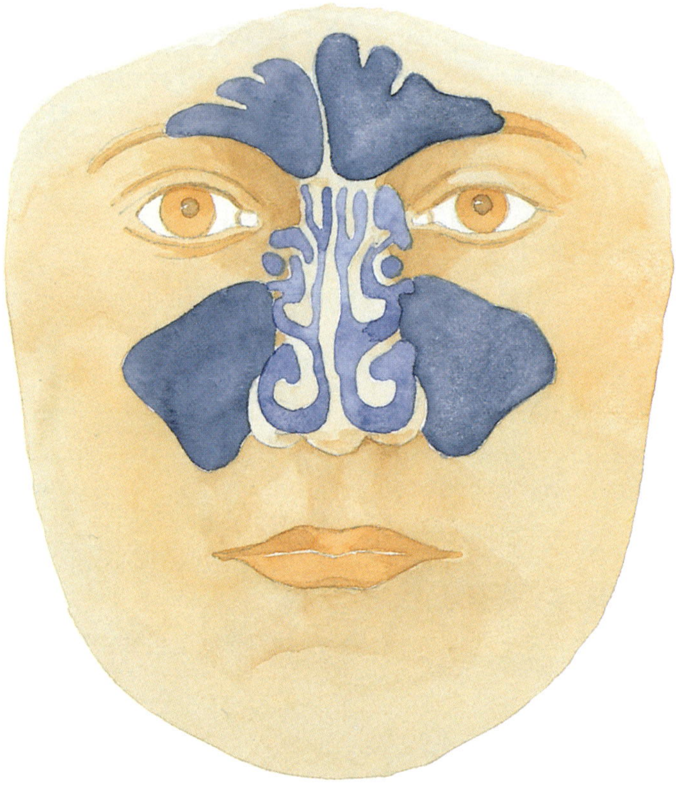

Im Frühjahr und in den Sommermonaten, wenn alles blüht und grünt, fühlen sich die meisten von uns wohl, beschwingt und heiter. Für viele Menschen beginnt jedoch eine Leidenszeit. Sie sind gegen Gräser oder Blütenpollen allergisch und werden vom Heuschnupfen geplagt. Dabei kommt es zu heftigen Niesanfällen, begleitet von einem reichlichen, wässrigen Fließschnupfen. Gleichzeitig entzünden sich meist die Augen, werden rot und beginnen zu tränen. Die Beschwerden halten so lange an, wie ein Kontakt mit den allergieauslösenden Substanzen stattfindet.

Lästiger Schnupfen

Bei kaltem, regnerischem Wetter kommt es hingegen leicht zu einem *Erkältungsschnupfen*, der von Viren verursacht wird. Bleibt er auf die Nase beschränkt, so ist der Erkältungsschnupfen harmlos und heilt im Allgemeinen innerhalb von neun Tagen von selbst wieder. Solange die Beschwerden erträglich sind, reicht deshalb eine abschwellende Behandlung der Nasenschleimhäute mit einem Nasenspray aus. Was Sie tun können, wenn ein Erkältungsschnupfen von Fieber, Halsschmerzen, Husten und Heiserkeit begleitet ist, können Sie im Kapitel Atemwegserkrankungen auf Seite 131 nachschlagen.
Ein häufig wiederkehrender oder nicht ausheilender Schnupfen – sowohl allergischer wie auch infektiöser Natur – kann durch die entzündlichen Veränderungen der Nasenschleimhäute Bakterien den Weg bahnen und zur *Nasennebenhöhlenentzündung* führen.
Ein vielfach im Kindesalter anzutreffendes Problem ist das *Nasenbluten*. In den meisten Fällen wird es durch kleine Verletzungen der Nasenschleimhaut hervorgerufen.

Eine einfache Erkältung kann sich auf die tieferen Atemwege, Bronchien und Lunge ausweiten.

Vorsicht

Länger anhaltende Nasenbeschwerden, die sich auch durch eine homöopathische Behandlung nicht bessern lassen, können auf die tieferen Atmungsorgane, Bronchien und Lungen übergreifen und bedürfen deshalb einer ärztlichen Untersuchung und Behandlung.

Einige wichtige Homöopathika bei Nasenbeschwerden

Die Homöopathie stellt eine Reihe von Arzneimitteln zur Verfügung, die bei Nasenbeschwerden helfen können. Will man sie mit einem Einzelmittel behandeln, so müssen alle mit der Erkrankung in Zusammenhang stehenden Erscheinungen genau mit den Symptomen übereinstimmen, die das jeweilige Mittel unverdünnt hervorrufen würde. Vor allem die chronischen Erkrankungen der Nase, beispielsweise ein Heuschnupfen, werden dabei mit dem so genannten Konstitutionsmittel behandelt. Um es zu finden, spielen viele Faktoren eine Rolle, wie die jedem Menschen eigenen Charaktereigenschaften, aber auch seine Vorlieben oder Abneigungen gegenüber bestimmten Nahrungsmitteln sowie die so genannten Modalitäten. Näheres dazu steht auf den Seiten 14–16.

Natrium muriaticum (Kochsalz)

Natrium muriaticum ist ein Mittel, das vor allem verletzbaren, in sich gekehrten leidenden Menschen Erleichterung bringen kann.

Natrium muriaticum ist ein Heilmittel für eine Vielzahl unterschiedlicher Erkrankungen und gehört in der Homöopathie zu den so genannten großen Konstitutionsmitteln. Es ist ein wichtiges Mittel für Nasenbeschwerden, die mit heftigen Niesattacken beginnen. Die Schleimhäute sind entweder zu trocken oder sondern reichlich wässriges, klares Sekret ab. Auslöser sind vielfach zu starke Sonneneinstrahlung, Kummer, Furcht oder Verletzungen – sowohl körperlicher als auch seelischer Art.

Charakteristisch ist eine abwechselnd verstopfte und laufende Nase. Das Nasensekret ist klar wie Eiweiß. Typisch ist auch, dass die Betroffenen – selbst wenn sie Kummer haben – nicht weinen können. Jede Sonneneinstrahlung verschlechtert ihre Beschwerden. Der Kopfbereich ist meist empfindlich gegen kalte Luft. Die Kranken sind sehr durstig und nehmen große Flüssigkeitsmengen zu sich.

Der Zustand verschlechtert sich durch Trost, Sprechen, Sonne, Geräusche, Musik, beim Hinlegen und im warmen Zimmer.

Der Zustand verbessert sich im Freien, durch Alleinsein, kühle Anwendungen und durch Druck gegen den Rücken.

Persönlichkeitsmerkmale: Natrium-muriaticum-Menschen sind meistens ernst und zurückhaltend. Sie sind ausgesprochen empfindlich gegenüber Kränkungen und können sehr nachtragend sein. Gegen eine Person, die sie einmal beleidigt hat, entwickeln sie oft regelrechte Hass- und Rachegefühle. Sie neigen zum Grübeln und ertragen keinen Trost. Wenn sie bedauert werden, macht sie das gelegentlich sogar wütend und zornig. Brot und Salz essen sie gerne, während gegenüber Hühnerfleisch und allen schleimigen Speisen, wie zum Beispiel Austern oder Fett, häufig eine ausgesprochene Abneigung besteht.

Als Kinder sind sie meist zurückhaltend, ordentlich, zuverlässig, ehrlich und äußerst empfindlich gegenüber Kritik.

Potenzierung: D6 – D12

Pulsatilla (Küchenschelle)

Pulsatilla ist ein wichtiges Frauenmittel, es hilft aber auch bei Schnupfen, der auf die Nasennebenhöhlen übergegriffen hat. Er ist durch die Absonderung eines reichlichen rahmigen, gelblichen Sekrets gekennzeichnet. Oft bestehen gleichzeitig Schmerzen über den Augen und der rechten Wange.

Charakteristisch für Pulsatilla ist eine weinerliche Stimmung und die Durstlosigkeit, die fast alle Beschwerden begleiten. Diese verändern sich vielfach in ihrer Ausprägung und wechseln die Körperstellen, an denen sie auftreten. Die Kranken frösteln, wenn sie Fieber haben, ertragen aber trotzdem keine äußere Hitze. Bei Frauen ist vielfach ein Zusammenhang zwischen dem Auftreten von Beschwerden und der Monatsblutung zu beobachten (vergleiche Seite 243).

Der Zustand verschlechtert sich durch Wärme, im warmen Zimmer, durch fette Nahrung, Liegen auf der linken oder schmerzlosen Seite.

Der Zustand verbessert sich im Freien, durch Bewegung, kühle Anwendungen.

Persönlichkeitsmerkmale: Pulsatilla zeigt eine besonders ausgeprägte Wirkung bei sanften, teils launischen und wankelmütigen Frauen mit mildem Temperament, die wenig entschlusskräftig sind und leicht zu weinen beginnen. Pulsatilla-Persönlichkeiten sind nicht gerne allein, wenn sie Beschwerden haben, weil sie das Bedürfnis verspüren, sich anzulehnen und getröstet zu werden.

Potenzierung: D3 – D12

Sinapis nigra (Schwarzer Senf)

Sinapis nigra ist ein „kleineres" homöopathisches Mittel und entfaltet seine Wirkung hauptsächlich im Bereich der Nase und oberen Atemwege. Es findet daher vor allem bei Erkältungen, Rachenentzündung und Heuschnupfen Anwendung.

Charakteristisch sind trockene Nasenlöcher mit spärlicher, aber scharfer Absonderung und Verstopfung vor allem des linken Nasenloches. Beim Hinlegen sind die Nasenlöcher abwechselnd verstopft.

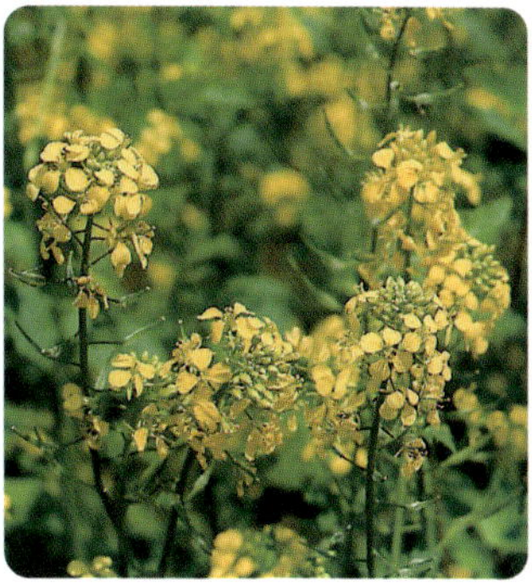

Sinapis nigra (Schwarzer Senf)

Der Zustand verbessert sich beim Hinlegen und auch bei Schweißausbrüchen.

Potenzierung: D2 – D12

Allium cepa (Küchenzwiebel)

Allium cepa wird aus der gewöhnlichen Küchenzwiebel gewonnen und kann außer bei Erkältungsbeschwerden auch bei Durchfall eingesetzt werden.

Allium cepa hilft bei Fließschnupfen, Kopf- und Nervenschmerzen während einer Erkältungskrankheit, vor allem aber im Rahmen einer Allergie.

Charakteristisch für Allium cepa ist ein Zustand, als hätte man in eine Zwiebel gebissen. Die heftig tropfende Nase sondert ein scharfes, wund machendes Sekret ab, während der gleichfalls heftige Tränenfluss eher als mild empfunden wird. Einatmen kalter Luft verursacht Heiserkeit. Ferner bestehen Atembeklemmung und das Gefühl, als sei der Kehlkopf zersplittert.

Der Zustand verschlechtert sich abends, im warmen Zimmer und im Liegen.

Der Zustand verbessert sich im Freien, durch Bewegung und kühle Anwendungen.

Potenzierung: D2 – D12

Sabadilla (Läusesamen)

Sabadilla hat eine vorzügliche Heilwirkung auf die Schleimhäute der Nase und auf die Tränendrüsen. Es wird bei Erkältungen und Heuschnupfen eingesetzt und ist außerdem wirksam bei Befall mit Spulwürmern.

Charakteristisch sind krampfartiges Niesen und eine heftig laufende Nase mit Absonderung wässrigen Sekrets. Gleichzeitig tränen die geröteten Augen, und es besteht ein starker Stirnkopfschmerz. Die Kranken frösteln, und zwar steigen die Kälteschauer von den Füßen nach oben auf. Der Kopf ist heiß, während Hände und Füße als eiskalt empfunden werden.

Der Zustand verschlechtert sich durch Kälte, kalte Getränke und bei Vollmond.

Der Zustand verbessert sich durch warme Nahrung und Getränke, warmes Einhüllen.

Potenzierung: D4 – D12

Kalium bichromicum (Kaliumdichromat)

Kalium bichromicum entfaltet seine Wirkung an den Schleimhäuten, beispielsweise des Magen-Darm-Kanals und der Atemwege. Es ist ein bedeutendes Mittel bei Entzündungen, Erkältungen, Schleimhautgeschwüren und Schnupfen, der sich in den Nasennebenhöhlen festgesetzt hat. Auch Nieren- und Rheumabeschwerden sprechen vielfach gut auf Kalium bichromicum an.

Charakteristisch ist das zähe, grünlich-gelbe, fädige Sekret, das von den Schleimhäuten abgesondert wird, oder zähe gallertartige, elastische Schleimklümpchen. Der Schnupfen ist oft begleitet von Geruchsverlust, Räuspern, verstopfter Nase und Stirnkopfschmerzen. Typisch für dieses Mittel ist auch, dass die Schmerzen zwar wandern können, aber immer nur an fest umschriebenen Körperstellen auftreten. Ebenso sind Schleimhautgeschwüre klar umgrenzt. Oft haben die Betroffenen das Gefühl eines Haares am hinteren Bereich der Zunge oder des linken Nasenlochs.

Menschen vom Kalium-bichromicum-Typ erkälten sich häufig und werden besonders leicht bei heißem Wetter im Sommer krank.

Der Zustand verschlechtert sich morgens zwischen 3 und 5 Uhr, beim Aufdecken und Entkleiden sowie durch Biertrinken.

Der Zustand verbessert sich durch Hitze, Druck, Bewegung, auch warme Kleidung ist hilfreich.

Persönlichkeitsmerkmale: Menschen, die dem Kalium-bichromicum-Typus gleichen, sind meist hellhaarig, behäbig und neigen zum Übergewicht. Im Freien erkälten sie sich leicht – selbst im Sommer. Sie sind oft lustlos, träge und reagieren auf geringfügige Ärgernisse niedergeschlagen oder gleichgültig. Obwohl sie überempfindlich gegen Kälte sind, werden sie besonders bei heißem Wetter im Sommer leicht krank.

Potenzierung: D4 – D12

Diese Mittel können mitunter die Beschwerden bei Nasenerkrankungen rasch lindern, sofern das Krankheitsbild mit den jeweiligen Charakteristika des Homöopathikums übereinstimmt. In der Selbstbehandlung ist es jedoch meist sicherer, eine ausgewogene Kombination zu wählen. Darin finden sich neben einigen der hier genannten Mittel insbesondere solche Homöopathika, die erfahrungsgemäß miteinander harmonisieren und sich gegenseitig in ihren Heilwirkungen ergänzen.

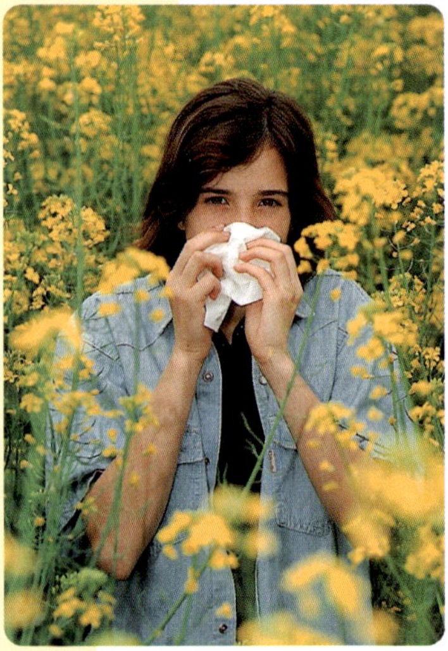

Besonders im Frühjahr und in den Sommermonaten werden viele Menschen vom Heuschnupfen geplagt.

Heuschnupfen

Der Heuschnupfen tritt bei Menschen, die gegen Pollen und Gräser allergisch sind, bevorzugt in den wärmeren Jahreszeiten während den Blütezeiten auf. Die allergieauslösenden Stoffe werden besonders bei schönem, trockenem Wetter durch den Wind oft über weite Strecken verbreitet und gelangen mit der Atemluft in die Nase. Dort reizen sie die Schleimhäute – heftige Niesattacken, ein wässriger Fließschnupfen, gerötete, entzündete und tränende Augen sind die Folge. Wenn ein „Heuschnupfen" über das ganze Jahr hinweg immer wiederkehrt, ist er meistens durch eine Hausstaub-Allergie bedingt.

Vorsicht

Ein ursprünglich auf die Nase beschränkter „Heuschnupfen" kann in die tieferen Regionen der Atemwege absteigen und zum allergischen Asthma führen, das durch Atemnot und Schwierigkeiten insbesondere beim Ausatmen gekennzeichnet ist. Wenn Sie solche Symptome bemerken, sollten Sie besser einen Arzt zu Rate ziehen.

Sinapis Oligoplex

Die in Sinapis Oligoplex enthaltene Komposition homöopathischer Arzneien übt einen besonders günstigen Einfluss auf die Krankheitszeichen eines *Heuschnupfens* aus. Sie hemmt die entzündlichen Erscheinungen im Bereich der Schleimhäute der oberen Atemwege und bewirkt eine Linderung des Schnupfens:

▶ **Sinapis nigra D3** (Schwarzer Senf) entfaltet seine Wirkung hauptsächlich im Bereich der Nase und oberen Atemwege. Es findet daher vor allem Anwendung bei Erkältungen, Rachenentzündung und Heuschnupfen.

Leitsymptome sind trockene Nasenlöcher mit spärlichem, aber scharfem Nasensekret und Verstopfung des linken Nasenloches. Beim Hinlegen sind die Nasenlöcher abwechselnd verstopft.

▶ **Ailanthus glandulosa D3** (Götterbaum) hilft bei fieberhaften Erkrankungen, die mit großer Schwäche verbunden sind. Es wirkt besonders bei blutigen oder wässrigen reichlichen Absonderungen aus der Nase. Die Kranken haben gleichzeitig Kopfschmerzen und tränende Augen.

▶ **Aralia racemosa D3** (Amerikanische Narde) entfaltet seine Wirkung hauptsächlich bei Heuschnupfen, häufigem Niesen und reichlicher Absonderung eines ätzenden Nasenschleims sowie bei asthmatischen Beschwerden, die mit einem trockenen, vor allem nachts auftretenden Husten einhergehen.

▶ **Allium cepa D4** (Küchenzwiebel) hilft bei Fließschnupfen, Kopf- und Nervenschmerzen während einer Erkältungskrankheit, vor allem aber im Rahmen einer Allergie. Typisch ist ein Zustand, als hätte man in eine Zwiebel gebissen. Die heftig tropfende Nase sondert ein scharfes, wund machendes Sekret ab, während der gleichfalls heftige Tränenfluss eher als mild empfunden wird. Einatmen kalter Luft verursacht Heiserkeit.

▶ **Sabadilla D4** (Läusesamen) hat eine vorzügliche Heilwirkung auf die Schleimhäute der Nase und die Tränendrüsen. Es wird bei Erkältungen und Heuschnupfen eingesetzt, vor allem wenn der Betroffene von krampfartigem Niesen und einer heftig laufenden Nase mit Absonderung wässrigen Sekrets gequält wird. Gleichzeitig tränen die geröteten Augen, und es besteht ein starker Stirnkopfschmerz.

▶ **Salix alba D2** (Silberweide) hat einen schmerzstillenden und entzündungshemmenden Effekt bei vielen ganz unterschiedlichen Erkrankungen. Besonders bei Rheuma ist es wirksam.

Dosierung:
3-mal täglich 10–15 Tropfen auf 1 EL Wasser vor dem Essen einnehmen

Allgemeine Empfehlungen

Bei Heuschnupfen ist es am besten, das auslösende Allergen weitgehend zu meiden. Dies ist natürlich nicht immer möglich. Mittlerweile gibt es jedoch so genannte Pollenflugkalender, die Sie bei entsprechenden Beratungsstellen oder beim Arzt erhalten können. Bei einer Allergie gegen Hausstaub sollten Sie vor allem beim Kauf von Matratzen und Bettwäsche antiallergenes Material vorziehen und auf Teppichböden möglichst verzichten. Rauchen sollten Sie unter allen Umständen vermeiden. Selbst das passive Einatmen von Zigarettenrauch hat bei allergischen Kindern eine Verschlimmerung der entzündlichen Erscheinungen im Bereich der Luftwege zur Folge.

Nasennebenhöhlenentzündung (Sinusitis)

Ein typisches Anzeichen für eine Nasennebenhöhlentzündung ist, wenn das Beklopfen der Wangen- und Nasenwurzelregion mit dem Finger als schmerzhaft empfunden wird.

Eine Entzündung der Nasennebenhöhlen kann im Anschluss an einen Schnupfen oder eine Erkältungskrankheit entstehen. Menschen, die an einem Heuschnupfen leiden, neigen häufiger dazu, eine Sinusitis zu entwickeln, als andere. Dabei schwellen die kleinen Verbindungsgänge zwischen Nase und Nebenhöhlen an, sodass sich das Sekret zurückstaut. Dadurch können sich Bakterien in den sonst luftgefüllten Nebenhöhlen ansiedeln. Typische Anzeichen sind ein Schnupfen, der nicht abklingen will, mit eitriger grünlich-gelber Absonderung, eine behinderte Nasenatmung und Stirnkopfschmerz, der besonders beim Bücken zunimmt oder zu pulsieren beginnt. Schmerzen im Bereich des Oberkiefers und der Zähne deuten dabei auf eine Kieferhöhlenentzündung hin. Treten sie hinter den Augen und in der Stirn auf, so liegt meist eine Stirnhöhlenentzündung zugrunde. Ein ziemlich sicheres Anzeichen für eine Nasennebenhöhlenentzündung ist eine beim Beklopfen schmerzhafte Wangen- oder Nasenwurzelregion.

Vorsicht

Wenn eine Entzündung der Nasennebenhöhlen trotz eines homöopathischen Behandlungsversuches nach spätestens zwei bis drei Tagen keine Besserung zeigt oder sich hohes Fieber und starke Kopfschmerzen entwickeln, müssen Sie den Arzt aufsuchen. Eine Behandlung mit Antibiotika ist dann meist nicht mehr zu umgehen.

Welche Komplexmittel helfen?

Eine geeignete Kombination, mit der Sie eine Sinusitis behandeln können, ist Kalium chloratum Oligoplex. Dieses Arzneimittel enthält mehrere Homöopathika, die Schleimhautentzündungen günstig beeinflussen und Eiterungen entgegenwirken.

Kalium chloratum Oligoplex

▶ **Kalium chloratum D4** (Kaliumchlorid) ist ein wirksames Heilmittel bei chronisch werdenden Entzündungen der Luftwege. Schlüsselsymptome für dieses Mittel sind die Absonderung eines dicken weißen Schleims und die Neigung zu Drüsenschwellungen sowie ein weißer oder grauer Zungenbelag. Kalium chloratum hilft bei Entzündungen der Nasennebenhöhlen, des Mittelohrs und der Mandeln. Die Beschwerden verschlimmern sich durch reichhaltige und fette Nahrung.

▶ **Arsenum jodatum D8** (Arsentrijodid) ist ein bedeutendes Mittel bei geschwollenen Schleimhäuten, die hartnäckig ein ätzendes Sekret absondern, das die Wundheit der Schleimhaut verstärkt. Arsenum jodatum hilft bei chronischem Nasenkatarrh, Heuschnupfen und Mittelohrentzündungen.

▶ **Hydrastis canadensis D4** (Kanadische Gelbwurz) erstreckt seine Heilwirkung hauptsächlich auf die Schleimhäute. Es hilft bei Sinusitis mit dicken, fädigen, gelben Absonderungen aus der Nase, wobei der Schleim ständig in den hinteren Rachenraum hinunterläuft. Die Betroffenen neigen dazu, sich fortlaufend die Nase zu putzen.

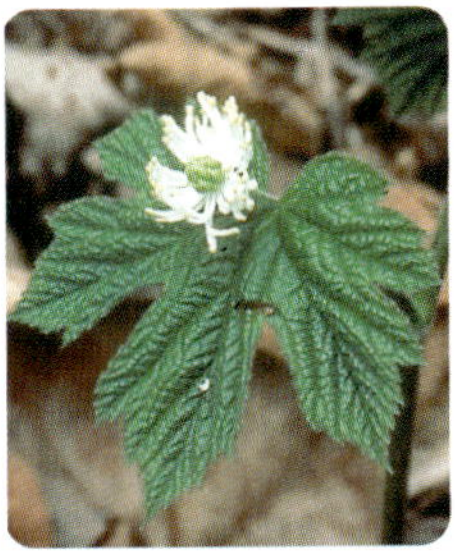

Hydrastis canadensis (Kanadische Gelbwurz)

▶ **Kalium jodatum D4** (Kaliumjodid) wirkt besonders auf das Bindegewebe und die Schleimhäute. Es hilft bei starkem wässrigem oder grünlich gefärbtem Schnupfen, der begleitet ist von Stirnkopfschmerzen, ferner bei Drüsenschwellungen und Gesichtsneuralgien. Oft besteht ein raues Gefühl im Kehlkopf, hinzu kommt ein Auswurf, der Seifenschaum ähnelt. Kalium jodatum unterstützt die Reaktionsfähigkeit und Abwehrkraft des Körpers.

▶ **Lemna minor D3** (Wasserlinse) ist ein Mittel für Erkältungskrankheiten und hilft besonders bei chronischem Schnupfen sowie bei asthmatischen Beschwerden, die durch eine behinderte Nasenatmung verursacht werden. Wenn die Schleimhäute entzündlich geschwollen sind, vermindert Lemna die Verstopfung der Nase.

▶ **Manganum chloratum D4** (Mangan-II-Chlorid) hat eine Wirkung auf den Knochen. Es hilft bei bohrenden Schmerzen im Bereich der rechtsseitigen Schädelknochen und des Kiefergelenks sowie bei Schwindel, der vorzugsweise beim Bücken oder im Freien auftritt.

▶ **Marum verum D2** (Teucrium marum, Amberkraut) entfaltet seine Wirkung hauptsächlich bei Schnupfen und chronischen Entzündungen der Nase, begleitet von einer Absonderung übel riechender borkiger Krusten und Verlust des Riechvermögens. Die Betroffenen empfinden ein unangenehmes Kribbeln in den Nasenlöchern.

▶ **Phosphorus D6** (Gelber Phosphor) ist ein großes homöopathisches Mittel für entzündlich gereizte Schleimhäute mit der Tendenz zur Gewebszerstörung und Blutungsneigung. Es hilft bei chronischen

Dosierung:
3-mal täglich 15 Tropfen auf 1 EL Wasser vor dem Essen einnehmen

Entzündungen der Nasenschleimhaut, besonders wenn gleichzeitig eine Überempfindlichkeit des Geruchssinns besteht und das Taschentuch beim Schnäuzen immer blutig ist.

Andere Komplexmittel:

Sinuselect® Tropfen, enthält:

Cinnabaris D8, Carbo vegetabilis D8, Silicea D8, Mercurius solubilis D8, Kalium bichromicum D4, Calcium sulfuricum D4, Hydrastis D4, Thuja D8

Sinupas N Tropfen, enthält:

Luffa operculata D4, Antimonium sulfuratum aurantiacum D8, Euphorbium DØ, Kreosotum D3

Sinusyx Lösung, enthält:

Arsenum jodatum D6, Kalium chloratum D4, Thuja D6

Allgemeine Empfehlungen

Bei Sinusitis ist wichtig, dass die Schleimhäute abschwellen und die Nebenhöhlen wieder ausreichend belüftet werden. Mit Nasensprays aus Meerwasser und Inhalationen oder Gesichtsdampfbädern aus Kamille können Sie die Behandlung unterstützen. Die Pflanzenwirkstoffe haben einen antientzündlichen und heilenden Effekt und können über tiefes Einschnaufen des feuchtheißen Dampfes meist gut bis in die Nebenhöhlen vordringen.

Nasenbluten

Beim Nasenbluten handelt es sich meist um eine mechanische Verletzung der Nasenschleimhaut, aber auch eine Erkältung kann mitunter dazu führen. Besonders Kinder neigen dazu, die Borken aus geronnenem Blut immer wieder mit dem Finger zu entfernen, und lösen dadurch vielfach eine erneute Blutung aus.

Kehren die mehr oder weniger starken Sickerblutungen häufig wieder, kann auch eine Gefäßwandschwäche die Ursache sein. Beim Erwachsenen wird Nasenbluten mitunter durch einen erhöhten Blutdruck ausgelöst.

Nasenbluten ist zwar meist harmlos; bei schweren, nicht zu stoppenden Blutungen ist jedoch eine ärztliche Behandlung erforderlich.

Vorsicht

Wiederholtem Nasenbluten kann manchmal eine Blutkrankheit oder eine Blutgerinnungsstörung zugrunde liegen. Es bedarf deshalb einer Abklärung der Ursache durch den Arzt.

Gentiana Oligoplex N

Bei Neigung zum Nasenbluten kann Gentiana Oligoplex helfen. Dieses Arzneimittel enthält eine Komposition von Homöopathika, welche die erhöhte Blutungsbereitschaft günstig beeinflussen, die Wundheilung fördern und gleichzeitig eine beruhigende Wirkung auf die gereizte Nasenschleimhaut ausüben:

- **Gentiana lutea D2** (Gelber Enzian) ist ein Kräftigungsmittel, stärkt den Appetit und reguliert die Durchblutung. Es hilft bei Schwindel, Stirnkopfschmerz und trockenem Hals mit dickflüssigem Speichel, ferner bei Magenschmerzen.
- **Acidum citricum D3** (Zitronensäure) fördert die Blutgerinnung und zeigt deshalb eine günstige Wirkung bei Blutungen.
- **Bovista D2** (Bovist) hat eine deutliche Wirkung auf die Haut und den Kreislauf. Es hilft bei Blutungsneigung, vor allem wenn die Beschwerden von Kraftlosigkeit und Mattigkeit begleitet sind.
- **Crocus sativus D4** (Safran) hilft bei Nasenbluten. Charakteristisch ist dunkles, klumpiges Blut, das in Fäden aus der Nase hängt. Die Beschwerden verschlimmern sich beim Hinlegen sowie im warmen Zimmer und bessern sich im Freien.
- **Equisetum arvense D2** (Ackerschachtelhalm) beschleunigt die Heilung der Schleimhaut bei Nasenbluten.
- **Erigeron canadensis D2** (Kanadisches Berufskraut) ist ein Heilmittel zur Förderung der Wundheilung und hilft bei starken Blutungen, die eine hellrote Färbung aufweisen.

Dosierung:
3-mal täglich 10–15 Tropfen in 1 EL Wasser vor dem Essen einnehmen

Allgemeine Empfehlungen

Bei starkem Nasenbluten empfiehlt sich möglichst eine halb aufrechte Körperhaltung, damit das Blut nicht in den Rachen läuft. Vor allem bei Kindern kann Übelkeit entstehen, wenn sie zu viel Blut hinunterschlucken. Legen Sie ein feuchtes, kaltes Handtuch in den Nacken. Damit lässt sich die Blutung meist innerhalb kurzer Zeit stoppen.

Mund- und Zahnprobleme

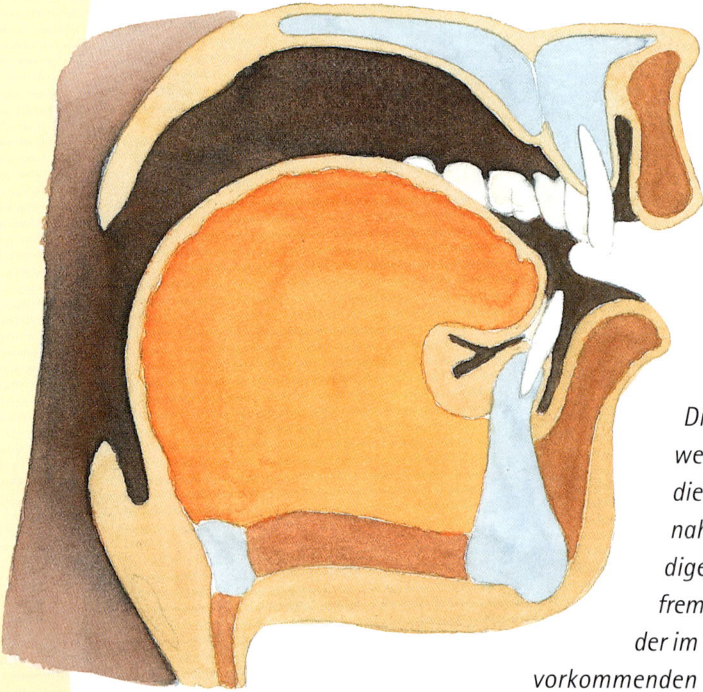

Die Mundhöhle ist keineswegs keimfrei. Allein über die tägliche Nahrungsaufnahme steht sie im ständigen Kontakt mit körperfremden Stoffen. Die meisten der im Mund- und Rachenraum vorkommenden Mikroorganismen sind allerdings harmlos. Ein stetiger Speichelfluss sorgt dafür, dass schädigende Keime nicht überhand nehmen können. Aufgrund einer Schleimhautverletzung, wie sie manchmal schon durch unvorsichtiges Zähneputzen entsteht, aber auch als Folge mangelnder Mundpflege oder kranker Zähne kann es jedoch zur Mundschleimhautentzündung kommen. Auch zu kalte oder heiße Nahrung und schlecht sitzende Zahnprothesen können die Schleimhaut des Mundes und das Zahnfleisch so stark reizen, dass sie sich entzünden. Weitere Ursachen sind Vitamin-C-Mangel oder Stoffwechselstörungen und gelegentlich die Einnahme bestimmter Medikamente. Erkrankungen im Bereich des Mundes und der Zähne können häufig einen unangenehmen Mundgeruch verursachen.

Nicht allein Folge mangelnder Mundpflege

Die Umgebung des Mundes kann von Entzündungen mit betroffen sein. Dann bilden sich kleine Risse an den Mundwinkeln, so genannte *Mundwinkelrhagaden.*

Besonders unangenehm und schmerzhaft ist der *Herpes labialis*, eine Bläschenerkrankung im Lippenbereich, die durch ein Virus bedingt ist und häufig auftritt, wenn das Immunsystem im Rahmen einer Infektionskrankheit geschwächt ist.

In der heutigen Zeit werden zu viele Süßigkeiten verzehrt. Dies ist eine der Hauptursachen für die *Zahnkaries (Zahnfäulnis)*, die häufig schon im Kindesalter anzutreffen ist. Sie verursacht mitunter heftige *Zahnschmerzen.* Übermäßiger Süßigkeitenkonsum fördert – vor allem bei gleichzeitig nachlässiger Mundhygiene – die Vermehrung schädlicher Bakterien in der Mundhöhle und begünstigt damit auch die Entstehung einer *Parodontitis* (Zahnfleischentzündung). Sie betrifft den Zahnhalteapparat und führt langfristig zum Zahnverlust.

Vorsicht

Entzündliche Veränderungen der Mundschleimhaut können eine Begleiterscheinung schwerer Infektionskrankheiten sein. Bei starken Beschwerden, die mit hohem Fieber verbunden sind, sollten Sie deshalb besser den Arzt zu Rate ziehen. Zahnprobleme bedürfen grundsätzlich immer einer sachkundigen Behandlung, um bleibenden Schäden oder Zahnverlust vorzubeugen.

Einige wichtige Homöopathika bei Mund- und Zahnbeschwerden

In der Homöopathie werden Mundprobleme vielfach mit den gleichen Mitteln behandelt, die sich auch bei Entzündungen des gesamten Hals-Nasen-Ohrenbereichs bewährt haben. Um das richtige homöopathische Einzelmittel zu finden, ist es wichtig, nicht nur das jeweilige Symptom, wie etwa Zahnschmerz zu berücksichtigen, sondern alle charakteristischen Anzeichen, die mit den Beschwerden in Zusammenhang stehen. Sie müssen genau mit der homöopathischen Arznei übereinstimmen, die – unverdünnt verabreicht – solche Symptome hervorrufen würde. Besonders die seelische Verfassung spielt in der Homöopathie eine große Rolle, weil sie sich im Erkrankungsfall ändern kann. So kann zum Beispiel ein normalerweise gelassener, ausgeglichener Mensch im Erkrankungsfall plötzlich aufgeregt und unruhig werden. Auch die so genannten Modalitäten, die jene Umstände beschreiben, unter denen sich Beschwerden bessern oder verschlimmern, sind für die Mittelfindung wichtig (Näheres dazu finden Sie auf den Seiten 14–16). Deshalb werden diese Faktoren bei den nachfolgend genannten Mitteln berücksichtigt.

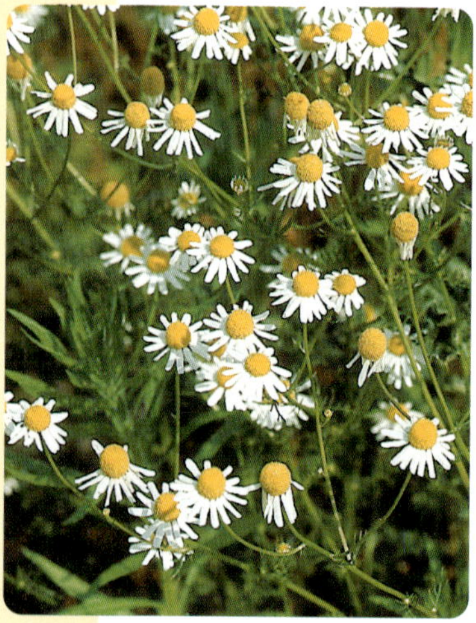

Chamomilla (Echte Kamille)

Chamomilla (Echte Kamille)

Chamomilla wirkt krampflösend und entzündungshemmend auf alle gereizten Schleimhäute. Es hilft bei vielen Schmerzzuständen, die von Unruhe, heftiger Gereiztheit und Zornausbrüchen begleitet sind. Chamomilla ist ein wichtiges Heilmittel bei vielen Kinderkrankheiten und eignet sich hervorragend, wenn Säuglinge unter Schmerzen beim Zahnen leiden. Es wirkt besonders auf die Zähne der linken unteren Seite, die Kiefergegend und die Ohrdrüsen.

Charakteristisch für dieses Mittel ist die heftige Reizbarkeit, die alle Beschwerden begleitet. Kleinkinder, die Chamomilla benötigen, weinen und schreien heftig. Sie sind erst zu beruhigen, wenn sie auf den Arm genommen und herumgetragen werden. Bei Schmerzen besteht meist Durst, das Gesicht wird rot und die Kranken verspüren ein Hitzegefühl. Auffallend ist, dass oft eine Wange rot, die andere blass ist.

Der Zustand verschlechtert sich durch Hitze, Ärger, nachts, im Freien und durch Wind.

Der Zustand verbessert sich bei warmem und feuchtem Wetter, beim Umhergetragenwerden.

Persönlichkeitsmerkmale: Chamomilla-Persönlichkeiten sind launisch, schnippisch und haben manchmal Schwierigkeiten, höflich zu antworten. Ähnlich wie bei Natrium muriaticum sind sie sehr empfindlich gegen Geringschätzung oder Kränkungen jeder Art. Im Gegensatz dazu lassen sie aber ihrem Ärger freien Lauf, und zwar durch heftige, lautstarke Wutanfälle. Genauso überempfindlich sind

sie gegen Schmerzen. Sie geraten dadurch geradezu „außer sich", schreien, brüllen oder sind völlig verzweifelt.
Als Kinder sind sie eigensinnig, ruhelos und hochsensibel. Sie neigen zum Daumenlutschen, verlangen nach allem Möglichen, stoßen die Dinge aber weg, wenn sie ihnen angeboten werden.

Potenzierung: D3 – D12

Mercurius solubilis (Quecksilber)

Mercurius solubilis ist ein großes und tief greifendes Heilmittel für eine Vielzahl entzündlicher Erkrankungen der Haut und Schleimhäute, vornehmlich in Mund, Rachen, Augen und Ohren sowie bei Entzündungen im Bereich der Zähne, Knochen und Lymphwege. Mercurius wirkt besonders, wenn das Gewebe abstirbt, sich Geschwüre bilden und die Beschwerden mit übel riechenden Absonderungen und Eiterbildung einhergehen.

Mercurius-Menschen haben oft einen starken Mundgeruch; typisch ist eine Verschlimmerung der Beschwerden durch wechselnde Temperaturen und durch Schwitzen.

Charakteristisch sind ein starker Speichelfluss, ein meist übler Mundgeruch sowie eine äußerste Empfindlichkeit gegenüber jeglichen Temperaturschwankungen. Die Kranken reagieren ähnlich wie ein Thermometer, für dessen Herstellung ja Quecksilber verwendet wird. Nachts bricht häufig klebriger Schweiß aus.

Der Zustand verschlechtert sich durch wechselnde Temperaturen, nachts vor dem Einschlafen und beim Liegen auf der rechten Seite.

Der Zustand verbessert sich durch gleichmäßige Temperaturen, die weder zu heiß noch zu kalt sind und durch Ruhe.

Persönlichkeitsmerkmale: Mercurius-Menschen sind verschlossen, ängstlich, vorsichtig, misstrauisch und unruhig. Nach außen wirken sie oft gleichgültig, sie stecken jedoch voller unterdrückter Emotionen. Besonders bei Widerspruch brechen diese als heftiger Zornesanfall hervor. Ferner zeigen sie die Tendenz, mit allem unzufrieden zu sein.
Mercurius-Kinder leiden häufig unter Milchschorf und sind anfällig gegenüber Infektionen im Hals-Nasen-Ohrenbereich. Manchmal neigen sie zum Stottern und zum Ungehorsam, obwohl sie vielfach schüchtern oder altklug erscheinen.

Potenzierung: D6 – D12

Natrium muriaticum (Kochsalz)

Natrium muriaticum ist ein großes homöopathisches Arzneimittel, das bei einer Vielzahl der unterschiedlichsten Krankheitserscheinungen helfen kann. Meist besteht eine Störung des Salz- und Wasserhaushaltes im Körper. Die Schleimhäute sind entweder zu trocken oder sondern reichlich wässriges, klares Sekret ab. Natrium muriaticum ist ein wichtiges Mittel bei Kopfschmerzen, aber auch bei Beschwerden im Mund- und Zahnbereich. Typische Auslöser sind Sonneneinstrahlung sowie Kummer, Furcht oder Verletzungen – sowohl körperlicher als auch seelischer Art.

Charakteristisch ist, dass die Betroffenen bei Kummer nicht weinen können. Allerdings beginnen die Tränen zu fließen, wenn sie glauben bedauert zu werden. Sonneneinstrahlung verschlechtert ihre Beschwerden. Der Kopfbereich ist meist empfindlich gegen kalte Luft. Die Kranken sind sehr durstig und nehmen große Flüssigkeitsmengen zu sich. Manchmal reißt ihre Unterlippe in der Mitte ein.

Der Zustand verschlechtert sich durch Trost, Sprechen, Sonne, Geräusche, Musik, beim Hinlegen und im warmen Zimmer

Der Zustand verbessert sich im Freien, durch Alleinsein, kühle Anwendungen und durch Druck gegen den Rücken.

Persönlichkeitsmerkmale: Natrium-muriaticum-Menschen sind meistens ernst und zurückhaltend. Sie sind ausgesprochen empfindlich gegenüber Kränkungen und können sehr nachtragend sein. Gegen eine Person, die sie einmal beleidigt hat, können sie regelrechte Hassgefühle entwickeln. Sie neigen zum Grübeln, selbst über Dinge, die vor langer Zeit geschehen sind, und ertragen keinen Trost. Wenn sie bedauert werden, macht sie das gelegentlich sogar wütend und verstärkt ihre Reizbarkeit. Brot und Salz essen sie gerne, vertragen aber beides schlecht. Gegenüber Hühnerfleisch und allen schleimigen Speisen, wie zum Beispiel Austern oder Fett, besteht häufig eine ausgesprochene Abneigung. Außerdem reagieren diese Menschen deutlich auf den Einfluss des Meeres. Die Beschwerden können sich dort sowohl verschlechtern als auch bessern.

Natrium muriaticum eignet sich für Menschen, die empfindlich auf Kränkungen reagieren und sehr nachtragend sein können.

Als Kinder sind sie meist zurückhaltend, ordentlich, zuverlässig, ehrlich und äußerst empfindlich gegenüber Kritik.

Potenzierung: D6 – D12

Arsenicum album (Arsentrioxid)

Arsenicum album ist ein auf alle Körpergewebe tief wirkendes Mittel und findet deshalb in der Homöopathie bei einer Vielzahl von Erkrankungen Anwendung, zum Beispiel bei Leber-, Darm- und Hautkrankheiten, bei Wundinfektionen und Vergiftungen. Am Mund wirkt es bei ungesundem, leicht blutendem Zahnfleisch, Geschwüren der Mundschleimhaut mit gleichzeitig roter, trockener Zunge sowie bei Zahnschmerzen.

Charakteristisch sind brennende Schmerzen, vor allem wenn sie mit großer Ängstlichkeit, starker Unruhe und Furcht vor dem Tod verbunden sind. Deshalb sind die Kranken während ihrer Beschwerden auch nicht gerne allein. Sie möchten jemand um sich haben, der ihnen „im Notfall" zu Hilfe kommen kann. Nachts wird die Angst vor dem Alleinsein besonders stark. Mit Ausnahme des Zahnschmerzes, der sich durch äußere Hitze verschlimmert, lassen sich alle anderen Beschwerden durch warme Anwendungen bessern.

Wenn Sie unter großer Ängstlichkeit, Furcht vor dem Alleinsein und starker Unruhe leiden, können Sie Arsenicum album in Betracht ziehen.

Der Zustand verschlechtert sich durch Kälte, kalte Nahrung und Getränke und um Mitternacht.

Der Zustand verbessert sich durch Hitze, warme Getränke, Liegen mit erhöhtem Kopf.

Persönlichkeitsmerkmale: Der Arsenicum-Patient ist sehr pedantisch, geradezu perfektionistisch und stets korrekt gekleidet („wie aus dem Ei gepellt"), Unordnung ist ihm unerträglich. Er neigt zu Neid und Geiz.
Schon als Kinder sind sie sehr ordentlich und verabscheuen es, sich schmutzig zu machen.

Potenzierung: D6 – D12

Kreosotum (Buchenholzteerkreosot)

Kreosotum hat eine besondere Wirkung auf die Bronchien, die Haut, das äußere Ohr und den gesamten Zahnbereich. Es ist ein wichtiges Heilmittel bei Zahnfleischschwund. Auffallend ist ein schwammiges, leicht blutendes Zahnfleisch mit dunkel verfärbten, fauligen Zähnen. Bei Kindern hilft es bei schmerzhaftem Zahnen.

Charakteristisch sind heftige, reißende Nervenschmerzen, Missempfindungen im Oberkiefer und in den oberen Zahnreihen. Die Lippen sind meist auffallend rot. Die Beschwerden sind verbunden mit fauligen, übel riechenden Absonderungen, die brennende Schmerzen verursachen.

Der Zustand verschlechtert sich im Freien, durch Ruhe, beim Liegen. Bei Frauen verschlechtern sich die Beschwerden nach der Monatsblutung.

Der Zustand verbessert sich durch Wärme, Bewegung, warme Nahrung.

Persönlichkeitsmerkmale: Kreosotum-Menschen sind launisch, reizbar und empfindlich gegenüber Musik, sie macht sie traurig und bringt sie zum Weinen. Schon im Kindesalter neigen sie zur vorzeitigen Zahnfäulnis, sie sehen manchmal alt und faltig aus.

Potenzierung: D4 – D12

Diese Mittel können bei Mund- und Zahnproblemen helfen, sofern das Krankheitsbild mit den charakteristischen Symptomen übereinstimmt. Jedoch kommen auch viele andere infrage. Sie alle vorzustellen würde den Rahmen dieses Buches sprengen. In der Selbstbehandlung ist es deshalb sicherer, eine ausgewogene Kombination zu wählen. Darin finden sich nicht zwangsläufig alle der hier genannten Mittel, sondern auch kleinere Homöopathika, mit einer geringeren Wirkung auf den Gesamtorganismus, die sich jedoch in ihrer Wirkung erfahrungsgemäß bei der Behandlung von Mund- und Zahnerkrankungen sowie deren Ursachen gegenseitig unterstützen und ergänzen.

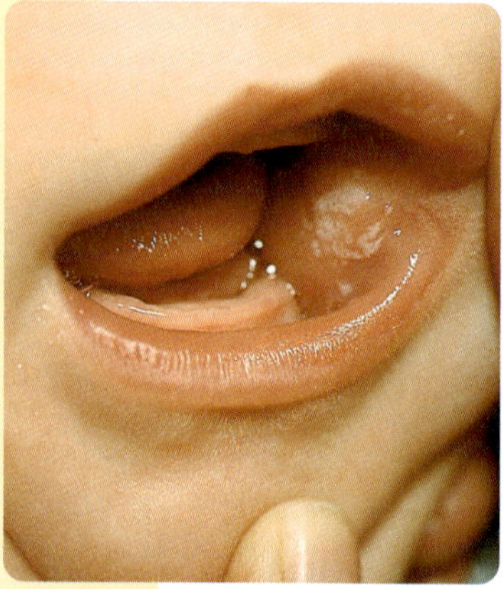

Eine Infektion mit dem Hefepilz Candida albicans äußert sich auch bei Kleinkindern in einem typischen weißlichen Belag (Soor).

Mundschleimhautentzündung (Stomatitis)

Wenn Bakterien in die Mundschleimhaut eindringen, kann sie sich entzünden. Sie rötet sich dann, schwillt an und verursacht oft erhebliche Schmerzen. Es kommt zu verstärkter Speichelbildung, Belägen auf Schleimhaut und Zunge sowie zu üblem Mundgeruch.

Manchmal können auch Viren eine Mundschleimhautentzündung hervorrufen. Die so genannte Mundfäule (Stomatitis aphthosa) betrifft meist Kinder zwischen dem ersten und dritten Lebensjahr. Sie wird durch ein Herpes-Virus verursacht und ist von hohem Fieber,

starkem Speichelfluss und Lymphdrüsenschwellungen begleitet. Man erkennt sie daran, dass die gesamte Mund- und Rachenschleimhaut mit Bläschen übersät ist. Wenn sie aufplatzen, entstehen kleine Geschwüre mit weißen Belägen (Aphthen) in der Mundschleimhaut. Sie können so starke Schmerzen verursachen, dass die Kinder weder essen noch trinken mögen. Normalerweise heilen sie nach fünf bis sieben Tagen wieder ab.
Wird eine Mundentzündung durch eine Pilzinfektion (Soor) verursacht, ist ärztliche Behandlung angezeigt. Die Infektion deutet meist auf eine gestörte Körperabwehr hin und ist erkennbar an dicken, weißen oder gelblichen Belägen auf der Mundschleimhaut und der Zunge.

Vorsicht

Auch schwere Stoffwechselerkrankungen, zum Beispiel ein Diabetes, Vergiftungen oder eine Blutkrankheit können Entzündungen im Mundbereich hervorrufen. Bei anhaltenden entzündlichen Veränderungen, die keiner Behandlung zugänglich sind, sollten Sie deshalb besser Ihren Arzt zu Rate ziehen. Eine Mundfäule bei Kindern kann mitunter zu einem schweren Erkrankungszustand führen. Wenn Ihr Kind sehr hohes Fieber bekommt und starke Schmerzen hat, sollten Sie den Arzt aufsuchen. Vor allem Säuglinge, die an einer Mundfäule leiden, müssen vom Kinderarzt behandelt werden, weil, wenn sie nicht mehr trinken können, die Gefahr der Austrocknung besteht.

Welche Komplexmittel helfen?

Eine geeignete Kombination, die bei *entzündlichen Erkrankungen des Mundes und des Zahnfleisches* helfen kann, findet sich in Asa Oligoplex. Dieses Mittel enthält mehrere Homöopathika, die eine ausgeprägte Wirkung auf entzündliche Veränderungen der Mundschleimhaut entfalten und gleichzeitig die allgemeine Abwehrkraft des Körpers stärken.

Asa Oligoplex

▶ **Asa foetida D3** (Teufelsdreck, Stinkasant) wirkt auf das vegetative Nervensystem, den Knochen und die Schleimhäute des gesamten Verdauungsapparates, zu dem auch die Mundhöhle zählt. Charakteristische Symptome sind eine große Empfindlichkeit und

Bitte beachten Sie:

Asa Oligoplex dürfen Sie nicht anwenden bei Nierenfunktionsstörungen, in Schwangerschaft und Stillzeit, bei Säuglingen und Kleinkindern, bei schweren Erkrankungen wie Tuberkulose, Leukämie, multiple Sklerose, HIV-Infektion, Autoimmunkrankheiten sowie bei Überempfindlichkeit gegen einen der Wirkstoffe. Vereinzelt können Juckreiz, Hautausschlag, Gesichtsschwellung, Atemnot oder Schwindel auftreten. Dann müssen Sie das Mittel absetzen und den Arzt zu Rate ziehen.

Zu den wichtigsten homöopathischen Entzündungsmitteln zählt Belladonna. Kranke, die Belladonna benötigen, haben häufig ein rotes Gesicht und sind sehr berührungsempfindlich.

pochende Schmerzen, die vor allem nachts auftreten. Die Beschwerden bessern sich im Freien, durch Bewegung und Druck: Sie verschlimmern sich jedoch durch leichte Berührung, nachts, in Ruhe und durch warme Anwendungen.

▶ **Belladonna D4** (Tollkirsche) ist eines der größten Entzündungs- und Fiebermittel in der Homöopathie. Belladonna hilft besonders gut bei plötzlich auftretenden Erkrankungen mit pulsierenden Schmerzen, stark geröteten Schleimhäuten und hochgradiger Berührungsempfindlichkeit. Charakteristisch sind ein rotes Gesicht und ein heißer Körper bei gleichzeitig kalten Beinen und Füßen. Belladonna ist eines der wichtigsten Mittel bei einer Scharlacherkrankung.

▶ **Echinacea angustifolia D2** (Schmalblättriger Sonnenhut) steigert die Abwehrkraft des Körpers und hat eine ausgeprägte Wirkung bei eitrigen Infektionen, Blutvergiftung und Lymphdrüsenentzündungen, beispielsweise nach Verletzungen oder Bissen von Schlangen oder anderen Tieren. Es hilft bei Zahnfleischschwund, verbunden mit einer geschwollenen, trockenen, weiß belegten Zunge, sowie bei rissigen Mundwinkeln.

▶ **Kreosotum D4** (Buchenholzteerkreosot) hat einen günstigen Einfluss auf den gesamten Zahnbereich und das äußere Ohr. Es ist ein ausgezeichnetes Heilmittel bei Zahnfleischschwund. Auffallend ist ein schwammiges, leicht blutendes Zahnfleisch mit dunkel verfärbten, fauligen Zähnen. Bei Kindern hilft es bei schmerzhaftem Zahndurchbruch. Charakteristisch sind heftige, reißende Nervenschmerzen, Missempfindungen im Oberkiefer und in den oberen Zahnreihen.

▶ **Mercurius sublimatus corrosivus D5** (Quecksilberchlorid) hilft bei ziehenden Zahnschmerzen, purpurrot verfärbtem, entzündetem und geschwollenem Zahnfleisch mit eitrigem Mundgeschmack. Die Schmerzen sind so heftig, dass das Schlucken schwer fällt. Sie strahlen oft bis in die Ohren aus.

▶ **Nux vomica D4** (Brechnuss) ist eine wirksame Arznei bei Reizzuständen der Schleimhäute vor allem des Magen-Darm-Kanals. Es wirkt besonders gut, wenn die Beschwerden von starker Reizbarkeit begleitet sind. Am Mund hilft es bei Aphthen und Zahnschmerzen. Typisch ist, dass die Zunge vorne sauber ist, hinten aber dicke weiße oder gelbe Beläge aufweist. Die Beschwerden verschlimmern sich durch kalte Nahrung.

▶ **Staphysagria D4** (Stephanskraut) findet bei vielen nervösen Beschwerden Anwendung, die durch Kummer oder Verletzung des Ehrgefühls ausgelöst werden. Es entfaltet eine ausgeprägte Wirkung auf die Harnwege, die Haut und die Augen. Es hilft aber auch bei Zahnschmerzen, schwammigem, leicht blutendem Zahnfleisch, verbunden mit einer Schwellung der Unterkieferdrüsen, besonders wenn die Beschwerden von großer Empfindlichkeit gegenüber äußeren Eindrücken begleitet sind. Die Betroffenen weinen, wenn sie Schmerzen haben.

▶ **Symphytum officinale D7** (Beinwell) ist – wie sein Name schon sagt – ein bedeutendes Mittel bei Knochenverletzungen. Es bewirkt eine beschleunigte Heilung nach Brüchen, aber auch bei schlecht heilenden Geschwüren der Schleimhäute.

▶ **Thuja occidentalis D4** (Lebensbaum) wirkt auf die Haut, die Schleimhäute des Magen-Darm-Kanals, die Nieren und das Gehirn. Es wird in der Homöopathie häufig zur Behandlung von Warzen eingesetzt. Thuja hilft jedoch auch bei Zahnfleischschwund, empfindlichen Zahnhälsen und schmerzhaften weißen Bläschen im Mundbereich, vor allem wenn die Zungenspitze mit betroffen ist.

Dosierung:
3- bis 5-mal täglich 10–15 Tropfen auf 1 EL Wasser vor dem Essen einnehmen

Mercurius solubilis Oligoplex

Bei *Mundfäule* empfiehlt es sich, Asa Oligoplex im Wechsel mit Mercurius solubilis Oligoplex einzunehmen, weil die darin enthaltenen Mittel vor allem eitrigen Schleimhautprozessen und Geschwürbildung entgegenwirken.

Bitte beachten Sie:
Bei Nierenfunktionsstörungen, in Schwangerschaft und Stillzeit sowie bei Säuglingen und Kleinkindern darf Mercurius solubilis Oligoplex nicht angewandt werden. Bei Schilddrüsenerkrankungen nicht ohne ärztlichen Rat anwenden.

▶ **Mercurius solubilis Hahnemanni D4** (Metallisches Quecksilber) ist ein großes Heilmittel bei einer Vielzahl entzündlicher Erkrankungen der Haut und Schleimhäute, vornehmlich in Mund und Rachen, der Augen, Ohren sowie bei Entzündungen im Bereich der Zähne, Knochen und Lymphwege. Es wirkt besonders, wenn das Gewebe abstirbt, sich Geschwüre bilden und die Beschwerden mit übel riechenden Absonderungen und Eiterbildung einhergehen. Typisch sind ein starker Speichelfluss, übler Mundgeruch sowie eine äußerste Empfindlichkeit gegenüber jeglichen Temperaturschwankungen.

▶ **Aurum chloratum natronatum D5** (Goldchlorid-Chlornatrium) hat in erster Linie eine ausgeprägte Wirkung auf die weiblichen Geschlechtsorgane. Dort hilft es bei Uterustumoren und Gebärmuttervorfall. Es hat aber auch einen günstigen Einfluss auf entzündliche Prozesse der Haut und Schleimhäute.

▶ **Calcium sulfuricum D3** (Calciumsulfat) ist bei Drüsenschwellungen und Eiterungen der Schleimhäute von Nase und Mund sowie der Ohren wirksam, wobei dicke, gelbe klumpige Absonderungen kennzeichnend sind.

▶ **Kalium jodatum D3** (Kaliumjodid) wirkt auf Drüsenschwellungen und Nervenschmerzen im Gesichtsbereich. Leitsymptom ist ein wässriger scharfer Fließschnupfen, der mit Schmerzen in der Stirnhöhle verbunden ist. Es hat außerdem eine deutliche Wirkung auf das Bindegewebe und unterstützt die Reaktionsfähigkeit und Abwehrkraft des Körpers.

▶ **Kalium phosphoricum D3** (Kaliumhydrogenphosphat) ist eines der größten Heilmittel bei mangelnder Nervenkraft und zeigt eine deutliche Wirkung bei Schwäche, Hinfälligkeit und Erschöpfung. Es hilft besonders gut bei jüngeren Menschen und wenn die Beschwerden durch Erregung, Überarbeitung oder Sorgen ausgelöst wurden. Die Beschwerden verschlimmern sich morgens, sowie durch Kälte, Anstrengung, Sorgen oder Aufregung. Ruhe und Wärme verschaffen dagegen Linderung.

▶ **Natrium nitricum D3** (Natriumnitrat) wird bei Entzündungen und Infekten wie beispielsweise einer Grippeerkrankung eingesetzt, besonders wenn die Schleimhäute leicht zu bluten beginnen. Es hilft deshalb auch vielfach bei Nasenbluten.

Dosierung:
3-mal täglich 1–2 Tabletten vor dem Essen im Mund zergehen lassen

Ein anderes Komplexmittel:

Pharysyx N Lösung, enthält:

Acidum arsenicosum D6, Aconitum napellus D4, Thuja occidentalis D5

Allgemeine Empfehlungen

Wichtig ist, neben einer gesunden Ernährung auf eine sorgfältige Mund- und Zahnpflege zu achten. Bei einer akuten Entzündung der Mundschleimhaut können Spülungen mit Kamillen- und Salbeitee die Beschwerden lindern. Sie reinigen die Mundhöhle, hemmen das Bakterienwachstum und haben zugleich einen heilenden Effekt.

Lippen-Herpes (Herpes labialis)

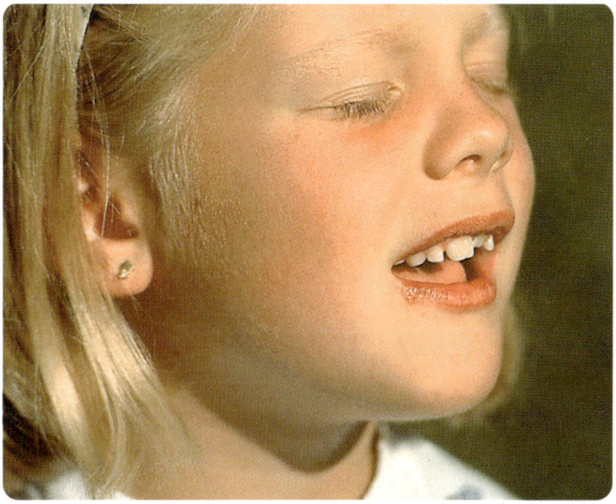

Der *Herpes labialis* tritt als so genanntes Fieberbläschen meistens während oder im Anschluss an eine Infektionskrankheit auf, beispielsweise eine Grippe, einen Magen-Darm-Infekt oder eine Lungenentzündung. Dabei kommt es zur Bildung eines oder auch mehrerer juckender, teils sehr schmerzhafter Bläschen im Bereich des Lippenrots oder am Übergang zur Gesichtshaut. Meistens ist der Lippen-Herpes Ausdruck einer Erschöpfung der Abwehrkräfte. Bei manchen Menschen kehrt er selbst bei geringsten Anlässen, wie beispielsweise unter Stressbelastung oder während der weiblichen Regelblutung, immer wieder. Auch starke Sonnenbestrahlung oder ein Sonnenbrand können als Auslöser für die Entstehung eines Lippen-Herpes in Frage kommen.

Herpesbläschen treten häufig dann auf, wenn das Abwehrsystem des Körpers geschwächt ist.

Welche Komplexmittel helfen?

Die in Rhus toxicodendron Oligoplex enthaltene Komposition homöopathischer Arzneien übt einen besonders günstigen Einfluss auf Entzündungen und blasenbildende Hautausschläge aus und eignet sich zur Behandlung des Lippen-Herpes.

Rhus toxicodendron Oligoplex

▶ **Rhus toxicodendron D4** (Giftsumach) wirkt bei rheumatischen Schmerzen und hat eine besondere Beziehung zur Haut und zu den Schleimhäuten. Es ist eines der wichtigsten Heilmittel bei bläschenbildenden Hautausschlägen, wie zum Beispiel der Gürtelrose. Es hilft bei geschwürigen Rissen der Mundwinkel, Fieberbläschen an Mund und Kinn sowie bei Schmerzen im Kiefergelenk. Rhus toxicodendron wirkt besonders gut, wenn die Beschwerden sich nachts, in Ruhe und bei feuchtkalter Witterung verschlimmern und sich durch Wärme und Bewegung bessern.

Bitte beachten Sie:
Bei Überempfindlichkeit gegen Giftsumachgewächse, Terpentin und Salicylate, in der Schwangerschaft und Stillzeit sowie bei Säuglingen und Kleinkindern darf dieses Mittel nicht angewandt werden.
Sollte vermehrter Speichelfluss auftreten, müssen Sie das Mittel absetzen.

▶ **Bryonia D3** (Zaunrübe) hat ebenfalls einen heilenden Einfluss auf die Schleimhäute und die Muskulatur. Im Gegensatz zu Rhus toxicodendron verschlimmern sich aber die Schmerzen durch Bewegung und Hitze, während sie sich durch kühle Anwendungen bessern. Bryonia hilft vor allem dann, wenn die Betroffenen gereizt sind, nicht sprechen wollen und jede Bewegung vermeiden.

Dosierung:
3-mal täglich 15 Tropfen auf 1 EL Wasser vor dem Essen einnehmen

▶ **Mercurius sublimatus corrosivus D5** (Quecksilberchlorid) hilft bei ziehenden Zahnschmerzen, purpurrot verfärbtem, entzündetem und geschwollenem Zahnfleisch mit eitrigem Mundgeschmack. Die Schmerzen sind so heftig, dass das Schlucken schwer fällt. Sie strahlen oft bis in die Ohren aus.

▶ **Oleum gaultheriae D2** (Wintergrünöl) hilft bei Nervenschmerzen und bei schmerzhafter, geröteter Haut, insbesondere wenn sich die Beschwerden durch Anwendung kalten Wassers verschlechtern.

▶ **Oleum terebinthinae D3** (Terpentinöl) hat einen ausgeprägten Einfluss auf die Schleimhäute. Es hilft bei juckenden bläschenartigen Ausschlägen sowie bei Entzündungen der Mundschleimhaut.

▶ **Salix alba D1** (Silberweide) hat einen schmerzstillenden und entzündungshemmenden Effekt bei vielen völlig unterschiedlichen Erkrankungen, vor allem aber bei Rheuma.

Bitte beachten Sie:
Echinacea Oligoplex dürfen Sie nicht anwenden bei Nierenfunktionsstörungen, in Schwangerschaft und Stillzeit, bei Säuglingen und Kleinkindern, bei schweren Erkrankungen wie Tuberkulose, Leukämie, multiple Sklerose, HIV-Infektion, Autoimmunkrankheiten sowie bei Überempfindlichkeit gegen einen der Wirkstoffe. Vereinzelt können Juckreiz, Hautausschlag, Gesichtsschwellung, Atemnot oder Schwindel auftreten. Dann müssen Sie das Mittel absetzen und den Arzt zu Rate ziehen.

Echinacea Oligoplex

Bei der Neigung zu wiederkehrendem Lippen-Herpes sollte nach Abklingen der akuten Erscheinungen für die Dauer von 1–3 Wochen Echinacea Oligoplex zur Nachbehandlung eingenommen werden. Die darin enthaltenen Arzneimittel bewirken eine gezielte Umstimmung und *Steigerung der Abwehrkräfte* des Körpers.

▶ **Echinacea angustifolia D2** (Schmalblättriger Sonnenhut) steigert die Abwehrkraft und hat eine besondere Wirkung auf eitrige Infektionen, Blutvergiftung und Lymphdrüsenentzündungen, beispielsweise nach Verletzungen – auch durch Schlangen- und Tierbisse. Es hilft bei Zahnfleischschwund mit geschwollener, trockener, weiß belegter Zunge sowie bei rissigen Mundwinkeln.

▶ **Arctium lappa D4** (Klette) erstreckt seine Hauptwirkung auf die Haut. Es hilft bei Akne und Hautausschlägen im Kopf-, Gesichts- und Halsbereich.

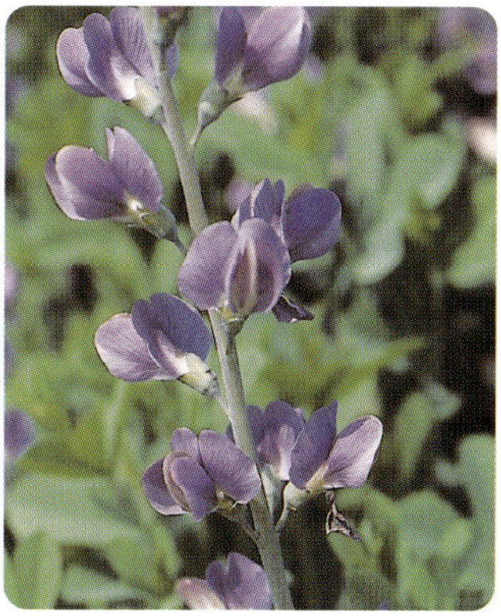

Baptisia (Wilder Indigo)

▶ **Baptisia D2** (Wilder Indigo) ist ein wichtiges Fiebermittel, vor allem wenn eitrige Erscheinungen und Muskelschmerzen die Beschwerden begleiten.

▶ **Colocynthis D4** (Koloquinte) lindert krampfartige Schmerzen des Magen-Darm-Kanals, besonders wenn sie durch Ärger hervorgerufen wurden. Es hilft aber auch bei schießenden Nervenschmerzen im Bereich des Gesichts und der Zähne.

▶ **Lachesis muta D8** (Buschmeister, Lanzenotter) ist ein hervorragendes Heilmittel bei vielen Entzündungen, die mit der Neigung zu starken Blutungen einhergehen. Es wirkt bei rissiger, roter und trockener Mundschleimhaut, die stark geschwollen ist und brennende Schmerzen verursacht. Lachesis ist eines der Hauptmittel bei Mandelentzündung.

▶ **Mercurius cyanatus D4** (Quecksilbercyanid) gilt als stark wirksame Arznei bei akuten Infektionen, wenn Abszessbildung und Gewebszerfall drohen. Es findet deshalb vielfach Anwendung bei eitriger Mandelentzündung und Geschwüren der Mundschleimhaut, die von grauen Belägen bedeckt sind.

▶ **Rhus toxicodendron D4** (Giftsumach) siehe Seite 97.

▶ **Sulfur D6** (Sublimierter Schwefel) gehört in der Homöopathie zu den großen Konstitutionsmitteln. Es entfaltet eine tief greifende Wirkung auf alle Körpergewebe und ist eine der bedeutendsten Arzneien bei vielerlei Hauterkrankungen. Seine Charakteristika sind brennende Hitze, Jucken und eine deutliche Verschlechterung durch Kratzen oder Waschen. Sulfur erhöht die Reaktionsbereitschaft des Körpers.

Dosierung:
3-mal täglich 15 Tropfen auf 1 EL Wasser vor dem Essen einnehmen

Allgemeine Empfehlungen

Bei akuten Fieberbläschen sollten Sie möglichst jedes Kratzen sowie längere Sonneneinstrahlung vermeiden. Äußerlich können mit Kamillentee getränkte Kompressen die Entzündung hemmen und ein Austrocknen der Bläschen beschleunigen. Auch Einpinseln der entzündeten Hautareale mit Olivenöl kann hilfreich sein. Wenn Sie zu wiederkehrendem Lippen-Herpes neigen, ist es wichtig, auf eine gesunde Lebensweise zu achten, mit ausreichend Schlaf und einer vitaminreichen Kost. Auch eine gemäßigte sportliche Betätigung ist in der Lage, die Abwehrkräfte des Körpers zu mobilisieren.

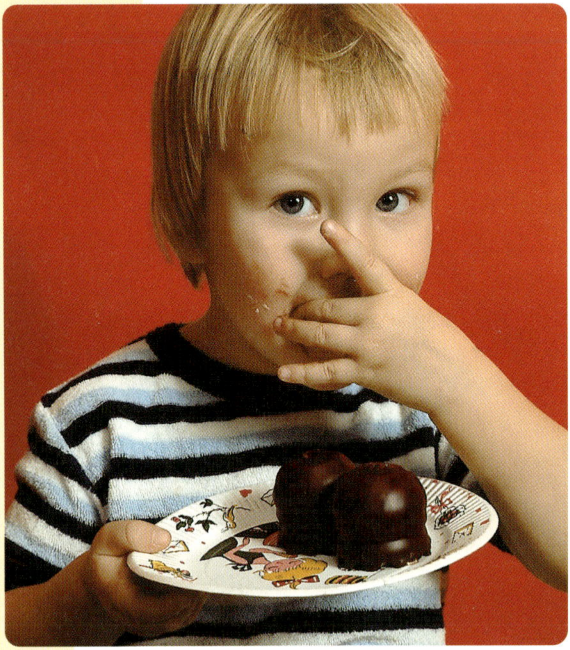

Falsche Ernährung, z. B. zu viele Süßigkeiten, und mangelnde Mundhygiene begünstigen nicht nur die Zahnkaries, sondern auch den Zahnfleischschwund.

Parodontitis (Zahnfleischschwund)

Die Parodontitis entsteht durch bakteriendurchsetzte Ablagerungen an den Zähnen. Die Keime führen zur chronisch schwelenden Entzündung des Zahnfleisches, die allmählich bis in die Zahnalveole vordringt. Dort bilden sich dann so genannte Zahnfleischtaschen, die mitunter sehr tief werden können. Wenn die Entzündung aufflammt, verursacht sie Schmerzen. Bei weiterem Fortschreiten kommt es zum Abbau des darunter liegenden Kieferknochens, der Zahn lockert sich und fällt schließlich aus.

In den meisten Fällen ist die Parodontitis Folge mangelhafter Mundhygiene und Zahnpflege. Stoffwechselerkrankungen, zum Beispiel ein Diabetes, Stress, Rauchen, Fehlernährung mit viel zuckerhaltigen Speisen sowie Abwehrschwäche, möglicherweise auch hormonelle Faktoren begünstigen ihre Entstehung.

Vorsicht

Die Behandlung einer Parodontitis gehört grundsätzlich in die Hand eines fachkundigen Zahnarztes. Eine Selbstbehandlung sollte deshalb immer nur unterstützend erfolgen.

Welche Komplexmittel helfen?

Eine geeignete Kombination, mit der Sie die zahnärztliche Behandlung der Parodontitis unterstützen können, ist Silicea Oligoplex. Dieses Arzneimittel enthält mehrere Homöopathika, die *entzündliche Schleimhautveränderungen* günstig beeinflussen und eine straffende Wirkung auf das Bindegewebe ausüben. Sie haben sich bei Zahnfleischschwund besonders bewährt.

Silicea Oligoplex

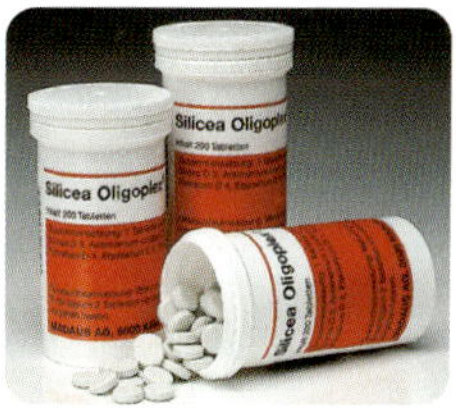

Silicea Oligoplex

▶ **Silicea D3** (Kieselsäure) ist ein Mittel für viele Zustände, die durch mangelhafte Ernährung oder Minderversorgung des Gewebes mit Nährstoffen bedingt sind. Es hat eine tief greifende Wirkung auf das Bindegewebe und vermag das lockere Zahnfleisch bei Parodontitis wieder zu straffen. Silicea hilft bei Zahnfleischeiterungen, Abszessen, Fisteln, aber auch bei Knochenerkrankungen, zum Beispiel Rachitis oder schlecht heilenden Brüchen. Auffällig ist das Verlangen, den Kopf bei Schmerzen warm einzuhüllen.

▶ **Antimonium crudum D2** (Schwarzer Spießglanz) erstreckt seine Hauptwirkung auf den Magen und wird vorwiegend bei Verdauungsstörungen mit Sodbrennen, Aufstoßen, Übelkeit und Erbrechen eingesetzt. Es hilft aber auch bei trockenen Lippen mit rissigen Mundwinkeln und bei Zahnfleischschwund. Antimonium crudum wirkt besonders gut, wenn Beschwerden durch eine Enttäuschung ausgelöst werden.

▶ **Arnica D3** (Bergwohlverleih) ist ein wichtiges Heilmittel bei Durchblutungsstörungen und Verletzungen. Es vermag eitrigen Entzündungen vorzubeugen. Arnica übt eine hervorragende Wirkung auf Zahnfleischverletzungen, beispielsweise infolge einer Zahnextraktion, aus. Typisch ist, dass die Beschwerden beim Liegen, vor allem bei tiefer Kopflage nachlassen. Sie verschlimmern sich durch die geringste Berührung, durch Erschütterungen, in Ruhe, aber auch bei Bewegung und durch feuchte Kälte.

▶ **Calcium fluoratum D4** (Calciumfluorid) hat einen günstigen Einfluss auf Drüsen- und Gewebsverhärtungen, die von einer Eiterung bedroht sind.

▶ **Equisetum arvense D1** (Ackerschachtelhalm) besitzt eine vorrangige Heilwirkung auf Niere und Harnwege. Dort hilft es bei Entzündungen und Störungen beim Wasserlassen.

▶ **Thuja D3** (Lebensbaum) wirkt auf die Haut, die Schleimhäute des Magen-Darm-Kanals, die Nieren und das Gehirn. In der Homöopathie wird es häufig zur Behandlung von Warzen eingesetzt. Thuja hilft jedoch auch bei Zahnfleischschwund, empfindlichen Zahnhälsen und schmerzhaften weißen Bläschen im Mundbereich, vor allem wenn die Zungenspitze mit betroffen ist.

Dosierung:
- 3-mal täglich 2 Tabletten vor dem Essen im Mund zergehen lassen
- Nach 8 Wochen sollten Sie eine Behandlungspause von mindestens 8 Wochen einlegen

Asa Oligoplex

Bitte beachten Sie:
die auf Seite 93 angegebenen Gegenanzeigen.

Bei einem entzündlichen Aufflammen der Parodontitis empfiehlt sich dieselbe Kombination wie bei der Mundentzündung, nämlich Asa Oligoplex. Die darin enthaltenen Mittel üben eine besonders günstige Wirkung auf entzündliche Prozesse sowohl der Mundschleimhaut als auch des Zahnfleisches aus.

- **Asa foetida D3** (Teufelsdreck, Stinkasant) siehe Seite 93.
- **Belladonna D4** (Tollkirsche) siehe Seite 94.
- **Echinacea angustifolia D2** (Schmalblättriger Sonnenhut) siehe Seite 94.
- **Kreosotum D4** (Buchenholzteerkreosot) siehe Seite 94.
- **Mercurius sublimatus corrosivus D5** (Quecksilberchlorid) siehe Seite 94.
- **Nux vomica D4** (Brechnuss) siehe Seite 94.
- **Staphysagria D4** (Stephanskraut) siehe Seite 95.
- **Symphytum officinale D7** (Beinwell) siehe Seite 95.
- **Thuja occidentalis D4** (Lebensbaum) siehe Seite 95.

Dosierung:
3- bis 5-mal täglich 15 Tropfen auf 1 EL Wasser vor dem Essen einnehmen

Allgemeine Empfehlungen

Bei Zahnfleischschwund ist eine sorgfältige Zahnpflege und gewissenhafte Mundhygiene neben einer gesunden Ernährung das Allerwichtigste. Abends vor dem Zähneputzen sollten Sie die Zahnzwischenräume mit Zahnseide reinigen. Dies entfernt bakterielle Ablagerungen und beugt einer erneuten Ansiedlung von Bakterien vor. Eine zahnärztliche Behandlung mit regelmäßigen Kontrollbesuchen ist bei dieser Erkrankung unerlässlich.

Zahnschmerzen

Zahnschmerzen sind häufig Folge der Zahnfäulnis (Karies). Der Zahnschmelz wird dabei durch Bakterien angegriffen, sodass ein Loch entsteht. Wenn die Zerstörung weiter fortschreitet, kann der Zahnnerv gereizt werden und quälende Schmerzen hervorrufen. Die Sanierung des kranken Zahnes steht bei der Behandlung an erster Stelle.

Allerdings kann es auch nach einer Zahnbehandlung – als Folge einer Verletzung oder Quetschung des Zahnfleisches – sowie durch eine

Überreizung der Zahnnerven zu heftigen Schmerzen kommen. Sie machen sich meistens erst nach Abklingen der örtlichen Betäubung bemerkbar. Säuglinge bekommen beim Durchbruch der ersten Zähnchen häufig erhebliche Beschwerden. Sie haben dann einen vermehrten Speichelfluss, sind weinerlich und versuchen ständig auf etwas Festes zu beißen. Einige Kinder bekommen sogar Fieber. Wenngleich das Zahnen einen normalen Vorgang und keine Erkrankung im eigentlichen Sinne darstellt, kann es in einigen Fällen so quälend sein, dass es notwendig wird, den Kindern ihre Beschwerden zu erleichtern.

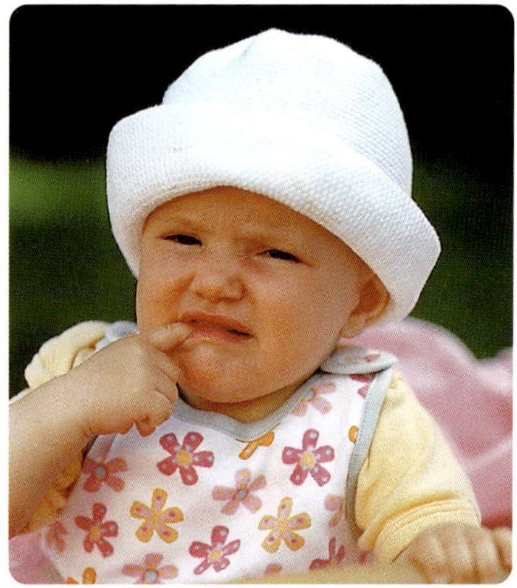

Mit homöopathischen Mitteln können Sie Ihrem Baby die Zeit erleichtern, in der es seine Zähne bekommt.

Vorsicht

Ein anhaltender Schmerz nach einer Zahnbehandlung kann auch auf eine Infektion hindeuten. In solchen Fällen sollten Sie umgehend Ihren Zahnarzt verständigen. Der Durchbruch des Milchgebisses bei Säuglingen kann zufällig mit dem Auftreten einer Infektionskrankheit zusammentreffen. Denn zu diesem Zeitpunkt schwindet allmählich der Schutz durch mütterliche Abwehrstoffe, die ihnen im Mutterleib verliehen wurden. Wenn Ihr Baby während des Zahnens Fieber bekommt, sollten Sie deshalb den Kinderarzt aufsuchen.

Welche Komplexmittel helfen?

Bei schmerzhafter Reizung der Zahnnerven nach einer Sanierung kann Aranea Oligoplex helfen. Dieses Komplexmittel enthält eine Komposition von Homöopathika, die *Reizzustände und Irritationen der Nerven* im Kopf- und Mundbereich günstig zu beeinflussen vermögen und gleichzeitig Entzündungen entgegenwirken.

Aranea Oligoplex

▶ **Aranea diadema D4** (Kreuzspinne) hat eine ausgeprägte Wirkung bei Nervenschmerzen, die durch eine extreme Kälteempfindlichkeit gekennzeichnet sind. Die Betroffenen haben ein Gefühl, als seien ihre Körperteile vergrößert, und leiden an Kälteschauern, die bis in die Knochen vordringen und durch nichts zu bessern sind. Auffällig ist, dass sich die Beschwerden durch Rauchen bessern.

Bitte beachten Sie:

Bei Überempfindlichkeit gegen Giftsumachgewächse, Nierenfunktionsstörungen, in Schwangerschaft und Stillzeit sowie bei Säuglingen und Kleinkindern sollten Sie Aranea Oligoplex nicht anwenden.

▶ **Asperula odorata D2** (Waldmeister) hilft bei Kopfschmerzen, vor allem wenn sie durch einen „Kater" bedingt sind.

▶ **Mercurius sublimatus corrosivus D5** (Quecksilberchlorid) hilft bei ziehenden Zahnschmerzen, purpurrot verfärbtem, entzündetem und geschwollenem Zahnfleisch mit eitrigem Mundgeschmack. Die Schmerzen sind so heftig, dass das Schlucken schwer fällt. Sie strahlen oft bis in die Ohren aus.

▶ **Plantago major D1** (Breitwegerich) findet vielfach Anwendung bei Schmerzen, die durch faulige Zähne oder eine Ohrentzündung bedingt sind. Typisch ist, dass die Schmerzen zwischen den Ohren und Zähnen hin und her wandern. Sie verschlechtern sich bei Berührung und durch kalte Luft, während sie sich durch Essen bessern.

▶ **Rhus toxicodendron D4** (Giftsumach) hat eine besondere Beziehung zu Haut und Schleimhäuten und wirkt außerdem auf rheumatische Schmerzen. Es ist eines der wichtigsten Heilmittel bei bläschenbildenden Hautausschlägen und hilft bei geschwürigen Rissen der Mundwinkel, bei Fieberbläschen an Mund und Kinn, wundem Zahnfleisch sowie bei Schmerzen im Kiefergelenk. Rhus toxicodendron wirkt besonders gut, wenn sich die Beschwerden nachts, in Ruhe und bei feuchtkalter Witterung verschlimmern und sich durch Wärme und Bewegung bessern.

▶ **Staphysagria D4** (Stephanskraut) findet bei vielen nervösen Beschwerden Anwendung, die durch Kummer und Kränkung ausgelöst wurden. Es entfaltet eine ausgeprägte Wirkung auf die Haut und ist ein wichtiges Heilmittel bei der Reizblase sowie bei allen schmerzhaften Schnittverletzungen. Staphysagria hilft auch bei Zahnschmerzen und schwammigem Zahnfleisch, vermehrtem Speichelfluss und dunkel verfärbten Zähnen.

Dosierung:
3-mal täglich 10–15 Tropfen auf 1 EL Wasser vor dem Essen einnehmen

Gelsemium Oligoplex

Bei sehr heftigen Beschwerden können Sie Aranea Oligoplex im Wechsel mit Gelsemium Oligoplex einnehmen. Es enthält mehrere Homöopathika, die sich bei Schmerzen im gesamten Kopfbereich bewährt haben.

Bitte beachten Sie:

Bei Chininüberempfindlichkeit sollte Gelsemium Oligoplex nicht angewandt werden.

▶ **Gelsemium D4** (Wilder Jasmin) hilft bei dumpfen, meist plötzlich einsetzenden Schmerzen im hinteren Bereich des Kopfes und im Nacken mit Schwindel und Benommenheit, vor allem wenn die Beschwerden durch Angst, Schreck, schlechte Nachrichten oder Erwartungsspannung ausgelöst wurden. Gelsemium ist außerdem ein hervorragendes Mittel, das bei „Lampenfieber" eingesetzt werden kann.

▶ **Aconitum napellus D4** (Blauer Eisenhut) ist eines der wichtigsten Mittel bei plötzlich einsetzendem hohem Fieber und Beschwerden, die mit Angst, Furcht, Schreck und einer starken Unruhe verbunden sind. Es hilft bei heftigem pulsierendem oder berstendem Kopfschmerz. Typisch ist, dass die Betroffenen im Liegen eine normale oder sogar gerötete Gesichtsfarbe aufweisen und beim Aufstehen erschreckend blass werden. Die Schmerzen verschlechtern sich beim Aufstehen und im warmen Zimmer, sie bessern sich durch frische Luft.

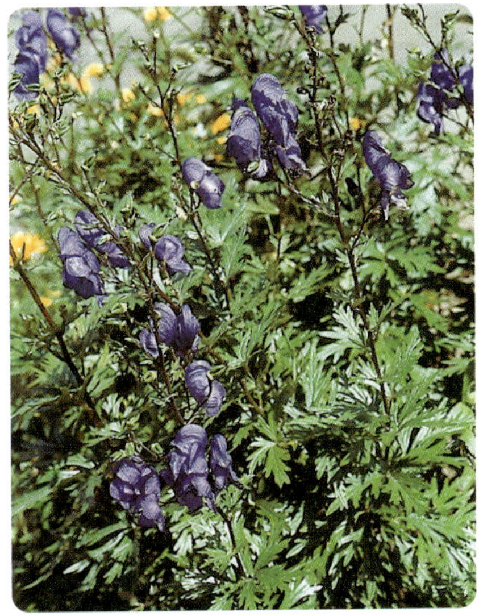

Aconitum napellus (Blauer Eisenhut)

▶ **Chininum hydrochloricum D4** (Chininhydrochlorid) wirkt bei Kopf- und Nervenschmerzen, besonders wenn gleichzeitig eine Blutarmut besteht.

▶ **Gnaphalium polycephalum D2** (Vielköpfiges Ruhrkraut) hat eine lindernde Wirkung bei vielen Nervenschmerzen. Es findet häufig bei Ischiasbeschwerden und Schmerzen im Bereich des Oberkiefers Anwendung.

▶ **Mezereum D4** (Seidelbast) hat eine starke Wirkung auf die Haut, die Knochen und das Nervengewebe. Es hilft bei unterschiedlichsten Schmerzzuständen, die von Frösteln und Empfindlichkeit gegen kalte Luft begleitet sind. Typisch ist ein rechtsseitiger Kopfschmerz, der benommen macht und das Sprechen erschwert.

▶ **Paris quadrifolia D2** (Einbeere) wirkt bei Schmerzen im Scheitelgebiet und dem Gefühl, als würde sich die Kopfhaut zusammenziehen oder ein Faden durch die Augen bis in den Hinterkopf gezogen. Gleichzeitig fühlt sich der Kopf größer an, die rechte Kopfhälfte ist taub. Paris quadrifolia hilft ferner bei ziehenden, klopfenden Zahnschmerzen.

▶ **Ranunculus bulbosus D3** (Knollenhahnenfuß) beeinflusst vor allem das Muskelgewebe und die Haut, es lindert Nerven- und Kopf-

Dosierung:
3-mal täglich 10–15 Tropfen auf 1 EL Wasser vor dem Essen einnehmen

schmerzen, die besonders in Stirn und Augäpfeln verspürt werden. Der Schmerz wird als von innen nach außen pressend empfunden, und die Betroffenen sind gleichzeitig gereizter Stimmung.

Zahnungstropfen Escatitona Lösung

Bitte beachten Sie:
Bei bekannter Überempfindlichkeit gegen einen der Wirkstoffe sollten Sie dieses Mittel nicht anwenden.

Wenn Ihr Baby unter *Schwierigkeiten beim Zahnen* leidet, können Sie mit *Zahnungstropfen Escatitona Lösung* die Beschwerden Ihres Kindes lindern. Diese Kombination enthält Homöopathika, die sich bei schwierigem Zahnen und bei Schmerzen im Mund- und Kieferbereich im besonderen Maße bewährt haben.

▶ **Apis mellifica D4** (Honigbiene) wirkt bei allen Beschwerden, die ähnliche Symptome wie ein Bienenstich verursachen, das heißt bei Schwellungen, Entzündungen und stechenden Schmerzen, die sich bei der leichtesten Berührung verschlimmern. Das Zahnfleisch ist rot, glänzend und gedunsen. Die Kinder sind weinerlich, jammern leise vor sich hin oder stoßen plötzliche Schreie aus.

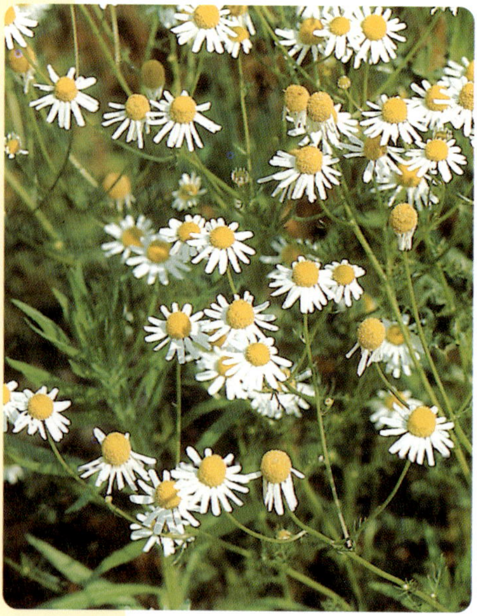

Chamomilla (Echte Kamille)

▶ **Chamomilla D3** (Echte Kamille) wirkt krampflösend und entzündungshemmend auf alle gereizten Schleimhäute. Es hilft bei vielen Schmerzzuständen, die begleitet sind von Unruhe, heftiger Gereiztheit und Anfällen von Zorn. Chamomilla übt bei vielen Kinderkrankheiten und bei schwierigem und schmerzhaftem Zahndurchbruch der Säuglinge eine heilende Wirkung aus. Es beeinflusst besonders die Zähne der linken unteren Seite, die Kiefergegend und die Ohrdrüsen. Charakteristisch ist die heftige Reizbarkeit. Die Kinder weinen und schreien lauthals. Sie sind erst zu beruhigen, wenn sie auf den Arm genommen und herumgetragen werden. Typisch für dieses Mittel ist auch, dass oft eine Wange gerötet ist, während die andere blass erscheint, und dass die Kinder ständig am Daumen lutschen wollen.

▶ **Cuprum D10** (Metallisches Kupfer) hilft bei Krämpfen und Schmerzen.

▶ **Mercurius solubilis Hahnemanni D8** (Metallisches Quecksilber) ist ein großes Heilmittel bei einer Vielzahl entzündlicher Erkrankungen der Haut und Schleimhäute, vornehmlich in Mund und Rachen, Augen, Ohren sowie bei Entzündungen im Bereich der Zähne, Knochen und Lymphwege. Es wirkt besonders, wenn das Gewebe abstirbt, sich Geschwüre bilden und die Beschwerden mit übel riechenden Absonderungen und Eiterbildung einhergehen. Typisch sind ein starker Speichelfluss, übler Mundgeruch sowie eine äußerste Empfindlichkeit gegenüber jeglichen Temperaturschwankungen.

Dosierung:
nach Rücksprache mit dem Arzt alle halbe bis ganze Stunde, höchstens jedoch 12-mal täglich je 2 – 3 Tropfen mit etwas Kräutertee ins Fläschchen geben.

▶ **Gelsemium D4** (Wilder Jasmin) siehe Seite 104.

Eine andere homöopathische Kombination, die bei schwierigem Zahnen helfen kann, steht mit **Chamomilla compositum Säuglings- und Kinderzäpfchen** zur Verfügung. Sie enthält:
Belladonna D3, Chamomilla D2, Echinacea angustifolia DØ, Echinacea purpurea DØ, Papaver somniferum D3, Argentum metallicum D19

Allgemeine Empfehlungen

Durch regelmäßige Kontrolluntersuchungen beim Zahnarzt lassen sich Karies und dadurch verursachte Schmerzzustände vermeiden. Achten Sie vor allem auf eine regelmäßige Zahnpflege und gesunde Ernährung. Die Zähne sollten jeweils morgens und abends sorgfältig geputzt werden. Besonders etwa eine Stunde nach dem Genuss von Süßspeisen sollten Sie die Zähne gründlich putzen, da Zucker das Bakterienwachstum in der Mundhöhle fördert.

Halsbeschwerden

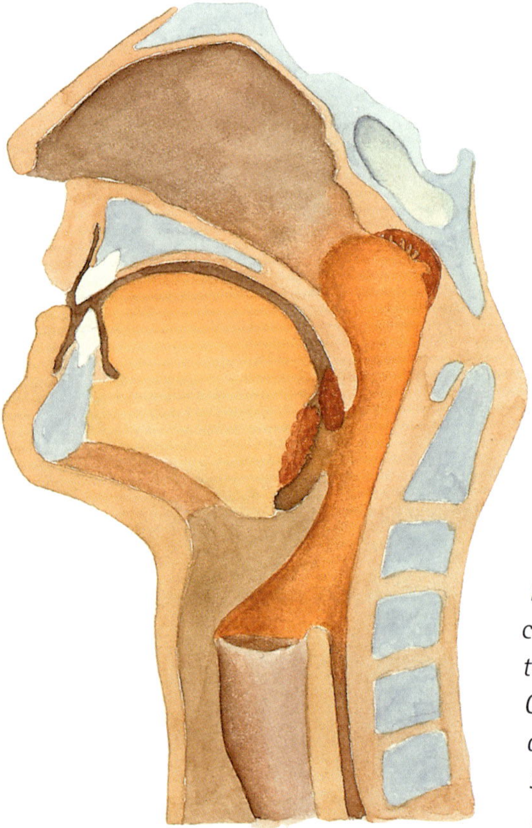

Der Hals ist nicht nur das Bindeglied zwischen Kopf und Rumpf, sondern er enthält wichtige Organe. Der Kehlkopf beispielsweise ist ein kompliziert aufgebautes knorpeliges Gebilde. Er liegt in der mittleren vorderen Halsregion und ist am Klang der Stimme beim Sprechen und Singen maßgeblich beteiligt. Ein weiteres wichtiges Organ ist die gleichfalls im vorderen Halsbereich gelegene Schilddrüse. Sie gehört zum Hormonsystem und ist unter anderem an vielen Stoffwechselvorgängen beteiligt. Außerdem ist der Hals mit zahlreichen Lymphdrüsen ausgestattet, die bei Erkrankung der Halsorgane anschwellen können.

Halsbeschwerden reichen von leichten Reizungen der Schleimhäute bis hin zu schwersten Entzündungen des Rachenraumes, der Mandeln und des Kehlkopfes. Mandelentzündungen beginnen oft ganz harmlos mit einfachem Halsweh. Wenn sich dazu noch Fieber einstellt und ein starkes Krankheitsgefühl auftritt, ist Vorsicht geboten.

Die Mandeln – Abwehrposten des Immunsystems

Die Mandeln bestehen aus einer Ansammlung von Lymphgewebe, das die Funktion der Abwehr gegen körperfremde oder schädigende Stoffe erfüllt. Sie liegen im hinteren Rachenbereich an einer strategisch günstigen Stelle. Keime sowohl aus der Mundhöhle, aber auch aus der Atemluft müssen diesen wichtigen Abwehrposten erst überwinden, um in den Körper gelangen zu können. Im Rahmen eines Atemwegsinfektes entzünden sich daher Rachen und Mandeln oft als erstes. Es kommt zu *Halsschmerzen*, begleitet von Schluckbeschwerden oder einem Engegefühl des Schlundes. Oft bestehen gleichzeitig Fieber, Kopfweh, Schnupfen oder Husten.

Heiserkeit, ein „rauer Hals", Stimmverlust oder Schwierigkeiten beim Sprechen können Ausdruck einer Kehlkopfentzündung sein. Neben Infekten kommen hier auch starke Reize durch Allergie-auslösende Stoffe, Überanstrengung der Stimme, Einatmen schädlicher Dämpfe oder Rauchen als Auslöser in Betracht.

Jodmangel oder eine Funktionsstörung können eine Vergrößerung der Schilddrüse verursachen, die als *Kropf* (Struma) in Erscheinung tritt.

Halsschmerzen, die mit hohem Fieber verbunden sind, sollten Sie unbedingt ernst nehmen. Dies könnte das Anzeichen einer eitrigen Angina sein, die unbehandelt Nieren und Herz schädigen kann.

Vorsicht

Halsbeschwerden können mitunter durch gefährliche Bakterien, beispielsweise den Erreger des Scharlachs oder der Diphtherie, verursacht werden und unbehandelt zu schwer wiegenden Folgeerkrankungen an Herz und Nieren führen. Bei sehr heftigen Schmerzen, die mit hohem Fieber und schwerem Krankheitsgefühl einhergehen, sollten Sie deshalb den Arzt aufsuchen. Eine Vergrößerung der Schilddrüse bedarf grundsätzlich einer genauen ärztlichen Untersuchung, um eine schwere Störung ihrer Funktion auszuschließen.

Einige wichtige Homöopathika bei Halsbeschwerden

Die Homöopathie stellt einige Arzneien bereit, die über eine ausgezeichnete Wirkung bei akuten Halsbeschwerden verfügen. Den Prinzipien der klassischen Homöopathie entsprechend, ist es bei der Mittelfindung von Bedeutung, die Charakteristika des jeweiligen

Homöopathikums im gesamten Beschwerdebild des Kranken wiederzuerkennen. Näheres dazu auf den Seiten 14–16.

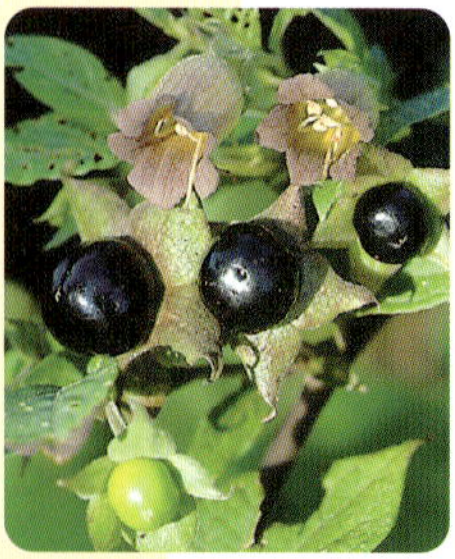

Belladonna (Tollkirsche)

Belladonna (Tollkirsche)

Belladonna ist eines der wichtigsten Mittel bei plötzlichen akuten fieberhaften Erkrankungen und Entzündungen, die von Erregungszuständen, Sinnestäuschungen, Blutandrang in den Organen und pulsierenden Schmerzen begleitet sind. Belladonna hilft bei brennenden Halsschmerzen mit Wundgefühl und extremer Empfindlichkeit der entzündeten Bereiche, wobei die rechte Seite meist als erstes und ausgeprägter betroffen ist. Die Mandeln sind feuerrot, die Mundschleimhäute trocken, und die Zunge hat die Färbung einer Erdbeere. Auslöser der Beschwerden sind vielfach eine Verkühlung des Kopfbereiches, beispielsweise nach dem Haarewaschen, oder eine bakterielle Infektion. Belladonna ist vielfach hilfreich bei Scharlach. Außerdem wirkt es vorzüglich bei Sonnenstich.

Charakteristisch sind die plötzlichen, stürmisch einsetzenden Beschwerden, ein gerötetes Gesicht, Hitzegefühl und brennende, pulsierende Schmerzen. Im Fieber ist der gesamte Körper heiß und dampfend, während Beine und Füße jedoch eiskalt sind. Die Betroffenen verspüren trotz hohen Fiebers meist kein Durstgefühl. Vielfach besteht auch eine ausgeprägte Lichtscheu.

Der Zustand verschlechtert sich durch Berührung, die geringste Erschütterung, Geräusche sowie durch Bewegung und Zugluft.

Der Zustand verbessert sich durch halb aufrechtes Sitzen im Bett und frische Luft.

Persönlichkeitsmerkmale: Belladonna-Menschen sind sehr impulsiv und temperamentvoll. Wenn sie in Wut geraten, bekommen sie ein rotes Gesicht und werden gelegentlich gewalttätig, mit der Neigung zu schlagen oder Dinge zu zerreißen. Bereits als Kinder haben sie ein feuriges Temperament, und es fällt auf, dass sie andere gerne beißen oder an den Haaren ziehen.

Potenzierung: D6 – D12

Lachesis (Buschmeister, Lanzenotter)

Lachesis hat eine starke Wirkung auf das Blut. Es hilft bei Durchblutungsstörungen, Blutvergiftung und vielen anderen schweren

Erkrankungszuständen sowie bei der Neigung zu starken Blutungen. Lachesis ist ein wichtiges Mittel bei Verletzungen, vor allem durch Tierbisse oder Insektenstiche, aber auch bei Mandelentzündungen und Diphtherie.

Charakteristisch ist eine düster, bläulich-rote Verfärbung der erkrankten Körperteile, beispielsweise blaurot unterlaufene Wunden. Lachesis hilft besonders gut, wenn die Beschwerden auf der linken Körperseite auftreten. So wirkt Lachesis bei Halsentzündungen, wenn die linke Mandel befallen ist, die Rachenschleimhaut eine blaurote Farbe aufweist und anschwillt. Der Hals schmerzt vor allem beim Leerschlucken und beim Schlucken von heißen Flüssigkeiten, während feste Speisen leichter aufgenommen werden können. Die Schmerzen strahlen oft bis ins linke Ohr aus. Jede Berührung wird als unerträglich empfunden, selbst ein wärmender Schal – um den kranken Hals gelegt – wird nicht vertragen. Sobald der Körper Sekret absondern kann, beispielsweise Schweiß, aber auch bei Eintreten der Monatsblutung geht es dem Lachesis-Patienten besser. Typisch ist auch, dass Beschwerden im Schlaf aufkommen und die Betroffenen in ihre Beschwerden „hineinschlafen".

Sind Sie ein Lachesis-Typ? Wenn Sie auf Berührung empfindlich reagieren, nichts Enges um den Hals vertragen und zu Eifersucht neigen, könnte Ihnen dieses Homöopathikum helfen.

Der Zustand verschlechtert sich nach dem Schlafen, durch heiße Getränke, Druck und enge Kleidung.

Der Zustand verbessert sich durch das Einsetzen von Absonderungen und äußere Wärme.

Persönlichkeitsmerkmale: Lachesis-Menschen sind ausgesprochen eifersüchtig und besitzergreifend. Sie reden gerne – manchmal fallen sie durch einen nicht zu unterbrechenden Redefluss auf. Ihre Haut und oft auch die Haare haben vielfach einen rötlichen Ton. Auffällig ist, dass sie sich häufig mit der Zunge über die Lippen fahren – sie züngeln wie eine Schlange. Schon als Kinder sind sie redelustig, haben eine rasche Auffassungsgabe und neigen zu extremer Eifersucht.

Potenzierung: D6 – D12

Mercurius cyanatus (Quecksilbercyanid)

Mercurius cyanatus ist ein wichtiges Heilmittel bei akuten Infektionskrankheiten, die mit Gewebszerstörung und der Neigung zu Blutungen einhergehen. Es hilft primär bei eitrigen Mandelentzündungen mit dicken Belägen und starken Schluckschmerzen. In der Homöopathie gilt es als wichtiges Mittel bei Diphtherie.

Charakteristisch sind eine tiefgreifende Kraftlosigkeit und Erschöpfung, tödliche Blässe, Kälte und starke Schweißabsonderung. Die Haut ist oft bläulich verfärbt. Die Mandeln sind rau, wund, der Rachen stark gerötet, und die Schleimhaut weist geschwürige Veränderungen auf. Schlucken und Sprechen fällt den Betroffenen schwer, denn beides verursacht große Schmerzen.

Der Zustand verschlechtert sich nach dem Essen, Sprechen bereitet äußerste Schmerzen.

Potenzierung: D12

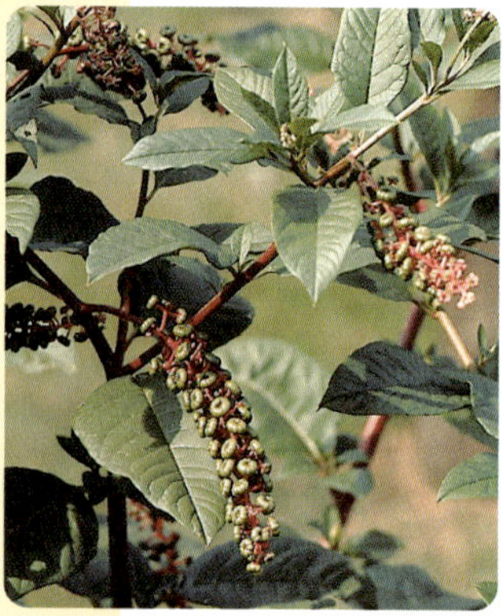

Phytolacca decandra (Kermesbeere)

Phytolacca decandra (Kermesbeere)

Phytolacca decandra ist hauptsächlich ein Drüsenmittel, das bei entzündlichen Lymphknotenschwellungen, Mumps und eitrigen Halsentzündungen Anwendung findet. Auslöser sind meist Wetterwechsel, feuchte Witterung, Regen und Durchnässung. Weil es auch einen günstigen Einfluss auf Knochengewebe, Muskeln und Sehnen besitzt, wird es oft bei rheumatischen Beschwerden eingesetzt.

Charakteristisch ist ein dunkel- oder bläulichrot verfärbter Rachen, der sich rau und heiß anfühlt. Die ebenfalls dunkelroten Mandeln sind stark geschwollen und weisen grauweiße oder gelbliche Beläge auf. Der Kranke fühlt sich sehr erschöpft und kann – ähnlich wie bei Lachesis – nichts Heißes schlucken. Im Gegensatz zu diesem Mittel ist bei Phytolacca aber die rechte Seite stärker betroffen.

Der Zustand verschlechtert sich bei nassem Wetter, Aufdecken und Bewegung.

Der Zustand verbessert sich durch Ruhe, Wärme und trockenes Wetter.

Potenzierung: D6 – D12

Phosphor (Gelber Phosphor)

Phosphor ist ein großes homöopathisches Mittel bei Nervenschwäche, seelischen Verstimmungen und Labilität des vegetativen Nervensystems. Es ist außerdem eine heilende Arznei für entzündlich-gereizte Schleimhäute, mit der Tendenz zur Gewebszerstörung und Blutungsneigung. Phosphor hat eine ausgeprägte Wirkung auf den Kehlkopf und kann bei chronischer Heiserkeit, die durch zu vieles Sprechen verursacht ist, helfen.

Charakteristisch sind eine große Schwäche der Kranken, ihre Angst vor schweren Erkrankungen wie zum Beispiel Krebs sowie eine Neigung zu Ohnmacht und Blutungen.

Der Zustand verschlechtert sich durch Wetterwechsel, Liegen auf der linken oder schmerzhaften Seite, Geräusche sowie bei Anstrengung und bei Gewitter.

Der Zustand verbessert sich durch Liegen auf der rechten Seite, kalte Speisen, im Freien, Waschen mit kaltem Wasser, ferner durch Ruhe und Schlaf.

Persönlichkeitsmerkmale: Phosphor hilft am besten bei großen, schlanken, eher schwächlichen Personen mit zarten Gliedern, die freundlich, mitfühlend, empfindsam und zugewandt sind. Ihre Furcht vor einer schweren Erkrankung ist manchmal so stark ausgeprägt, dass sie als Hypochonder eingestuft werden. Sie sind überempfindlich gegen laute Geräusche, deshalb besteht schon im Kindesalter eine große Furcht vor Gewittern.

Potenzierung: D6 – D12

Argentum nitricum (Silbernitrat)

Argentum nitricum ist ein Medikament für viele Beschwerden des Nervensystems. Es hilft aber auch bei gereizten Schleimhäuten insbesondere im Bereich des Rachens und des Magen-Darm-Traktes. Auslöser sind vielfach Erwartungsspannung, geistige Überanstrengung, Furcht oder Schreck. Es hat eine besondere Wirkung auf den Kehlkopf und hilft bei Stimmverlust und Heiserkeit durch Überanstrengung der Stimme, beispielsweise bei Sängern oder Rednern. Argentum nitricum wirkt besonders dann, wenn der stark verschleimte Hals ständiges Räuspern verursacht und der Betroffene über das Gefühl eines Splitters im Rachen klagt.

Menschen, für die Argentum nitricum geeignet ist, werden oft von Ängsten geplagt. Diese schlagen ihnen dann auf den Magen. Auch Wärme vertragen sie schlecht.

Charakteristisch für Argentum nitricum sind ein starkes Zittern und die Furcht vor Menschen und Auftritten in der Öffentlichkeit. Auffällig ist auch ein ausgeprägtes Verlangen nach Käse und Süßspeisen, die aber im Allgemeinen schlecht vertragen werden.

Der Zustand verschlechtert sich durch jede Art von Wärme, nachts, durch Süßigkeiten, bei Frauen während der Regelblutung und durch Aufregung.

Der Zustand verbessert sich durch Aufstoßen, an der frischen Luft, durch Druck und Kälte.

Persönlichkeitsmerkmale: Argentum nitricum wirkt besonders gut bei nervösen, empfindsamen Menschen, die leicht die Fassung verlieren. Sie sind ständig in Sorge und haben oft abstruse Ängste, wie zum Beispiel von umstürzenden Mauern erschlagen zu werden. Sie haben meist eine blasse, graue Gesichtsfarbe und sehen vielfach vorzeitig gealtert und faltig aus.

Potenzierung: D3 – D12

Wenn Sie unter den Einzelmitteln nicht das passende Simile für sich gefunden haben, ist es sicherer, ein geeignetes Komplexmittel zu versuchen.

Stimmen die Charakteristika und Modalitäten (die Umstände, unter denen sich Beschwerden bessern oder verschlimmern) der homöopathischen Arznei mit den Erkrankungszeichen genau überein, so ist sie in der Lage, die Halsbeschwerden oft innerhalb kurzer Zeit zu lindern und eine Heilung herbeizuführen. Das richtige Mittel herauszufinden ist aber im Allgemeinen schwierig und erfordert Sachkenntnis und Erfahrung. Außerdem gibt es noch eine Reihe anderer Homöopathika, die bei Halsbeschwerden in Frage kommen können. Sie in diesem begrenzten Rahmen alle aufzuführen, ist jedoch nicht möglich. Deshalb ist es für die Selbstbehandlung sicherer, einer geeigneten Kombination den Vorzug zu geben. In Komplexhomöopathika sind nicht zwangsläufig alle der oben genannten Mittel enthalten, sondern auch viele kleinere Homöopathika mit begrenzterer Wirkung. Sie ergänzen und unterstützen sich jedoch gegenseitig in ihren Heileffekten.

Halsschmerzen

In den meisten Fällen sind Halsschmerzen erstes Anzeichen einer allgemeinen Erkältung. Dazu kommt es häufig infolge Durchnässung oder Unterkühlung, manchmal allein schon nach Kaltwerden der Füße oder des Kopfes, beispielsweise nach dem Haarewaschen. Rachen und Mandeln sind dabei hellrot und leicht geschwollen und werden von Fieber, Kopf- und Schluckschmerzen begleitet.

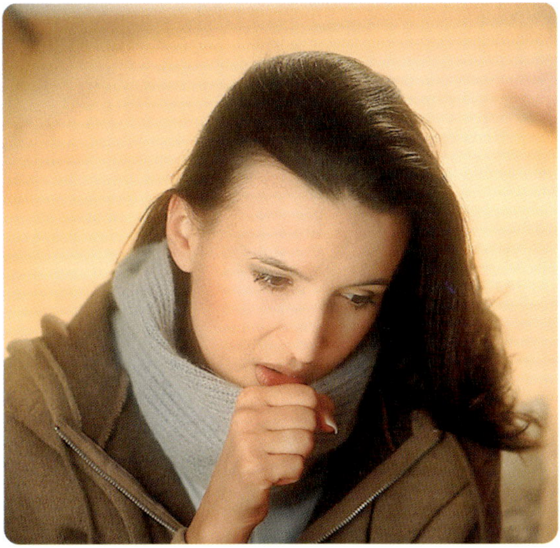

Halsschmerzen sind in vielen Fällen Begleiterscheinungen einer Erkältungskrankheit.

Meist stellen sich in der Folge die typischen Symptome eines grippalen Infektes – Schnupfen oder Husten – ein. Gewöhnlich wird diese leichtere Form einer Halsentzündung von Viren verursacht (siehe Seite 131).

Aber auch bestimmte Bakterien können die Mandeln befallen und zu schweren Entzündungen führen. Die Mandeln schwellen dann stark an, färben sich dunkelrot und weisen eitrige Stippchen oder kleine Geschwüre auf, die sich zu weißlichen Belägen ausdehnen können. Oft zeigt sich die Entzündung erst auf einer Seite, um im weiteren Verlauf der Erkrankung auch auf die andere Mandel überzugreifen. Meistens schwellen bei einer solchen Mandelentzündung, in der medizinischen Fachsprache auch Angina tonsillaris genannt, gleichzeitig die Lymphknoten am Kieferwinkel an, und der Kranke fiebert sehr hoch. Die Schmerzen können so stark sein, dass Nahrung oder Flüssigkeiten nur mühsam geschluckt werden können und selbst der äußere Halsbereich hochgradig berührungsempfindlich ist.

Behandelt man Halsschmerzen frühzeitig, kann eine Ausweitung der Infektion manchmal verhindert werden.

Vorsicht

Wenn die Mandeln bereits eitrige Stippchen und Beläge aufweisen, hohes Fieber und ein schweres Krankheitsgefühl bestehen, kann die Entzündung durch den Scharlacherreger verursacht sein. Diese Form der Halsentzündung muss vom Arzt mit Antibiotika behandelt werden, da sie sonst schwerwiegende Organschäden nach sich ziehen kann, beispielsweise einen Herzklappenfehler oder eine Nierenschädigung.

Bei Kindern äußert sich Scharlach – noch bevor der charakteristische Hautausschlag auftritt – stets in Form einer schweren Halsentzündung. Wenn Ihr Kind hoch fiebert, Schüttelfrost hat und Rachen oder Mandeln dunkelrot geschwollen sind, sollten Sie den Kinderarzt zu Rate ziehen.

Bitte beachten Sie:

Mercurius cyanatus Oligoplex dürfen Sie nicht anwenden bei Nierenfunktionsstörungen, in Schwangerschaft und Stillzeit, bei Säuglingen und Kleinkindern, bei schweren Erkrankungen wie Tuberkulose, Leukämie, multiple Sklerose, HIV-Infektion, Autoimmunkrankheiten sowie bei Überempfindlichkeit gegen einen der Wirkstoffe. Vereinzelt können Juckreiz, Hautausschlag, Gesichtsschwellung, Atemnot oder Schwindel auftreten. Dann müssen Sie das Mittel absetzen und den Arzt zu Rate ziehen. Bei Schilddrüsenerkrankungen nicht ohne ärztlichen Rat anwenden.

Welche Komplexmittel helfen?

Eine bewährte Kombination, um eine *beginnende Halsentzündung* zu behandeln, findet sich in Mercurius cyanatus Oligoplex. Sie enthält einige Homöopathika, die stark auf entzündliche und eitrige Prozesse im Bereich des Rachenraumes einwirken.

Mercurius cyanatus Oligoplex

▶ **Mercurius cyanatus D5** (Quecksilbercyanid) ist ein wichtiges Heilmittel bei akuten Infektionskrankheiten, die mit Gewebszerstörung und der Neigung zu Blutungen einhergehen. Es hilft primär bei eitrigen Mandelentzündungen mit dicken Belägen und starken Schluckschmerzen. In der Homöopathie ist Mercurius cyanatus eines der Hauptmittel bei Diphtherie.

▶ **Ailanthus glandulosa D3** (Götterbaum) hat eine ausgeprägte Wirkung auf eitrige Halsentzündungen, die von Hautausschlägen begleitet sind. Typisch sind eine purpurn bis bläulich verfärbte Haut, tränende Augen und ein innerlich wie äußerlich stark geschwollener, hoch empfindlicher Hals mit trockenen, dunkelrot verfärbten Schleimhäuten.

▶ **Ammonium bromatum D3** (Ammoniumbromid) findet vor allem Anwendung bei Infekten des Rachenraumes und des Kehlkopfes, die von nächtlichem trockenem Krampfhusten und Kopfschmerzen begleitet sind.

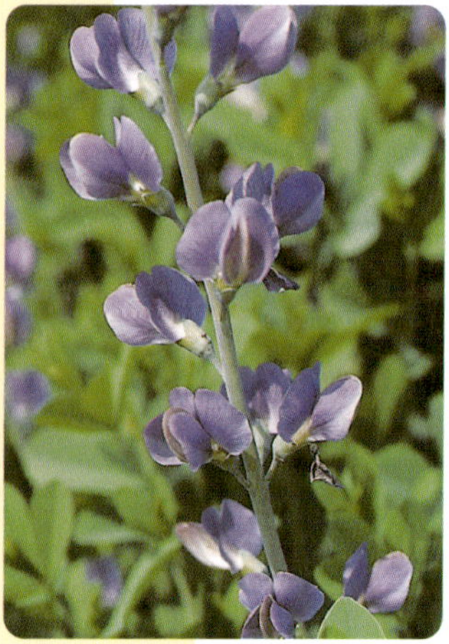

Baptisia (Wilder Indigo)

▶ **Baptisia D3** (Wilder Indigo) ist ein wichtiges Fiebermittel und eignet sich zur Behandlung der Malaria und vieler anderer Infektionskrankheiten. Es hilft bei dunkel geröteten Mandeln und Rachen, vor allem wenn sich der Hals anfühlt, als sei er zusammengeschnürt, und feste Nahrung nur mühsam geschluckt werden kann. Die Halssymptome sind begleitet von üblem Mundgeruch.

▶ **Echinacea angustifolia D1** (Schmalblättriger Sonnenhut) steigert die Abwehrkraft und hat eine besondere Wirkung bei eitrigen Infektionen, Blutvergiftung und Lymphdrüsenentzündungen. Dieses Mittel hilft bei purpurn oder dunkel verfärbten, geschwollenen Mandeln mit trockener, weiß belegter Zunge und wunden oder geschwürigen Veränderungen der Rachenschleimhaut.

▶ **Spongia marina tosta D2** (Gerösteter Meerschwamm) entfaltet seine heilende Wirkung auf die Atemwege und das Herz. Das Homöopathikum eignet sich bei trockenem, brennendem, wundem Rachen mit Heiserkeit und trockenem, bellendem Husten.

Dosierung:
- **Bei schweren Erscheinungen: stündlich 10 Tropfen**
- **Nach Besserung: 3-mal täglich 10–15 Tropfen auf 1 EL Wasser vor dem Essen einnehmen**

Agnus castus Oligoplex

Wenn Sie feststellen, dass die *Halslymphknoten anschwellen*, empfiehlt sich die zusätzliche Einnahme von Agnus castus Oligoplex. Neben Arzneien, die bei Halsentzündung helfen, enthält diese Komposition mehrere Homöopathika, die sich bei entzündlichen Schwellungen des Lymphgewebes bewährt haben.

▶ **Agnus castus D2** (Keuschlamm) wirkt in erster Linie auf die Geschlechtsorgane. Es hilft aber auch bei Verrenkungen, Verstauchungen, Mundgeschwüren und hat eine günstige Wirkung auf den Lymphabfluss.

▶ **Apis mellifica** (Honigbiene) ist ein wichtiges Mittel für alle Krankheitserscheinungen, die Ähnlichkeit mit einem Bienenstich aufweisen, nämlich Schwellung, Rötung und brennenden Schmerz. Es hilft besonders gut bei glasiger Schwellung der Mandeln und wenn sich die Halsschmerzen durch warme Getränke verschlimmern, durch kalte Flüssigkeit hingegen bessern.

Agnus castus Oligoplex enthält eine Komposition von Homöopathika, die sich bei entzündlichen Schwellungen des Lymphgewebes bewährt haben.

▶ **Belladonna D4** (Tollkirsche) ist eines der wichtigsten Scharlachmittel in der Homöopathie. Es wirkt bei plötzlich und stürmisch einsetzenden Mandelentzündungen, die bevorzugt auf der rechten Seite auftreten. Auslöser ist vielfach ein Kaltwerden des Kopfes nach dem Waschen und Schneiden der Haare. Die Rachenschleimhaut ist scharlachrot verfärbt, die Haut rotfleckig, und der Hals schmerzt besonders stark beim Schlucken von Flüssigkeiten.

▶ **Glonoinum D4** (Nitroglycerin) ist in erster Linie ein Kopfschmerzmittel, es hat jedoch auch eine Wirkung bei Blutandrang im Rachen, der mit einem Völle- und Erstickungsgefühl im Hals verbunden ist.

▶ **Juglans D3** (Walnussbaum) ist ebenfalls primär ein Kopfschmerzmittel, hilft aber gleichzeitig bei Halsschmerzen, die besonders die Mandelregion betreffen, sowie bei Schlundenge und Trockenheit der Zungenwurzel.

Dosierung:
- **In akuten Fällen: alle 2 Stunden 15 Tropfen einnehmen**
- **Nach Besserung: 3-mal täglich 15 Tropfen auf 1 EL Wasser vor dem Essen**

▶ **Phosphorus D6** (Gelber Phosphor) ist ein großes homöopathisches Mittel für entzündlich-gereizte Schleimhäute mit der Tendenz zur Gewebszerstörung und Blutungsneigung. Es hat eine ausgeprägte Wirkung auf den Kehlkopf, vor allem bei chronischer Heiserkeit durch zu vieles Sprechen.

Andere Komplexmittel:
Anginovin H Tropfen, enthält:
Aconitum napellus D4, Ailanthus altissima D1, Apis mellifica D2, Eupatorium perfoliatum D1, Gelsemium sempervivens D4, Mercurius sublimatus corrosivus D4, Kalium chloratum D4, Tartarus stibiatus D8, Lachesis muta D8
Angin-Heel®S, enthält:
Hydrargyrum bicyanatum D8, Phytolacca D4, Apis mellifica D4, Arnica D4, Hepar sulfuris D6, Dulcamara D4, Belladonna D4

Allgemeine Empfehlungen

Bei Schmerzen können warme Halswickel hilfreich sein. Hohes Fieber kann zusätzlich durch kühle Wadenwickel gesenkt werden. Sie dürfen nicht zu kalt sein, sondern sollen etwa 2–3 °C unter der Körpertemperatur liegen.

Gurgeln mit Thymian- oder Salbeitee lindert die Schmerzen. Die darin enthaltenen Pflanzenwirkstoffe beruhigen die gereizten Schleimhäute, desinfizieren die Mundhöhle und wirken einer Ausbreitung der Entzündung entgegen.

Kropf (Struma)

Die Schilddrüse ist ein Organ, das dem Hormonsystem angehört, viele Stoffwechselvorgänge steuert und außerdem die Herz-Kreislauf-Funktionen beeinflusst. Für die Bildung ihrer Hormone benötigt sie Jod. Deshalb kommt es bei Menschen, die in Jodmangelgebieten leben, beispielsweise in fernab vom Meer gelegenen Bergregionen, besonders häufig zu einer mitunter stark ausgeprägten Kropfbildung. Auch in Zeiten der Hormonumstellung, beispielsweise während einer Schwangerschaft oder in der Pubertät, kann es zur vorübergehenden Vermehrung des Schilddrüsengewebes kommen. Dabei ist die Funktion des Organs meist nicht gestört.

Eine Schilddrüsenvergrößerung kann sowohl durch eine Über- wie auch eine Unterfunktion des Organs bedingt sein, wobei das Gewebe entweder weich anschwillt oder auch harte, knotige Veränderungen zeigen kann. Die Störung ist von vielfältigen, den gesamten Organismus betreffenden Erscheinungen begleitet. So kommt es bei Unterfunktion durch den verlangsamten Stoffwechsel zu Gewichtszunahme, Verstopfung, Müdigkeit, Kältegefühl und Anstieg der Fettwerte im Blut, während eine Überfunktion sich vor allem in Herzrhythmusstörungen, Herzrasen, Hitzeunverträglichkeit, Schweißausbrüchen, Durchfällen und rascher Erschöpfbarkeit ausdrückt.

Diagnose und Behandlung jeder Schilddrüsenstörung gehören grundsätzlich in die Hand des Arztes. Eine homöopathische Behandlung kann deshalb stets nur begleitend und in Absprache mit dem behandelnden Arzt erfolgen.

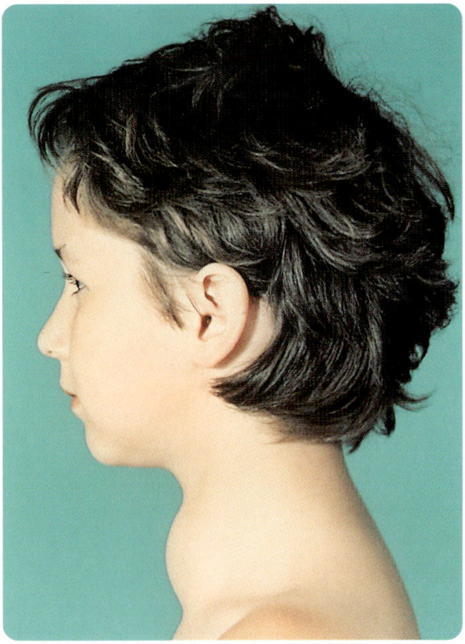

Ein Kropf (Struma) kann sowohl durch eine Über- als auch eine Unterfunktion der Schilddrüse entstehen.

Welche Komplexmittel helfen?

Eine geeignete Kombination, mit der Sie – allerdings nur in Rücksprache mit dem Artzt – die Behandlung der *Schilddrüsenvergrößerung* unterstützen können, ist Badiaga Oligoplex. Dieses Arzneimittel enthält mehrere Homöopathika, die Drüsenschwellungen und -verhärtungen günstig beeinflussen und gleichzeitig auf die Schilddrüse und auf die von ihr gesteuerten Organe günstig einwirken.

Badiaga Oligoplex

- **Badiaga D2** (Fluss-Schwamm) entfaltet seine Hauptwirkung auf Muskeln und Drüsen. Es hilft bei Störungen der Schilddrüsenfunktion vor allem bei der so genannten Basedow-Krankheit, bei der die Augäpfel aus den Augenhöhlen hervortreten. Badiaga enthält außerdem das für die Schilddrüse wichtige Jod.
- **Barium carbonicum D4** (Bariumcarbonat) ist ein Mittel, das vielfach bei Kleinkindern, aber auch im späten Lebensalter Anwendung findet. Es zeigt einen günstigen Einfluss bei Gedächtnisverlust,

Bitte beachten Sie:
Bei Überempfindlichkeit gegen Jod darf Badiaga Oligoplex nicht angewandt werden.

geistiger Schwäche, Verwirrtheit und Demenz, aber auch bei körperlich und geistig unterentwickelten Kindern. Barium hat außerdem eine deutliche Wirkung auf geschwollene Drüsen und die Neigung zu Eiterungen.

▶ **Cerium oxalicum D4** (Cerooxalat) hilft bei vielen krampfartigen Zuständen, beispielweise bei Krampfhusten, aber auch beim Erbrechen sowie bei ausgeprägter Nervenschwäche.

▶ **Lycopus virginicus D3** (Virginischer Wolfstrapp) hilft bei den typischen Anzeichen einer Schilddrüsenüberfunktion, wie beispielsweise Herzrasen, oder einem auf Überfunktion beruhenden Kropf.

▶ **Spartium scoparium D2** (Besenginster) besitzt eine vorrangige Heilwirkung auf das Herz. Dort hilft es bei Rhythmusstörungen und stärkt die Herzkraft.

▶ **Spongia marina tosta D3** (Gerösteter Meerschwamm) hat ebenfalls eine ausgeprägte Wirkung auf die Herzfunktion und auf die Atemwege. Es hilft bei stürmischem Herzklopfen mit Atemnot sowie bei bevorzugt nachts auftretenden Herzschmerzen.

Dosierung:
3-mal täglich 1 Tablette vor dem Essen im Mund zergehen lassen

Vespa Oligoplex

Es hat sich bewährt, Badiaga Oligoplex im täglichen Wechsel mit Vespa Oligoplex einzunehmen. Die darin enthaltenen Mittel fördern den *Lymphfluss* in drüsigen Organen, wirken gutartigen Gewebswucherungen entgegen und haben einen regulierenden Einfluss auf das Hormonsystem.

Bitte beachten Sie:
Nicht ohne ärztlichen Rat anwenden.
Bei Überempfindlichkeit gegen Bienengift darf Vespa Oligoplex nicht eingenommen werden.

▶ **Vespa crabro D4** (Hornisse) wirkt bei Lymphstau in drüsigen Organen, der zur Gewebsverhärtung führt. Dieses Homöopathikum hat außerdem einen starken Einfluss auf Schwellungen mit brennenden Schmerzen im Gesichtsbereich sowie auf die weiblichen Geschlechtsorgane.

▶ **Apis mellifica D3** (Honigbiene) ist ein wichtiges Mittel für alle Krankheitserscheinungen, die Ähnlichkeit mit einem Bienenstich aufweisen, nämlich Schwellung, Rötung und brennenden Schmerz. Es fördert ebenso wie Vespa crabro den Lymphabfluss.

▶ **Arsenicum album D8** (Arsentrioxid) besitzt eine tiefgreifende Wirkung auf alle Körpergewebe und den Stoffwechsel. Deshalb gehört es zu den großen homöopathischen Konstitutionsmitteln. Es wirkt besonders gut, wenn die Beschwerden von großem Kältegefühl, Unruhe, Ängstlichkeit und Durst begleitet sind.

Hypophysis D4 (Extrakt aus der Hirnanhangsdrüse) übt eine regulierende Wirkung auf die Schilddrüse und andere dem Hormonsystem angehörende Organe aus.

Kalium jodatum D4 (Kaliumjodid) wirkt vornehmlich auf das Bindegewebe und die Drüsen. Dort hilft es bei Schwellungen und Wucherungen. Es erhöht die Reaktionsfähigkeit des Körpers, besonders bei chronischen Erkrankungen.

Lycopus virginicus D2 (Virginischer Wolfstrapp) siehe Seite 120.

Spongia marina tosta D5 (Gerösteter Meerschwamm) siehe Seite 120.

Dosierung:
3-mal täglich 15 Tropfen auf 1 EL Wasser vor dem Essen einnehmen

Allgemeine Empfehlungen

Wie bei allen chronischen Erkrankungen sollten Sie bei Veränderungen der Schilddrüse auf eine ausgewogene Lebensführung achten. Dazu gehört eine gesunde, vitaminreiche Ernährung und ausreichend Bewegung an der frischen Luft. Starke Reizmittel wie beispielsweise Kaffee, Nikotin oder Alkohol sollten Sie besser meiden.

Atemwegsbeschwerden

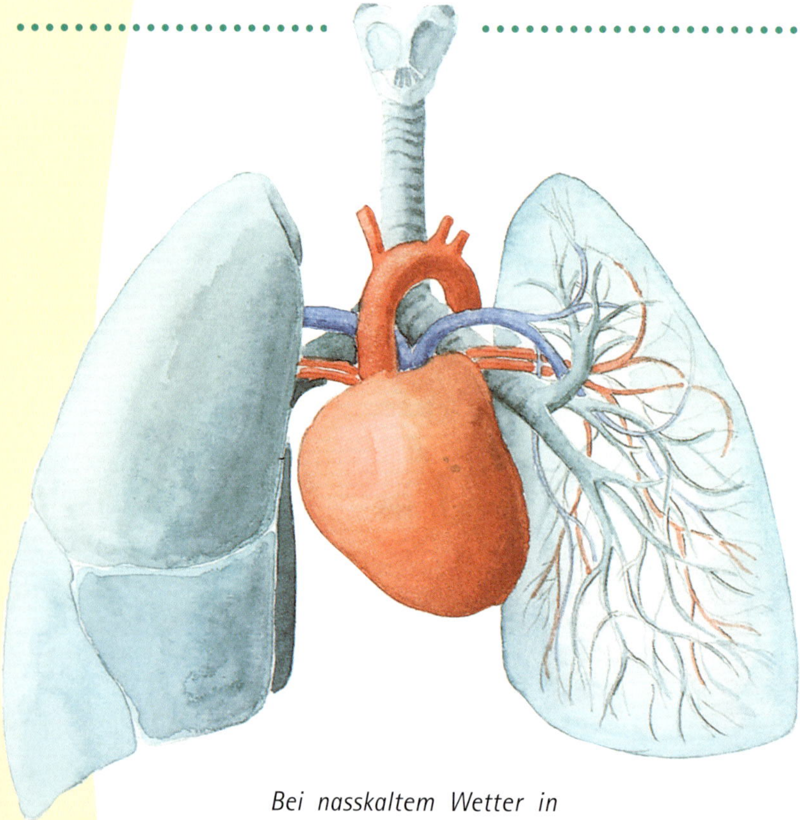

Bei nasskaltem Wetter in den Wintermonaten und Übergangsjahreszeiten kommt es besonders leicht zu Infekten der oberen Luftwege. Diese Erkältungskrankheiten werden in aller Regel von Viren verursacht. Sie entstehen, wenn der Körper durch Unterkühlung oder Erschöpfung geschwächt ist und die Abwehrkraft versagt, um diese Erreger abzuwehren. Die Nase beginnt zu laufen, und es entwickeln sich die typischen Symptome Schnupfen, Fieber, Kopf- und Gliederschmerzen, begleitet von Halsweh, Heiserkeit und Husten. Von diesen so genannten grippalen Infekten ist die echte Virusgrippe zu unterscheiden. Sie tritt epidemieartig auf und stellt eine schwere Infektionskrankheit dar. Besonders für alte Menschen und Kleinkinder, aber auch für Personen, die bereits an einer anderen Vorerkrankung leiden, kann sie mitunter bedrohlich werden.

Husten ist ein Reinigungsmechanismus der Bronchien

Der Husten ist ein wichtiger Mechanismus, mit dessen Hilfe schädigende Substanzen, wie zum Beispiel Krankheitserreger, Staubpartikel, aber auch Allergie-auslösende Stoffe wieder aus den Luftwegen entfernt werden. Die Schleimhäute unseres gesamten Bronchialsystems bilden fortlaufend ein schleimiges Sekret. Auf ihrer Oberfläche sind sie mit kleinen Flimmerhärchen versehen. Diese transportieren den Schleim und mit ihm Substanzen, von denen die Atemwege befreit werden müssen, in Richtung Rachen und Mundhöhle. Produzieren die Schleimhäute zu viel Sekret, wie es beispielsweise im Rahmen einer Entzündung der Fall sein kann, so wird es über Hustenstöße nach oben befördert. Während eines Infektes ist es deshalb meist wichtiger, den Schleim zu verflüssigen und damit das Abhusten zu erleichtern, als den Hustenreiz zu unterdrücken.

Bei langjährigen und starken Rauchern sind diese Flimmerhärchen zum Teil unwiderruflich geschädigt. Bei ihnen stellt der so genannte Raucherhusten den Versuch des Bronchialsystems dar, die schädigenden Partikel des Zigarettenrauchs wieder aus den Luftwegen zu entfernen.

Der Organismus zeigt durch Husten, dass er versucht, eingedrungene Fremdkörper, Krankheitserreger und auch Allergie-auslösende Stoffe wieder aus den Luftwegen zu entfernen.

Ein Husten kann auch trocken sein, dann ist er meistens durch einen Reiz bedingt, beispielsweise durch Staub oder über den Rachen hinunterlaufendes Nasensekret.

Ein starker Husten ist häufig Anzeichen dafür, dass auch die tieferen Atemwege, wie zum Beispiel die Luftröhre oder die Bronchien, in Mitleidenschaft gezogen sind. Er ist das Leitsymptom der Bronchitis, kann aber auch im Rahmen eines Asthma bronchiale oder einer Lungenentzündung auftreten.

Vorsicht

Atemwegsinfekte können manchmal schwere Komplikationen nach sich ziehen und chronisch werden oder zu bleibenden Schäden an den Bronchien und der Lunge führen. Bei sehr heftigen oder anhaltenden Beschwerden sollten Sie deshalb den Arzt konsultieren. Ein fortgesetzter Husten bedarf stets einer ärztlichen Abklärung der Ursache, weil er auch Ausdruck einer schweren Lungenerkrankung sein kann.

Einige wichtige Homöopathika bei Atemwegserkrankungen

Die Homöopathie verfügt über eine Vielzahl wirksamer Arzneien zur Behandlung von fieberhaften Erkältungskrankheiten und Husten. Einige von ihnen kommen bei diesen Erkrankungen besonders häufig infrage und werden deswegen im Folgenden ausführlich beschrieben. Bei der Behandlung mit einem homöopathischen Einzelmittel müssen alle Erscheinungen, die im Zusammenhang mit der Erkrankung auftreten, genau mit den charakteristischen Symptomen des gewählten Homöopathikums übereinstimmen. Dabei spielen viele Faktoren eine Rolle, z. B. die Auslöser einer Erkrankung, ob ein Fieber mit oder ohne Schweißausbruch einhergeht, ob der Betroffene sich heiß fühlt und aufdecken möchte oder ob er von Frost geschüttelt wird und sich lieber möglichst warm einpackt. Auch die Stimmungslage, Vorlieben oder Abneigungen gegen bestimmte Speisen sowie die Persönlichkeitsmerkmale, die im Allgemeinen zur Beurteilung des Konstitutionstypus herangezogen werden, haben Bedeutung, weil sie sich im Erkrankungsfall auch bei Personen widerspiegeln, die im gesunden Zustand diesem Typus möglicherweise nicht entsprechen. Deshalb werden sie bei den nachfolgend aufgeführten Mitteln erwähnt. Näheres dazu auch auf den Seiten 14–16.

Aconitum napellus (Blauer Eisenhut)

Neben der Behandlung von stürmisch einsetzenden fieberhaften Erkrankungen eignet sich Aconitum auch für angstbedingte Reaktionen.

Aconitum napellus hat eine herausragende Wirkung auf Schleimhäute, Muskulatur und Nervensystem. Es ist ein wichtiges Grippemittel und eignet sich besonders gut für das allererste Stadium einer plötzlichen, hochfieberhaften Erkrankung. Die Beschwerden beginnen mit heftigem Schüttelfrost, dem ein sehr rascher Fieberanstieg folgt. Auslöser sind meist kaltes, windiges Wetter, Zugluft, aber auch Furcht, Schreck oder ein Schockerlebnis.

Charakteristisch sind die äußerst heftig und stürmisch einsetzenden Beschwerden, die von starker Unruhe und qualvoller Furcht begleitet sind. Die Kranken glauben, an ihrer Krankheit sterben zu müssen, und sagen manchmal sogar die Todesstunde voraus. Ihr Gesicht ist heiß und im Liegen hochrot, beim Aufsetzen wird es jedoch erschreckend blass. Auffällig ist häufig, dass eine Wange rot, die andere weiß ist. Die Kranken verlangen nach Wasser, denn alle anderen Getränke schmecken bitter.

Der Zustand verschlechtert sich im warmen Raum, nachts, durch Liegen auf der schmerzhaften Seite sowie durch Musik, Tabakrauch und kalten Wind.

Der Zustand verbessert sich durch frische Luft, durch Ruhe und im Freien.

Persönlichkeitsmerkmale: Aconitum-Menschen sind meist vollblütig und haben normalerweise eine kräftige Konstitution. Wenn sie sich jedoch verletzt haben, entzündet sich die Wunde gern. Sie neigen zum Schlafwandeln sowie zu Angst- oder Panikreaktionen und haben Furcht vor dem Tod. Häufig leiden sie unter extremer Flugangst. Ein Schreck- oder Schockerlebnis, beispielsweise der Anblick eines Unfalls, greift gelegentlich so tief in ihr Seelenleben ein, dass es oft noch Jahre danach als Auslöser für Beschwerden verantwortlich sein kann. Obwohl sie gerne in Gesellschaft sind, meiden diese Personen größere Menschenmengen, da sie ihnen Angst einjagen. Als Kinder sind sie äußerst sensibel.

Potenzierung: D8 – D12

Belladonna (Tollkirsche)

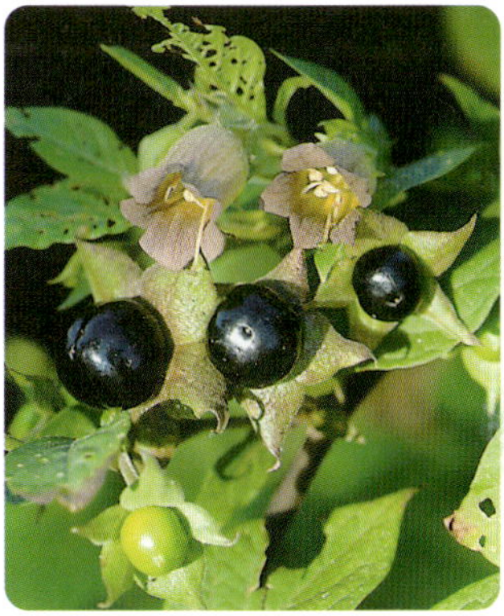

Belladonna (Tollkirsche)

Belladonna ist ähnlich wie Aconitum eines der wichtigsten Mittel bei plötzlichen, akuten, fieberhaften entzündlichen Erkrankungen. Sie sind begleitet von Erregungszuständen, Sinnestäuschungen, Blutandrang in den Organen und pulsierenden Schmerzen. Belladonna hilft vor allem bei brennenden Halsschmerzen mit Wundgefühl und extremer Empfindlichkeit der entzündeten Bereiche. Die rechte Seite ist meist ausgeprägter betroffen. Auslöser der Beschwerden sind vielfach eine Verkühlung des Kopfbereiches, beispielsweise nach dem Haarewaschen, oder eine bakterielle Infektion. Belladonna ist vielfach hilfreich bei Scharlach und wirkt vorzüglich bei Sonnenstich.

Charakteristisch sind plötzliche, sich rapid entwickelnde Beschwerden, ein gerötetes Gesicht, Hitzegefühl und brennende, pulsierende Schmerzen. Im Fieber ist der gesamte Körper heiß und dampfend, während Beine und Füße jedoch eiskalt sind. Im Gegensatz zu Aconitum werden die Betroffenen beim Aufsetzen nicht blass, sie verspüren trotz hohen Fiebers und trockenem Mund meist kein Durstgefühl. Vielfach besteht eine ausgeprägte Lichtscheu.

Der Zustand verschlechtert sich durch Berührung, die geringste Erschütterung, Geräusche sowie durch Bewegung und Zugluft.

Der Zustand verbessert sich durch halb aufrechtes Sitzen im Bett und frische Luft.

Persönlichkeitsmerkmale: Belladonna-Menschen sind sehr impulsiv und temperamentvoll. Wenn sie in Wut geraten, bekommen sie ein rotes Gesicht und werden gelegentlich gewalttätig, mit der Neigung zu schlagen oder Dinge zu zerreißen.
Bereits als Kinder haben sie ein feuriges Temperament, und es fällt auf, dass sie andere gerne beißen oder an den Haaren ziehen.

Potenzierung: D6 – D12

Eupatorium perfoliatum (Wasserhanf)

Eupatorium perfoliatum ist ein wichtiges Heilmittel bei Erkältungskrankheiten und Grippe. Es hilft bei Schnupfen, Niesen, Heiserkeit und bei schmerzhaftem Husten, der sich nachts verschlimmert. Auslöser ist häufig eine Unterkühlung.

Charakteristisch ist, dass die Beschwerden von Knochenschmerzen begleitet sind. Die Gliedmaßen und der Rücken fühlen sich an, als wären sie zerschlagen. Vor Beginn eines Schüttelfrostes, der typischerweise zwischen 7 und 9 Uhr auftritt, haben die Betroffenen großen Durst und sind sehr reizbar. Um den Husten zu erleichtern, muss sich der Kranke auf Hände und Knie niederlassen.

Der Zustand verschlechtert sich im Freien, durch Unterkühlung und Liegen auf dem Rücken.

Der Zustand verbessert sich zu Hause, durch Hinknien mit zum Kissen hingewandten Gesicht.

Potenzierung: D6 – D12

Nux vomica (Brechnuss)

Nux vomica ist eines der großen Konstitutionsmittel mit starker Wirkung auf den gesamten Organismus. Es findet bei vielen unterschiedlichen Erkrankungen vor allem im Bereich des Verdauungssystems Anwendung, ist aber auch eine kräftige Arznei bei Kopfschmerzen und Erkältungskrankheiten. Es wirkt vor allem dann besonders gut, wenn Ärger, Stress oder Schlafmangel durch Überarbeitung als Auslöser zu einer Erkrankung beigetragen haben.

Charakteristisch für dieses Mittel ist eine überaus gereizte Stimmungslage. Nachts quält den Betroffenen eine verstopfte Nase, während sich tagsüber ein heftiger Fließschnupfen einstellt. Häufig tränen auch die Augen, und es bestehen Heiserkeit und Husten, der oft berstenden Kopfschmerz verursacht. Der Kranke möchte seine Ruhe haben und reagiert übellaunig, wenn er angesprochen wird. Geräusche, insbesondere Schritte gehen ihm schrecklich auf die Nerven und verstärken seine Reizbarkeit.

Der Zustand verschlechtert sich durch Kälte, Ärger, morgens und durch kalten Wind.

Der Zustand verbessert sich durch Wärme, Ruhe und kurzen Schlaf sowie beim Liegen auf der Seite.

Persönlichkeitsmerkmale: Nux-vomica-Patienten sind ehrgeizig, arbeiten hart („workaholics"), neigen zu Reizbarkeit und Jähzorn. Sie sind ausgesprochene Morgenmuffel. Sie mögen gerne fettreiche, stark gewürzte Speisen und Genussmittel wie Kaffee (den sie aber schlecht vertragen).
Nux-vomica-Kinder sind meist überaktiv, nervös, oft eigensinnig oder trotzig und neigen gelegentlich zu heftigen Wutausbrüchen.

Potenzierung: D6 – D12

Gelsemium (Wilder Jasmin)

Gelsemium entfaltet seine Wirkung hauptsächlich am Nervensystem und ist ein wichtiges Mittel bei grippalen Infekten, die von heftigen Kopf- und Gliederschmerzen begleitet sind. Das Homöopathikum hilft auch bei Bronchitis mit trockenem Husten und Wundgefühl in der Brust. Ausgelöst werden die Beschwerden häufig durch Angst, Schreck, schlechte Nachrichten oder die Erwartungsspannung vor einer ungewohnten Situation, ganz besonders vor einem Auftritt in der Öffentlichkeit. Deshalb hilft Gelsemium auch hervorragend gegen das „Lampenfieber".

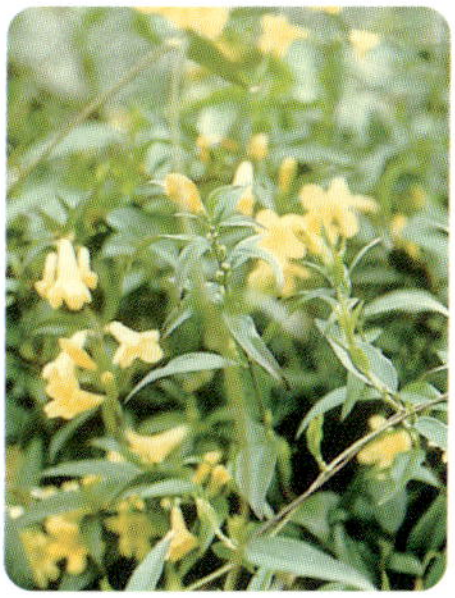

Gelsemium (Wilder Jasmin)

Charakteristisch ist ein Schüttelfrost, bei dem die Kranken am ganzen Körper so stark zittern, dass sie festgehalten werden möchten; ferner quälende, fast zum Wahnsinn treibende Kopfschmerzen und ein Zerschlagenheitsgefühl der Glieder. Alle Beschwerden bessern sich durch reichliches Wasserlassen. Auffällig ist, dass die Betroffenen zwar eine Abneigung gegen Gesellschaft haben, aber trotzdem nicht allein sein wollen.

Der Zustand verschlechtert sich durch feuchtes nebliges Wetter, vor einem Gewitter, durch Sonnen- und Sommerhitze. Auch ein Denken an die Beschwerden verschlimmert den Zustand.

Der Zustand verbessert sich, wenn reichlich Wasser gelassen werden kann, nach einem Schweißausbruch sowie durch Bewegung an der frischen Luft.

Persönlichkeitsmerkmale: Gelsemium-Menschen sind meist ängstlich, schüchtern und fürchten sich vor Reden oder Auftritten in der Öffentlichkeit. Vielfach sind sie durch ihre Ängste regelrecht blockiert. Sie entwickeln sogar manchmal eine ausgesprochene Abneigung gegen die Gesellschaft anderer und hegen den Wunsch, allein zu sein und in Ruhe gelassen zu werden. Große Sommerhitze vertragen sie ebenso wie Tabak meist äußerst schlecht.

Potenzierung: D6 – D12

Ferrum phosphoricum (Eisenphosphat)

Ferrum phosphoricum ist am besten im Frühstadium einer Erkältungskrankheit wirksam und wenn sich die Erkältungssymptome zögernd entwickeln.

Ferrum phosphoricum ist ein Heilmittel, das vor allem im Frühstadium einer Entzündung nützlich ist. Es hilft besonders gut, wenn die Beschwerden einer Erkältungskrankheit nicht plötzlich einsetzen, wie bei Belladonna oder Aconitum, sondern langsam entstehen. Das Fieber steigt allmählich, und auch alle anderen Symptome wie Schnupfen oder Husten entwickeln sich zögernd. Ferner wirkt es bei hellroten Blutungen aus der Nase.

Charakteristisch ist ein auffallend blasses Gesicht, das bei Erregung aber rasch erröten kann, sowie ein schneller, schwacher Pulsschlag. Im Gegensatz zu Eupatorium perfoliatum setzt der Schüttelfrost bei Ferrum phosphoricum am frühen Nachmittag ein.

Der Zustand verschlechtert sich durch Bewegung, Berührung und nachts, zwischen vier Uhr und sechs Uhr.

Der Zustand verbessert sich durch kühle Anwendungen und Umschläge.

Persönlichkeitsmerkmale: Ferrum phosphoricum wirkt besonders gut bei schwächlichen, körperlich leicht erschöpfbaren Menschen mit blasser Gesichtsfarbe und schlaffem Gewebe. Sie neigen zu Krampfadern, Blutungen und Blutarmut. Im Allgemeinen sind sie recht gesprächig und heiter, können aber auch unter geistiger Trägheit leiden, was sie gereizt macht. Sie mögen vielfach keine Milch und vertragen kein Fleisch.

Potenzierung: D4 – D12

Ipecacuanha (Brechwurzel)

Ipecacuanha ist ein bedeutendes Hustenmittel. Seine Hauptwirkung erstreckt sich auf die vegetativen Nerven des Magens und der Brust. Es hilft bei vielen Verkrampfungen in diesem Bereich. Deshalb wirkt es bei Verkrampfungen der Bronchien, beispielsweise bei Asthma oder Keuchhusten, aber auch bei krampfartigem Erbrechen. Auslöser ist oft unterdrückter Zorn.

Charakteristisch ist das Erbrechen von Schleim und Mageninhalt während oder im Anschluss an einen – meist erstickenden – Hustenanfall. Ipecacuanha wirkt besonders gut, wenn durch Schleimansammlung das Atmen schwer fällt und rasselnde Atemgeräusche entstehen.

Der Zustand verschlechtert sich durch feuchten warmen Wind und durch Liegen.

Persönlichkeitsmerkmale: Ipecacuanha wirkt am besten bei eher dicklichen Kindern, die geschwächt sind und zu Erkältungen neigen – selbst bei milder Witterung.

Potenzierung: D3 – D12

Drosera (Sonnentau)

Drosera erstreckt seine Heilwirkung bevorzugt auf die Atmungsorgane. Es hilft vor allem bei Krampfhusten, zum Beispiel Keuchhusten, und findet bei Lungenerkrankungen Anwendung.

Charakteristisch ist der krampfartige, trockene, Husten, der häufig in kurz aufeinander folgenden Anfällen auftritt, sodass der Betroffene kaum noch atmen kann. Die Stimme klingt heiser und rau. Ein Schlüsselsymptom ist, dass der Kranke husten muss, sobald er sich hinlegt und der Kopf das Kissen berührt.

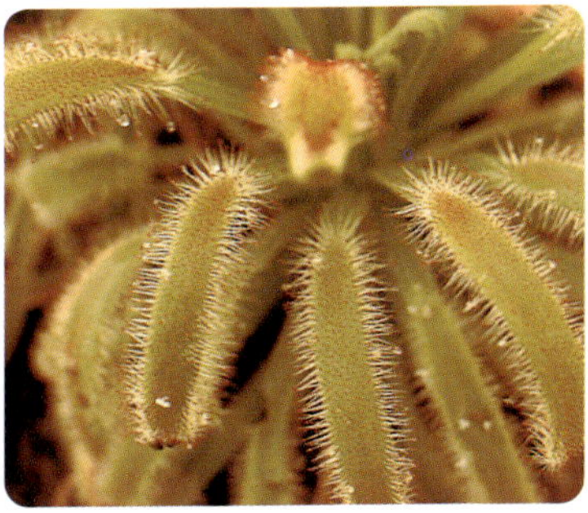

Drosera (Sonnentau)

Der Zustand verschlechtert sich nach Mitternacht, beim Hinlegen und Warmwerden im Bett sowie beim Trinken, Sprechen, Singen und Lachen.

Der Zustand verbessert sich durch fortgesetzte Bewegung, Druck und in frischer Luft.

Potenzierung: D3 – D12

Bryonia alba (Weiße Zaunrübe)

Bryonia alba wirkt auf die Schleimhäute der Atemwege und des Verdauungstraktes. Bryonia hilft bei Husten, Bronchitis, Lungenentzündung und grippalen Infekten, deren Symptome sich meist langsam entwickeln. Ferner findet es Anwendung bei Kopfschmerz, Rheuma und Verdauungsbeschwerden.

Bryonia alba hilft vielfach bei sich langsam entwickelnden Atemwegserkrankungen. Beim Husten hält der Bryonia-Patient die Brust mit den Händen.

Charakteristisch ist, dass die Kranken nicht sprechen mögen, gereizt sind und jede Bewegung vermeiden. Im Fieber reden sie – wenn überhaupt – häufig von geschäftlichen Dingen, bilden sich ein, sie wären nicht zu Hause, oder wollen dorthin. Der Husten verursacht starke Schmerzen besonders hinter dem Brustbein. Fester Druck bessert ihn, deshalb hält der Bryonia-Patient beim Husten die Brust mit den Händen. Druck auf die schmerzlose Seite kann jedoch die Beschwerden verschlimmern. Wärme wird äußerst schlecht vertragen, die Kranken schleudern deshalb oft die Decken weg.

Der Zustand verschlechtert sich durch Wärme, jede Bewegung, heißes Wetter und Anstrengung.

Der Zustand verbessert sich durch Liegen oder Druck auf der schmerzhaften Seite, Ruhe und kalte Anwendungen.

Persönlichkeitsmerkmale: Bryonia wirkt am besten bei reizbaren, mageren Personen mit straffem festem Gewebe und dunkler Gesichtshaut. Sie sind ausgesprochen materialistisch eingestellt und haben vielfach Furcht vor Verarmung oder vor der Zukunft.
Bei Kindern fällt auf, dass sie ungern hochgehoben und getragen werden möchten.

Potenzierung: D6 – D12

Neben diesen Mitteln kommen bei Atemwegsbeschwerden jedoch noch zahlreiche andere Homöopathika in Betracht, die im begrenzten Rahmen dieses Buches nicht alle genannt werden können. Die

Behandlung nach den Methoden der klassischen Homöopathie ist nicht immer einfach, zumal die charakteristischen Krankheitserscheinungen manchmal nur wenig deutlich ausgeprägt sind und es einer großen Sachkenntnis und Erfahrung bedarf, um das passende Mittel auszuwählen. In der Selbstbehandlung ist es deshalb sicherer, bei leichteren Beschwerden auf eine ausgewogene Kombination auszuweichen. Bei den Komplexmitteln, die auf den folgenden Seiten aufgeführt sind, werden Sie einige der bereits genannten Homöopathika wiederfinden. Sie sind kombiniert mit anderen Mitteln, die erfahrungsgemäß eine günstige Wirkung auf Atemwegsbeschwerden entwickeln.

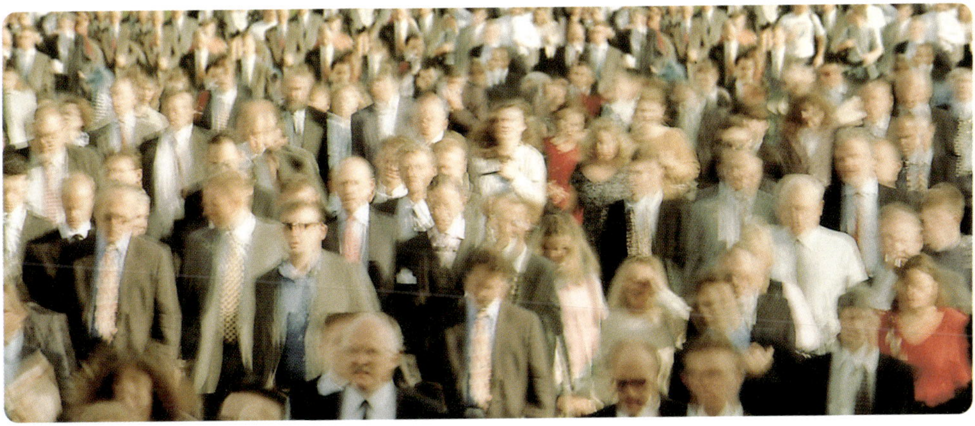

Erkältungskrankheiten werden von Viren ausgelöst und sind sehr ansteckend.

Erkältungskrankheit (grippaler Infekt)

Eine Erkältungskrankheit beginnt meist mit Abgeschlagenheit, Benommenheitsgefühl, Halsweh, Fieber, Kopf- und Gliederschmerzen. Die Nasenschleimhäute entzünden sich und sondern reichlich wässriges, schleimiges Sekret ab, das im weiteren Verlauf der Erkrankung eindickt und eine weiß-gelbliche Färbung annimmt. Oft ist gleichzeitig die Nase verstopft. Dies kann vor allem nachts sehr quälend sein und den Schlaf rauben. Heiserkeit und Husten, der häufig als wund oder brennend empfunden wird, sich aber auch als trockener Reizhusten äußern kann, begleiten die Beschwerden.
Die Erkältungskrankheit gehört zu den häufigsten Beschwerden überhaupt. Tritt sie beim Erwachsenen ein- bis zweimal pro Jahr auf, so

Ein bis zwei Erkältungen im Jahr sind bei einem Erwachsenen normal. Bei Kindern gelten bis zu sechs jährliche Erkältungen als unbedenklich.

ist das durchaus normal. Entgegen der landläufigen Meinung, liegt bei dieser Häufigkeit keine Abwehrschwäche vor, sondern eine durchaus „gesunde" Reaktionsfähigkeit des Körpers, weil sich die Abwehr gegenüber Krankheitserregern auf den oberflächlichen Schleimhäuten und nicht im Körperinneren abspielt. Wenngleich die Symptome quälend sein können, mag es ein gewisser Trost sein, dass eine unkomplizierte Erkältungskrankheit in gewissem Sinne ein „Training" für das Immunsystem darstellt.

Deshalb sollten einfache Erkältungsbeschwerden ebenso wie Fieber nicht immer gleich unterdrückt werden. Fieber, das besonders bei Kindern mitunter recht hoch ansteigen kann, ist nämlich eine wirksame Abwehrstrategie des Körpers, um die verursachenden Viren zu bekämpfen. Die meisten dieser Erreger sterben bei einer Körpertemperatur von etwa 39 °C ab.

Unter wiederkehrenden Erkältungskrankheiten leiden besonders Kinder zwischen zwei und fünf Jahren. In diesem Alter gilt eine jährliche Häufigkeit von bis zu sechs (im Schulalter bis zu drei) solcher Infekte noch als unbedenklich. Sie müssen sich deswegen also keine Sorgen machen, denn der Kontakt mit den verschiedenen Erregern ist auch für die Entwicklung der kindlichen Abwehrkraft unbedingt notwendig.

Häufigere Infekte allerdings oder die Neigung zu Komplikationen, die insbesondere bei alten Menschen zu finden ist, deuten jedoch auf eine Abwehrschwäche hin. In diesen Fällen sollte das Abwehrsystem gestärkt werden.

Vorsicht

Ein grippaler Infekt verläuft zwar in den meisten Fällen unproblematisch, er kann aber durchaus Komplikationen nach sich ziehen, beispielsweise eine schwere Entzündung der Mandeln, des Kehlkopfes, der Nasennebenhöhlen oder der Bronchien – schlimmstenfalls sogar der Lungen. Steigt das Fieber sehr hoch an und kommen ein zunehmend starker Husten, Atembeschleunigung, Kopfschmerzen und schweres Krankheitsgefühl hinzu, sollten Sie den Arzt rufen. Besonders bei Säuglingen kann eine Erkältungskrankheit die Nasenatmung behindern und das Trinken erschweren. Wenn Ihr Baby – selbst während eines banalen Schnupfens – nicht trinken will, sollten Sie besser den Kinderarzt zu Rate ziehen.

Welche Komplexmittel helfen?

Eine geeignete Kombination, die bei *Erkältungskrankheiten* helfen kann, findet sich in Eupatorium Oligoplex. Dieses Mittel enthält Homöopathika, die eine ausgeprägte Wirkung auf die oberen Atemwege entfalten und sich bei fieberhaften Erkrankungen bewährt haben.

Eupatorium Oligoplex

▶ **Eupatorium perfoliatum D3** (Wasserhanf) ist ein Heilmittel für Erkältungskrankheiten und Grippe. Es hilft bei Schnupfen, Niesen, Heiserkeit und schmerzhaftem Husten, der sich nachts verschlimmert. Auslöser ist meist eine Unterkühlung. Typischerweise sind die Beschwerden von Knochenschmerzen und Zerschlagenheitsgefühl begleitet.

▶ **Aconitum napellus D4** (Blauer Eisenhut) wirkt bei plötzlich einsetzenden hoch fieberhaften Erkrankungen, die von starker Unruhe, Angst, oft auch von der Furcht zu sterben, begleitet sind. Auslöser sind meist kaltes windiges Wetter, Furcht, Schreck oder ein Schockerlebnis. Typisch ist, dass die Kranken im Liegen ein rotes Gesicht haben und beim Aufsetzen erschreckend blass werden.

▶ **Bryonia alba D3** (Weiße Zaunrübe) hat eine Wirkung auf entzündete, trockene Schleimhäute. Es hilft bei Schnupfen mit Stirnkopfschmerzen und bei Nasenbluten, besonders wenn die Kranken reizbar sind und weder sprechen noch sich bewegen wollen. Kennzeichnend für dieses Mittel ist, dass sich die Beschwerden durch Druck bessern. Deshalb hält der Bryonia-Patient oft die Brust mit den Händen, wenn er husten muss.

▶ **Echinacea angustifolia D2** (Schmalblättriger Sonnenhut) steigert die Abwehrkraft des Körpers und hat eine ausgeprägte Wirkung bei eitrigen Infektionen, Blutvergiftung und Lymphdrüsenentzündungen. Es hilft bei eitrigem Schnupfen mit übel riechenden Absonderungen.

▶ **Tartarus stibiatus D4** (Brechweinstein) hilft bei fieberhaften Erkrankungen der Atemwege, die von Benommenheit und Erschöpfung begleitet sind. Leitsymptom ist ein Schleimrasseln während der Atmung, allerdings mit nur geringem Auswurf.

Bitte beachten Sie:

Eupatorium Oligoplex dürfen Sie nicht anwenden bei schweren Erkrankungen wie Tuberkulose, Leukämie, multiple Sklerose, HIV-Infektion, Autoimmunkrankheiten sowie bei Überempfindlichkeit gegen einen der Wirkstoffe. Vereinzelt können Juckreiz, Hautausschlag, Gesichtsschwellung, Atemnot oder Schwindel auftreten. Dann müssen Sie das Mittel absetzen und den Arzt zu Rate ziehen.

Dosierung:

- **Kinder: 40 Tropfen in 1 Glas Wasser schluckweise über den Tag verteilt trinken lassen**
- **Erwachsene: 1 Teelöffel in 1 Glas Wasser schluckweise über den Tag verteilt trinken**

▶ **Veratrum album D4** (Weißer Germer) wirkt bei Kreislaufschwäche, verbunden mit extremem Kältegefühl und der Neigung, ohnmächtig zu werden.

Echinacea Oligoplex

Bitte beachten Sie:

Für Echinacea Oligoplex gelten dieselben Gegenanzeigen wie auf Seite 133 für Eupatorium Oligoplex beschrieben.

Wenn Sie an *Infektanfälligkeit* mit häufig wiederkehrenden Erkältungskrankheiten leiden, empfiehlt es sich, die Abwehrkraft für die Dauer von 1–3 Wochen mit Echinacea Oligoplex zu stärken. Die darin enthaltenen Mittel fördern die Funktionen des Immunsystems und wirken entzündlichen Erkrankungen entgegen.

▶ **Echinacea angustifolia D2** (Schmalblättriger Sonnenhut) steigert die Abwehrkraft und hat eine besondere Wirkung auf eitrige Infektionen, Blutvergiftung und Lymphdrüsenentzündungen, beispielsweise nach Verletzungen. Es hilft bei eitrigem Schnupfen mit übel riechenden Absonderungen.

▶ **Arctium lappa D4** (Klette) erstreckt seine Hauptwirkung auf die Haut. Es hilft bei Akne und Hautausschlägen im Kopf-, Gesichts- und Halsbereich.

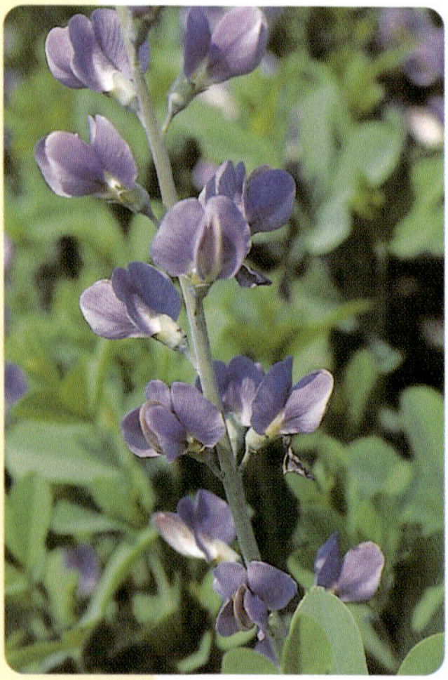

Baptisia (Wilder Indigo)

▶ **Baptisia D2** (Wilder Indigo) ist ein wichtiges Fiebermittel, vor allem wenn eitrige Erscheinungen und Muskelschmerzen die Beschwerden begleiten.

▶ **Colocynthis D4** (Koloquinte) lindert krampfartige Schmerzen des Magen-Darm-Kanals, besonders wenn sie durch Ärger hervorgerufen wurden. Es hilft aber auch bei schießenden Nervenschmerzen im Bereich des Gesichts und eignet sich für Beschwerden, die in den Übergangsjahreszeiten auftreten.

▶ **Lachesis muta D8** (Buschmeister, Lanzenotter) ist ein hervorragendes Heilmittel bei Fieber und vielen Entzündungen, die mit der Neigung zu starken Blutungen einhergehen. Lachesis ist eine bedeutende Arznei bei Mandelentzündung.

▶ **Mercurius cyanatus D4** (Quecksilbercyanid) gilt als stark wirksame Arznei bei akuten Infektionen, wenn Abszessbildung und Gewebszerfall drohen. Es findet deshalb vielfach Anwendung bei eitriger, geschwüriger Halsentzündung und ist eines der Hauptmittel bei Diphtherie.

▶ **Rhus toxicodendron D4** (Giftsumach) wirkt bei rheumatischen Schmerzen und hat eine besondere Beziehung zur Haut und den Schleimhäuten. Es ist eines der wichtigsten Heilmittel bei bläschenbildenden Hautausschlägen, findet aber auch häufig Anwendung bei reißenden Muskelschmerzen und bei grippalen Infekten mit hohem Fieber, Benommenheit und Schwindel. Das Homöopathikum eignet sich außerdem für Reizhusten, der typischerweise durch Sprechen oder Singen besser wird. Rhus toxicodendron hilft besonders gut, wenn die Beschwerden sich nachts, in Ruhe und bei feuchtkalter Witterung verschlimmern und durch Wärme und Bewegung nachlassen.

▶ **Sulfur D6** (Sublimierter Schwefel) gehört in der Homöopathie zu den großen Konstitutionsmitteln. Es entfaltet eine tief greifende Wirkung auf alle Körpergewebe und ist eine der bedeutendsten Arzneien bei verschiedenen Hauterkrankungen. Seine Charakteristika sind brennende Hitze, Jucken und eine deutliche Verschlechterung durch Kratzen oder Waschen. Sulfur erhöht die Reaktionsbereitschaft des Körpers.

Dosierung:
3-mal täglich 15 Tropfen auf 1 EL Wasser vor dem Essen einnehmen

Andere Komplexmittel bei grippalen Infekten:

Gripp Heel®, enthält:

Aconitum D4, Bryonia D4, Lachesis D12, Eupatorium perfoliatum D3, Phosphorus D5

Influvit®, enthält:

Aconitum D3, Nux vomica D4, Eupatorium perfoliatum D1, Gelsemium D3, Kalium phosphoricum D3

Allgemeine Empfehlungen

Bei einer Erkältungskrankheit ist es am besten, zumindest bis zum Abklingen von Fieber und akuten Beschwerden, Bettruhe einzuhalten. Diese benötigt der Körper dringend, um sein Abwehrsystem zu mobilisieren. Mit Lindenblütentee, der schweißtreibend wirkt, kann die Heilung manchmal beschleunigt werden.

Hohes Fieber (um 39 °C) können Sie sanft mit feucht-kühlen Wadenwickeln senken. Sie dürfen jedoch nicht eiskalt sein, sollten aber in jedem Fall einige Grad (2–3 °C) unter der Körpertemperatur liegen. Wenn die Beine ohnehin als kalt empfunden werden, legen Sie am besten gleichzeitig eine Wärmflasche an die Fußsohlen.

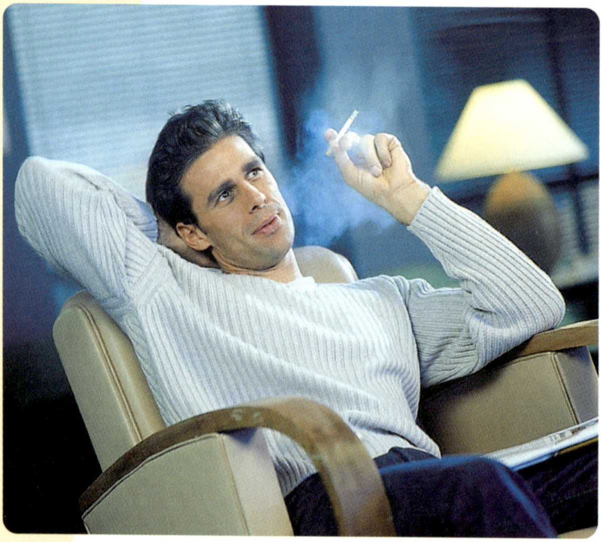

Husten und Bronchitis

In den meisten Fällen ist Husten Ausdruck einer Entzündung der Luftröhre oder der Bronchien (Bronchitis).

Eine Bronchitis kann für sich allein entstehen oder eine Erkältungskrankheit, eine Virusgrippe, aber auch Kindererkrankungen wie zum Beispiel Masern begleiten. Sie macht sich bemerkbar durch Fieber, einen zunächst trockenen Husten und einen brennenden, wunden Schmerz in der Brust und hinter dem Brustbein. In den meisten Fällen wird die Bronchitis durch Viren verursacht. In ihrem weiteren Verlauf können jedoch Bakterien die entzündeten Bronchialschleimhäute besiedeln und eine eitrige Bronchitis auslösen. Dies zeigt sich vor allem am Auswurf: Der zu Krankheitsbeginn meist weiße oder glasige Schleim beginnt dann eine gelbe bis grünliche Färbung anzunehmen.

Raucher sind besonders gefährdet, an einer chronischen Bronchitis zu erkranken.

Eine chronische Bronchitis entwickelt sich meist, wenn es zur Schädigung der Bronchialwände gekommen ist. Ursache kann eine Infektion sein, aber auch ein chronischer Reiz durch Allergie-auslösende Stoffe, Ruß oder Rauch. Deshalb leiden besonders häufig Raucher und Asthma-Kranke an chronischer Bronchitis. Sie äußert sich durch einen ständigen Husten, der trocken sein kann, oft aber auch mit Auswurf verbunden ist.

Vorsicht

Eine Bronchitis kann auf die feinen Bronchialverästelungen und auf die Lunge übergreifen. Wenn das Fieber ansteigt, Atemnot besteht, die Atmung beschleunigt ist oder Sie einen blutigen Auswurf bemerken, sollten Sie den Arzt rufen.

Vor allem Asthmakranke sind während einer akuten Bronchitis gefährdet. Sie sollten sich deshalb stets einer ärztlichen Behandlung unterziehen. Ein chronischer Husten bedarf grundsätzlich einer ärztlichen Abklärung der Ursache.

Welche Komplexmittel helfen?

Eine ausgewogene Kombination, die den Husten bei einer *akuten Bronchitis* lindern kann, findet sich in Ipecacuanha Oligoplex. Es enthält einige ausgezeichnete homöopathische Hustenmittel sowie Arzneien, die bei Infektionen der oberen Atemwege helfen.

Ipecacuanha Oligoplex

▶ **Ipecacuanha D4** (Brechwurzel) erstreckt seine Heilwirkung auf die vegetativen Nerven des Magens und der Brust. Es hilft besonders bei Verkrampfungen in diesem Bereich. Deshalb findet es Anwendung bei Bronchitis, Asthma, Keuchhusten, aber auch bei krampfartigem Erbrechen. Kennzeichnend ist das Erbrechen von Schleim und Mageninhalt während oder im Anschluss an die – meist erstickenden – Hustenanfälle.

Bitte beachten Sie:
Bei Überempfindlichkeit gegen Terpentinöl sollte Ipecacuanha Oligoplex nicht eingenommen werden.

▶ **Hyoscyamus niger D4** (Bilsenkraut) ist ein wirksames Heilmittel bei Erkrankungen des Gehirns und Nervensystems. Hyoscyamus ist häufig hilfreich bei trockenem, nächtlichem Krampfhusten, der von nervösen Erregungszuständen begleitet ist und sich beim Hinlegen verschlimmert. Aufsetzen in vornübergebeugter Haltung hingegen erleichtert ihn.

▶ **Lactuca virosa D4** (Giftlattich) erstreckt seine Effekte auf Gehirn und Kreislauf, wird aber auch eingesetzt bei kitzelndem unaufhörlichem krampfartigem Husten, der mit Schwierigkeiten beim Atmen verbunden ist.

▶ **Oleum terebinthinae D4** (Terpentinöl) wirkt auf die Schleimhäute und ist hilfreich bei Atemwegsbeschwerden mit blutigem Auswurf.

▶ **Senega D4** (Kreuzblume) ist ein bedeutendes Heilmittel bei Atemwegsinfekten, insbesondere älterer Menschen, sowie bei Asthma. Es wirkt sehr gut bei Heiserkeit, Schmerzen in der Brust, rasselnden Atemgeräuschen und hackendem Husten, der häufig mit Niesen endet. Der zähe Schleim kann nur schwer abgehustet werden.

Dosierung:
- **Zu Beginn: stündlich 15 Tropfen vor dem Essen ohne Wasser einnehmen**
- **Nach Besserung: die Dosis auf 4-mal täglich 15 Tropfen reduzieren**

Cetraria islandica Oligoplex

Für die Behandlung einer *chronischen Bronchitis* stehen mehrere Komplexmittel zur Verfügung. Bei ihrer Auswahl ist es wichtig, nicht

nur die Art des Hustens, sondern vor allem die Beschaffenheit des Auswurfs zu berücksichtigen.
Eine Behandlung mit Cetraria islandica Oligoplex eignet sich für die Behandlung einer chronischen Bronchitis, die von der Bildung eines zähen weißen Sekrets begleitet ist. Diese Kombination enthält Homöopathika, die das Abhusten erleichtern und den Hustenreiz stillen.

▶ **Cetraria islandica D3** (Isländisch Moos) ist hilfreich bei Infekten und Entzündungen der Luftwege, wenn die Beschwerden verbunden sind mit reichlichem, teils blutigen Auswurf und einem Kitzeln in der Luftröhre, das besonders beim Gehen auftritt.

▶ **Acalypha indica D2** (Indisches Brennkraut) hat eine deutliche Wirkung auf die Speiseröhre und Atemorgane. Es erleichtert harten Husten mit blutigem Auswurf.

▶ **Eucalyptus globulus D2** (Fieberbaum) ist ein Heilmittel für Grippe und viele andere fieberhafte Erkrankungen, ferner bei Verdauungsbeschwerden. Es findet außerdem bei asthmatischen Beschwerden und Bronchitis mit Absonderung dicken weißen Schleims Anwendung.

▶ **Ipecacuanha D4** (Brechwurzel) siehe Seite 137.

▶ **Polygonum aviculare D3** (Vogelknöterich) lindert die Beschwerden bei Kitzelhusten im Rahmen langwieriger Lungenerkrankungen, hilft aber auch bei Gefäßverkalkung.

▶ **Teucrium scorodonia D1** (Amberkraut) entfaltet seine Wirkung hauptsächlich bei Schnupfen mit Verlust des Riechvermögens sowie bei trockenem Husten mit einem kitzelnden Gefühl in der Luftröhre und reichlichem Auswurf.

Dosierung:
3-mal täglich 15 Tropfen auf 1 EL Wasser vor dem Essen einnehmen

Kreosotum Oligoplex

Geht ein Husten hingegen mit der Absonderung eines *grüngelben Auswurfs* einher, empfiehlt sich die in Kreosotum Oligoplex enthaltene Komposition homöopathischer Mittel. Sie wirken abschwellend und reinigend auf die entzündeten Schleimhäute der Atemwege, fördern deren Heilung und erleichtern das Abhusten.

▶ **Kreosotum D4** (Buchenholzteerkreosot) hilft bei chronischen Nervenschmerzen und Entzündungen der Atemwege, die mit Heiserkeit, brennenden Schmerzen in der Brust und reichlichem eitrigem Auswurf verbunden sind.

Bitte beachten Sie:
Bei Überempfindlichkeit gegen Terpentinöl sollte Kreosotum Oligoplex nicht eingenommen werden. Bei Schilddrüsenerkrankungen nicht ohne ärztlichen Rat anwenden.

▶ **Abrotanum D2** (Eberraute) findet bei Lungenfellentzündung Anwendung und hilft bei trockenem Husten mit Atemnot und Schmerzen im Brustbereich.

▶ **Arsenum jodatum D8** (Arsenjodid) ist ein bedeutendes Mittel bei geschwollenen Schleimhäuten, die hartnäckig ein ätzendes Sekret absondern, das die Wundheit der Schleimhaut verstärkt. Arsenum jodatum hilft bei chronischer Bronchitis mit hackendem Husten bei gleichzeitig verstopfter, trockener Nase.

▶ **Equisetum arvense D2** (Ackerschachtelhalm) fördert Vernarbungsprozesse und beschleunigt auch die Heilung der Schleimhäute.

▶ **Herniaria glabra D3** (Kahles Bruchkraut) ist ein Blutreinigungsmittel und wirkt insbesondere auf das Lungengewebe.

▶ **Kalium jodatum D4** (Kaliumjodid) wirkt besonders auf das Bindegewebe und die Schleimhäute. Es hilft bei starkem, wässrigem oder grünlich gefärbtem Schnupfen, der begleitet ist von Stirnkopfschmerzen, ferner bei Drüsenschwellungen und Gesichtsneuralgien. Oft besteht ein raues Gefühl im Kehlkopf und ein Auswurf, der Seifenschaum ähnelt. Es unterstützt die Reaktionsfähigkeit und Abwehrkraft des Körpers.

▶ **Oleum terebinthinae D2** (Terpentinöl) siehe Seite 137.

▶ **Teucrium scorodonia D2** (Amberkraut) siehe Seite 138.

Dosierung:
3-mal täglich 15 Tropfen auf 1 EL Wasser vor dem Essen einnehmen

Yerba santa Oligoplex

Wenn eine Bronchitis bei Betroffenen mit *allergischem Asthma bronchiale* auftritt, kann die Behandlung mit Yerba santa Oligoplex unterstützt werden. Dieses Komplexmittel enthält homöopathische Arzneien, die sich bei Entzündungen im Bereich der Atemwege bewährt haben und gleichzeitig allergische Reaktionen dämpfen.

▶ **Yerba santa (Eriodictyon californicum) D2** (Heiliges Kraut) ist ein Heilmittel für Asthma und Erkrankungen der Bronchien. Es hilft bei Husten, der im Anschluss an einen grippalen Infekt entsteht, und bei chronischer Bronchitis mit vermehrter Schleimbildung. Abhusten von Auswurf erleichtert die Beschwerden.

▶ **Aralia racemosa D3** (Amerikanische Narde) wirkt bei Schnupfen und bei Asthma mit einem Husten, der sich beim Hinlegen verschlimmert und häufig um Mitternacht auftritt. Gleichzeitig haben die Betroffenen eine verstopfte Nase und das Gefühl eines Fremdkörpers im Kehlkopf.

▶ **Belladonna D4** (Tollkirsche) ist eines der wichtigsten Mittel bei akuten fieberhaften entzündlichen Erkrankungen. Belladonna hilft vor allem bei bellendem Husten mit Schmerzen im Kehlkopf und pfeifenden Atemgeräuschen. Kennzeichnend sind die plötzlichen, stürmisch einsetzenden Beschwerden, ein gerötetes Gesicht, Hitzegefühl und brennende, pulsierende Schmerzen. Vielfach besteht auch eine ausgeprägte Lichtscheu.

▶ **Ephedra vulgaris D2** (Meerträubchen) wirkt bei Kopfschmerzen und Schilddrüsenerkrankungen, beeinflusst aber auch das vegetative Nervensystem.

▶ **Hypophysis D4** (Hypophysen-Extrakt) übt eine regulierende Wirkung auf das vegetative Nervensystem, die Schilddrüse und andere dem Hormonsystem angehörende Organe aus.

▶ **Lobelia inflata D4** (Aufgeblasene Lobelie) hat Wirkung auf die Blutgefäße und das vegetative Nervensystem. Dieses Mittel findet vorzugsweise bei Magenbeschwerden und bei Asthma Anwendung. Lobelia eignet sich besonders gut für hellhäutige Menschen, die zu Übergewicht neigen.

▶ **Stramonium D4** (Stechapfel): Seine Hauptwirkung erstreckt sich auf das Gehirn. Es hilft besonders bei Krämpfen, Unruhe und Erregungszuständen. Typisch ist, dass der Anblick von hellen glänzenden Flächen, wie beispielsweise ein Spiegel, aber auch Dunkelheit die Beschwerden verschlimmern, während sie sich in Gesellschaft anderer Menschen und bei hellem Licht bessern.

Dosierung:
3-mal täglich 15 Tropfen auf 1 EL Wasser vor dem Essen einnehmen

Andere Kombinationen:

▶ **Bronchiselect®**, enthält:
Drosera D3, Bryonia D4, Tartarus stibiatus D4, Spongia D6, Ipecacuanha D4

▶ **Tussistin® Lösung** (bei akuter Bronchitis), enthält:
Aconitum D3, Ipecacuanha D3, Bryonia D2, Eucalyptus D2

▶ **Tussistin® N Tabletten** (bei chronischer Bronchitis) enthält:
Bryonia D2, Ipecacuanha D3, Drosera D2, Eucalyptus D2, Antimonium sulfuratum aurant. D3

Allgemeine Empfehlungen

Den Hustenreiz können Sie zusätzlich mit Brusttees, Press-Saft aus Spitzwegerich oder einem Glas warmer Milch mit Honig lindern. Sie fördern darüber hinaus die Schleimlösung.
Sorgen Sie für eine ausreichende Luftfeuchtigkeit in den Räumen. Während der Heizperiode können Sie dazu feuchte Tücher über die Heizkörper legen. Bei Bronchialbeschwerden sollte Rauchen oder Einatmen anderer Reizstoffe unbedingt vermieden werden.
Wenn Sie eine homöopathische Behandlung des Hustens durchführen, verzichten Sie möglichst auf die Anwendung ätherischer Öle, die im Übrigen in vielen Brustbalsam-Präparaten enthalten sind, weil einige von ihnen die Wirkung der homöopathischen Arzneien mindern oder sogar aufheben könnten.

Keuchhusten

Der Keuchhusten, in der medizinischen Fachsprache auch als Pertussis bezeichnet, ist eine langwierige, ansteckende Kinderkrankheit, die durch Tröpfchen beim Niesen oder Anhusten übertragen wird. Die Inkubationszeit beträgt ein bis drei Wochen.
Der Keuchhusten verläuft in drei Stadien. Ein bis drei Wochen nach der Ansteckung beginnt die Erkrankung wie eine ganz normale Erkältung mit Fieber, Rachenentzündung und einem uncharakteristischen Husten; sie kann häufig mit Lichtscheu oder einer Bindehautentzündung verbunden sein.
Gegen Ende der zweiten Krankheitswoche treten dann die ersten typischen Attacken eines krampfartigen Stickhustens auf. Während des Anfalls ringen die Kinder nach Atem, ziehen die Luft mühsam mit einem lauten „hiih" ein, das Gesicht schwillt an und rötet sich, Tränen und Speichel fließen.
Die Anfälle können manchmal so heftig sein, dass sich das Gesicht bläulich verfärbt. Sie enden mit Hochwürgen eines weißen, zähen oder glasigen Schleims, mitunter auch mit Erbrechen. Die Anzahl der Hustenattacken kann dabei recht unterschiedlich sein – meist sind es auf dem Höhepunkt der Erkrankung etwa 15 bis 20 pro Tag. Es können jedoch auch erheblich mehr oder weniger Anfälle auftreten. Nach zwei bis vier Wochen nimmt die Anfallsfrequenz dann allmählich ab.

Die Keuchhustenerkrankung verläuft in drei Stadien. Auf dem Höhepunkt der Erkrankung kommt es zu zahlreichen, oft rasch aufeinander folgenden Hustenattacken.

Homöopathika sind gut geeignet, um die Behandlung eines Keuchhustens zu unterstützen.

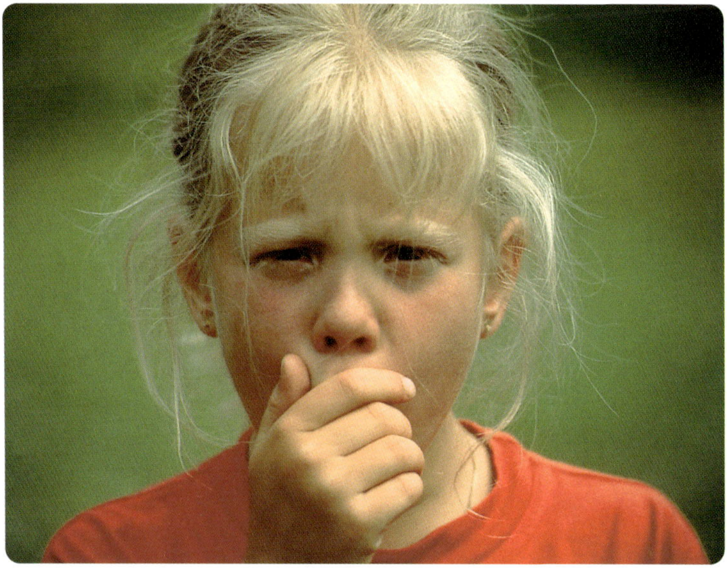

Während des typischen Krampfhusten-Stadiums besteht meist kaum eine erhöhte Temperatur, und die Kinder machen in den anfallsfreien Intervallen oft einen völlig gesunden Eindruck. Die Gesamtdauer des Keuchhustens beträgt zwischen sechs und zwölf Wochen. Wenn die Erkrankung überstanden ist, ist der Körper gegen den Erreger gefeit, weil das Abwehrsystem ihn bei einem erneuten Kontakt erkennen und bekämpfen kann.

Im Allgemeinen verschreibt der Kinderarzt bei einer Keuchhustenerkrankung ein Antibiotikum. Sie können diese Therapie jedoch mit homöopathischen Mitteln wirksam unterstützen.

Vorsicht

Ein Keuchhusten kann zu Komplikationen wie beispielsweise einer Mittelohrentzündung, einer Bronchitis und schlimmstenfalls sogar zu einer Lungen- oder einer Gehirnentzündung führen.

Wenn Ihr Kind Fieber bekommt, unter ständigem Husten leidet und einen schwer kranken Eindruck macht oder gar apathisch wirkt, sollten Sie umgehend den Arzt rufen.

Für Säuglinge stellt der Keuchhusten eine lebensbedrohliche Erkrankung dar, die in der Klinik behandelt werden muss. Halten Sie Ihr Baby fern, wenn Sie wissen, dass ein Kind aus der Umgebung an Keuchhusten erkrankt ist, oder fragen Sie den Kinderarzt.

Welche Komplexmittel helfen?

Bei *Keuchhusten* ist Drosera Oligoplex eine geeignete Kombination, um die quälenden Hustenattacken zu lindern. Sie enthält Homöopathika, die erfahrungsgemäß einen besonders guten Einfluss auf die Symptome des Keuchhustens entfalten. Sie wirken krampflösend, lindern den Hustenreiz und mindern entzündliche Prozesse der Schleimhäute.

Drosera Oligoplex

▶ **Drosera D2** (Sonnentau) hilft vor allem bei krampfartigen, quälenden, rasch aufeinander folgenden Hustenanfällen. Ein Schlüsselsymptom ist, dass der Betroffene husten muss, sobald er sich hinlegt und der Kopf das Kissen berührt.

▶ **Aconitum D4** (Blauer Eisenhut) ist ein wichtiges Grippemittel und eignet sich besonders gut für das allererste Stadium einer fieberhaften Erkrankung. Typisch sind die äußerst heftig und stürmisch einsetzenden Beschwerden, begleitet von starker Unruhe und Furcht. Die Kranken glauben, an ihrer Krankheit sterben zu müssen. Ihr Gesicht ist heiß und im Liegen hochrot, beim Aufsetzen wird es jedoch erschreckend blass.

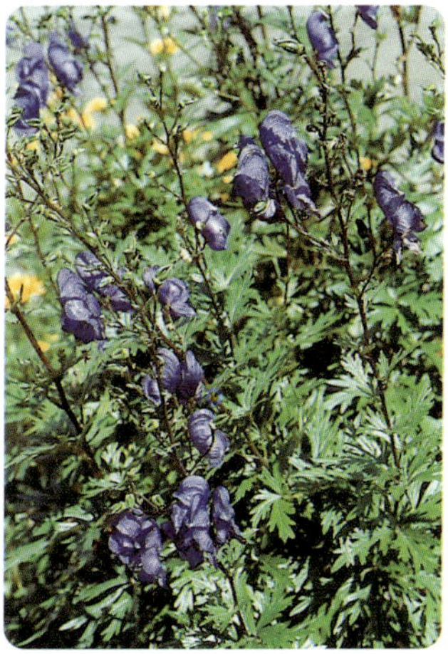

Aconitum (Blauer Eisenhut)

▶ **Belladonna D4** (Tollkirsche) ist gleichfalls eines der wichtigsten Mittel bei plötzlichen, akuten entzündlichen Erkrankungen und wirkt auf alle Bereiche des Nervensystems. Belladonna hilft vor allem bei Mandel- und Mittelohrentzündung sowie bei bellendem Husten mit Schmerzen im Kehlkopf und pfeifenden Atemgeräuschen. Kennzeichnend sind neben den sich rasch und heftig entwickelnden Beschwerden, ein gerötetes Gesicht, Hitzegefühl, brennende, pulsierende Schmerzen und eine ausgeprägte Lichtscheu.

▶ **Cupressus sempervirens D2** (Zypresse) hilft insbesondere bei Erkrankungen der Luftwege, die von Reizhusten begleitet sind.

▶ **Ipecacuanha D4** (Brechwurzel) erstreckt seine Heilwirkung auf die vegetativen Nerven des Magens und der Brust und hilft besonders bei Verkrampfungen in diesem Bereich. Es ist deshalb eines der bedeutendsten Heilmittel bei Asthma, Keuchhusten, aber auch bei krampfartigem Erbrechen.

Dosierung:
Geben Sie Ihrem Kind je nach Häufigkeit der Anfälle anfänglich alle 2–3 Stunden 20 Tropfen auf 1 EL Wasser

Kennzeichnend ist das Erbrechen von Schleim und Mageninhalt während oder im Anschluss an einen Hustenanfall.

▶ **Mephitis putorius D6** (Stinktier) ist ein ausgezeichnetes Mittel für die Keuchhustenerkrankung, besonders wenn die Atmung rasselt, das Kind nicht mehr ausatmen kann und sich das Gesicht blau verfärbt. Die Kinder schlafen schlecht, wollen hochgehoben werden und verlangen nach eiskalten Anwendungen.

▶ **Thymus vulgaris D3** (Gartenthymian) wirkt entkrampfend, schleimlösend und dämpft den lästigen Hustenreiz sowohl bei Keuchhusten wie auch bei trockenem asthmatischem Husten.

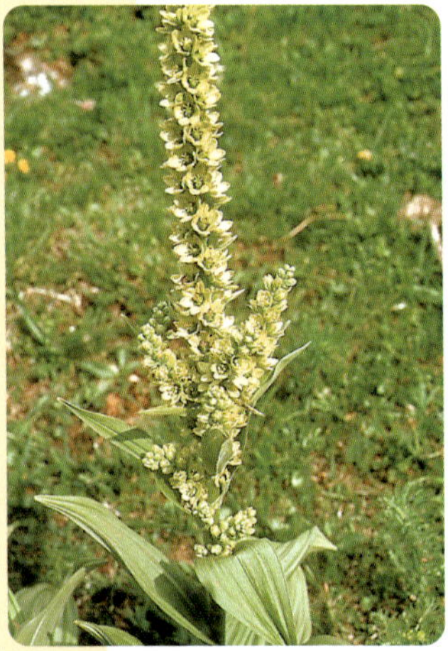

Veratrum album (Weißer Germer)

▶ **Veratrum album D4** (Weißer Germer) ist ein wichtiges Kreislaufmittel. Es hilft auch bei Husten, insbesondere wenn er beim Trinken entsteht und mit Rasseln in der Brust sowie schwer abzuhustender Verschleimung verbunden ist, ferner bei wässrigen, schmerzhaften Durchfällen, die den Körper schwächen und zu Kreislaufproblemen führen. Die Haut der Kranken ist bläulich verfärbt, fühlt sich kalt an, und kalter Schweiß bricht aus. Die Beschwerden bessern sich durch Liegen und Wärme.

Corallium rubrum Oligoplex

Im Stadium der *Krampfhustenanfälle*, also auf dem Höhepunkt der Erkrankung, empfiehlt es sich, Drosera Oligoplex im Wechsel mit Corallium rubrum Oligoplex zu verabreichen, das zusätzlich Arzneien beinhaltet, die eine besondere Wirkung auf Krampfzustände entfalten.

▶ **Corallium rubrum D2** (Edelkoralle) ist ein wirksames Mittel bei heftigen Hustenanfällen, die sehr rasch aufeinander folgen oder ineinander übergehen. Die Kranken bekommen dabei ein purpurrotes Gesicht und haben das Gefühl, zu ersticken. Es eignet sich deshalb besonders für den Höhepunkt einer Keuchhustenerkrankung. Die Beschwerden verschlimmern sich im Freien und bei Wechsel von einem warmen in ein kaltes Zimmer.

▶ **Belladonna D4** (Tollkirsche) siehe Seite 143.

▶ **Helleborus niger D4** (Christrose) hilft bei Schwächezuständen vor allem während schwerer chronischer oder langwieriger Erkrankungen. Es eignet sich bei unregelmäßiger keuchender Atmung und Einschnürungsgefühl in der Brust. Charakteristisch ist ein Empfinden des Sinkens und Verschlimmerung der Beschwerden zwischen 16 und 20 Uhr.

▶ **Magnesium phosphoricum D4** (Magnesiumphosphat) ist ein großes Heilmittel bei Krämpfen, beispielsweise im Bereich der Muskulatur und im Bereich der Atemwege. Es findet deshalb bei Asthma und bei Keuchhusten Anwendung.

▶ **Zincum cyanatum D4** (Zinkcyanid) wirkt bei Krämpfen und bei Reizung der Hirnhäute, vor allem wenn die Erkrankten übellaunig, zornig oder sehr erregt sind.

Dosierung:
3-mal täglich, bei häufigen Anfällen auch alle 3–5 Stunden 1 Tablette vor dem Essen im Mund zergehen lassen

Ein anderes Komplexmittel:

Viropect®, enthält:

Ipecacuanha D3, Drosera D1, Cuprum aceticum D3

Allgemeine Empfehlungen

Gönnen Sie Ihrem Kind viel Ruhe während einer Keuchhustenerkrankung und sorgen Sie dafür, dass es ausreichend Flüssigkeit zu sich nimmt. Hustentees, mit Honig gesüßt, können den Hustenreiz zusätzlich etwas lindern. Lüften Sie das Zimmer stets gut durch und achten Sie darauf, dass in der Wohnung oder in der Nähe des Kindes nicht geraucht wird.

Herz-Kreislauf-Beschwerden

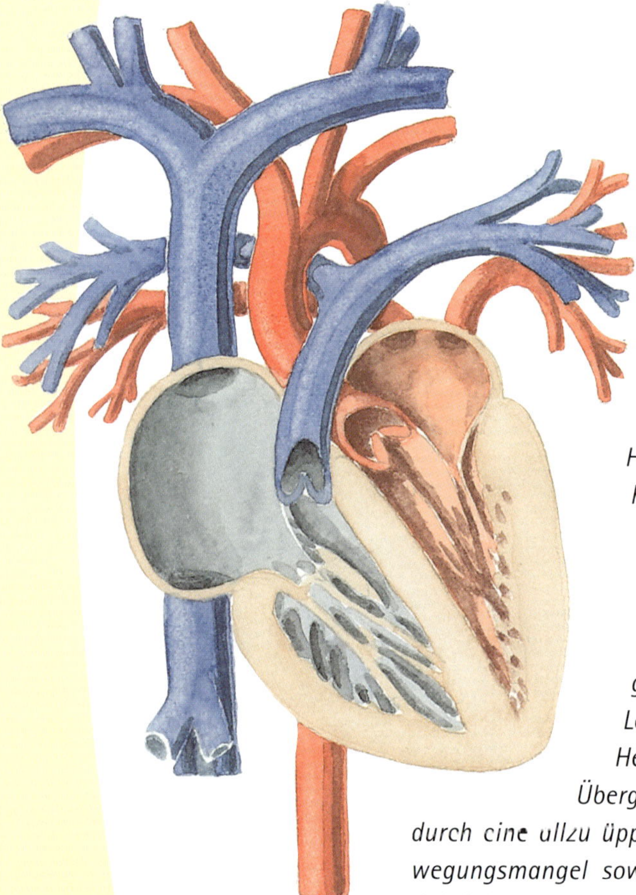

Herz-Kreislauf-Erkrankungen haben in den letzten Jahrzehnten weltweit drastisch zugenommen und stehen heute als Todesursache an erster Stelle. Zu dieser wachsenden Bedrohung hat zum großen Teil unsere moderne Lebensweise beigetragen. Stress, Hektik, hoher Blutdruck, Rauchen, Übergewicht und hohe Blutfettwerte durch eine allzu üppige, fettreiche Ernährung, Bewegungsmangel sowie die Zuckerkrankheit gelten dabei als die wichtigsten Risikofaktoren. Sie begünstigen die Arterienverkalkung. In den Herzkranzgefäßen, die den Herzmuskel fortlaufend mit Sauerstoff und Nährstoffen versorgen, behindern die Kalkablagerungen den notwendigen Blutfluss. Die Betroffenen empfinden diese Mangelversorgung als Herzschmerzen, Engegefühl in der Brust (Angina pectoris) und Atemnot.

Das Herz – ein Motor, der ununterbrochen laufen muss

Das Herz besteht aus Muskelgewebe. Es liegt im linken oberen Brustbereich und ist wie ein zentraler Motor in das Kreislaufsystem eingeschaltet (siehe Abbildung). Ungefähr 65- bis 80-mal pro Minute zieht sich seine Muskulatur zusammen und entspannt sich wieder. Durch diese stetige Bewegung pumpt es in einem fortwährenden Kreislauf das Blut durch das Adersystem des gesamten Körpers – und das ohne Pause, unser ganzes Leben lang. Die rechte Herzhälfte nimmt das aus dem Körper kommende verbrauchte Venenblut auf und pumpt es in die Lungen. Dort wird es mit Sauerstoff aus der Atemluft angereichert, der für alle unsere Lebensfunktionen notwendig ist. Aus der Lunge gelangt das nun sauerstoffreiche Blut in die linke Herzkammer und wird von dort über die Hauptschlagader in die Blutgefäße (Arterien) des gesamten Körpers gepumpt. Auf seinem Weg gibt das Blut den Sauerstoff zur Versorgung an die Organe und Gewebe ab. Als venöses (sauerstoffarmes) Blut gelangt es schließlich wieder in die rechte Herzkammer und der Kreislauf beginnt aufs Neue. Wegen der engen Verknüpfung mit dem kleinen Lungen- und großen Körperkreislauf kann es bei Erkrankungen des Herzens zu vielfältigen Symptomen wie Atemnot, Lungenwassersucht, Wasseransammlungen in den Beinen oder zu Durchblutungsstörungen, Kopfschmerzen und Schwindel kommen.

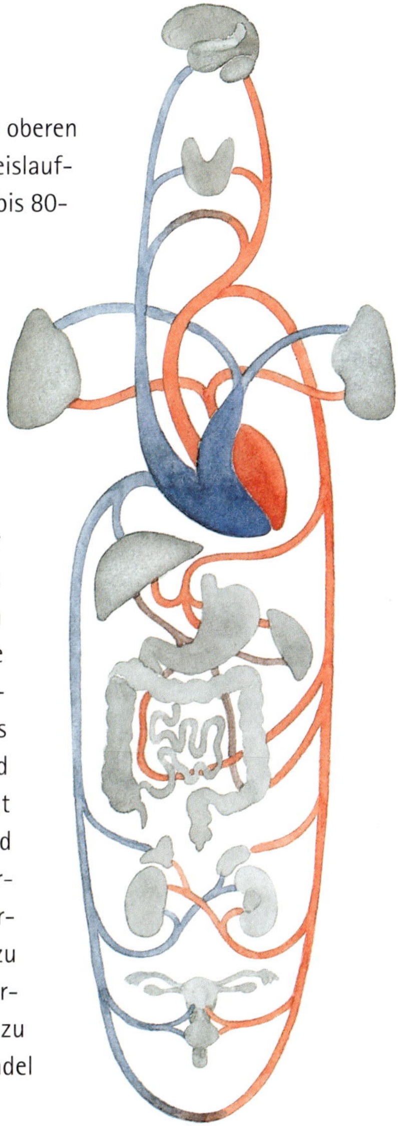

Herz mit großem und kleinem Kreislauf

Auch seelische Vorgänge werden im Herzen empfunden

Das Herz hängt aber nicht allein mit dem Kreislauf zusammen, sondern auch viele seelische Vorgänge werden dort empfunden. Bei Angst kann es klopfen, als würde es zerspringen. Ein Kummer kann so schwer sein, dass er ein Wehgefühl im Herzen erzeugt, aber auch übergroße Freude spürt man meist an diesem zentralen Organ. Bei

Patienten mit Herzerkrankungen müssen grundsätzlich immer auch ärztlich betreut werden.

vielen Menschen kann es deshalb unter seelischen Belastungen, Stress, Sorgen und Angst zu *nervösen Herzbeschwerden* kommen. Sie können aber auch Ausdruck einer depressiven Verstimmung oder einer organischen Herzerkrankung sein.

Im fortgeschrittenen Lebensalter lässt die Kraft des Herzmuskels allmählich nach. Es kommt zur *Herzschwäche* oder zum so genannten Altersherz. Sie macht sich meist als erstes durch Leistungsminderung, rasche Ermüdbarkeit und leichte Atemnot bei körperlicher Belastung bemerkbar. Eine Herzschwäche darf nur vorbeugend selbst behandelt werden.

Weitere häufige Probleme des Herz-Kreislauf-Systems, die auch schon in jüngeren Jahren auftreten können, sind *Kreislaufstörungen* und *Durchblutungsstörungen*.

Vorsicht

Verschließt sich ein Herzkranzgefäß plötzlich vollständig, sodass kein Blut mehr hindurchfließen kann, stirbt ein Teil des Herzmuskels ab – es kommt zum Herzinfarkt. Deshalb muss an dieser Stelle nachdrücklich darauf hingewiesen werden, dass Diagnose und Behandlung aller Herz-Kreislauf-Beschwerden grundsätzlich in die Hand des Arztes gehören. Erst durch eingehende und gezielte Untersuchungen wird er sich ein Urteil über eine mögliche Gefährdung bilden und entsprechend handeln. Eine Selbstbehandlung darf bei Herzproblemen deshalb ausschließlich in Absprache mit dem Arzt erfolgen.

Bei folgenden Symptomen müssen Sie sich umgehend in (not-)ärztliche Behandlung begeben:

- **Herzschmerz, der in den linken Arm oder in die linke Schulter ausstrahlt**
- **unregelmäßigem Herzschlag, vor allem wenn Ihnen gleichzeitig schwindlig ist**

Ferner sollten Sie baldmöglichst Ihren Arzt aufsuchen bei:

- **Atemnot und Reizhusten, die sich unter körperlicher Belastung verschlimmern**
- **Schmerzen in den Beinen, die während des Laufens auftreten, sodass Sie anhalten müssen**
- **Wasseransammlungen in den Beinen**

Einige wichtige Homöopathika bei Herz-Kreislauf-Beschwerden

Die Homöopathie verfügt über einige Arzneien, die über eine ausgezeichnete Wirkung auf die Herz-Keislauf-Organe verfügen. Um das passende Mittel zu finden, ist es von Bedeutung, die Charakteristika des gewählten Homöopathikums im gesamten Beschwerdebild des Kranken wiederzuerkennen. Näheres dazu können Sie auf den Seiten 14–16 nachlesen.

Crataegus oxyacantha (Eingriffeliger Weißdorn)

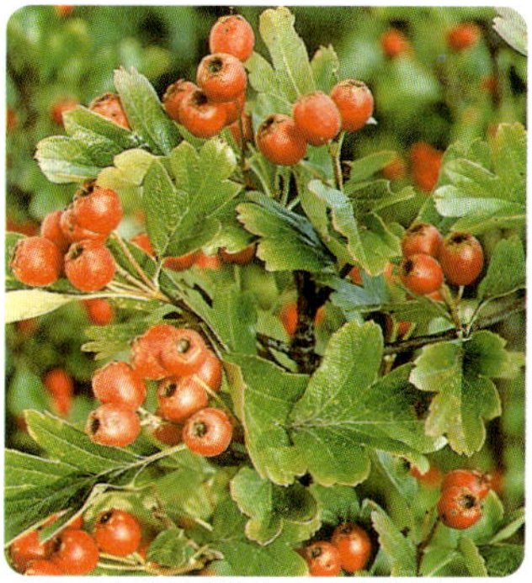

Crataegus oxyacantha
(Weißdorn)

Crataegus oxyacantha ist ein wichtiges so genanntes Herztonikum, das heißt, es kräftigt den Herzmuskel und fördert seine Durchblutung. In der Homöopathie findet es Anwendung bei Herzrhythmusstörungen, Bluthochdruck, Herzschwäche und Herzenge; es zeigt einen günstigen Einfluss auf Kalkablagerungen in den Blutgefäßen. Wenn Hände und Füße schlecht durchblutet und kalt sind, verbessert Crataegus den Blutfluss, hilft aber auch bei Blutarmut und stützt das Herz während Infektionskrankheiten.

Charakteristisch sind eine unregelmäßige Atmung und äußerste Atemnot bei der geringsten Anstrengung sowie ein Schmerz in der Herzgegend und unter dem linken Schlüsselbein. Der Pulsschlag ist unregelmäßig, schnell, schwach und setzt hin und wieder aus.

Der Zustand verschlechtert sich im warmen Zimmer und in stickiger Luft.

Der Zustand verbessert sich beim Ausruhen, wenn es still ist und in frischer Luft.

Persönlichkeitsmerkmale: Crataegus eignet sich besonders für reizbare, querköpfige Personen, die zu Herzbeschwerden neigen. Sie sind leicht verärgert und machen sich oft übermäßige Sorgen. Wenn sie Beschwerden bekommen, sind sie sehr niedergeschlagen.

Potenzierung: D1 – D4

Spongia marina tosta (Gerösteter Meerschwamm)

Spongia marina tosta ist ein Heilmittel für Probleme der Atemwege und des Herzens sowie für Störungen der Schilddrüsenfunktion. Es eignet sich besonders dann, wenn Erschöpfung, Schwäche, Schweregefühl des ganzen Körpers und Atemnot die Beschwerden begleiten.

Charakteristisch ist, dass die Betroffenen plötzlich nach Mitternacht mit Herzschmerzen und einem Erstickungsgefühl aus dem Schlaf hochschrecken. Ihr Gesicht ist gerötet, heiß, das Herz klopft, als würde es zerspringen oder die Brust bersten, sie atmen heftig und schnell. Dabei leiden die Kranken unter solch starker Todesangst, dass ihnen der Schweiß ausbricht.

Der Zustand verschlechtert sich durch Bewegung, beim Treppensteigen und Bergaufgehen, bei windigem Wetter, Tieflage des Kopfes und um Mitternacht.

Der Zustand verbessert sich beim Abwärtsgehen und Liegen in horizontaler Lage oder beim Aufsitzen.

Persönlichkeitsmerkmale: Spongia eignet sich am besten für zaghafte, blasse, blauäugige, hellhaarige Personen. Besonders Frauen mit gleichzeitig schlaffem Bindegewebe sprechen im Allgemeinen gut auf dieses Mittel an. Wenn sie Herz-Kreislauf- oder Atembeschwerden bekommen, werden sie ängstlich, unruhig und haben panische Angst zu sterben.

Potenzierung D4 – D12

Spigelia anthelmia (Wurmkraut)

Bei heftigen Anfällen von Herzklopfen und stechenden Schmerzen in der Herzgegend können Sie das Wurmkraut (Spigelia) in Betracht ziehen, vor allem, wenn Ihnen gleichzeitig kalt ist und Sie nicht auf der linken Seite liegen können.

Spigelia anthelmia hat einen ausgeprägten Einfluss auf Augen, Herz und Nervensystem. Es entfaltet deshalb vielfach eine heilende Wirkung bei Nervenschmerzen, Migräne und verschiedenen Herzerkrankungen, beispielsweise auch, wenn sie durch Rauchen verursacht wurden.

Charakteristisch für dieses Mittel sind heftiges, oft anfallsweise auftretendes Herzklopfen, Herzenge, Atemnot und ein intensiver, meist stechender Schmerz in der Herzgegend. Ein fauliger Mundgeruch kann die Beschwerden begleiten. Die Schmerzen strahlen vielfach in einen oder auch beide Arme aus. Manchmal schmerzt die gesamte linke Seite der Brust, sodass der Kranke auf der rechten Seite und mit erhöhtem Kopf liegen muss, um seine Beschwerden zu erleichtern. Die Betroffenen sind äußerst berührungsempfindlich und frösteln, wobei regelrechte Kälteschauer den ganzen Körper durchlaufen. Ferner hilft Spigelia bei Beschwerden durch Wurmbefall.

Der Zustand verschlechtert sich durch Berührung, Erschütterung, Geräusche, beim Umdrehen im Bett, Bewegung, Zugluft und Wetterwechsel – besonders zu stürmischer Witterung.

Der Zustand verbessert sich beim Liegen auf der rechten Seite und mit erhöhtem Kopf sowie beim Einatmen.

Persönlichkeitsmerkmale: Spigelia-Menschen sind meistens blass, dünn und schwächlich, mit manchmal erdfahler Gesichtsfarbe. Sie können mitunter aber auch eine robuste Konstitution aufweisen. Sie sind sehr empfindlich gegen Kälte, nasses und stürmisches Wetter und leiden oft unter Verstopfung. Vor spitzen Gegenständen, wie zum Beispiel Nadeln oder Gabeln, fürchten sie sich so sehr, dass sie nicht einmal deren Anblick ertragen.

Potenzierung: D3 – D12

Cactus grandiflorus (Königin der Nacht)

Cactus grandiflorus erstreckt seine Heilwirkung auf die Herz-Kreislauf-Organe. Es löst Verkrampfungen der Blutgefäße, lindert die Beschwerden bei Angina pectoris – dem Einschnürungsgefühl der Brust, das vielfach durch Verengung der Herzkranzgefäße bedingt ist – und wirkt der Bildung von Blutgerinnseln entgegen. Ferner hilft es bei Herzschwäche.

Cactus grandiflorus ist ein wichtiges Mittel der Homöopathie bei Angina pectoris.

Charakteristisch ist ein Engegefühl, „wie von einem eisernen Band". Die Brust fühlt sich an, als wäre sie mit Drähten gefesselt, die immer enger gezogen werden und die Atmung erschweren. Das Herz klopft heftig und schmerzt, wobei die Missempfindungen vielfach in den linken Arm ausstrahlen. Die Beschwerden treten bevorzugt nachts sowie gegen 11 Uhr und 23 Uhr auf. Die Betroffenen werden von einem bangen Gefühl und Furcht vor dem Tod erfasst, sind traurig und niedergeschlagen.

Der Zustand verschlechtert sich nachts, beim Liegen auf der linken Seite, beim Gehen und bei Anstrengung.

Der Zustand verbessert sich im Freien und beim Liegen auf der rechten Seite.

Potenzierung: D3 – D8

Arnica montana (Bergwohlverleih)

Arnica montana ist in erster Linie ein Heilmittel für Verletzungen, wirkt aber auch auf Blutgefäße und Blutfluss. Es hilft bei Herz-Kreislauf-Beschwerden, die mit einem Blutandrang zum Kopf und mit Engegefühl in der Brust verbunden sind.

Charakteristisch für Arnica sind ein Zerschlagenheitsgefühl und ein heißes rotes Gesicht, in dem nur die Nase kalt ist. Auch der übrige Körper ist kühl. Herzschmerzen treten meist plötzlich auf und werden als stechend und zusammenschnürend empfunden. Die Betroffenen sind überempfindlich, sogar das Bett ist ihnen zu hart.

Der Zustand verschlechtert sich durch die geringste Berührung oder Erschütterung, durch Bewegung und feuchte Kälte.

Der Zustand verbessert sich durch Hinlegen, besonders mit tiefliegendem Kopf.

Persönlichkeitsmerkmale: Arnica eignet sich am besten für vollblütige Menschen mit rotem Gesicht und der Neigung zu Kopfschmerzen, die durch Blutfülle bedingt sind. Sie sind sehr empfindlich gegenüber körperlichen Schmerzen oder Verletzungen und leiden lange unter deren Folgen. Meistens behaupten sie – gleichgültig wie krank sie auch sein mögen –, es gehe ihnen gut, und wollen deshalb nicht zum Arzt. Obwohl sie normalerweise heitere Personen sind, neigen sie zum Trotz, sind oft zänkisch und glauben, alles besser zu wissen. Wein vertragen sie in aller Regel schlecht.

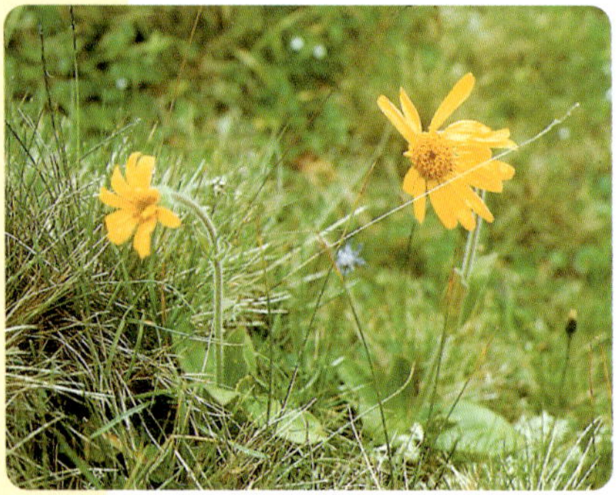

Arnica montana
(Bergwohlverleih)

Potenzierung: D6 – D12

Secale cornutum (Mutterkorn)

Secale cornutum hat eine starke Wirkung auf die Blutgefäße. Es ist ein wichtiges Mittel bei Sickerblutungen sowie bei Durchblutungsstörungen, die durch Verkrampfungen der Blutgefäße hervorgerufen werden. Die Beschwerden können von Schwäche, Angstgefühl und Abmagerung begleitet sein, obwohl Secale-Patienten vielfach einen übermäßigen Appetit und ein starkes Durstgefühl entwickeln.

Charakteristisch ist, dass sich die Beschwerden durch äußere Hitze verschlechtern. Obwohl sich die Haut eisig kalt anfühlt, empfindet der Betroffene eine innere Hitze oder Brennen (wie von Funken) und kann keine Bedeckung vertragen. Kennzeichnend für Secale cornutum ist ferner ein Kribbeln, als würden Ameisen über Arme und Beine laufen. Die Kranken müssen die Extremitäten reiben, damit die Missempfindung nachlässt.

Der Zustand verschlechtert sich durch äußere Hitze und warmes Zudecken sowie durch Anstrengung.

Der Zustand verbessert sich durch Kälte, Reiben, Aufdecken und Strecken der Glieder.

Potenzierung D4 – D12

Veratrum album (Weißer Germer)

Veratrum album ist eines der bedeutendsten Kreislaufmittel. Es findet vor allem Anwendung beim Kreislaufkollaps, aber auch bei Durchfällen, die den Kreislauf schwächen, sowie bei Erbrechen und Krämpfen in Armen und Beinen.

Charakteristisch ist, dass extremes Kältegefühl, bläuliche Verfärbung der Haut und Schwäche die Beschwerden begleiten. Die Haut fühlt sich – ähnlich wie bei Secale cornutum – eiskalt an, und kalter Schweiß bricht aus. Im Gegensatz dazu frösteln aber die Betroffenen, und ihre Beschwerden bessern sich durch Wärme.

Der Zustand verschlechtert sich nachts, durch feuchtes und kaltes Wetter.

Der Zustand verbessert sich durch Wärme, Ruhe und durch horizontale Lage.

Persönlichkeitsmerkmale: Veratrum-album-Menschen sind oft rücksichtslos, hinterlistig, neigen zum Lügen oder Stehlen und zum Größenwahn. Weil sie ihre Finanzen überschätzen, leben sie manchmal über ihre Verhältnisse. Sie leiden aber häufig unter Gewissensbissen und können deswegen sehr ängstlich sein.

Potenzierung D3 – D12

Bei akuter Kreislaufschwäche (Kreislaufkollaps), zusammen mit kaltem Schweiß und extremem Kältegefühl, ist Veratrum album ein wichtiges homöopathisches Mittel.

Stimmen die Charakteristika der homöopathischen Arznei mit den Erkrankungszeichen genau überein, so sind sie vielfach in der Lage, die Beschwerden zu lindern. Die Wahl des richtigen Einzelmittels herauszufinden, sollte aber in Anbetracht der großen Gefahren, die Herz-Kreislauf-Erkrankungen bergen können, einem erfahrenen Homöopathen vorbehalten bleiben. Für die Selbstbehandlung bei leichteren Beschwerden ist es sicherer, eine geeignete Kombination zu wählen. In Komplexmitteln sind meist mehrere Homöopathika enthalten, von denen bekannt ist, dass sie eine günstige Wirkung auf die Herz-Kreislauf-Organe ausüben und sich gegenseitig in ihrer Wirkung unterstützen.

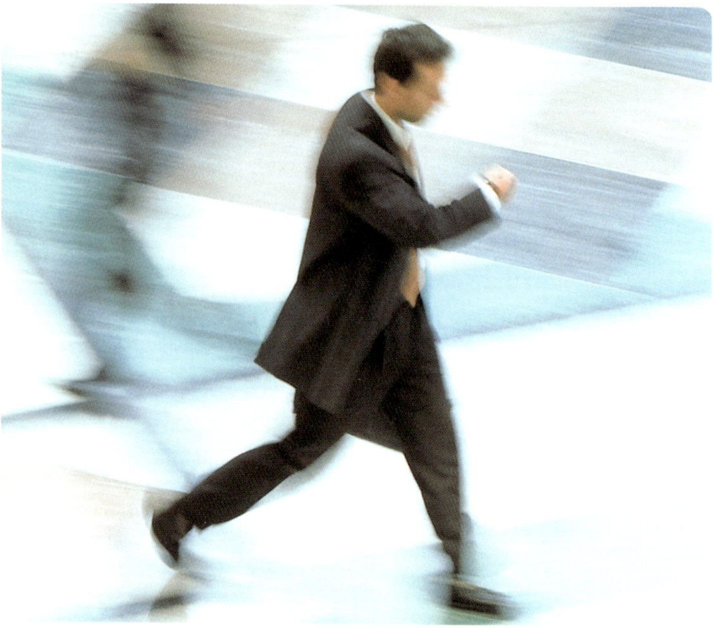

Seelische Anspannungen, Stress oder Unruhezustände sind häufig Auslöser für nervöse Herzbeschwerden.

Nervöse Herzbeschwerden

Viele Menschen bekommen unter seelischen Belastungen, insbesondere bei Aufregung und Ärger Herzklopfen, Herzstechen, einen unregelmäßigen Herzschlag oder Herzstolpern. Häufig sind die Beschwerden verbunden mit einem Angst- und Engegefühl in der Brust oder dem Empfinden, ein Kloß stecke im Hals oder hinter dem Brustbein. Meistens treten diese Beschwerden aber nicht unter Belastung auf, sondern erst dann, wenn die Betroffenen zur Ruhe kommen.

Vorsicht

Eine gefährliche Herzerkrankung, zum Beispiel eine Verengung der Herzkranzgefäße oder eine schwerwiegende Herzrhythmusstörung, kann ganz ähnliche Symptome hervorrufen.
Deshalb sollten Sie immer den Arzt zu Rate ziehen, wenn Sie an Herzbeschwerden leiden. Die Diagnose eines nervösen Herzens kann nur dann gestellt werden, wenn der Arzt durch eine eingehende Untersuchung der Herz-Kreislauf-Funktionen eine organische Erkrankung des Herzens ausgeschlossen hat.

Welche Komplexmittel helfen?

Eine geeignete Kombination, die bei *nervösen Herzbeschwerden* helfen kann, ist Crataegus Oligoplex. Es enthält homöopathische Mittel, die den Herzmuskel stärken und sich günstig auf die Durchblutung wie auch auf nervöse Störungen auswirken.

Crataegus Oligoplex

Für die Selbstbehandlung von nervösen Herzbeschwerden bietet sich Crataegus Oligoplex an. Es enthält homöopathische Mittel, die den Herzmuskel kräftigen und seine Durchblutung fördern.

- **Crataegus oxyacantha DØ** (Eingriffeliger Weißdorn) kräftigt den Herzmuskel und fördert seine Durchblutung. Es ist ein Heilmittel bei Herzrhythmusstörungen, Bluthochdruck, Herzschwäche, Herzenge und hat einen günstigen Einfluss auf Kalkablagerungen in den Blutgefäßen. Wenn Hände und Füße schlecht durchblutet und kalt sind, verbessert Crataegus den Blutfluss; es hilft außerdem bei Blutarmut, Blässe und stützt das Herz während Infektionskrankheiten.
- **Aconitum napellus D4** (Blauer Eisenhut) ist eines der wichtigsten Mittel bei Beschwerden, die mit Angst, Furcht, Schreck und einer starken Unruhe verbunden sind. Es hilft, wenn das Herz rasch und heftig klopft oder stolpert und die Beschwerden ein panisches Angstgefühl verursachen.
- **Apocynum cannabinum D4** (Hanfartiger Hundswürger) schwemmt vor allem Wasseransammlungen aus dem Gewebe aus und wirkt bei Herzschwäche mit beschleunigtem schwachem und unregelmäßigem Pulsschlag.
- **Arnica montana D4** (Bergwohlverleih) ist in erster Linie ein Heilmittel für Verletzungen, wirkt aber auch auf Blutgefäße und Blutfluss. Es hilft bei Herz-Kreislauf-Beschwerden, die mit einem Blutandrang zum Kopf und Engegefühl in der Brust verbunden sind.
- **Cactus grandiflorus D3** (Königin der Nacht) erstreckt seine Heilwirkung auf die Kreislauforgane. Cactus löst Verkrampfungen der Blutgefäße, lindert die Beschwerden bei Herzenge und wirkt Blutgerinnseln entgegen. Ferner hilft es bei Herzschwäche.
- **Glonoinum D5** (Nitroglycerin) ist ein wirksames Heilmittel bei nervlichen Störungen, die mit Mattigkeit und Arbeitsunlust verbunden sind. Es hilft bei Kopfschmerzen, die durch Blutandrang und Durchblutungsstörungen im Gehirn bedingt sind. Des Weiteren hat Glonoinum eine heilende Wirkung bei Herzschwäche mit starker Atemnot bei jeglicher Anstrengung.

Dosierung:
3- bis 5-mal täglich 15 Tropfen auf 1 EL Wasser vor dem Essen einnehmen

Andere Komplexmittel:

Presselin HK Herz-Kreislauftropfen, enthält:
Crataegus DØ, Convallaria majalis D2, Strophanthus D4, Scilla D4, Passiflora incarnata DØ

Cardiacum-Heel®, enthält:
Spigelia D4, Gelsemium D4, Glonoinum D5, Sulfur D12, Cactus D4, Kalium carbonicum D4, Castoreum sibiricum D6, Arnica D4, Ranunculus bulbosus D6

Allgemeine Empfehlungen

Bei nervösen Herzbeschwerden ist eine geregelte Lebensweise mit ausreichend Schlaf und viel Bewegung an der frischen Luft besonders wichtig. Gönnen Sie sich in Belastungssituationen, zum Beispiel im Beruf, regelmäßige Erholungspausen und vermeiden Sie Nikotin, Alkohol und zu viel Kaffee. Sie sind Gift für Herz und Adern.
Bei nervösem Herzklopfen hilft es manchmal, einen Schluck kalten Wassers zu trinken.

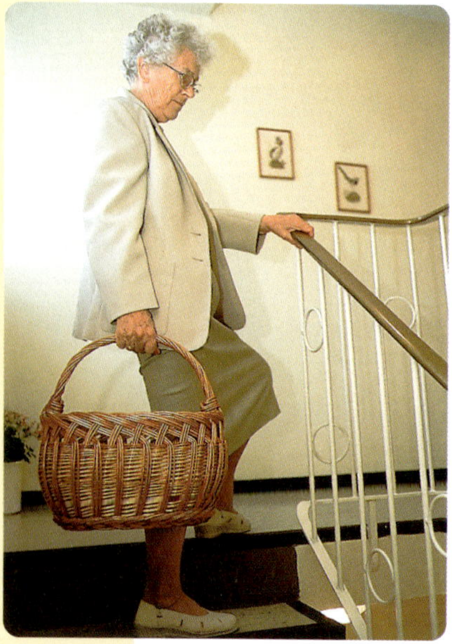

Rasches Ermüden beim Treppensteigen kann erstes Anzeichen für eine Herzschwäche sein.

Herzschwäche und Altersherz

Herzschwäche ist ein Nachlassen der Pumpleistung des Herzmuskels, die unbehandelt immer mehr zunimmt und schließlich zum Herzversagen führt. Sie kann ausgelöst werden durch eine Schädigung des Herzens, beispielsweise im Verlauf einer Infektionskrankheit oder im Rahmen eines Herzinfarktes. Auch ein unbehandelter hoher Blutdruck kann langfristig in eine Herzschwäche münden. Eine schleichende Form der Herzschwäche ist das so genannte Altersherz. Es entsteht, wenn im zunehmenden Lebensalter die Herzkraft – ebenso wie viele andere Organfunktionen – allmählich nachlässt. Erste Anzeichen der Herzschwäche sind rasche Ermüdbarkeit und Kurzatmigkeit unter stärkerer körperlicher Anstrengung, beispielsweise beim Treppensteigen. In späteren Stadien ist der Herzmuskel auch leichteren Belastungen nicht mehr gewachsen. Dann kommt es zu Wasseransammlungen

(Ödeme) im Gewebe. In den Beinen zeigen sich Ödeme bevorzugt an den Fußknöcheln – meist am Abend oder nach Belastung –, während sie in der Lunge zum so genannten Stauungskatarrh oder Herzasthma mit Husten und schwerer Atemnot führen. Wenn der Herzmuskel während der Nachtruhe entlastet ist, werden die Ödeme ausgeschwemmt. Deshalb müssen alte und herzschwache Menschen nachts häufig zum Wasserlassen.

Vorsicht

Eine Herzschwäche darf nur vorbeugend oder im beginnenden Frühstadium selbst behandelt werden, das heißt, wenn der Arzt eigentlich noch keine medikamentöse Behandlung für unbedingt notwendig erachtet. Wenn es bereits zu den oben genannten Beschwerden gekommen ist, müssen Sie sich auf alle Fälle in ärztliche Behandlung begeben. Es gibt heute sehr wirksame Medikamente zur Verbesserung der Herzleistung, von denen nachgewiesen ist, dass sie bei rechtzeitiger konsequenter Einnahme die Gefahr eines frühzeitigen Herztodes mindern.

Welche Komplexmittel helfen?

Eine geeignete Kombination, die unter Rücksprache mit dem Arzt *bei beginnender Herzschwäche* und beim *Altersherz* helfen kann, ist Crataegus Oligoplex. Die darin enthaltenen homöopathischen Mittel stärken den Herzmuskel, fördern die Durchblutung und haben gleichzeitig eine entspannende, angstlösende Wirkung.

Solange der Arzt noch keine medikamentöse Behandlung als unbedingt notwendig ansieht, kann zur vorbeugenden Selbstbehandlung einer beginnenden Herzschwäche und des Altersherzens Crataegus Oligoplex eingesetzt werden.

Crataegus Oligoplex

▶ **Crataegus oxyacantha DØ** (Eingriffeliger Weißdorn) kräftigt den Herzmuskel und fördert seine Durchblutung. Das Heilmittel hilft bei Herzrhythmusstörungen, Bluthochdruck, Herzschwäche, Herzenge und hat einen günstigen Einfluss auf Kalkablagerungen in den Blutgefäßen. Wenn die Hände und Füße schlecht durchblutet und kalt sind, verbessert Crataegus den Blutfluss, es hilft aber auch bei Blutarmut und stützt das Herz während Infektionskrankheiten.

▶ **Aconitum napellus D4** (Blauer Eisenhut) ist eines der wichtigsten Mittel bei Beschwerden, die mit Angst, Furcht, Schreck und einer starken Unruhe verbunden sind. Es hilft, wenn das Herz rasch und heftig klopft oder stolpert und die Beschwerden ein panisches Angstgefühl hervorrufen.

▶ **Apocynum cannabinum D4** (Hanfartiger Hundswürger) schwemmt vor allem Wasseransammlungen aus dem Gewebe aus und wirkt bei Herzschwäche mit beschleunigtem schwachem und unregelmäßigem Pulsschlag.

▶ **Arnica montana D4** (Bergwohlverleih) ist in erster Linie ein Heilmittel für Verletzungen, wirkt aber auch auf Blutgefäße und Blutfluss. Es hilft bei Herz-Kreislauf-Beschwerden, die mit einem Blutandrang zum Kopf und mit einem Engegefühl in der Brust verbunden sind.

▶ **Cactus grandiflorus D3** (Königin der Nacht) erstreckt seine Heilwirkung auf die Kreislauforgane. Cactus löst Verkrampfungen der Blutgefäße, lindert die Beschwerden bei Herzenge und wirkt der Bildung von Blutgerinnseln entgegen. Ferner hilft es bei Herzschwäche.

▶ **Glonoinum D5** (Nitroglycerin) ist ein wirksames Heilmittel bei nervlichen Störungen, die mit Mattigkeit und Arbeitsunlust verbunden sind. Es hilft bei Kopfschmerzen, die durch Blutandrang und Durchblutungsstörungen im Gehirn bedingt sind, und hat eine heilende Wirkung bei Herzschwäche mit starker Atemnot während jeglicher Anstrengung.

Dosierung:
3- bis 5-mal täglich 15 Tropfen auf 1 EL Wasser vor dem Essen einnehmen

Ein anderes Komplexmittel:

Cardioselect® N Tropfen, enthält:

Crataegus DØ, Cactus D3, Arnica D4, Spigelia D4

Allgemeine Empfehlungen

Wie alle anderen Muskeln kann auch der Herzmuskel trainiert werden. Regelmäßige Bewegung in sauerstoffreicher, frischer Luft im Freien ebenso wie gemäßigter Ausdauersport kann einer Herzschwäche vorbeugen. Wichtig ist, dass die körperliche Belastung dabei immer der Leistungskraft des Herzens angepasst wird. Gehen Sie möglichst nicht über Ihre Leistungsgrenze hinaus. Geeignete Sportarten, die sich günstig auf die Herz-Kreislauf-Funktionen auswirken, sind Radfahren, Schwimmen und flottes Gehen. Weniger günstig sind heftige, kurzfristige Belastungen. Rauchen ist „Gift“ für das Herz und sollte dringend vermieden werden.

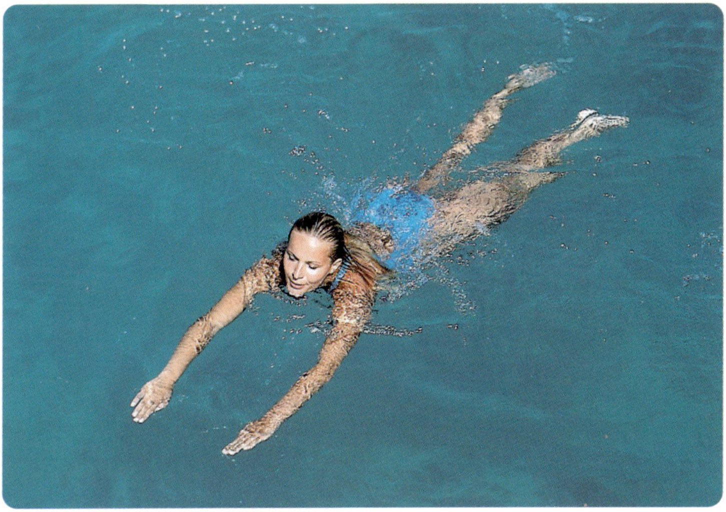

Ausdauersportarten sind hervorragend geeignet, um den Kreislauf in Schwung zu bringen.

Kreislaufprobleme

Die häufigsten Kreislaufprobleme sind zu hoher und zu niederer Blutdruck. Ihre Ursachen kennt man bis heute noch nicht in allen Einzelheiten, man vermutet aber, dass Stress und Hektik, aber auch eine individuelle Veranlagung ihren Teil zu dieser Fehlregulation beitragen.

Obwohl es sich um entgegengesetzte Phänomene handelt, verursachen sowohl hoher wie auch niedriger Blutdruck oft recht ähnliche Beschwerden, beispielsweise Schwindel, Kopfschmerzen oder Ohrensausen.

Den hohen Blutdruck, von dem auch schon jüngere Menschen betroffen sein können, spürt man allerdings zumindest in den Anfangsstadien kaum. Er ist langfristig jedoch gefährlich, da er zu Durchblutungsstörungen führt und das Herz belastet.

Weniger gefährlich ist in aller Regel der niedere Blutdruck. Dafür ist er aber meist mit sehr lästigen Beschwerden verbunden. Menschen mit niedrigem Blutdruck klagen vielfach darüber, morgens „nicht richtig in Gang zu kommen", sie sind müde, wetterfühlig und haben bei Witterungswechsel leicht Kopfweh. Oft wird ihnen beim Aufstehen vom Sitzen, Liegen oder aus der Hocke schwindlig und schwarz vor den Augen.

Vorsicht

Eine Herzschwäche, bestimmte Stoffwechselerkrankungen oder hormonelle Störungen können manchmal niedrigen Blutdruck hervorrufen. Bei anhaltenden oder immer wiederkehrenden Beschwerden sowie der Neigung zur Ohnmacht sollten Sie Ihren Arzt zu Rate ziehen, damit er die Ursache abklären kann.
Ein hoher Blutdruck muss immer – und vor allem rechtzeitig! – vom Arzt mit entsprechenden blutdrucksenkenden Medikamenten behandelt werden, um schwere Folgeschäden zu vermeiden.

Welche Komplexmittel helfen?

Bei *niedrigem Blutdruck* und *Kreislaufschwäche* ist Camphora Oligoplex eine geeignete Komposition. Dieses Mittel enthält einige durchblutungsfördernde Arzneien, kombiniert mit Homöopathika, die sich bei der Neigung zu Kreislaufschwäche bewährt haben.

Camphora Oligoplex

Bitte beachten Sie:
Bei Alkoholkranken und bei Kindern unter zwölf Jahren sollte Camphora Oligoplex nicht angewandt werden.

▶ **Camphora D4** (Kampferbaum) hilft bei Kreislaufzusammenbruch, der mit eisiger Kälte und enormem Schwächegefühl des gesamten Körpers einhergeht. Dieses Mittel ist deshalb sehr geeignet für Schwächezustände mit niedrigem Blutdruck, wie sie beispielsweise auch nach Operationen auftreten können. Die Betroffenen fühlen sich schwindlig, neigen zur Ohnmacht, ihr Gesicht ist kalt, blass oder bläulich verfärbt und von kaltem Schweiß bedeckt. Selbst Zunge, Mund und Atem sind kalt. Die Beschwerden verschlimmern sich durch Bewegung, nachts und durch kalte Luft, sie bessern sich durch Wärme.

▶ **Arnica montana D3** (Bergwohlverleih) ist in erster Linie ein Heilmittel für Verletzungen, wirkt aber auch auf Blutgefäße und Blutfluss. Es hilft bei Herz-Kreislauf-Beschwerden, die mit einem Blutandrang zum Kopf verbunden sind. Deshalb sind Kopf und Gesicht gerötet, während der übrige Körper kühl ist.

▶ **Moschus D5** (Moschus) findet bei Ohnmachtsanfällen und Krämpfen Anwendung, vor allem wenn sie durch nervöse Störungen ausgelöst sind. Dieses Homöopathikum wirkt besonders gut, wenn die Betroffenen zittern und überaus empfindlich gegen kalte Luft sind.

Dosierung:
- **Bei akuten Beschwerden: jede halbe bis ganze Stunde höchstens jedoch 12-mal täglich je 5–10 Tropfen einnehmen.**
- **Bei chronischen Beschwerden: 1- bis 3-mal täglich 15 Tropfen vor dem Essen**

▶ **Veratrum album D4** (Weißer Germer) ist eines der bedeutendsten Kreislaufmittel. Es findet vor allem Anwendung bei Durchfällen, die eine Kreislaufschwäche verursachen. Ähnlich wie bei Camphora sind die Betroffenen kalt, schwach und zeigen eine bläuliche Verfärbung der Haut.

Ein anderes Komplexmittel:
Hypotonie-Gastreu® R44 Tropfen, enthält:
Crataegus D1, Laurocerasus D3, Oleander D3, Spartium scoparium D2

Allgemeine Empfehlung

Bei Kreislaufstörungen sollten Sie in erster Linie auf eine ausreichende körperliche Bewegung und viel frische Luft achten. Sportliche Betätigung trainiert nicht nur die Muskulatur, sondern fördert auch die Durchblutung und Elastizität der Blutgefäße. Wenn Sie unter niedrigem Blutdruck leiden, hilft manchmal eine Tasse Kaffee, um den Druck anzuheben und den Kreislauf wieder in Schwung zu bringen. Bei hohem Blutdruck hingegen sollten Sie Kaffee aus diesem Grund meiden.
Rauchen ist für Menschen mit niedrigem Blutdruck, vor allem aber für Hochdruckkranke äußerst schädlich. Es begünstigt die Fehlregulation des Kreislaufs und fördert Kalkablagerungen in den Adern.

Durchblutungsstörungen

Unter Durchblutungsstörungen leiden besonders Menschen im höheren Lebensalter, wenn die Adern an Geschmeidigkeit verlieren oder durch Kalkablagerungen verengt sind (Arteriosklerose). Auch zu dickes, zähflüssiges Blut kann im Bereich der kleineren Adern den Blutfluss behindern.

Die Folge ist eine mangelhafte Versorgung der Körpergewebe mit Sauerstoff und Nährstoffen, die sich in kalten Händen und Füßen, Ohrensausen, Schwindel und Kopfbeschmerzen äußert. Treten Schmerzen in den Beinen beim längeren Laufen auf, so weist dies auf eine Durchblutungsstörung der Beinarterien hin. Weil die Betroffenen immer wieder stehen bleiben müssen, bis der Schmerz abklingt, wird diese Form der Arterienverengung auch als „Schau-

Die „Schaufensterkrankheit“ bezeichnet Durchblutungsstörungen in den Beinarterien, die beim Gehen Schmerzen verursachen, sodass der Betroffene öfter stehen bleiben muss.

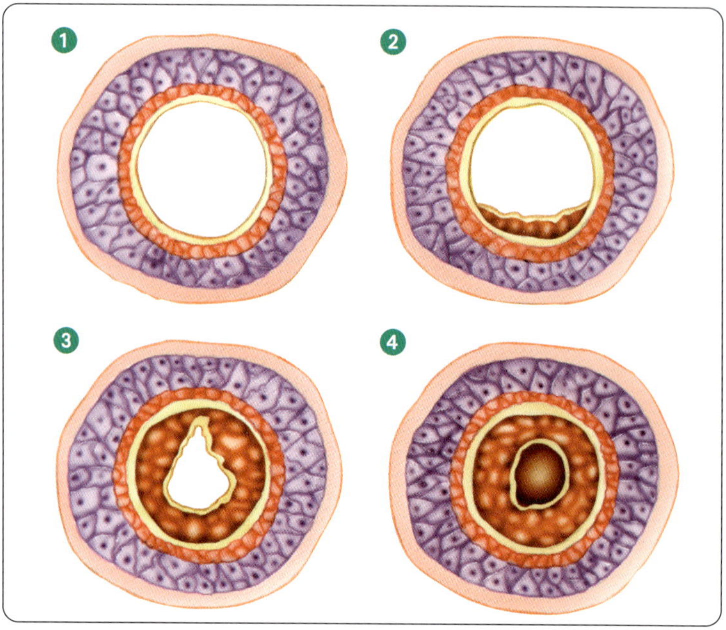

Arteriosklerose:
1. Gesunde Arterie
2. Leichte Ablagerungen (Plaques) an der Gefäßinnenwand
3. Starke Verengung durch LDL-Cholesterin und Kalk
4. Die Arterie ist durch ein Blutgerinnsel völlig verschlossen

fensterkrankheit" bezeichnet. Als gefährlichster Risikofaktor gilt dabei das Rauchen.

Die Steuerung der Kreislauffunktionen ist eng mit dem unwillkürlichen, so genannten vegetativen Nervensystem verbunden. Deshalb können auch Stress und Hektik die Durchblutung stören. Selbst jüngere Leute klagen dann häufig über kalte Hände und Füße, Müdigkeit, Schwindel (siehe auch Seite 39), Kopfschmerz (siehe auch Seite 29) und Konzentrationsstörungen.

Aufgrund eines mechanischen oder Kältereizes können sich die Adern meist eines Fingers (manchmal auch der Zehen) plötzlich blitzschnell zusammenziehen, der Finger wird weiß, taub und wirkt wie abgestorben. Dieses so genannte Raynaud-Syndrom tritt bevorzugt bei Frauen im jüngeren Lebensalter – meist zwischen 20 und 40 Jahren – auf.

Durchblutungsstörungen in den Venen sind durch eine Schwäche der Venenwände bedingt. Diese dehnen sich, das Blut staut sich darin, und es entstehen Krampfadern, die meist an den Beinen zu finden sind. In schweren Fällen kann es dabei zur Geschwürsbildung (offenes Bein) kommen.

Vorsicht

Durchblutungsstörungen aufgrund einer Arteriosklerose bedürfen grundsätzlich einer ärztlichen Behandlung. Bei längere währenden oder plötzlich auftretenden Durchblutungsstörungen, die sich durch Schmerzen, Kälte oder bläuliche Verfärbung in den betroffenen Körperteilen äußern, sollten Sie umgehend den Arzt aufsuchen. Ihnen kann ein plötzlicher vollständiger Gefäßverschluss zugrunde liegen. Auch wenn Sie Schmerzen und Spannungsgefühl in der Wade verspüren und das Bein plötzlich anschwillt, müssen Sie zum Arzt. Ein „offenes" Bein (Ulcus) bedarf immer einer ärztlichen Behandlung Wenn ein Raynaud-Syndrom wiederholt auftritt, müssen Sie gleichfalls die Ursache ärztlich abklären lassen, da auch schwere Erkrankungen des Bindegewebes diese Beschwerden verursachen können.

Welche Komplexmittel helfen?

Wenn Ihr Arzt Durchblutungsstörungen aufgrund einer *Arterienverkalkung* festgestellt hat, ist Vasotonicum Oligoplex eine geeignete Komposition, um die Behandlung zu unterstützen. Dieses Mittel enthält Arzneien, die eine ausgeprägte Wirkung auf die Herz-Kreislauf-Organe haben und Kalkablagerungen in den Blutgefäßen günstig beeinflussen.

Vasotonicum Oligoplex

- **Arnica montana D6** (Bergwohlverleih) ist in erster Linie ein Heilmittel für Verletzungen, wirkt aber auch auf Blutgefäße und Blutfluss. Es hilft bei Herz-Kreislauf-Beschwerden, die mit einem Blutandrang zum Kopf verbunden sind. Deshalb sind Kopf und Gesicht gerötet, während der übrige Körper kühl ist.
- **Calcium fluoratum D6** (Calciumfluorid) wirkt bei allen Drüsen- und Gewebsverhärtungen, besonders wenn Eiterung droht. Es wirkt außerdem Kalkablagerungen in den Blutgefäßen entgegen.
- **Crataegus oxyacantha D1** (Eingriffeliger Weißdorn) kräftigt den Herzmuskel und fördert seine Durchblutung. Das Heilmittel hilft bei Herzrhythmusstörungen, Bluthochdruck, Herzschwäche, Herzenge und hat einen günstigen Einfluss auf Kalkablagerungen in den Blutgefäßen. Wenn Hände und Füße schlecht durchblutet und kalt sind, verbessert Crataegus den Blutfluss, es hilft aber auch bei Blutarmut und stützt das Herz während Infektionskrankheiten.

Bitte beachten Sie:
Bei Überempfindlichkeit gegen Korbblütler oder Jod, bei Alkoholkranken, in Schwangerschaft und Stillzeit sowie bei Kindern unter zwölf Jahren sollte Vasotonicum Oligoplex nicht angewandt werden. Bei Schilddrüsenerkrankungen nicht ohne ärztlichen Rat anwenden.

Dosierung:
1- bis 3-mal täglich 5–10 Tropfen einnehmen

▶ **Kalium jodatum D4** (Kaliumjodid) hat eine deutliche Wirkung auf das Bindegewebe und hilft bei Drüsenschwellungen. Es unterstützt außerdem die Reaktionsfähigkeit und Abwehrkraft des Körpers.

Secale cornutum Oligoplex

Ein weiteres Komplexmittel, das vor allem bei Durchblutungsstörungen, die durch *Verkrampfungen der Blutgefäße* hervorgerufen werden, helfen kann, ist Secale cornutum Oligoplex. Die darin enthaltenen Homöopathika fördern die Durchblutung und lösen Gefäßkrämpfe. Diese Kombination eignet sich zur Behandlung des Raynaud-Syndroms, aber auch bei Migräne, wenn eine Verkrampfung der Hirngefäße zugrunde liegt.

▶ **Secale cornutum D4** (Mutterkorn) hat eine starke Wirkung auf die Blutgefäße. Es ist ein wichtiges Mittel bei Sickerblutungen und Durchblutungsstörungen, die durch Verkrampfungen der Blutgefäße hervorgerufen werden. Die Beschwerden können von Schwäche, Angstgefühl und Abmagerung begleitet sein, obwohl die Betroffenen vielfach übermäßigen Appetit und starkes Durstgefühl verspüren. Wenngleich sich die Haut eisig kalt anfühlt, empfindet der Betroffene eine innere Hitze oder ein Brennen (wie von Funken) und kann keine Bedeckung vertragen. Kennzeichnend ist ferner ein Kribbeln, als würden Ameisen über Arme und Beine laufen. Die Beschwerden verschlechtern sich durch äußere Hitze, während Reiben und Kälte Linderung bringen.

▶ **Crocus sativus D4** (Safran) ist in erster Linie ein Wundmittel und eignet sich für dunkle, fädige Blutungen. Charakteristisch ist ein ausgeprägter Wechsel der Stimmung und Gefühle. Die Kranken ärgern sich beispielsweise und bereuen gleich darauf ihre Heftigkeit.

▶ **Erigeron canadensis D1** (Kanadisches Berufskraut) heilt starke und lang anhaltende Blutungen und hilft außerdem bei Verkrampfungen der Blutgefäße im Bereich des Kopfes.

Dosierung:
3-mal täglich 15 Tropfen auf 1 EL Wasser vor dem Essen einnehmen

▶ **Gossypium herbaceum D3** (Baumwollstaude) hat günstigen Einfluss auf die Blutgefäße und bei Störungen der weiblichen Regelblutung.

▶ **Sabina D4** (Sadebaum) ist ein Heilmittel bei Blutungen. Es hat eine besondere Wirkung auf die Beckenorgane.

Hamamelis Oligoplex

Ein Kombinationsmittel, das angezeigt sein kann, wenn Sie an *Krampfadern* leiden, ist Hamamelis Oligoplex. Es enthält mehrere Homöopathika, die eine besondere Wirkung auf gestaute Venen entfalten.

- **Hamamelis D3** (Virginische Zaubernuss) beseitigt Blutstauungen sowohl in den Beinvenen als auch in den Venen des Enddarms (Hämorrhoiden).
- **China D2** (Chinarinde) ist heilsam bei nervöser Reizbarkeit und Schwäche. Es hilft bei Schmerzen in Gliedern und Gelenken.
- **Hydrastis canadensis D4** (Kanadische Gelbwurz) hat heilenden Einfluss auf Haut und Schleimhäute. Es findet Anwendung bei Hautgeschwüren.
- **Sanguisorba officinalis D2** (Großer Wiesenknopf) wirkt allgemein bei Blutstauung im Bereich der Beckenorgane.
- **Sanicula europaea D1** (Wundsanikel) wird bei nervösen Beschwerden und blutenden Wunden angewandt.
- **Trillium pendulum D3** (Amerikanische Waldlilie) hilft bei Stauungen im Bereich der Beckenvenen.

Bitte beachten Sie:
Nicht anwenden bei Überempfindlichkeit gegen Chinin.

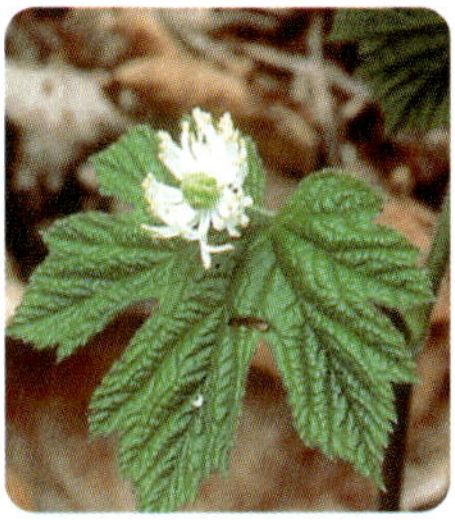

Hydrastis canadensis (Kanadische Gelbwurz)

Dosierung:
3-mal täglich 15 Tropfen auf 1 EL Wasser vor dem Essen einnehmen

Allgemeine Empfehlungen

Wie bei allen Herz-Kreislauf-Problemen sollten Sie auch bei Durchblutungsstörungen für eine gesunde, vitaminreiche, fettarme Ernährung sorgen. Süßigkeiten sollten Sie besser meiden. Körperliche Bewegung ist in der Lage, die Durchblutung in den Venen wie auch in den Arterien anzuregen. Deshalb empfehlen sich – natürlich abhängig von Ihrer Belastungsgrenze – entweder ein moderater Ausdauersport oder für ältere Menschen regelmäßige Spaziergänge an der frischen Luft. Rauchen fördert Fehlregulationen und Ablagerungen im Bereich der Blutgefäße und sollte bei Durchblutungsstörungen unbedingt vermieden werden.
Wenn Sie an Krampfadern leiden, können Sie mit kalt-warmen Wechselduschen die Durchblutung anregen.
In schweren Fällen erleichtern Stützstrümpfe den Rückfluss des Blutes. Vorsicht: Bei Durchblutungsstörungen in den Arterien dürfen Sie dieses Hilfsmittel nicht anwenden!

Verdauungsbeschwerden

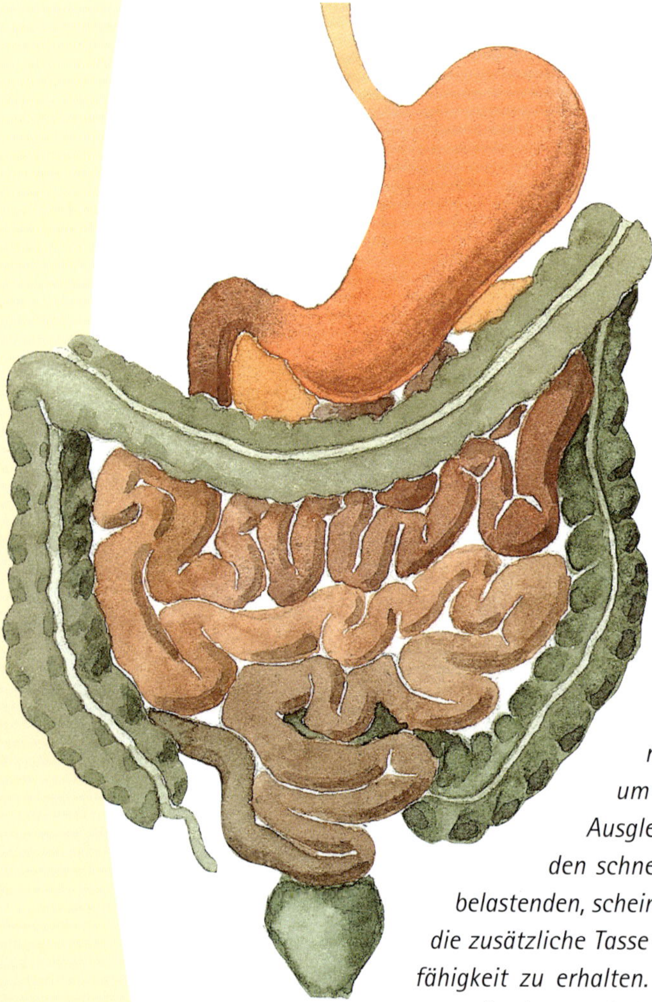

In unserer modernen Zeit mit ihrer Alltagshektik, ihrem Lärm und ihrer Flut an äußeren Reizen sind nervöse Magen-Darm-Störungen weit verbreitet. Stress und Ärger, Kummer, Überforderung und Sorge schlagen sich vielfach buchstäblich „auf den Magen". Nicht selten werden dann vermehrt Genussmittel konsumiert, um einen vermeintlichen seelischen Ausgleich zu schaffen. Viele kennen den schnellen Griff zur Zigarette in einer belastenden, scheinbar ausweglosen Situation oder die zusätzliche Tasse Kaffee, um die Konzentrationsfähigkeit zu erhalten. Auch Alkohol ist sehr beliebt, um nach einem arbeitsreichen Tag das überspannte Nervenkostüm wieder zu beruhigen. Alle diese Faktoren wirken sich jedoch ungünstig auf die Schleimhäute des Verdauungssystems aus und verschlimmern die Beschwerden oder rufen sie überhaupt erst hervor.

Warum sich Stress auch auf die Verdauung auswirkt

Die Verdauung ist ein sehr komplexer Vorgang. Die aufgenommene Nahrung gelangt über Mund und Speiseröhre in den Magen. Dieser produziert den salzsäurehaltigen Magensaft. Dadurch kann er die Speisen zerkleinern und aufspalten. Rhythmische, wellenartige Bewegungen (Peristaltik) der Magenwände vermischen dabei den Mageninhalt und transportieren ihn in Richtung Magenausgang weiter, wo er portionsweise in den Darm abgegeben wird. Im oberen Dünndarm erhält der Nahrungsbrei Verdauungssekrete aus der Bauchspeicheldrüse und Galle. Auch der Darm befördert seinen Inhalt durch seine fein aufeinander abgestimmten peristaltischen Bewegungen allmählich in die unteren Abschnitte. Während ihrer Passage werden die Nährstoffe dabei so weit aufgeschlüsselt, dass sie über die Darmwand aufgenommen werden können.

Stress und psychische Belastungen können Auswirkungen auf das Verdauungssystem haben. Es kommt zu Störungen der Magen-Darm-Bewegung (Peristaltik) und der Absonderung von Verdauungssäften.

Diese komplizierten Vorgänge steuert in erster Linie das so genannte vegetative Nervensystem. Dieses kann nicht – wie beispielsweise eine zielgerichtete Bewegung der Hand – bewusst durch den Willen beeinflusst werden, sondern läuft unwillkürlich ab. Das vegetative Nervensystem hängt eng mit dem psychischen Bereich zusammen. Das ist der Grund, warum zum Beispiel Prüfungsangst oder die Erwartungsspannung vor einer ungewohnten Situation manchmal plötzlichen Stuhldrang oder Durchfall auslösen kann oder ein Schockerlebnis Übelkeit und Erbrechen hervorruft.

Unter andauerndem seelischem „Reiz" kann es deshalb bei empfindlichen Menschen auch zum „Reizzustand" des Verdauungsapparates kommen. Die Absonderung der Verdauungssäfte funktioniert dann nicht mehr regelrecht, es kommt zu Verkrampfungen im Magen-Darm-Kanal, und die peristaltischen Bewegungen während der Verdauung laufen nicht mehr geordnet ab.

Verdauungsstörungen können aber auch andere Ursachen haben. Krankheitserreger, wie zum Beispiel Viren, Bakterien oder Pilze, können die Schleimhäute des Magen-Darm-Kanals befallen und zu einer Infektion führen. Unregelmäßige, hastige Mahlzeiten und schwer verdauliche, fettreiche Speisen überlasten manchmal unsere Verdauungsorgane und verursachen dann erhebliche Beschwerden.

Die Symptome sind vielfältig

Verdauungsstörungen äußern sich durch vielfältige Symptome. Neben Appetitlosigkeit kann es zu *Sodbrennen, Übelkeit und Erbrechen* oder zu *Magenschmerzen mit Druck- und Völlegefühl nach dem Essen* kommen. Manchmal liegen die Speisen „wie ein Stein" im Magen und verursachen *Bauchschmerzen und starke Blähungen.*

Sodbrennen, Völlegefühl, Durchfall und Verstopfung gehören zu den häufigsten Verdauungsbeschwerden.

Der Magen-Darm-Bereich kann manchmal so stark überbläht sein, dass sich der Druck sogar auf die Brustorgane auswirkt und Atemnot, ein Gefühl der Herzenge oder Herzrhythmusstörungen hervorruft.

Häufig äußern sich Verdauungsstörungen auch als *Durchfall* oder *Obstipation (Verstopfung).*

Eine Folge der chronischen Verstopfung, aber auch unserer vielfach sitzenden Lebensweise sind *Hämorrhoiden.* Weitere Ursachen von Störungen des Verdauungssystems, die aber im Allgemeinen einer ärztlichen Behandlung bedürfen, sind *Leber-Galle-Probleme.* Vor allem ältere Menschen leiden häufig an einer Schwäche der großen Verdauungsdrüsen Leber, Galle oder Bauchspeicheldrüse. Deswegen bekommen sie besonders leicht Probleme mit der Verdauung.

Vorsicht

Nervöse Verdauungsstörungen können manchmal mit schweren Erkrankungen der Bauchorgane verwechselt werden, weil diese ganz ähnliche Symptome hervorrufen. Beispielsweise kann ein Magengeschwür oder eine Blinddarmentzündung unter Umständen lebensbedrohliche Folgen haben, wenn sie nicht rechtzeitig erkannt und behandelt werden.

Bei anhaltenden Beschwerden oder sehr heftigen Schmerzen sollten Sie deshalb einen Arzt aufsuchen, damit er eine schwere Erkrankung durch entsprechende Untersuchungen ausschließen kann.

Auch wenn Sie Blutbeimengungen im Stuhl bemerken oder dieser pechschwarz gefärbt ist, sollten Sie Ihren Arzt zu Rate ziehen. Die schwarze Färbung kann durch geronnenes Blut entstehen und auf eine Blutungsquelle in den oberen Abschnitten des Verdauungssystems, zum Beispiel im Magen, hinweisen. Blut im Stuhl ist immer ein Alarmzeichen, das einer genauen Klärung der Ursache bedarf.

Besonders vorsichtig müssen Sie sein, wenn der Bauch bretthart wird – in der medizinischen Fachsprache spricht man dann von Abwehrspannung. Zögern Sie dann keinesfalls, umgehend einen Arzt hinzuzuziehen. Abwehrspannung ist immer ein Hinweis auf ein schwerwiegendes Krankheitsgeschehen im Bereich der Bauchorgane, das sofortiger ärztlicher Hilfe bedarf.

Da die Funktionen der einzelnen Verdauungsorgane eng miteinander verknüpft sind, stellt das Verdauungssystem in gewissem Sinne eine Einheit dar. Deshalb treten die Störungen meistens nicht isoliert als einzelnes Symptom beispielsweise am Magen auf, sondern andere Bereiche wie der Darm können mit betroffen sein.

Einige wichtige Homöopathika bei Verdauungsbeschwerden

Die Homöopathie stellt eine Vielzahl von Mitteln bereit, die eine ausgezeichnete Wirkung auf den Verdauungstrakt entfalten. Einige wichtige sollen aber eingehender beschrieben werden, da sie bei Verdauungsstörungen häufig als Einzelmittel für eine homöopathische Behandlung in Frage kommen.

Um das richtige Mittel herauszufinden, ist es wichtig, nicht nur das jeweilige Symptom – beispielsweise „Magenschmerz" – zu berücksichtigen, sondern alle charakteristischen Erscheinungen, die im Zusammenhang mit der Erkrankung entstehen. Sie müssen genau mit dem homöopathischen Mittel übereinstimmen, das unverdünnt solche Symptome hervorrufen würde. Vor allem die jeweilige seelische Verfassung spielt eine entscheidende Rolle, weil sie sich während einer Erkrankung oft verändert. So kann ein normalerweise liebenswürdiger, freundlicher Mensch – wird er krank – plötzlich abweisend, reizbar oder sogar wütend werden. Die Persönlichkeitsmerkmale, die den so genannten Konstitutionstyp mit ausmachen, spiegeln sich im Erkrankungsfall auch bei Menschen wider, die bei voller Gesundheit nicht diesem Typus entsprechen; deshalb werden sie hier erwähnt. Auch die jeweiligen „Modalitäten", das heißt, welche Umstände die Beschwerden bessern oder verschlechtern, unterstützen die Suche nach dem homöopathischen Arzneimittel. Näheres dazu steht auf Seite14–16.

Bei Verdauungsstörungen kommt eine Vielzahl homöopathischer Einzelmittel in Betracht. Auch hier gilt, dass alle charakteristischen Erscheinungen, die im Zusammenhang mit der Erkrankung stehen, genau mit dem Homöopathikum übereinstimmen müssen.

Nux vomica (Brechnuss)

Nux vomica ist eines der Hauptmittel für krampfartige Bauchschmerzen, vor allem wenn sie während dem Essen oder kurz danach auftreten und kombiniert sind mit Sodbrennen, Übelkeit, Erbrechen, Appetitlosigkeit, Völlegefühl oder Blähungen.

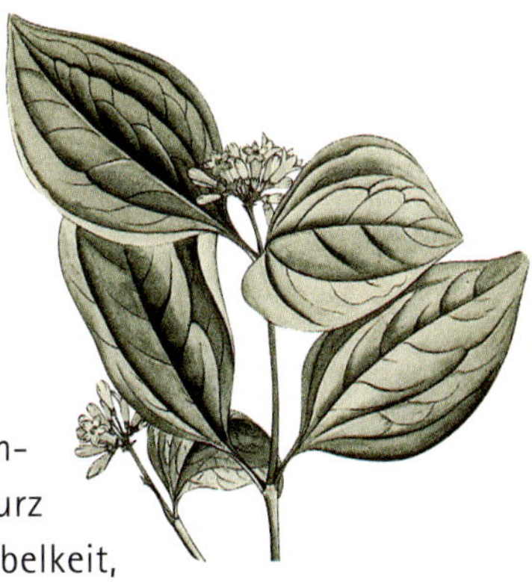

Nux vomica (Brechnuss)

Nux vomica ist die ideale Arznei für die „Managerkrankheit" und wirkt vor allem dann, wenn Stress, Schlafmangel, Überarbeitung und Ärger die Auslöser waren. Auch Schmerzen, die nach dem Trinken von Kaffee auftreten oder wenn Alkohol und Nikotin im Spiel waren, sprechen meist sehr gut auf Nux vomica an.

Charakteristisch für dieses Mittel ist der Zustand der Gereiztheit – nicht nur des Magen-Darm-Systems, sondern der gesamten Stimmungslage. Der Kranke möchte deshalb seine Ruhe haben. Er ist reizbar und übellaunig, wenn er angesprochen wird, und macht ein finsteres Gesicht. Geräusche, insbesondere Schritte gehen ihm fürchterlich auf die Nerven und verstärken seine Reizbarkeit. Manchmal glauben die Kranken, schwer krank zu sein und zu sterben.

Der Zustand verschlechtert sich durch Kälte, Ärger, Geräusche und morgens.

Der Zustand verbessert sich durch Wärme, Ruhe, kurzen Schlaf und Liegen auf der Seite.

Persönlichkeitsmerkmale: Nux-vomica-Patienten sind ehrgeizig, arbeiten hart („workaholics"), neigen zu Reizbarkeit und Jähzorn. Sie sind ausgesprochene „Morgenmuffel". Sie mögen gerne fettreiche, stark gewürzte Speisen und Genussmittel wie Kaffee (den sie aber schlecht vertragen). Nux-vomica-Kinder sind meist überaktiv, nervös, oft eigensinnig oder trotzig und neigen gelegentlich zu heftigen Wutausbrüchen.

Nach einer ausgiebigen Feier mit reichlich Alkohol hat sich Nux vomica auch zur Behandlung des morgendlichen „Katers" bewährt.

Potenzierung: D3 – D12

Arsenicum album (Arsentrioxid)

Arsenicum album hilft vor allem bei Erbrechen und schweren, schmerzhaften, manchmal blutigen Durchfällen. Es ist ein ausgezeichnetes Mittel bei Lebensmittelvergiftungen.

Charakteristisch sind brennende Schmerzen, vor allem wenn sie mit großer Ängstlichkeit, starker Unruhe und Furcht vor dem Tod verbunden sind. Deshalb sind die Kranken während ihrer Beschwerden auch nicht gerne allein. Sie möchten jemand um sich haben, der ihnen „im Notfall" zu Hilfe kommen kann.

Der Zustand verschlechtert sich durch Kälte, kalte Nahrung und Getränke. Die Beschwerden werden meist um Mitternacht stärker.

Der Zustand verbessert sich durch Hitze, warme Getränke und Liegen mit erhöhtem Kopf.

Persönlichkeitsmerkmale: Der Arsenicum-Patient ist meist sehr pedantisch, geradezu perfektionistisch und stets korrekt gekleidet; Unordnung ist ihm unerträglich. Schon als Kinder sind sie sehr ordentlich und verabscheuen es, sich schmutzig zu machen.

Potenzierung: D6 – D12

Lycopodium (Bärlapp)

Lycopodium ist ein ausgezeichnetes Mittel für Leber- und Galleleiden. Es hilft bei starken Blähungen mit Rumpeln, Kollern und dem Gefühl ständiger Gärung im Darm.

Der Lycopodium-Typ wird beim Essen erst richtig hungrig und isst gerne spätabends oder nachts. Oft leidet er unter einem geringen Selbstwertgefühl.

Charakteristisch sind Völlegefühl, ein aufgetriebener Leib und Müdigkeit nach dem Essen. Meist wird der Lycopodium-Patient durch Essen erst richtig hungrig. Er entwickelt vor allem in den späteren Abendstunden oder nachts einen gesteigerten Appetit. Ein weiteres Merkmal ist, dass alle Beschwerden vorwiegend auf der rechten Körperhälfte entstehen und sich am Nachmittag gegen 16 Uhr deutlich verschlimmern. Menschen, die Lycopodium brauchen, verlangen nach warmen Speisen und Getränken, während äußerlich ein Verlangen nach Kühle besteht.

Der Zustand verschlechtert sich durch Hitze, im warmen Zimmer, durch Bettwärme und zwischen 16 und 20 Uhr.

Der Zustand verbessert sich durch Bewegung, warme Speisen und Getränke, Abkühlung des Körpers und Aufdecken.

Persönlichkeitsmerkmale: Lycopodium wirkt vor allem bei Menschen mit gering ausgeprägtem Selbstwertgefühl, die unter Versagensängsten leiden. Nach außen versuchen sie dies aber oft durch ein forsches, manchmal überhebliches Auftreten und die Neigung zu Übertreibungen zu verdecken. Zu Hause ist die Lycopodium-Persönlichkeit tyrannisch und herrschsüchtig, während sie vor allem gegenüber hochgestellten Personen zu einem eher unterwürfigen Verhalten neigt. Das zeigt sich schon im Kindesalter durch Zurückhaltung und Folgsamkeit gegenüber Fremden, im Gegensatz zu einem anspruchsvollen Verhalten im vertrauten Familienkreis.

Potenzierung: D3 – D12

Carbo vegetabilis (Holzkohle)

Carbo vegetabilis wirkt bei Beschwerden, die durch eine zu langsame Verdauung entstehen und mit schmerzhaften Blähungen, großer Schwäche, Erschöpfung und Ängstlichkeit verbunden sind. Es hilft, wenn nach jedem Essen (unabhängig von der verzehrten Nahrung) Aufstoßen und Blähungen auftreten, aber auch bei Beschwerden, die durch eine zu reichliche oder fettreiche Mahlzeit ausgelöst werden.

Charakteristisch für dieses Mittel sind eine schlechte Durchblutung und mangelnde Sauerstoffversorgung. Deshalb sind die Beschwerden vielfach begleitet von bläulicher Färbung der Haut, besonders im Gesicht, an Armen und Beinen.

Der Zustand verschlechtert sich am Abend und im Liegen, durch fette Speisen und feuchtwarmes Wetter.

Der Zustand verbessert sich durch kühle, frische Luft und durch Aufstoßen.

Persönlichkeitsmerkmale: Wichtige Kennzeichen sind mangelnde Lebensenergie, Ängstlichkeit und Furcht. Meist handelt es sich um Menschen, die sehr rasch erschöpft sind, ein schwaches Gedächtnis haben oder sich nach einer vorangegangenen Krankheit nie mehr richtig erholt haben.

Potenzierung: D3 – D12

Ipecacuanha (Brechwurzel)

Die Brechwurzel (Ipecacuanha) hilft besonders gut bei Erbrechen, das durch schwer verdauliche Speisen oder durch Husten hervorgerufen wird.

Ipecacuanha hilft bei dauernder Übelkeit und Erbrechen. Seine Hauptwirkung erstreckt sich auf die vegetativen Nerven des Magens und der Brust. Es hilft bei vielen Verkrampfungen in diesem Bereich. Deshalb wirkt es auch bei Verkrampfungen der Bronchien, beispielsweise bei Asthma oder Keuchhusten.

Charakteristisch ist, dass die Zunge nicht belegt ist, wie es bei vielen Magen-Darm-Erkrankungen der Fall ist, und das Erbrechen von verstärktem Speichelfluss begleitet wird. Das Erbrochene ist oft grün gefärbt. Ipecacuanha wirkt besonders gut, wenn die Beschwerden durch schwer verdauliche Nahrung hervorgerufen wurden. Es ist ein ausgezeichnetes Heilmittel, wenn Erbrechen durch Husten ausgelöst wird, und hilft deshalb auch bei Keuchhusten.

Der Zustand verschlechtert sich durch feuchten, warmen Wind und durch Liegen.

Persönlichkeitsmerkmale: Ipecacuanha wirkt am besten bei eher dicklichen Kindern, die geschwächt sind und selbst bei milder Witterung zu Erkältungen neigen.

Potenzierung: D3 – D12

Anacardium (Ostindischer Tintenbaum)

Anacardium zeigt eine günstige Wirkung bei Nervenschwäche, geistiger Erschöpfung und nervösen Magenbeschwerden. Es hilft bei Übelkeit, Erbrechen und Schmerzen infolge einer Magenschleimhautentzündung oder eines Magengeschwürs und ist ein ausgezeichnetes Mittel gegen Prüfungsangst.

Sind Sie oft reizbar, depressiv und leiden unter Gedächtnis- und Konzentrationsschwäche oder an Prüfungsangst? Dann könnte Ihnen Anacardium helfen.

Charakteristisch ist das Gefühl, als ob ein Pflock oder Pfropfen im Magen oder in der Speiseröhre sitzen würde, und dass sich die Beschwerden durch Essen bessern.

Der Zustand verschlechtert sich morgens sowie von abends bis Mitternacht.

Der Zustand verbessert sich vorübergehend durch Essen. Nach etwa zwei Stunden kehren die Schmerzen aber wieder.

Persönlichkeitsmerkmale: Anacardium-Patienten leiden unter Gedächtnis- und Konzentrationsschwäche, neigen zu Depression, Reizbarkeit und Störungen der Sinneswahrnehmung (Geruch, Sehen und Hören). Sie können manchmal die Tendenz zu Boshaftigkeit und Grausamkeit entwickeln.

Potenzierung: D6 – D12

Antimonium crudum (Schwarzer Spießglanz)

Antimonium crudum entfaltet seine Hauptwirkung am Magen-Darm-Kanal. Es wirkt bei Sodbrennen, Appetitmangel, Aufstoßen, Übelkeit, Erbrechen und Durchfall abwechselnd mit Verstopfung. Die Beschwerden werden – ähnlich wie bei Nux vomica – oft durch Enttäuschung oder Ärger ausgelöst.

Charakteristisch ist eine Abneigung gegen Kaltwasser-Anwendungen und gegen Berührung.

Der Zustand verschlechtert sich durch kaltes Baden, Waschen, aber auch durch Hitze und saure Speisen.

Der Zustand verbessert sich im Freien, in kühler, frischer Luft und durch Ruhe.

Persönlichkeitsmerkmale: Antimonium-crudum-Patienten sind oft mürrisch, verdrießlich, reizbar und ängstlich besorgt um ihre Gesundheit. Sie neigen vielfach zum Dickwerden, haben dabei aber dünne Beine. Vor allem bei Kindern fällt oft auf, dass sie nicht berührt, nicht einmal angesehen werden wollen und sich nicht waschen mögen.

Potenzierung: D4 – D12

Colocynthis (Koloquinte)

Colocynthis ist ein wichtiges homöopathisches Mittel bei allen quälenden, kolikartigen Bauchschmerzen, die so stark sind, dass sich der Betroffene zusammenkrümmen muss. Sie werden ausgelöst durch Kälte und Ärger.

Charakteristisch ist, neben dem Zusammenkrümmen, dass sich die Schmerzen durch starken Druck und warme Umschläge bessern.

Typisch für Colocynthis-Patienten sind kolikartige Bauchschmerzen, die den Kranken sich zusammenkrümmen lassen.

Ein schönes Beispiel für einen „Colocynthis-Fall" beschreibt übrigens Wilhelm Busch in seiner Geschichte von „Max und Moritz": Nachdem Schneider Böck durch einen Streich der beiden Lausbuben ins kalte Wasser gefallen ist, ist er so empört, dass er heftige Bauchschmerzen bekommt, sich zusammenkrümmt und verzweifelt die Hände in den Leib drückt. Erst das (schwere) heiße Bügeleisen der Meisterin Böck „auf den kranken Leib gebracht", bewirkt, dass die Schmerzen wieder abklingen.

Der Zustand verschlechtert sich durch Ärger, Schreck, Kälte und Empörung.

Der Zustand verbessert sich durch starken Druck und Sich-Krümmen, Liegen mit angezogenen Beinen und Wärme.

Potenzierung: D3 – D12

Phosphor (Gelber Phosphor)

Phosphor ist ein großes homöopathisches Mittel bei Nervenschwäche, Erschöpfung, Ängstlichkeit und Furcht, seelischen Verstimmungen und Labilität des vegetativen Nervensystems. Am Magen-Darm-Kanal zeigt es deshalb vielfältige Wirkungen, z. B. bei saurem Aufstoßen oder Erbrechen nach jeder Mahlzeit, bei schwächenden Durchfällen, starken Blähungen mit Abgang von übel riechenden Winden. Es ist außerdem ein homöopathisches

Heilmittel für entzündlich-gereizte Schleimhäute, mit der Tendenz zur Gewebszerstörung und Blutungsneigung.

Charakteristisch sind Schwäche, Angst vor schweren Erkrankungen wie Krebs sowie eine Neigung zu Ohnmacht und Blutungen.

Der Zustand verschlechtert sich durch Wetterwechsel, Liegen auf der linken oder schmerzhaften Seite, bei Anstrengung und bei Gewitter sowie durch heiße Getränke und Speisen.

Der Zustand verbessert sich durch Liegen auf der rechten Seite, kalte Speisen (werden aber gleich wieder erbrochen), im Freien, Waschen mit kaltem Wasser und durch Schlaf.

Persönlichkeitsmerkmale: Phosphor hilft am besten bei großen, schlanken, eher schwächlichen Personen mit zarten Gliedern, die freundlich, mitfühlend, empfindsam und zugewandt sind. Ihre Furcht vor einer schweren Erkrankung ist manchmal so stark ausgeprägt, dass sie als Hypochonder eingestuft werden. Sie sind überempfindlich gegen laute Geräusche. Deshalb besteht schon im Kindesalter eine große Furcht vor Gewittern.

Potenzierung: D4 – D12

Pulsatilla pratensis (Küchenschelle)

Pulsatilla pratensis ist eigentlich ein typisches Frauenmittel (siehe Seite 243), es hat aber auch eine breite Wirkung am Magen-Darm-System. Dort wirkt es ähnlich wie Nux vomica bei drückenden krampfartigen Schmerzen und bei Sodbrennen, die kurz nach dem Essen auftreten. Im Gegensatz zu Nux vomica besteht aber meist eine starke Abneigung gegen fette Speisen und Bedürfnis nach Zuwendung.

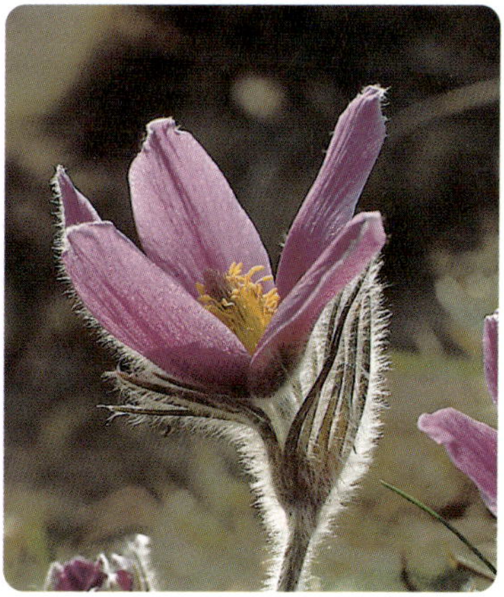

Pulsatilla pratensis (Küchenschelle)

Charakteristisch für Pulsatilla ist die Durstlosigkeit, die fast alle Beschwerden begleitet. Die Schmerzen verändern sich vielfach in ihrer Ausprägung und wechseln die Körperstellen, an denen sie auftreten. Bei Frauen ist oft ein Zusammenhang mit der monatlichen Regelblutung zu beobachten.

Der Zustand verschlechtert sich durch Wärme, im warmen Zimmer, durch fette Nahrung und Liegen auf der linken oder schmerzlosen Seite.

Der Zustand verbessert sich im Freien, durch Bewegung und kühle Anwendungen.

Persönlichkeitsmerkmale: Pulsatilla zeigt eine besonders ausgeprägte Wirkung bei sanften, teils launischen Frauen mit mildem Temperament, die wenig entschlusskräftig sind und leicht zu weinen beginnen. Ähnlich wie Arsenicum album sind auch Pulsatilla-Persönlichkeiten nicht gerne allein, wenn sie Beschwerden haben, jedoch nicht aus Furcht vor dem Tod, sondern eher, weil sie das Bedürfnis verspüren, sich anzulehnen und getröstet zu werden. Pulsatilla-Kinder sind schüchtern, freundlich und brauchen viel Zuneigung. Oft fürchten sie sich im Dunkeln.

Potenzierung: D3 – D12

Chamomilla (Echte Kamille)

Kamille wirkt bei Übelkeit und Blähungen krampflösend und entzündungshemmend auf die gereizten Schleimhäute. Besonders Kinder sprechen gut auf dieses Mittel an.

Chamomilla ist ein typisches Kindermittel, es hilft aber auch beim Erwachsenen. Chamomilla wirkt vor allem bei akuten Krankheiten krampflösend und entzündungshemmend auf die gereizten Schleimhäute. Es hilft deshalb bei vielen Entzündungen und Kinderkrankheiten. Am Verdauungssystem kann es bei Aufstoßen, Übelkeit und Blähungen mit kneifenden Bauchschmerzen eingesetzt werden.

Charakteristisch ist, dass die Beschwerden von heftiger Reizbarkeit, manchmal sogar von Wutausbrüchen begleitet sind. Kleine Kinder weinen und schreien so lange, bis sie auf den Arm genommen und umhergetragen werden. Oftmals fällt ein gerötetes Gesicht auf oder dass eine Wange rot und heiß, die andere blass und kalt ist.

Der Zustand verschlechtert sich durch Ärger und Aufregung, nachts und im Freien.

Der Zustand verbessert sich durch Zuwendung und Fürsorge, bei Kindern, wenn sie umhergetragen werden.

Potenzierung: D1 – D8

Jedes dieser Mittel kann für sich allein bei Verdauungsbeschwerden wirken, jedoch nur dann, wenn die charakteristischen Merkmale mit dem jeweiligen Beschwerdebild übereinstimmen. Das richtige Mittel zu finden bereitet mitunter selbst dem Fachmann Schwierigkeiten, deshalb ist es in der Selbstbehandlung sicherer, eine ausgewogene Kombination zu wählen.

In der Homöopathie ist es jedoch wenig sinnvoll, alle wichtigen Mittel miteinander einzunehmen, da sich einige von ihnen in ihrer Wirkung stören oder sogar aufheben können. Bewährt haben sich vielmehr Kombinationen, die miteinander harmonieren und sich in ihrer Wirkung ergänzen. Dazu werden vielfach die „kleineren" homöopathischen Mittel gewählt, die keine solch umfassenden Wirkungen auf den Gesamtorganismus haben, sondern über einen klar umgrenzten Einfluss auf die Verdauungsorgane verfügen.

Sodbrennen

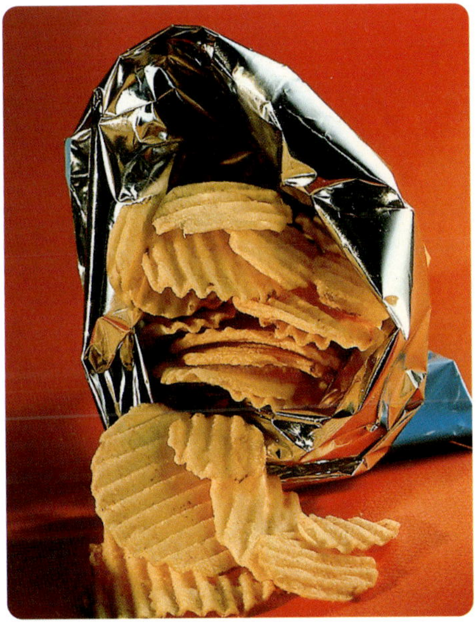

Häufiger Auslöser von Sodbrennen: Nahrungsmittel, die viel Fett enthalten.

In vielen Fällen ist Sodbrennen Ausdruck „nervöser Verdauungsstörungen" mit überschießender Säureproduktion. Es entsteht, wenn saurer Magensaft in die Speiseröhre gelangt. Die Magenwand verfügt über Schutzfaktoren gegen die von ihr selbst produzierte Salzsäure, die Schleimhaut der Speiseröhre hingegen nicht. Kommt sie in Kontakt mit der Magensäure, so führt dies zu Verätzungen, die sich als brennender Schmerz bemerkbar machen. Viele Menschen bekommen nach dem Genuss schwerer, fettreicher Speisen, bei hastigem Essen, vor allem aber durch zu viel Alkohol, Kaffee und Nikotin Sodbrennen, denn diese Einflüsse regen die Bildung von Salzsäure im Magen an. Sodbrennen kann auch durch eine Schwäche des Schließmuskels zwischen Speiseröhre und Magen entstehen, der normalerweise ein Übertreten des Mageninhalts in die höher gelegenen Abschnitte verhindert.

Vorsicht

Wenn Sie sehr häufig an Sodbrennen leiden (mehr als zweimal pro Woche) und gleichzeitig Husten, Herzbeschwerden oder Störungen des Schluckaktes auftreten, sollten Sie besser einen Arzt aufsuchen. Dahinter kann sich auch eine schwere Erkrankung im Bereich der Speiseröhre verbergen.

Welche Komplexmittel helfen?

Eine bewährte Kombination findet sich in Collinsonia Oligoplex. Darin sind einige Homöopathika enthalten, die hervorragend auf nervöse Übererregbarkeit des Verdauungssystems einwirken. Andere regulieren die Produktion der Magensäure und die Peristaltik.

Das Heilmittel empfiehlt sich vor allem bei *Aufstoßen* und *Sodbrennen*.

Collinsonia Oligoplex

- **Collinsonia canadensis D3** (Grießwurzel) wirkt bei Verdauungsstörungen mit Krämpfen, Verstopfung, Magenschmerzen mit bitterem Mundgeschmack und chronischem Magenkatarrh.
- **Absinthium D2** (Wermutkraut) hilft bei Verdauungsstörungen und nervöser Übererregbarkeit
- **Anacardium D4** (Ostindischer Tintenbaum) zeigt günstigen Einfluss auf Nervenschwäche, Sodbrennen, Übelkeit, Erbrechen und Magengeschwüre.
- **Artemisia vulgaris D3** (Beifuß) wirkt bei Magenschmerzen und Krampfzuständen.
- **Nux moschata D3** (Muskatnuss) hilft bei Verdauungsschwäche mit Blähsucht, Störungen der Magensaftproduktion und Sodbrennen – vor allem, wenn Sie gleichzeitig unter Schläfrigkeit und Benommenheit leiden.
- **Nux vomica D4** (Brechnuss) reguliert Störungen der Magensaftproduktion und entfaltet eine hervorragende Wirkung bei vielen Verdauungsstörungen, die durch Stress, fettes Essen und übermäßigen Konsum an Genussmitteln wie Kaffee, Alkohol oder Nikotin hervorgerufen wurden.

Dosierung:
3-mal täglich 10–15 Tropfen auf 1 EL Wasser vor dem Essen einnehmen

Allgemeine Empfehlungen

Achten Sie vor allem auf eine ausgewogene Ernährung, die Speisen sollten bekömmlich und nicht zu stark gewürzt sein. Zigaretten, Kaffee und Alkohol sind besser zu meiden. Auf allzu üppige Mahlzeiten sollten Sie verzichten, lieber mehrere, dafür aber kleinere Portionen am Tag verzehren. Lassen Sie sich vor allem beim Essen die nötige Zeit und kauen Sie die Speisen gut durch – „gut gekaut“ ist nämlich „halb verdaut“.

Ein anderes ausgewogenes Komplexmittel ist:
Gastricumeel®, es enthält:
Pulsatilla D4, Nux vomica D4, Carbo vegetabilis D6, Antimonium crudum D6, Acidum arsenicosum D6, Argentum nitricum D6

Übelkeit und Erbrechen

Übelkeit und Erbrechen werden vielfach ausgelöst durch verdorbene, verunreinigte oder unbekömmliche Speisen. Das Erbrechen stellt dann eine „Abwehrreaktion" des Magens dar, um die Schadstoffe schnellstmöglich wieder aus dem Körper zu entfernen. Andere Ursachen sind akute Entzündungen der Magenschleimhaut, übermäßiger Alkoholgenuss oder Magen-Darm-Infekte, die in aller Regel gleichzeitig von Fieber und Durchfall begleitet sind.

Erbrechen, das von Fieber und Durchfall begleitet ist, lässt meist auf einen Magen-Darm-Infekt schließen.

Bei Schwangeren kann es vor allem in den ersten drei Monaten zu morgendlichem Erbrechen kommen. Dann liegt keine Erkrankung des Verdauungssystems zugrunde, sondern die Beschwerden beruhen mit größter Wahrscheinlichkeit auf der hormonellen Umstellung des Körpers. Sie klingen normalerweise etwa nach dem vierten Schwangerschaftsmonat wieder ab.
Auch eine Irritation des Gleichgewichtsorgans kann zu Übelkeit und Erbrechen führen. Deshalb vertragen manche Menschen das Auto-

Vorsicht

Bei Kindern kann Erbrechen das erste Symptom einer beginnenden, mitunter auch schweren Infektionskrankheit sein. Wenn Sie das Gefühl haben, dass das Allgemeinbefinden Ihres Kindes durch das Erbrechen stark beeinträchtigt ist, es hohes Fieber bekommt und ungewöhnlich schläfrig oder apathisch ist, sollten Sie unbedingt einen Arzt hinzuziehen.
Säuglinge, die heftig und vollständig erbrechen, bedürfen ärztlicher Hilfe, da der Flüssigkeitsverlust beim Erbrechen in diesem Lebensalter rasch zur Austrocknung und zu lebensbedrohlichen Zuständen führen kann.
Treten Übelkeit und Erbrechen nach einem Unfall, einem Stoß oder Schlag vor allem im Kopfbereich auf, kann dies auf eine schwere Verletzungsfolge, beispielsweise eine Gehirnerschütterung, hinweisen.
Wenn Sie während der Schwangerschaft nicht nur morgens, sondern sehr häufig erbrechen, sollten Sie unbedingt Ihren Frauenarzt zu Rate ziehen.

fahren schlecht oder sie werden durch das Schlingern eines Schiffes seekrank (Behandlung siehe Seite 40).
Kleinkinder, vor allem Säuglinge können zu nervösem Erbrechen neigen. Kennzeichnend für diese so genannten „Spei-Kinder" ist, dass sie nach nahezu jeder Mahlzeit einen kleinen Teil der aufgenommenen Nahrung – nicht jedoch den gesamten Mageninhalt! – wieder erbrechen. Deshalb kommt es dadurch in aller Regel nicht zu Gedeihstörungen.

Welche Komplexmittel helfen?

Eine geeignete Kombination ist Apomorphinum Oligoplex. Darin findet sich eine Mischung aus homöopathischen Arzneien, die eine ausgeprägte Wirkung auf die Symptome *Übelkeit, Brechreiz und Erbrechen* entfalten und gleichzeitig das vegetative Nervensystem beruhigen. Es kann angewandt werden bei *Schwangerschaftserbrechen, nervösem Erbrechen bei Kindern (auch bei Säuglingen), Erbrechen während einer Keuchhustenerkrankung.*

Apomorphinum Oligoplex

Schwangerschaftserbrechen, nervöses Erbrechen und Brechreiz bei instrumentellen Eingriffen im Mundbereich sind Beschwerden, die hervorragend mit Apomorphinum Oligoplex behandelt werden können.

▶ **Apomorphinum D6** (Apomorphinhydrochlorid): Seine Wirkung erstreckt sich hauptsächlich auf Übelkeit und starken Brechreiz, denen ein rasches Erbrechen des vollständigen Mageninhaltes (meist verbunden mit heftigem Würgen) folgt. Typisch ist, dass den Beschwerden ein Gefühl der Abgeschlagenheit, vermehrte Schweißabsonderung sowie verstärkter Speichel- und Tränenfluss vorangehen, während das Erbrechen von Hitzegefühl, Schwindel, Kopfschmerz und weitgestellten Pupillen begleitet ist. Apomorphinum ist ein hervorragendes Mittel bei Schwangerschaftserbrechen und Seekrankheit. Darüber hinaus hat es sich bei Würg- und Brechreiz im Rahmen operativer Eingriffe im Bereich des Mund-Rachen-Raumes bewährt.

▶ **Chelidonium D3** (Schöllkraut) wirkt bei Brechreiz, bitterem Erbrechen, Leber- und Gallebeschwerden mit Schmerzen im rechten Oberbauch.

▶ **Cocculus D4** (Indische Kockelskörner) hilft bei Reisekrankheit, Schwindel und Seekrankheit.

▶ **Ipecacuanha D4** (Brechwurzel) hilft bei dauernder Übelkeit und Erbrechen mit starkem Speichelfluss, besonders, wenn die Beschwerden durch schwer verdauliche Nahrung hervorgerufen wurden. Es ist ein wichtiges Heilmittel, wenn das Erbrechen durch Husten ausgelöst wird.

▶ **Lobelia inflata D4** (Aufgeblasene Lobelie) hilft bei nervösen Bauchbeschwerden mit Übelkeit und Erbrechen, das von verstärktem Speichelfluss begleitet ist. Typisches Merkmal ist die gleichzeitige Mattigkeit und Erschlaffung der Muskulatur. Tabak – selbst schon der Geruch – verschlimmert die Beschwerden. Trotz der Übelkeit besteht meist ein guter Appetit.

▶ **Veratrum album D4** (Weißer Germer) ist eigentlich ein Kreislaufmittel, es hilft bei Erbrechen und Übelkeit, die von Kreislaufstörungen und Kollapsneigung begleitet sind. Dem Kranken ist kalt, er fühlt sich schwach, und seine Haut ist blass oder bläulich verfärbt. Die Haut fühlt sich dabei auch kalt an, und kalter Schweiß bricht aus. Meistens besteht gleichzeitig großer Durst auf kaltes Wasser. Dieses wird aber sofort wieder erbrochen, sobald es in den Magen gelangt. Auch die Übelkeit verschlimmert sich durch Trinken. Hingegen bessern sich die Beschwerden durch Liegen und Wärme, sie verschlechtern sich ferner nachts sowie durch feuchte und kühle Witterung.

Dosierung:
- **In akuten Fällen: 10 Tropfen in Abständen von ½ bis 1 Stunde auf die Zunge geben**
- **Nach Besserung: 3-mal täglich 10–15 Tropfen einnehmen**
- **Vor instrumentellen Eingriffen: im Mund-Rachen-Bereich etwa 4–5 Stunden vorher mit der Einnahme beginnen, und zwar in Abständen von ½ bis 1 Stunde. Kinder nehmen 5–10 Tropfen, je nach Lebensalter, Erwachsene 10 Tropfen**

Nux vomica Oligoplex

Eine anderes wirksames Komplexmittel ist Nux vomica Oligoplex. Weil die darin enthaltenen Homöopathika sich günstig auf *nervöse Magen-Darm-Störungen* auswirken und kombiniert sind mit Arzneien, die bei Infektionen helfen, eignet es sich besonders bei *nervösem Erbrechen mit Oberbauchschmerzen* und bei *Erbrechen, das durch unbekömmliche oder verdorbene Nahrungsmittel* ausgelöst wurde.

▶ **Nux vomica D4** (Brechnuss) wirkt bei nervösen Magen-Darm-Beschwerden und Erbrechen, bedingt durch Stress, Ärger und ein Übermaß an Stimulanzien.

▶ **Allium sativum D3** (Knoblauch) hat einen günstigen Einfluss auf die Schleimhäute des Magen-Darm-Systems. Allium sativum sorgt für eine gesunde Darmflora und verhindert die Besiedlung des Darms mit krankmachenden Keimen. Am Magen wirkt es besonders bei brennendem Aufstoßen und bei Beschwerden durch Diätfehler.

Bitte beachten Sie:
Bei Überempfindlichkeit gegen Chinin sollten Sie Nux vomica Oligoplex nicht anwenden.

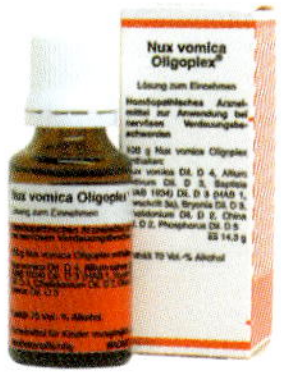

Nux vomica Oligoplex

▶ **Baptisia D3** (Wilder Indigo) ist ein wichtiges Fiebermittel, vor allem wenn eitrige Erscheinungen und Muskelschmerzen die Beschwerden begleiten. Am Magen-Darm-Trakt hilft es bei Würgen und Krämpfen.

▶ **Bryonia alba D3** (Weiße Zaunrübe) wirkt bei Erbrechen und Übelkeit, vor allem wenn die Kranken während ihrer Beschwerden reizbar sind und sich weder bewegen noch sprechen wollen.

▶ **Chelidonium D2** (Schöllkraut) ist ein Heilmittel bei krampfartigen Schmerzen im Bereich der Magengegend, Übelkeit und Erbrechen. Es ist außerdem eine wichtige Arznei bei Leber-Galle-Erkrankungen.

▶ **China D2** (Chinarinde) wirkt bei Verdauungsbeschwerden und akutem Durchfall.

▶ **Phosphor D5** (Gelber Phosphor) hat günstigen Einfluss auf Nervenschwäche, seelische Verstimmungen und Labilität des vegetativen Nervensystems. Er entfaltet deshalb eine breite Wirkung am Magen-Darm-Trakt.

Dosierung:
- **Erwachsene: 3-mal täglich 10–15 Tropfen auf 1 EL Wasser**
- **Kinder: 3-mal täglich 5–10 Tropfen auf 1 EL Wasser**

Allgemeine Empfehlungen

Um den Magen zu entlasten, sollten Sie bei akuten Beschwerden keine feste Nahrung aufnehmen. Wichtig ist – vor allem bei Kindern – eine ausreichende Flüssigkeitszufuhr. Am besten die Getränke in kleinen Schlucken trinken, damit sie kein erneutes Erbrechen auslösen.

Eventuell Salzstangen knabbern – sie ersetzen den Salzverlust. Sind die Beschwerden abgeklungen, kann mit leichter Schonkost begonnen werden.
Bei nervösem Erbrechen auf reizarme Kost achten, Genussmittel und Süßigkeiten meiden.

Magenschmerzen

Magenschmerzen beruhen häufig auf Verkrampfungen der Magenwand während des Verdauungsvorgangs. Deshalb treten die Schmerzen zumeist kurze Zeit nach dem Essen auf. In aller Regel sind sie Ausdruck nervöser Verdauungsprobleme. Störungen der Säureproduktion oder eine akute Entzündung der Magenschleimhaut (Gastritis) können ebenfalls Magenschmerzen auslösen. Dazu kann es beispielsweise nach dem Genuss fettreicher, schwer verdaulicher

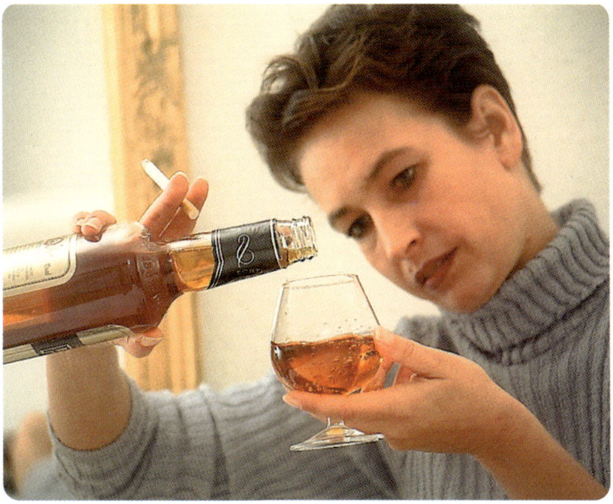

Speisen kommen. Vor allem hochprozentiger Alkohol kann die Magenschleimhaut so stark reizen, dass eine akute Entzündung entsteht.
Manche Menschen haben einen so genannten empfindlichen Magen, das heisst, sie leiden unter Appetitlosigkeit, Druck- und Völlegefühl nach dem Essen. Sie vertragen bestimmte Speisen nicht und bekommen dann nach Diätfehlern häufig akute Schmerzen. Dies kann ein Hinweis auf eine chronische Entzündung der Magenschleimhaut sein. Langjährige falsche Ernährungsgewohnheiten, zum Beispiel zu viel Süßigkeiten und stark gewürzte Speisen, Rauchen, häufiger Alkoholgenuss oder andauernde seelische Überforderung sind die wichtigsten Ursachen.
Auch bestimmte Bakterien (Helicobacter pylori) können eine akute oder chronische Entzündung der Magenschleimhaut hervorrufen, die in aller Regel ärztlicher Behandlung bedarf.

Alkohol kann die Magenschleimhaut so stark reizen, dass es zu einer Entzündung kommt.

Vorsicht

**Ein Magengeschwür kann ähnliche Beschwerden hervorrufen. Es kann unter Umständen lebensbedrohliche Folgen haben, wenn es nicht rechtzeitig erkannt und behandelt wird.
Auch Schmerzmittel können Magenschmerzen verursachen. In diesem Fall ist die Gefahr, ein Magengeschwür zu entwickeln, besonders groß.
Bei anhaltenden, sehr heftigen oder immer wiederkehrenden Schmerzen sollten Sie deshalb einen Arzt aufsuchen, damit eine schwere Magenerkrankung durch entsprechende Untersuchungen ausgeschlossen werden kann.**

Welche Komplexmittel helfen?

Für Magenschmerzen stehen mehrere Komplexmittel zur Verfügung. Eine ausgewogene Kombination findet sich in Nux vomica Oligoplex. Seine Inhaltsstoffe regulieren die Bildung von Magensäure, lösen Verkrampfungen der Magenwand und beruhigen das vegetative Nervensystem. Es eignet sich besonders bei *nervösem Magen* mit krampfartigen, drückenden Magen- und Oberbauchschmerzen verbunden mit Appetitlosigkeit und bei *Magenschmerzen nach Ernährungsfehlern.*

Nux vomica Oligoplex

Bitte beachten Sie:
Bei Überempfindlichkeit gegen Chinin sollten Sie Nux vomica Oligoplex nicht anwenden.

▶ **Nux vomica D4** (Brechnuss) ist eines der Hauptmittel für krampfartige Magen- und Oberbauchschmerzen, vor allem wenn sie während dem Essen oder kurz danach auftreten, mit Völlegefühl verbunden sind und die Speisen wie ein Stein im Magen liegen. Es wirkt besonders gut, wenn Stress und Ärger die Auslöser waren.

▶ **Allium sativum D3** (Knoblauch) wirkt günstig auf die Schleimhäute des Magen-Darm-Systems und anregend auf die Peristaltik. Allium sativum sorgt für eine gesunde Darmflora. Am Magen wirkt es besonders bei brennendem Aufstoßen und Beschwerden, die durch Diätfehler ausgelöst wurden.

▶ **Baptisia D3** (Wilder Indigo) ist ein wichtiges Fiebermittel, vor allem wenn eitrige Erscheinungen und Muskelschmerzen die Beschwerden begleiten. Am Magen-Darm-Trakt löst es Verkrampfungen.

▶ **Bryonia alba D3** (Weiße Zaunrübe) wirkt bei Erbrechen und Übelkeit, insbesondere wenn die Kranken während ihrer Beschwerden reizbar sind und sich weder bewegen noch sprechen wollen.

▶ **Chelidonium D2** (Schöllkraut) ist heilsam bei krampfartigen Schmerzen im Bereich der Magengegend, bei Übelkeit und Erbrechen. Es ist außerdem ein wichtiges Mittel bei Leber- und Galleerkrankungen.

▶ **China D2** (Chinarinde) hilft bei Verdauungsbeschwerden und akutem Durchfall.

▶ **Phosphor D5** (Gelber Phosphor) hat günstigen Einfluss auf Nervenschwäche und das vegetative Nervensystem.

Dosierung:
- **Erwachsene: 3-mal täglich 10–15 Tropfen auf 1 EL Wasser**
- **Kinder: 3-mal täglich 5–10 Tropfen auf 1 EL Wasser**

Thymus Oligoplex

Ein weiteres Kombinationspräparat, das bei dieser Art von Magenschmerzen angewandt werden kann, ist Thymus Oligoplex. Es enthält ebenfalls krampflösende und säureregulierende homöopathische Arzneien.

▶ **Thymus D2** (Thymian) hilft durch seine entkrampfende Wirkung bei nervösen Magenbeschwerden.

▶ **Anacardium D4** (Ostindischer Tintenbaum) ist ein wichtiges Magenmittel bei Übelkeit und Erbrechen, das auch einen günstigen Einfluss auf Magengeschwüre zeigt.

▶ **Antimonium crudum D2** (Schwarzer Spießglanz) wirkt bei Verdauungsstörungen mit Sodbrennen, Aufstoßen, Übelkeit und Erbrechen, vor allem wenn die Beschwerden durch eine Enttäuschung ausgelöst wurden.

▶ **Asa foetida D4** (Stinkasant) löst Verkrampfungen im Bereich des Magens und der Speiseröhre, die von pulsierenden oder schneidenden Schmerzen, starker Auftreibung des Leibes und Entzündung der Magenschleimhaut begleitet sind. Asa foetida wirkt besonders gut bei hypochondrischer Persönlichkeitsstruktur.

▶ **Bismuthum subnitricum D3** (Basisches Wismutnitrat) beruhigt gereizte und entzündete Schleimhäute des Verdauungstraktes. Es wirkt bei krampfartigem Würgen und Erbrechen.

▶ **Carbo vegetabilis D2** (Holzkohle) hilft bei Verdauungsstörungen (Aufstoßen, Blähungen und aufgetriebenem Leib), die durch eine zu langsame Verdauung entstehen und mit großer Schwäche und Erschöpfung verbunden sind.

Dosierung:
3-mal täglich 1– 2 Tabletten vor dem Essen im Mund zergehen lassen – ununterbrochen nicht länger als 8 Wochen einnehmen

Nux vomica Oligoplex und Thymus Oligoplex können im Übrigen bei hartnäckigen Beschwerden auch sehr gut miteinander kombiniert werden.

Allgemeine Empfehlungen

Bei akuter Magenschleimhautentzündung sollten Sie Ihren gereizten Magen schonen. Deshalb empfiehlt sich eine möglichst leichte Kost. Wenn Sie starke Beschwerden haben, ist es manchmal besser, einen Tag lang nur Haferschleim zu sich zu nehmen, da er die Schleimhäute beruhigt. Bei chronischem nervösem oder empfindlichem Magen sollten Sie grundsätzlich auf eine reizarme Kost achten und Genussmittel (Kaffee, Zigaretten und Alkohol) meiden.

Andere Komplexmittel bei nervösen Magenbeschwerden sind:

Gastricumeel®, enthält:

Pulsatilla D4, Nux vomica D4, Carbo vegetabilis D6, Antimonium crudum D6, Acidum arsenicosum D6, Argentum nitricum D6

Gastroplant®, enthält:
Centaurium erythraea D1, Ignatia D4
Gastriselect®, enthält:
Nux vomica D4, Alumina D8, Aesculus D4, Plumbum aceticum D4, Colocynthis D4

Bauchschmerzen und Blähungen

Blähungen – in der medizinischen Fachsprache auch Meteorismus genannt – entstehen durch vermehrte Gasbildung im Darm. Der Bauch ist dann aufgetrieben, und es gehen vermehrt Winde ab (Flatulenz). Nicht selten sind zu hastiges Essen, Schlucken von Luft oder bestimmte Nahrungsmittelunverträglichkeiten die Ursache. Säuglinge schlucken beim Füttern besonders leicht Luft und bekommen danach oft heftige Blähungen. Deshalb ist es so wichtig, dass Ihr Baby nach

Ein „Bäuerchen" nach der Milchmahlzeit hilft dem Baby, die geschluckte Luft wieder loszuwerden.

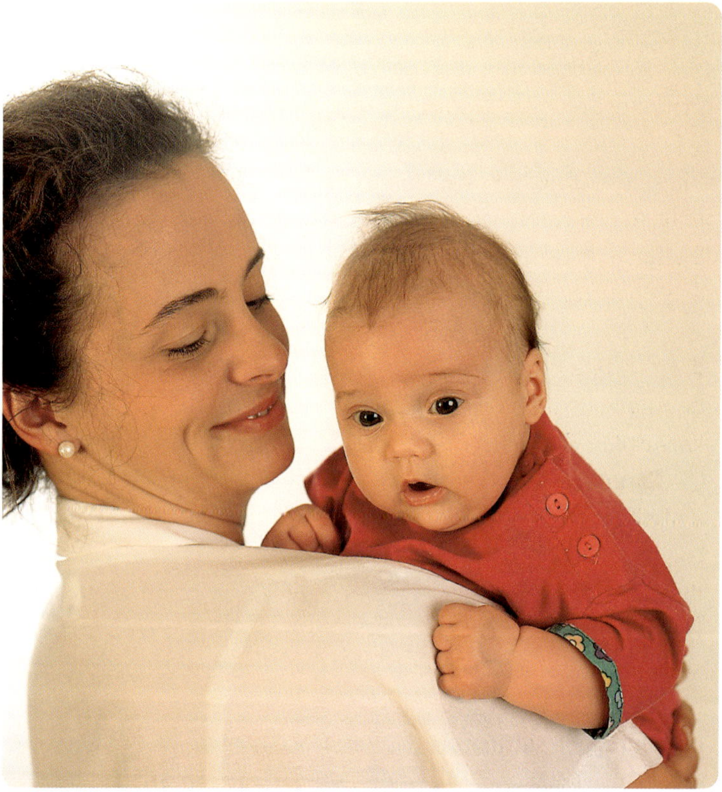

dem Füttern sein „Bäuerchen" macht, um die geschluckte Luft möglichst rasch wieder loszuwerden.
Vielfach kommen Blähungen isoliert vor, ohne dass eine sonstige Beeinträchtigung der Verdauung vorliegt, dann sind sie einfach nur lästig. Sie können jedoch erhebliche Ausmaße annehmen und zu heftigen, quälenden, oft sogar kolikartigen Schmerzen im Bauchraum führen. Erkrankungen der Leber und Galle können ebenfalls Blähungen und teils heftige Schmerzen meist im rechten Oberbauch verursachen (siehe Seite 201).

Vorsicht

Auch ein akutes Geschehen im Bereich der Bauchorgane kann zu Schmerzen und Auftreibung des Bauches führen. Bei heftigen, anhaltenden Schmerzen sollten Sie umgehend einen Arzt aufsuchen, vor allem dann, wenn der Bauch bretthart wird, keine Winde mehr abgehen und Sie keinen Stuhl mehr absetzen können.

Welche Kombinationsmittel helfen?

Eine geeignete homöopathische Komposition, die bei *Blähungsschmerzen* helfen kann, findet sich in Momordica Oligoplex. Dieses Mittel enthält eine Reihe von Arzneien, die den Verdauungsvorgang unterstützen und Bauchschmerzen wirksam zu lindern vermögen. Sie sind kombiniert mit entzündungshemmenden und krampflösenden Homöopathika.

Momordica Oligoplex

▶ **Momordica balsamina D3** (Balsamapfel) wirkt bei Durchfall und kneifenden Bauchschmerzen.

▶ **Carum carvi D2** (Kümmel) unterstützt den Verdauungsvorgang und hilft bei Blähungen und kolikartigen Schmerzen.

▶ **Chamomilla D1** (Echte Kamille) wirkt krampflösend und entzündungshemmend auf gereizte Schleimhäute. Es hilft bei Aufstoßen, Übelkeit und Blähungen mit heftigen oder kneifenden Bauchschmerzen, vor allem wenn die Beschwerden von Gereiztheit begleitet sind.

▶ **Chininum sulfuricum D4** (Chininsulfat) ist in erster Linie ein Mittel gegen Malaria. Es zeigt deshalb günstigen Einfluss bei fieber-

Bitte beachten Sie:

Dieses Arzneimittel darf nicht eingenommen werden bei bekannter Überempfindlichkeit gegenüber Chinin.

haften Zuständen, aber auch bei andauernden Blähungen und Völlegefühl.

▶ **Colocynthis D4** (Koloquinte) wirkt besonders gut bei quälenden, kolikartigen Bauchschmerzen, die so stark sind, dass sich der Betroffene zusammenkrümmt. Die Beschwerden werden durch Kälte und Ärger ausgelöst und bessern sich durch festen Druck und warme Anwendungen.

▶ **Dioscorea villosa D3** (Yamswurzel) ist ein Mittel für viele Arten von Schmerzen, es wirkt ähnlich wie Colocynthis besonders bei kolikartigen Beschwerden der Baucheingeweide. Im Gegensatz zu Colocynthis bessern sich die Beschwerden aber in aufrechter Haltung und verschlimmern sich beim Zusammenkrümmen.

▶ **Foeniculum D2** (Fenchel) wirkt bei krampfartigen Beschwerden und Blähungen, vor allem bei der Nabelkolik der Kleinkinder.

Dosierung:
- Erwachsene: 3-mal täglich 15 Tropfen in 1 EL Wasser vor dem Essen einnehmen
- Kinder: 3-mal täglich 5–10 Tropfen in 1 EL Wasser vor dem Essen

Nabelkolik des Kindes

Nabelkoliken bei Kindern werden durch eine Schwäche des vegetativen Nervensystems verursacht und gehören deshalb ebenfalls dem Formenkreis der nervösen Magen-Darm-Störungen an. Sie betreffen

Vorsicht

Gerade bei Kindern ist bei jeglicher Art von Bauchschmerzen äußerste Vorsicht geboten. Hinter jeder dieser Schmerzattacken kann sich nämlich eine akute, mitunter gefährliche Erkrankung der Bauchorgane oder auch eine andere Krankheit verbergen.
Kinder neigen grundsätzlich dazu, Schmerzen jeder Art auf die Nabelregion zu projizieren, gleichgültig ob sie tatsächlich im Bauchbereich oder beispielsweise durch eine infektiöse Erkrankung wie Grippe, Masern oder Lungenentzündung ausgelöst werden. Eine genaue Schmerzangabe ist in diesem Lebensalter vielfach auch gar nicht möglich. Bei akuten Schmerzanfällen, die länger als 3–4 Stunden anhalten, sollten Sie deshalb mit Ihrem Kind den Arzt aufsuchen, damit er sich ein Urteil über die Gefährlichkeit der Symptome bilden kann. Vor allem eine akute Blinddarmentzündung kann mit solchen Symptomen beginnen und lebensbedrohlich werden, wenn nicht rechtzeitig ein chirurgischer Eingriff erfolgt.

überwiegend Kinder im Spiel- und Schulalter. Dabei handelt es sich um kolikartige Leibschmerzen, die meist plötzlich, aus völligem Wohlbefinden heraus auftreten und so heftig sein können, dass sich die Kinder vor Schmerzen krümmen, blass werden und gelegentlich auch erbrechen. Kennzeichnend ist, dass die Schmerzanfälle häufig wiederkehren und – ähnlich wie die nervösen Magen-Darm-Störungen des Erwachsenen – durch körperliche oder seelische Überforderung ausgelöst werden.

Welche Komplexmittel helfen?

Bei der *Nabelkolik* des Kindes empfehlen sich die gleichen homöopathischen Mittel wie bei Blähungen und Bauchschmerzen des Erwachsenen. Bewährt hat sich die in Momordica Oligoplex vorliegende Kombination.

Momordica Oligoplex

▶ **Momordica balsamina D3** (Balsamapfel) wirkt bei Durchfall und kneifenden Bauchschmerzen

▶ **Carum carvi D2** (Kümmel) unterstützt den Verdauungsvorgang, beseitigt Blähungen und kolikartige Schmerzen.

▶ **Chamomilla D1** (Echte Kamille) ist ein wichtiges Kindermittel. Es hilft bei Aufstoßen, Übelkeit und Blähungen mit heftigen, kneifenden Bauchschmerzen. Bei Kindern sind die Beschwerden von heftigem Weinen und Schreien begleitet. Sie lassen sich erst beruhigen, wenn sie auf den Arm genommen und getragen werden. Chamomilla wirkt krampflösend und entzündungshemmend auf die gereizten Schleimhäute.

▶ **Chininum sulfuricum D4** (Chininsulfat) hilft bei fieberhaften Zuständen, zeigt aber auch günstigen Einfluss bei andauernden Blähungen.

▶ **Colocynthis D4** (Koloquinte) wirkt vor allem bei quälenden, kolikartigen Bauchschmerzen, die so stark sind, dass sich der Betroffene zusammenkrümmen muss. Sie bessern sich durch Druck und warme Umschläge.

▶ **Dioscorea villosa D3** (Yamswurzel) ist ein Mittel für viele Arten von Schmerzen, es wirkt ähnlich wie Colocynthis besonders bei kolikartigen Schmerzen. Im Gegensatz zu Colocynthis bessern sich

Bitte beachten Sie:

Bei bekannter Überempfindlichkeit gegenüber Chinin darf dieses Mittel nicht eingenommen werden.

Dosierung:
3-mal täglich 5–10 Tropfen auf 1 EL Wasser vor dem Essen einnehmen

aber die Beschwerden in aufrechter Haltung und verschlimmern sich beim Zusammenkrümmen.

▶ **Foeniculum D2** (Fenchel) wirkt bei krampfartigen Beschwerden, vor allem bei der Nabelkolik der Kleinkinder.

Allgemeine Empfehlungen

Manchmal hilft Ihrem Kind eine sanfte Bauchmassage, bei der die Bewegungen in Richtung Uhrzeigersinn erfolgen sollen. Auch Teezubereitungen aus Fenchel oder Kamille können dazu beitragen, die Beschwerden Ihres Kindes ein wenig zu lindern.

Durchfall

Die häufigste Ursache von Durchfall (Diarrhoe) ist eine Infektion mit Viren und Bakterien, die eine Entzündung der Darmschleimhaut verursachen. Es wird dann vermehrt Flüssigkeit über den Darm ausgeschieden, und die peristaltischen Bewegungen werden schneller. Dadurch kommt es zu häufigem und wässrigem Stuhl, dem in schweren Fällen auch Schleim oder Blut beigemengt sein kann. Nicht selten ist der Durchfall dann von Fieber und Erbrechen begleitet (akuter Magen-Darm-Katarrh). Vielfach tritt ein solch akuter Durchfall im Sommer oder auf Reisen in heiße Länder auf (Sommerdiarrhoe).

Vorsicht

Wenn sich ein akuter Durchfall nicht spätestens nach zwei bis drei Tagen deutlich gebessert hat, sollten Sie besser den Arzt hinzuziehen, damit er durch entsprechende Untersuchungen eine bakterielle Infektion oder eine schwere entzündliche Darmerkrankung wie zum Beispiel Colitis ulcerosa oder Morbus Crohn ausschließen kann. Auch wenn Sie Blut im Stuhl bemerken, sollten Sie umgehend Ihren Arzt aufsuchen. Blut im Stuhl ist immer ein Alarmsignal, das einer genauen Klärung der Ursache bedarf. Durchfall kann – ähnlich wie das Erbrechen – besonders bei Säuglingen rasch zu erheblichen Flüssigkeitsverlusten und lebensbedrohlicher Austrocknung führen. Hat Ihr Baby länger als sechs Stunden einen Durchfall, sollten Sie umgehend den Kinderarzt aufsuchen.

Häufiger Durchfall kann auch Ausdruck nervöser Verdauungsstörungen sein, die auch als so genannter Reizdarm bezeichnet werden. Oft wechseln dann Durchfall und Verstopfung einander ab.

Ältere Menschen leiden vielfach unter chronischen Durchfällen. Dann ist meist eine allgemeine Ferment- und Verdauungsschwäche die Ursache.

Zu beachten ist allerdings, dass die Stuhlfrequenz und auch die Beschaffenheit des Stuhls individuell sehr verschieden sein können. Wenn Sie bis zu zweimal täglich zur Toilette müssen und der Stuhl nicht wässrig, sondern halbwegs geformt ist, so gilt dies noch als normal.

Eine Überreizung des Nervensystems durch Angst und Aufregung kann die Verdauung aus dem Gleichgewicht bringen und Durchfall verursachen.

Welche Komplexmittel helfen?

Eine bewährte Kombination bei akutem Durchfall ist Nux vomica Oligoplex. Darin finden sich Homöopathika, die sowohl nervöse Darmstörungen als auch fieberhafte infektiöse Erkrankungen günstig beeinflussen und außerdem für eine gesunde Darmflora sorgen. Es empfiehlt sich deshalb bei *Brechdurchfall*, der durch verdorbene oder unverträgliche Nahrungsmittel oder durch *nervöse Störungen* verursacht ist.

Nux vomica Oligoplex

▶ **Nux vomica D4** (Brechnuss), eines der Hauptmittel für nervöse Verdauungsstörungen, hilft bei schmerzhaften Durchfällen mit häufigem Stuhldrang. Charakteristisch ist, dass dabei nur kleine Mengen Stuhl entleert werden und die Beschwerden nach dem Stuhlgang vorübergehend abklingen.

▶ **Allium sativum D3** (Knoblauch) wirkt günstig auf die Schleimhäute des Magen-Darm-Systems, sorgt für eine gesunde Darmflora und verhindert die Besiedlung des Darms mit Krankheitserregern.

▶ **Baptisia D3** (Wilder Indigo) hilft bei fieberhaften Erkrankungen und bei Infektionen des Magen-Darm-Kanals, die mit krampfartigen Schmerzen verbunden sind.

▶ **Bryonia alba D3** (Weiße Zaunrübe) wirkt bei Erbrechen und Übelkeit, vor allem wenn die Kranken während ihrer Beschwerden reizbar sind und sich weder bewegen noch sprechen wollen.

Bitte beachten Sie:
Bei Überempfindlichkeit gegen Chinin sollten Sie Nux vomica Oligoplex nicht anwenden.

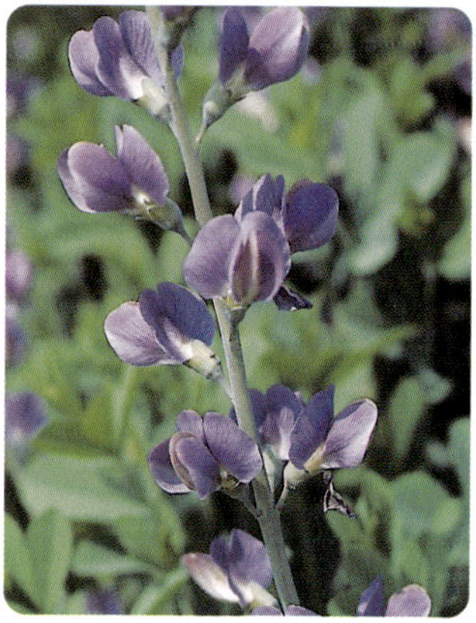

Baptisia (Wilder Indigo)

▶ **Chelidonium D2** (Schöllkraut) eignet sich für krampfartige Schmerzen im Bereich des Oberbauchs und hat eine günstige Wirkung auf Leber und Galle.

▶ **China D2** (Chinarinde) kann bei akuten schwächenden Durchfällen mit heftigen Blähungen die Beschwerden lindern.

▶ **Phosphor D5** (Gelber Phosphor) hat einen günstigen Einfluss auf Leber und vegetatives Nervensystem und damit auch auf die Darmfunktionen.

Dosierung:
- Erwachsene: 3-mal täglich 10–15 Tropfen auf 1 EL Wasser
- Kinder: 3-mal täglich 5–10 Tropfen auf 1 EL Wasser

Basilicum Oligoplex

Es hat sich bewährt, Nux vomica Oligoplex bei sehr heftigen Beschwerden gemeinsam mit Basilicum Oligoplex einzunehmen. Darin sind mehrere „kleinere" Homöopathika enthalten, die zusätzlich eine ausgeprägte Wirkung auf entzündete Schleimhäute entfalten.

▶ **Basilicum herba D1** (Basilikum) hilft bei Schleimhautentzündungen und bei Magen-Darm-Katarrhen.

▶ **Allium sativum D4** (Knoblauch) sorgt für eine gesunde Darmflora und verhindert die Besiedlung des Darms mit krank machenden Keimen.

▶ **Cochlearia officinalis D1** (Meerrettich) löst Krämpfe und Koliken am Magen-Darm-Kanal, vor allem wenn die Schmerzen in den Rücken ausstrahlen. Ferner wirkt es blutreinigend und harntreibend.

▶ **Dioscorea villosa D3** (Yamswurzel) löst ebenfalls Verkrampfungen des Magen-Darm-Traktes; es hilft bei saurem Aufstoßen, Blähungen sowie bei vielen Arten von Schmerzen.

▶ **Gratiola D3** (Gottesgnadenkraut) ist hilfreich bei Entzündungen im Magen-Darm-Bereich. Es lindert eine Auftreibung des Magens und Koliken, besonders wenn sie nach dem Essen auftreten. Gratiola wirkt im Übrigen besonders gut bei Frauen.

▶ **Salvia officinalis D2** (Salbei) hat entzündungshemmende Wirkung, ist erfolgreich bei Appetitlosigkeit sowie bei Blähungen und hilft außerdem bei Nachtschweiß.

▶ **Vinca minor D3** (Immergrün) wirkt bei Aufstoßen mit Übelkeit und Blähungen sowie bei Blutungen der Schleimhäute und wird mit gutem Erfolg bei chronischen Darmkatarrhen gegeben.

Dosierung:
- Erwachsene: 3-mal täglich 10–15 Tropfen auf 1 EL Wasser
- Kinder: 3-mal täglich 5–10 Tropfen auf 1 EL Wasser

Baptisia Oligoplex

Wenn Sie das Gefühl haben, dass Ihre Beschwerden auf eine *Magen-Darminfektion* oder *verdorbene Speisen* zurückzuführen sind, und dabei *fieberhafte Durchfälle* auftreten, empfiehlt sich als Mittel der Wahl Baptisia Oligoplex. Darin finden sich homöopathische Arzneien, die bei Lebensmittelvergiftung, schmerzhaftem Durchfall und bei fieberhaften Erkrankungen helfen können und gleichzeitig die Abwehrkraft des Körpers unterstützen.

▶ **Baptisia D3** (Wilder Indigo) ist ein wichtiges Fiebermittel, vor allem wenn eitrige Erscheinungen und Muskelschmerzen die Beschwerden begleiten. Am Magen-Darm-Trakt zeigt es eine starke Wirkung bei Infektionen und krampfartigen Schmerzen.

▶ **Acidum oxalicum D4** (Oxalsäure) wird erfolgreich bei plötzlich auftretenden, schleimigen, schmerzhaften Durchfällen eingesetzt.

▶ **Arsenicum album D8** (Arsentrioxid) hilft vor allem bei Erbrechen und schweren entzündlichen, schmerzhaften, manchmal blutigen Durchfällen. Es ist ein ausgezeichnetes Mittel bei Lebensmittelvergiftungen. Typisch sind brennende Schmerzen, verbunden mit Ängstlichkeit, starker Unruhe und großem Durst.

▶ **Bryonia alba D4** (Weiße Zaunrübe) eignet sich bei entzündlichen und fieberhaften Prozessen an den Schleimhäuten sowie bei Erbrechen und Übelkeit, vor allem wenn die Kranken während ihrer Beschwerden überaus reizbar sind und sich weder bewegen noch sprechen wollen.

▶ **Chelidonium D3** (Schöllkraut) wirkt bei krampfartigen Schmerzen im Bereich der Magengegend, Übelkeit und Erbrechen.

▶ **Echinacea angustifolia D1** (Schmalblättriger Sonnenhut) wirkt bei Blutvergiftung, fieberhaften Zuständen und unterstützt die Abwehrkraft des Körpers.

Bitte beachten Sie:

Baptisia Oligoplex sollten Sie nicht anwenden bei Nierenfunktionsstörungen, in Schwangerschaft und Stillzeit, bei Säuglingen und Kleinkindern, bei schweren Erkrankungen wie Tuberkulose, Leukämie, multiple Sklerose, HIV-Infektion, Autoimmunkrankheiten sowie bei Überempfindlichkeit gegen einen der Wirkstoffe. Vereinzelt können Juckreiz, Hautausschlag, Gesichtsschwellung, Atemnot oder Schwindel auftreten. Dann müssen Sie das Mittel absetzen und den Arzt zu Rate ziehen.

Dosierung:
- **Anfangs: stündlich 10 Tropfen in etwas Wasser einnehmen**
- **Nach Besserung der Beschwerden: 3-mal täglich 10–15 Tropfen auf 1 EL Wasser vor dem Essen**

China Oligoplex

Handelt es sich bei den Beschwerden um einen *chronischen Durchfall* mit *überwiegend schleimigem Stuhl*, der vor allem bei *älteren Menschen* und *Kleinkindern (Schleimdiarrhoe)* vorkommt, dann eignet sich am besten China Oligoplex. Darin findet sich eine Komposition aus homöopathischen Mitteln, die sich besonders bei schwächenden,

Bitte beachten Sie:

Bei Überempfindlichkeit gegen Chinin (China) darf China Oligoplex nicht eingenommen werden.

schleimigen Durchfällen bewährt haben. Einige Inhaltsstoffe unterstützen die Verdauungsdrüsen und wirken darüber hinaus entzündungshemmend.

▶ **China D3** (Chinarinde) wirkt bei nervöser Reizbarkeit, Verdauungsbeschwerden mit Aufstoßen, Erbrechen und akutem Durchfall, vor allem wenn durch heftige Ausscheidungen ein Schwächezustand entstanden ist.

▶ **Bryonia alba D4** (Weiße Zaunrübe) wirkt bei Entzündungen der Schleimhäute sowie bei Erbrechen, Übelkeit und Durchfall.

▶ **Chamomilla D2** (Echte Kamille) wirkt auf gereizte Schleimhäute krampflösend und entzündungshemmend. Es hilft bei heftigen, kneifenden Bauchschmerzen mit Blähungen und wässrigen oder schleimigen Durchfällen.

▶ **Ipecacuanha D4** (Brechwurzel) hilft in erster Linie beim Erbrechen, aber auch bei schleimigen, schaumigen Durchfällen mit grünlich gefärbtem Stuhl, besonders, wenn die Beschwerden durch schwer verdauliche Nahrung hervorgerufen wurden.

▶ **Satureja D1** (Bohnenkraut) wirkt mild zusammenziehend auf entzündete Schleimhäute.

▶ **Veratrum album D4** (Weißer Germer) hilft bei wässrigen, schmerzhaften Durchfällen (mit heftigem plötzlichem Stuhldrang), die den Körper schwächen und zu Kreislaufproblemen führen. Die Haut ist bläulich verfärbt, fühlt sich kalt an, und kalter Schweiß bricht aus. Die Beschwerden bessern sich durch Liegen und Wärme.

Ein Reise-Tipp:
Bei Durchfall während einer Reise vor allem in tropische Länder ist Oukoubaka aubrevilli D2 eine hervorragende Arznei. Es lohnt sich, dieses Mittel in die Reiseapotheke aufzunehmen.

Dosierung:
- Erwachsene: 3-mal täglich 10–15 Tropfen auf 1 EL Wasser
- Kinder: 3-mal täglich 5–10 Tropfen auf 1 EL Wasser
- Säuglinge: 10 Tropfen in jedes Fläschchen geben

Allgemeine Empfehlungen

Bei fieberhaften Durchfällen empfiehlt sich in erster Linie Bettruhe. Um die entzündeten Schleimhäute des Verdauungskanals zu entlasten, sollten Sie bei akutem Durchfall etwa einen Tag lang keine feste Nahrung, dafür aber reichlich Flüssigkeit mit etwas Salz oder ein wenig Zucker zu sich nehmen. Hilfreich kann ein Zweitaufguss von schwarzem Tee sein. Dabei den Tee erst überbrühen, 5 Minuten ziehen lassen, abgießen und nochmals überbrühen. Dieser zweite Aufguss ist dann Teein-arm und enthält überwiegend Stoffe, die eine beruhigende und zusammenziehende Wirkung auf die entzündeten Schleimhäute des Darms ausüben.

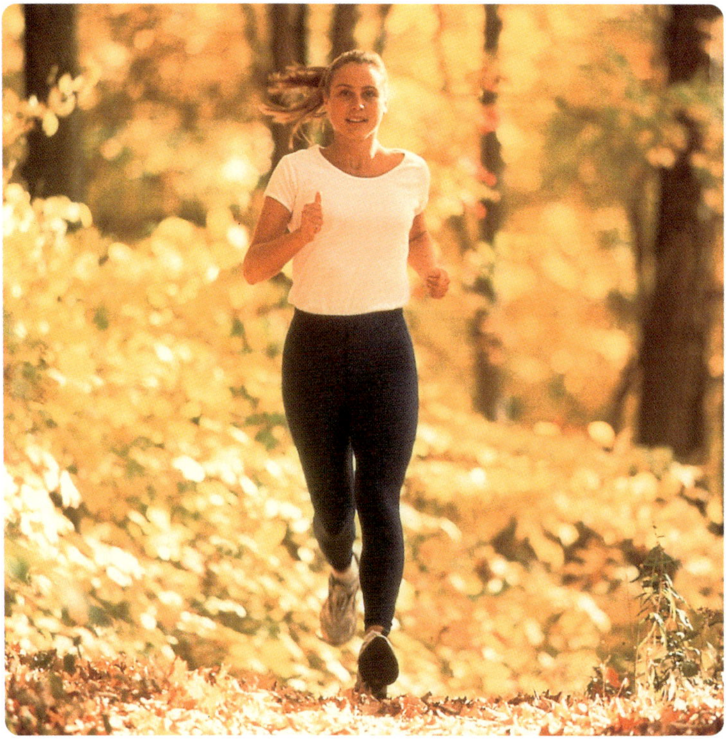

Wer für ausreichend Bewegung sorgt, regt auch die Darmtätigkeit an und beugt einer Verstopfung vor.

Verstopfung

Verstopfung beruht auf einer Darmträgheit. Sie wird gefördert durch die überwiegend sitzende Lebensweise unserer heutigen Zeit, einen mangelnden Ausgleich durch körperliche Bewegung und eine vielfach schlackenarme Kost. Auch eine zu geringe Flüssigkeitsaufnahme kann die Ursache sein, denn im Dickdarm wird dem Darminhalt Flüssigkeit entzogen und der Stuhl eingedickt. Besonders ältere Menschen trinken meist zu wenig. Um den Wassermangel auszugleichen, holt sich der Körper dann aus dem Dickdarm vermehrt Flüssigkeit zurück.

Daneben verursachen einige Medikamente, wie beispielsweise Antidepressiva, eine Darmträgheit.

Die Stuhlhäufigkeit kann individuell allerdings sehr verschieden sein. Wenn Sie den Darm wenigstens bis zu dreimal pro Woche entleeren können, so gilt dies noch als normal – vorausgesetzt, Ihr körperliches

Wohlbefinden ist dabei nicht beeinträchtigt und der harte Stuhlgang verursacht keine Schmerzen.
Manchmal können auch seelische Probleme die Gründe für chronische Verstopfung sein. Bei Kleinkindern ist die Darmträgheit sogar meistens seelisch, vielfach aber auch durch eine ballaststoffarme Ernährung (zu viele Süßigkeiten) bedingt.

Vorsicht

Leiden Säuglinge von Geburt an unter Verstopfung, sollten Sie den Kinderarzt zu Rate ziehen. Dahinter kann sich eine angeborene Missbildung des Enddarms verbergen.

Kommt es zu heftigen Schmerzen und können Sie weder Winde lassen noch Stuhl entleeren, sollten Sie umgehend Ihren Arzt aufsuchen.

Welche Komplexmittel helfen?

Eine ausgewogene Zusammenstellung homöopathischer Mittel, die bei Verstopfung helfen können, findet sich in dem Arzneimittel Plumbum aceticum Oligoplex. Es enthält Mittel, die *Verkrampfungen* und *Zusammenschnürungen der Darmwand* lösen und gleichzeitig das vegetative Nervensystem beruhigen.

Wenn Sie an Durchfall leiden, sollten Sie – bevor Sie zu Abführmitteln greifen – zuerst einmal kritisch Ihre Ernährungs- und Lebensgewohnheiten überprüfen.
Oft reicht eine Umstellung auf eine ballaststoffreiche Ernährung aus, um eine leichte Darmträgheit zu kurieren.

Plumbum aceticum Oligoplex

▶ **Plumbum aceticum D5** (Bleiacetat) wirkt bei Verkrampfungen der Muskulatur, aber auch bei Darmträgheit, die durch Verkrampfungen der Darmwand bedingt ist und zu Schmerzzuständen führt.

▶ **Belladonna D4** (Tollkirsche) ist ein wichtiges Mittel für akute hoch fieberhafte entzündliche Erkrankungen, die mit den Symptomen Brennen, gerötete Haut und pulsierende Schmerzen einhergehen. Charakteristisch ist ein heißer Körper bei gleichzeitig kalten Beinen und Füßen. Am Verdauungssystem wirkt Belladonna bei Verkrampfungen des Darmbereichs mit kolikartigen Schmerzen. Die Beschwerden kommen typischerweise plötzlich und hören häufig auch unvermittelt wieder auf.

▶ **Colocynthis D4** (Koloquinte) wirkt bei Kolikschmerzen und Auftreibung des Bauches.

▶ **Melissa D1** (Melisse) ist überwiegend ein Nerven- und Beruhigungsmittel und bei nervös-krampfartigen Darmleiden angezeigt.

▶ **Nux vomica D4** (Brechnuss) entfaltet mit seinem günstigen Einfluss auf nervöse Verdauungsbeschwerden auch eine ausgeprägte Wirkung auf den Dickdarm. Es hilft bei Verstopfung mit häufigem, aber erfolglosem Stuhldrang. Obstipation und dünnflüssiger Stuhl können sich abwechseln.

Dosierung:
- **Erwachsene: 3-mal täglich 15 Tropfen auf 1 EL Wasser**
- **Kinder: 3-mal täglich 5–10 Tropfen auf 1 EL Wasser**

Allgemeine Empfehlungen

Wichtig ist eine ausreichende körperliche Bewegung. Sie fördert die Durchblutung des Körpers und regt auch die Verdauungsvorgänge an. Die Ernährung sollte dabei reich an Ballaststoffen, Salaten, Gemüsen, Obst und Vollkornprodukten sein. Vermeiden Sie besser Weißmehl und Süßigkeiten, vor allem Bitterschokolade.

Hämorrhoiden

Eine angeborene Bindegewebsschwäche kann nicht nur zu Krampfadern an den Beinen führen, sondern auch Stauungen in den Blutgefäßen (Hämorrhoiden) im Bereich des Enddarmes verursachen. Normalerweise unterstützen diese Venen die Funktion des Schließmuskels. Bei Bindegewebsschwäche, andauernder Verstopfung oder auch während einer Schwangerschaft besteht die Gefahr, dass sich diese Adern erweitern. Sie können sich dann leicht entzünden und erhebliche Schmerzen verursachen. Manchmal entzünden sie sich so stark, daß ein Abszess entsteht, oder sie führen zu Blutungen aus dem Enddarm, vor allem bei hartem Stuhlgang.
Gefördert werden Hämorrhoiden durch Bewegungsmangel, stark gewürzte Speisen, vor allem aber durch starkes Pressen auf der Toilette.

Vorsicht

Häufig und schwer entzündete Hämorrhoiden können zu eitrigen Abszessen, Fisteln und mitunter starken Blutungen führen. Dann sollten Sie unbedingt Ihren Arzt zu Rate ziehen. Eine Blutung aus dem Darm kann Alarmzeichen für eine schwere Erkrankung im Bereich des Dickdarms sein. Deshalb sollten Sie die zugrunde liegende Ursache grundsätzlich abklären lassen. Eine schwere Lebererkrankung oder Herzschwäche kann ebenfalls Stauungserscheinungen und Beschwerden im Bereich der Enddarmvenen zur Folge haben.

Welche Komplexmittel helfen?

Für die Behandlung von Hämorrhoiden stehen mehrere homöopathische Komplexmittel zur Verfügung. Bei der Wahl des Mittels sollten Sie darauf achten, ob die Hämorrhoiden entzündet sind, ob eine Abszessbildung oder eine Blutung droht, weil dann unterschiedliche Arzneien eingesetzt werden sollten. Eine geeignete Zusammensetzung findet sich in Aesculus Oligoplex. Darin sind mehrere Homöopathika enthalten, die eine ausgezeichnete Wirkung bei Blutstau in den Enddarmvenen entfalten. Es empfiehlt sich deshalb bei *Neigung zu Hämorrhoidalbeschwerden.*

Aesculus Oligoplex

▶ **Aesculus D3** (Rosskastanie): Seine Hauptwirkung erstreckt sich auf Stauungen der Venen, deshalb hilft es auch bei Krampfadern der Beine. Besonders ausgeprägt beeinflusst es den Blutstau in den Enddarmvenen. Charakteristisch sind Schmerzen nach dem Stuhlgang, die in den Rücken hinaufstrahlen und sich bei jeder Bewegung verschlimmern. Der Darmausgang fühlt sich dabei an, als wäre er mit kleinen Holzstückchen gefüllt.

Menschen, die von chronischen Hämorrhoiden geplagt werden, finden in Aesculus Oligoplex ein Komplexmittel, welches den Blutstau in den Enddarmvenen günstig beeinflusst.

▶ **Collinsonia canadensis D3** (Grießwurzel) hat ebenfalls einen großen Einfluß auf Hämorrhoiden, vor allem wenn sie mit Verstopfung und Darmträgheit verbunden sind. Typisch ist auch hier das Gefühl, als wäre der Enddarm mit scharfen Holzstückchen angefüllt.

▶ **Frangula D2** (Faulbaum) wird vielfach bei Rheuma eingesetzt, das von Verdauungsstörungen, Kolik, Durchfall und der Neigung zu Hämorrhoidalbeschwerden begleitet ist.

▶ **Lycopodium D4** (Bärlapp) wirkt vor allem bei gestauten Hämorrhoiden, die durch eine Lebererkrankung oder durch andauernde Verstopfung mit starken Blähungen verursacht werden.

▶ **Nux vomica D4** (Brechnuss) hat neben seiner breiten Wirkung auf den Gesamtorganismus und den Verdauungstrakt auch einen heilsamen Effekt bei Hämorrhoiden, die stark jucken, sehr schmerzhaft sind und auf einer chronischen Verstopfung mit zwar häufigem, aber erfolglosem Stuhldrang beruhen.

▶ **Paeonia officinalis D4** (Pfingstrose) ist ein ausgezeichnetes Heilmittel bei beißenden, juckenden Hämorrhoiden, die nach dem Stuhlgang quälende, brennende Schmerzen verursachen. Es hilft auch, wenn es bereits zu Einrissen und Geschwüren im Bereich des Darmausgangs gekommen ist.

▶ **Scrophularia nodosa D2** (Braunwurz) ist nützlich bei schmerzhaften Hämorrhoiden, bei vergrößerten Lymphdrüsen und tumorartigen Schwellungen im Brustbereich.

Dosierung:
3-mal täglich 10–15 Tropfen auf 1 EL Wasser einnehmen

Andere Komplexmittel bei Neigung zu Hämorrhoiden:
phöno Ven Tropfen, enthält:
Aesculus D1, Hamamelis D3, Carduus marianus D3
Venoselect® N Tropfen, enthält:
Aesculus D2, Pulsatilla D4
Poikiven T Tropfen, enthält:
Aesculus D1, Arnica D1, Carduus marianus D1, Hamamelis D1, Lachesis D6, Lycopodium D4, Melilotus officinalis D1

Paeonia Oligoplex

Wenn Sie sehr heftige Beschwerden haben und sich die Hämorrhoiden entzünden, ist es sinnvoll, Aesculus Oligoplex im Wechsel mit Paeonia Oligoplex einzunehmen, das zusätzlich wichtige *Wund- und Entzündungsmittel* enthält.

▶ **Paeonia officinalis D3** (Pfingstrose) – siehe Seite 198.

▶ **Calendula D2** (Ringelblume) ist ein Heilmittel für alle offenen Wunden, die nicht heilen wollen. Es fördert die gesunde Wundheilung und findet deshalb seine hauptsächliche Anwendung bei Verletzungen.

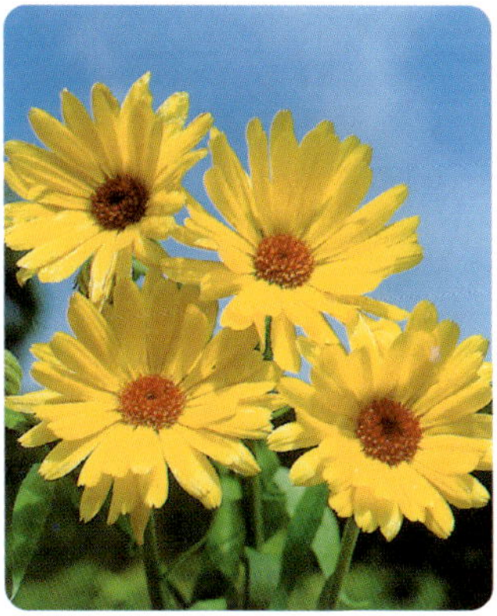

Calendula (Ringelblume)

▶ **Mezereum D4** (Seidelbast) hat einen großen Einfluss auf Haut- und Knochenerkrankungen. Es hilft bei vielen unterschiedlichen Schmerzen, am Darm vor allem bei Verstopfung, Hämorrhoiden sowie bei Verkrampfung und Zusammenschnürung des Afters mit stichartigen Schmerzen.

▶ **Nux vomica D4** (Brechnuss) – siehe Seite 198.

▶ **Ratanhia D2** (Ratanhiengewächs) hilft bei Hämorrhoiden, die zu Einrissen im After geführt haben und wie Feuer brennen oder messerstichartige Schmerzen verursachen. Es löst die Verkrampfung des Darmausgangs und ist ein Heilmittel für den Befall mit Fadenwürmern.

▶ **Ruta D2** (Weinraute) wirkt bei Verstopfung, schwieriger Stuhlentleerung, Zusammenschnürung des Afters und bei Darmvorfall.

Dosierung:
3-mal täglich 15 Tropfen auf 1 EL Wasser vor dem Essen einnehmen

▶ **Sedum acre D2** (Mauerpfeffer) eignet sich für viele Beschwerden, die im Zusammenhang mit Hämorrhoiden auftreten. Typisch für dieses Mittel ist die Verschlimmerung einige Stunden nach dem Stuhlgang.

Hamamelis Oligoplex

Bitte beachten Sie:
Bei bekannter Überempfindlichkeit gegen Chinin sollten Sie Hamamelis Oligoplex nicht anwenden.

Das Komplexmittel Hamamelis Oligoplex ist zu empfehlen, wenn Ihre Hämorrhoiden zu bluten beginnen, denn es enthält zusätzlich einige Homöopathika, die eine besondere Wirkung auf *blutende Schleimhäute* entfalten.

▶ **Hamamelis D3** (Virginische Zaubernuss) beseitigt Blutstauungen sowohl in den Beinvenen als auch in den Venen des Enddarms, vor allem wenn die Hämorrhoiden schmerzen und bluten.

▶ **China D2** (Chinarinde) ist heilsam bei nervöser Reizbarkeit und Schwäche, es hilft bei starken Blähungen und blutenden Hämorrhoiden.

▶ **Hydrastis canadensis D4** (Kanadische Gelbwurz) hat heilenden Einfluss auf alle Schleimhäute und macht sie geschmeidig. Es hilft bei Verstopfung, blutenden Hämorrhoiden und Rissen der Schleimhaut, besonders wenn der Schmerz nach dem Stuhlgang sehr lange anhält.

Dosierung:
- Zu Beginn: 1- bis 2-stündlich 20 Tropfen auf 1 EL Wasser einnehmen
- Bei Nachlassen der Blutung: 3-mal täglich 15 Tropfen auf 1 EL Wasser nach dem Essen einnehmen

▶ **Sanguisorba officinalis D2** (Großer Wiesenknopf) wirkt allgemein bei Blutungsneigung im Bereich der Beckenorgane.

▶ **Sanicula europaea D1** (Wundsanikel) wird bei nervösen Beschwerden und blutenden Wunden angewandt.

▶ **Trillium pendulum D3** (Amerikanische Waldlilie) stoppt Schleimhautblutungen.

Hepar sulfuris Oligoplex

Bitte beachten Sie:
Bei Schilddrüsenerkrankungen sollten Sie dieses Mittel nur nach Rücksprache mit Ihrem Arzt anwenden.

Hepar sulfuris Oligoplex können Sie hingegen einnehmen, wenn Hämorrhoiden zu eitern beginnen und eine *Abszessbildung* droht. Es besteht vorwiegend aus Arzneien, die eine besondere Wirkung bei Eiterungen des Gewebes zeigen.

▶ **Hepar sulfuris D3** (Kalkschwefelleber) ist eines der wichtigsten Mittel bei Eiterabszess. Es bewirkt dessen Einschmelzung und eröffnet ihn, sodass der Eiter abfließen kann. Deshalb wird es auch als das „homöopathische Messer" bezeichnet.

▶ **Calcium carbonicum D3** (Calciumcarbonat) ist ein wirksames Mittel für Stauungen in den Lymphwegen, mit Tendenz zu schlechter Wundheilung. Es wirkt am besten bei blassen, dicklichen Menschen mit teigiger Haut und verlangsamtem Stoffwechsel.

▶ **Calcium fluoratum D3** (Calciumfluorid) wirkt bei Drüsen- und Gewebsverhärtungen, bei denen Eiterung droht.

▶ **Calcium phosphoricum D2** (Calciumphosphat) ist wie alle Calcium-Verbindungen ein starkes Gewebemittel, mit besonderer Wirkung auf das Knochengewebe. Am Enddarm hilft es bei schlecht heilenden Fisteln.

▶ **Kalium jodatum D3** (Kaliumjodid) hilft bei Drüsenschwellungen, Blutungsneigung und offenen Geschwüren der Schleimhäute. Es unterstützt die Reaktionsfähigkeit und Abwehrkraft des Körpers.

▶ **Manganum aceticum D3** (Manganacetat) wirkt bei vielen Arten von Schmerzen und bei Hauteiterungen. Ferner ist es angezeigt bei Magen- und Darmkatarrh.

▶ **Myristica sebifera D6** (Talgmuskatnussbaum) hat eine große Heilkraft bei Entzündungen der Haut und bei infizierten Wunden. Ähnlich wie Hepar sulfuris erspart es vielfach die operative Öffnung eines Abszesses.

Dosierung:
3-mal täglich 1 Tablette vor dem Essen im Mund zergehen lassen

Allgemeine Empfehlungen

Kamillensitzbäder können die Behandlung unterstützen. Auch äußerlich angewandte Salben und Zäpfchen, die in der Apotheke erhältlich sind, können die Beschwerden lindern. Sorgen Sie vor allem für einen regelmäßigen und weichen Stuhlgang durch entsprechend ballaststoffreiche, reizarme Nahrung.
Wenn Sie zu Hämorrhoiden neigen, sollten Sie beim Stuhlgang möglichst ein allzu starkes Pressen vermeiden.

Leber-Galle-Probleme

Die Leber ist in der heutigen Zeit einer außerordentlichen Belastung ausgesetzt. Sie entgiftet den Körper und baut Umweltgifte, Medikamente, Hormone und Stoffwechselprodukte ab. Alkohol, aber auch einige Viren können die Leber zusätzlich schädigen, zu Entzündungen, zur Fettleber und schlimmstenfalls zu einer Zirrhose führen.

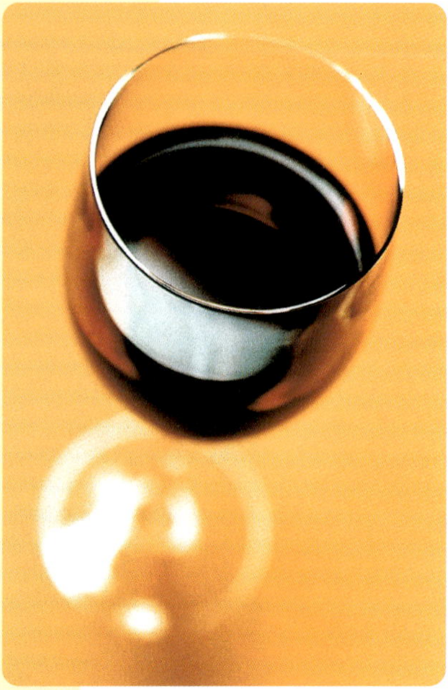

Risikofaktor Nummer 1 für die Leber: zu hoher Alkoholkonsum.

Während bei Fettleber die geschädigten Leberzellen vermehrt Fett einlagern, wird bei der Zirrhose das Lebergewebe zu Bindegewebe umgewandelt und verliert damit unwiderruflich seine Leistungsfähigkeit. Fatal ist, dass chronische Lebererkrankungen oftmals über lange Zeiträume nur sehr geringe Beschwerden verursachen, wie Druck- und Völlegefühl im Oberbauch, Blähungen oder Appetitlosigkeit. Deshalb werden sie vielfach zu spät oder erst per Zufall durch eine Laboruntersuchung beim Arzt entdeckt.

Galleprobleme hingegen äußern sich häufig in sehr heftigen Beschwerden. Bei Ärger und Stress können sich – ähnlich wie die Wände des Magen-Darm-Kanals – auch die Gallenwege verkrampfen und kolikartige Schmerzen im rechten Oberbauch auslösen. Gallensteine können die gleichen Beschwerden verursachen. Sie entstehen, wenn in der Gallenflüssigkeit enthaltene Stoffe, zum Beispiel Cholesterin, sich verfestigen. Manchmal beherbergt eine Gallenblase sehr viele kleine Gallensteine, dann spricht man von Gallengries. Manchmal nehmen sie aber auch beträchtliche Ausmaße an. Solange ein Gallenstein ruhig liegen bleibt, verursacht er meist keine Schmerzen. Setzt er sich aber in Bewegung und gelangt mit der Gallenflüssigkeit in den kleinen, in den

Vorsicht

Ein Gallenstein kann zur akuten Entzündung der Gallenblase führen oder sich im Gallengang verklemmen und einen Rückstau der Gallenflüssigkeit verursachen. Bei sehr heftigen, anhaltenden Schmerzen sollten Sie umgehend Ihren Arzt aufsuchen. Lebererkrankungen – auch eine Fettleber – bedürfen immer einer genauen Klärung der Ursache. Vor allem muss eine chronische Infektion mit den gefährlichen Erregern der Leberentzündung (Hepatitis) ausgeschlossen werden. Eine homöopathische Selbstbehandlung von Leber-Galle-Erkrankungen sollte grundsätzlich immer erst nach Abklärung der Ursache und möglichst in Abstimmung mit Ihrem Arzt erfolgen.

Bei jeder Gelbfärbung der Haut und der Augäpfel (Gelbsucht) sollten Sie umgehend zum Arzt. Sie entsteht, wenn sich die gelbgrüne Gallenflüssigkeit in den Körper zurückstaut, und deutet auf eine schwere Erkrankung im Leber-Galle-Bereich hin.

Dünndarm mündenden Ausführungsgang, dann löst er schwerste Schmerzattacken aus. Frauen bekommen aus hormonellen Gründen eher Gallensteine als Männer. Die Einnahme der „Pille" kann diese Neigung verstärken.

Welche Komplexmittel helfen?

Bei einer *akuten Gallenkolik*, ausgelöst durch eine Verkrampfung der Gallenwege, empfiehlt sich eine Kombination von Homöopathika, wie sie in Fel Tauri Oligoplex enthalten ist. Die Inhaltsstoffe haben eine starke krampflösende Wirkung und regen gleichzeitig den Gallefluss an.

Fel Tauri Oligoplex

▶ **Fel Tauri D3** (Rindergalle) macht die Galle dünnflüssig und regt ihren Abfluss an. Dieses Mittel wirkt deshalb bei Verdauungsstörungen, Neigung zu Gallensteinen, Verstopfung der Gallengänge und bei Gelbsucht.

▶ **Atropinum sulfuricum D4** (Atropinsulfat) wirkt krampflösend, hilft bei Gallenkolik und Entzündungen der Gallenblase.

▶ **Cholesterinum D4** (Cholesterin) wird normalerweise in der Leber gebildet und ist Bestandteil des Gallensekrets. Als homöopathisches Mittel hat es eine günstige Auswirkung auf den Leber- und den Fettstoffwechsel, hilft bei Gallensteinen und Schmerzen im rechten Oberbauch.

▶ **Magnesium phosphoricum D3** (Magnesiumphosphat) hilft bei Krämpfen, bei Auftreibung des Bauches, Völlegefühl und Blähungen. Es wirkt besonders gut bei geschwächten, müden und matten Personen.

Bitte beachten Sie:

Bei allen Leber-Galle-Leiden ist eine ärztliche Abklärung erforderlich. Fel Tauri Oligoplex nicht anwenden bei erhöhtem Augendruck, Entleerungsstörungen der Blase sowie bei Kindern unter 12 Jahren.

Dosierung:
- **Bei akuten Zuständen: alle halbe Stunde, höchstens jedoch 12-mal täglich je 1 Tablette im Mund zergehen lassen**
- **Bei chronischen Zuständen: 1- bis 3-mal täglich 1 Tablette im Mund zergehen lassen**

Cholesterinum Oligoplex

Um den *Gallefluss* wirksam anzuregen und damit der Bildung von *Gallensteinen* vorzubeugen, empfiehlt sich Cholesterinum Oligoplex. Die darin enthaltenen Homöopathika unterstützen die Verdauung, regen gleichzeitig den Leberstoffwechsel und Gallefluss an.

▶ **Cholesterinum D5** (Cholesterin) siehe oben.

▶ **Belladonna D4** (Tollkirsche) ist ein wirksames Mittel bei Entzündungen, Krämpfen, Fieber und Schmerzen, die typischerweise pulsierend sind. Charakteristisch sind eine heiße, rote Haut, trockene Mundschleimhäute und Lichtscheu. Es ist ein großes Mittel bei Scharlach und vielen fieberhaften Zuständen, die durch Entzündungen hervorgerufen werden.

▶ **Berberis D2** (Berberitze, Sauerdorn) wirkt bei Leber- und Gallestörungen, fördert den Gallefluss und wirkt Steinbildung entgegen. Es hilft im Übrigen auch bei Steinbildung und Entzündungen im Bereich der Niere und der Harnwege.

▶ **Carduus marianus D2** (Mariendistel) ist ein ausgezeichnetes Lebermittel und unterstützt das Organ bei der Entgiftung des Körpers.

▶ **Dioscorea villosa D2** (Yamswurzel) ist ein Mittel für verschiedene Arten von Schmerzen; es wirkt ähnlich wie Colocynthis besonders bei kolikartigen Schmerzen. Im Gegensatz zu Colocynthis bessern sich aber die Beschwerden in aufrechter Haltung und verschlimmern sich beim Zusammenkrümmen.

▶ **Leptandra D4** (Virginischer Ehrenpreis) hilft bei Leber-Galle-Erkrankungen, die mit Gelbsucht einhergehen, und bei Malaria. Typisch sind eine gelb belegte Zunge, Schmerzen in der Lebergegend und reichlicher dunkler, übel riechender Stuhl.

▶ **Picrasma excelsa, Quassia amara D2** (Bitterholz) wirkt anregend auf die Verdauungsorgane und den Magen-Darm-Trakt. Es hilft bei stechenden drückenden Schmerzen im rechten Oberbauch.

Dosierung:
- 3-mal täglich 10–15 Tropfen auf 1 EL Wasser vor dem Essen einnehmen
- In akuten Fällen: können unbedenklich auch alle halbe Stunde bis stündlich 20 Tropfen eingenommen werden

Dolichos Oligoplex

Hat Ihr Arzt aufgrund einer Laboruntersuchung bei Ihnen eine *Fettleber* oder ein *chronisches Leberleiden*, z. B. eine chronische Hepatitis, festgestellt, so können Sie zusätzlich zu Ihrer vom Arzt verordneten Behandlung unterstützend Dolichos Oligoplex einnehmen. Es enthält eine Komposition homöopathischer Mittel, die eine ausgezeichnete Wirkung auf die Leber entfalten und ihre Entgiftungsfunktion stärken.

Bitte beachten Sie:
Bei chronischem Leberleiden nur in Rücksprache mit dem Arzt anwenden.

▶ **Dolichos pruriens D4** (Juckbohne) hat eine günstige Wirkung auf die Leber und den oft mit einer Lebererkrankung verbundenen Juckreiz der Haut.

▶ **Carduus marianus D2** (Mariendistel) siehe oben.

▶ **Chelidonium D4** (Schöllkraut) ist ein hervorragendes Lebermittel. Es wirkt bei Gelbsucht, die durch einen Leberschaden oder eine Galleerkrankung ausgelöst ist. Außerdem hilft es bei Gallenkolik, vor allem wenn die Schmerzen bis ins rechte Schulterblatt ausstrahlen.

▶ **Leptandra D3** (Virginischer Ehrenpreis) siehe Seite 204.

▶ **Lycopodium D4** (Bärlapp) ist ein großes Lebermittel, es hilft bei chronischen und fortgeschrittenen Entzündungen der Leber. Typisch sind ein Druckgefühl in der Lebergegend, eine starke Auftreibung des Leibes und das Gefühl Gärung im Darm.

▶ **Marrubium album D1** (Andorn) hilft bei Leber- und Galleleiden, unterstützt die Leberfunktion.

Dosierung:
3-mal täglich 15 Tropfen auf 1 EL Wasser vor dem Essen einnehmen

Andere Komplexmittel zur unterstützenden Behandlung bei Leber-Galle-Erkrankungen:

Hepeel®, enthält:
Lycopodium D3, Chelidonium D4, China D3, Nux moschata D4, Carduus marianus D2, Phosphorus D6, Veratrum album D6, Colocynthis D6

Leptandra compositum, enthält:
Leptandra D2, Quassia amara D3, Podophyllum D3, Acidum arsenicosum D4, Carbo vegetabilis D10, Niccolum metallicum D19, Phosphorus D6

Hepa-Gastreu® R7 Tropfen, enthält:
Carduus marianus D2, Chelidonium D2, China D3, Cholesterinum D6, Colocynthis D6, Lycopodium D4, Nux vomica D4

Hepar H Tropfen, enthält:
Berberis vulgaris D4, Ceanothus americanus D3, Chelidonium majus D3, Cinchona succirubra D4, Fel Tauri D3, Silybum marianum D3, Veronica virginica D3

Allgemeine Empfehlungen

Bei Lebererkrankungen ist es am wichtigsten, das Organ durch Alkohol, Medikamente und andere Schadstoffe nicht zusätzlich zu belasten. Wenn Sie zur Bildung von Gallensteinen neigen, sollten Sie fettreiche und schwer verdauliche Speisen meiden. Es ist besser, kleinere und dafür häufigere Mahlzeiten einzunehmen.

Harnwegsprobleme

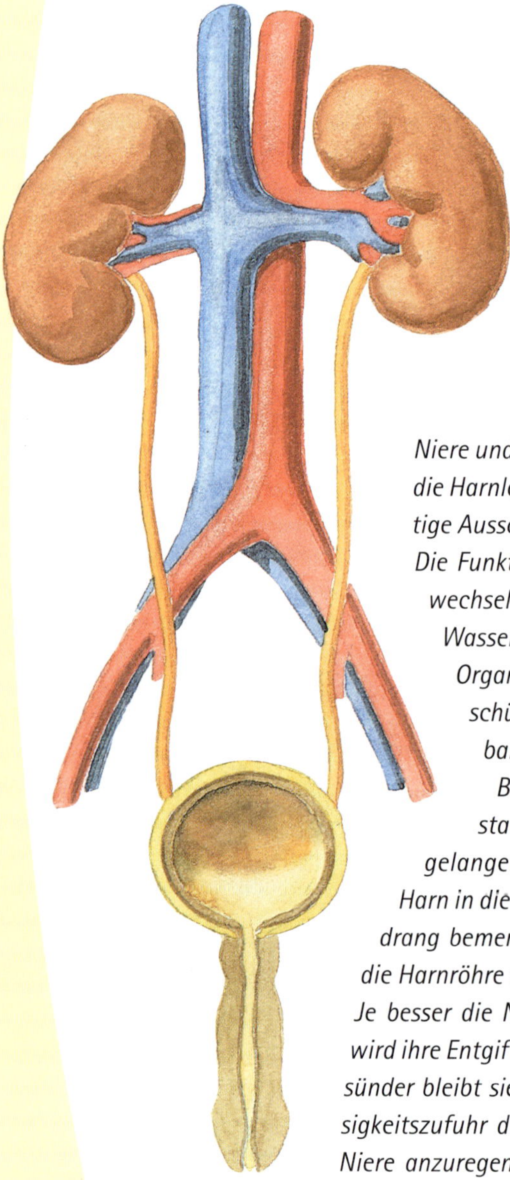

Niere und ableitende Harnwege – dazu gehören die Harnleiter, Blase und Harnröhre – sind wichtige Ausscheidungsorgane (siehe Abb.).

Die Funktion der Niere ist eng mit dem Stoffwechsel verknüpft. Sie regelt den Salz- und Wasserhaushalt und dient der Entgiftung des Organismus. Wie ein Filter sondert sie überschüssige Flüssigkeit, aber auch unbrauchbare oder schädigende Stoffe aus dem Blut ab, während sie wichtige Substanzen zurückbehält. Über die Harnleiter gelangen die ausgeschiedenen Produkte als Harn in die Blase. Ist sie gefüllt, macht sich Harndrang bemerkbar, und der Blaseninhalt wird über die Harnröhre entleert.

Je besser die Niere durchgespült wird, um so mehr wird ihre Entgiftungsleistung gefördert und um so gesünder bleibt sie. Deshalb ist eine ausreichende Flüssigkeitszufuhr das beste Mittel, um die Tätigkeit der Niere anzuregen und einer Erkrankung vorzubeugen.

Die Blase ist ein stressanfälliges Organ

Häufige gesundheitliche Probleme in diesem Bereich sind *Harnwegsinfekte*. Meist gelangen dabei Bakterien in die Harnröhre und entzünden sie. In ungünstigen Fällen können sie in die höher gelegenen Regionen – Blase oder Nieren – aufsteigen.

Im Anschluss an einen Harnwegsinfekt, aber auch unter Stress, Kummer und seelischen Konflikten kann es zur so genannten *Reizblase* kommen. Sie äußert sich durch plötzlichen Harndrang, häufiges Wasserlassen und schmerzhafte Verkrampfungen der Harnröhre und Blase. Ähnliche Gründe hat die Stressinkontinenz, ein plötzlicher Harndrang, dem sofort nachgegeben werden muss, andernfalls geht der Urin unwillkürlich ab. Bei Kindern können sich seelische Probleme auch durch *Bettnässen* ausdrücken. Nur selten findet sich dabei eine organische Ursache, z. B. eine Schwäche der Blasenmuskulatur, ein Nervenleiden oder eine Fehlbildung der ableitenden Harnwege.

Manche Menschen neigen aufgrund einer konstitutionellen Veranlagung zur *Steinbildung*. Eine zu geringe Flüssigkeitsaufnahme, Stoffwechselstörungen oder einseitige (Fehl-)Ernährung tragen dazu bei.

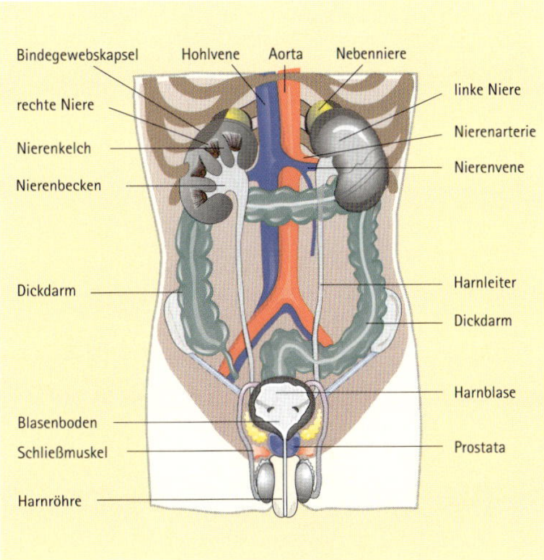

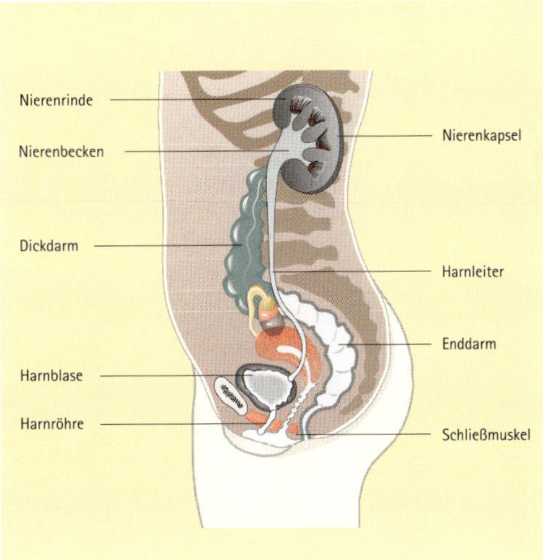

Oben: Niere und ableitende Harnwege beim Mann

Unten: Niere und ableitende Harnwege bei der Frau

Vorsicht

Erkrankungen der Niere und der ableitenden Harnwege gehören in den meisten Fällen in ärztliche Behandlung. Werden Infektionen oder Steine nicht vollständig beseitigt, bergen sie die Gefahr einer bleibenden Nierenschädigung, die langfristig in ein Versagen dieses wichtigen Organs münden kann.

Einige wichtige Homöopathika bei Harnwegsbeschwerden

In der Homöopathie finden sich etliche Arzneien, die sich für eine Anwendung bei Harnwegsproblemen eignen. Einige von ihnen sollen hier vorgestellt werden, da sie besonders häufig als Einzelmittel für eine homöopathische Behandlung dieser Störungen in Frage kommen. Bei der Wahl einer homöopathischen Arznei ist von Bedeutung, nicht nur die jeweilige Erkrankung, beispielsweise „Blasenentzündung", zu berücksichtigen, sondern alle charakteristischen Erscheinungen, die der Kranke im Zusammenhang mit seinen Beschwerden bietet. Sie müssen genau mit dem homöopathischen Mittel übereinstimmen, das unverdünnt verabreicht solche Symptome hervorzurufen vermag. Dabei spielt auch die jeweilige seelische Verfassung eine maßgebliche Rolle, weil sie sich während einer Erkrankung verändern kann. So kann ein bei voller Gesundheit robuster, seelisch nicht leicht aus der Fassung zu bringender Mensch während einer Erkrankung plötzlich weinerlich und trostbedürftig werden. Solche Persönlichkeitsmerkmale, die den so genannten Konstitutionstyp bestimmen, spiegeln sich im Erkrankungsfall auch bei Menschen wider, die sonst nicht diesem Typus entsprechen. Auch die Umstände, unter denen Beschwerden sich bessern oder verschlechtern, helfen bei der Suche nach dem Einzelmittel. (Näheres dazu auf Seite 14–16.)

Vergleichen Sie alle Krankheitssymptome bei sich mit den Arzneimittelbeschreibungen der homöopathischen Einzelmittel. Wenn die Beschreibung des Mittels Ihren Symptomen genau entspricht, haben Sie das passende Mittel gefunden.

Staphysagria (Stephanskraut)

Staphysagria findet bei vielen nervösen Beschwerden Anwendung, die durch Kummer (besonders Liebeskummer) und Empörung wegen einer Beleidigung, Kränkung oder Demütigung ausgelöst werden. Es entfaltet eine ausgeprägte Wirkung auf die Harnwege, die Haut und die Augen. Deshalb wird es bei vielen eitrigen Hauterkrankungen eingesetzt sowie bei Ekzemen, die stark jucken und einen gelben Schorf ausbilden. Einen besonders günstigen Einfluss zeigt es bei der Reizblase, vor allem wenn sie jüngere Frauen betrifft. Staphysagria ist außerdem ein wichtiges Heilmittel bei vielen schmerzhaften oder entzündeten Schnittverletzungen, z. B. nach einem Dammschnitt.

Charakteristisch ist die große Empfindlichkeit gegenüber äußeren Eindrücken und allem, was andere sagen. Die Betroffenen weinen, wenn sie Schmerzen haben oder auf ihren Kummer angesprochen werden. Ein typisches Symptom ist das Empfinden, als ob ständig ein Urintropfen durch die Harnröhre rinnen würde, ebenso wie die Neigung zu häufigen Reizzuständen der Harnwege.

Der Zustand verschlechtert sich durch Ärger, Gewissensbisse, Tabak sowie Berührung oder Druck auf die erkrankten Körperstellen.

Der Zustand verbessert sich nach dem Frühstück, durch Wärme und Nachtruhe.

Persönlichkeitsmerkmale: Menschen, die Staphysagria brauchen, sind nervös, reizbar, empfindsam und leicht beleidigt. Meistens haben sie einen ausgeprägten Sexualtrieb und neigen dazu, über sexuelle Themen nachzugrübeln. Sie sind sehr empfindlich gegenüber Kritik und Grobheit anderer. Ihre Gefühle versuchen sie oft zu unterdrücken, deshalb wirken sie eher sanft und nachgiebig. Gelegentlich neigen sie aber auch zu Wutausbrüchen.

Potenzierung: D4 – D12

Nux vomica (Brechnuss)

Nux vomica ist eines der großen homöopathischen Konstitutionsmittel mit einer tiefgreifenden Wirkung auf den Gesamtorganismus. Es ist eines der Hauptmittel für krampfartige Schmerzen im Bereich der Verdauungsorgane und der Harnwege. Nux vomica ist deshalb vielfach geeignet für die Behandlung der Reizblase oder einer Nierenkolik. Es ist die ideale Arznei, wenn Stress, Schlafmangel, Überarbeitung und Ärger, aber auch eine Durchnässung der Füße die Auslöser waren. Ferner sprechen Beschwerden, die nach dem Genuss von Kaffee und stark gewürzter Speisen auftreten oder wenn Alkohol und Nikotin im Spiel waren, meist sehr gut auf Nux vomica an.

Blasenprobleme in Folge von Stress und Überarbeitung, aber auch durch nasse Füße lassen sich oft gut mit Nux vomica behandeln.

Charakteristisch für dieses Mittel ist der Zustand der Gereiztheit. Der Kranke möchte seine Ruhe haben. Er fröstelt, ist reizbar und übellaunig, wenn er angesprochen wird, und macht ein finsteres Gesicht. Geräusche, insbesondere Schritte gehen ihm extrem auf die Nerven und verstärken die Reizbarkeit. Nux vomica hilft bevorzugt bei rechtsseitigen Nierenschmerzen, die sich bis in die äußeren Geschlechtsorgane erstrecken können. Trotz eines ständigen Harndrangs können die Betroffenen nur geringe Mengen Wasser lassen. Beim Husten, Niesen oder Lachen geht der Urin mitunter unwillkürlich ab.

Der Zustand verschlechtert sich durch Kälte, Ärger, Geräusche und morgens. Die Nierengegend schmerzt beim Gehen.

Der Zustand verbessert sich durch Wärme, Ruhe, Liegen und kurzen Schlaf.

Persönlichkeitsmerkmale: Nux-vomica-Patienten sind ehrgeizig, arbeiten hart („workaholics"), neigen zu Reizbarkeit und Jähzorn. Sie sind ausgesprochene „Morgenmuffel", mögen gerne fettreiche, stark gewürzte Speisen und Genussmittel wie Kaffee (was sie aber schlecht vertragen). Nux-vomica-Kinder sind meist überaktiv, nervös, oft eigensinnig oder trotzig und neigen mitunter zu heftigen Wutanfällen.

Potenzierung: D6 – D12

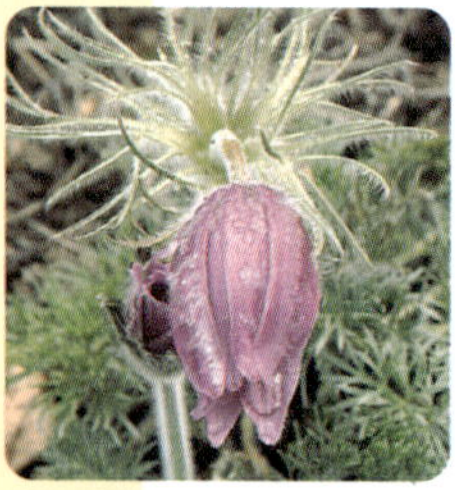

Pulsatilla pratensis (Küchenschelle)

Pulsatilla pratensis (Küchenschelle)

Pulsatilla pratensis ist ein typisches Frauenmittel und hat eine ausgeprägte Wirkung auf die Harn- und Geschlechtsorgane. Auslöser für Beschwerden sind häufig starke Gemütsbewegungen, wie Kummer, Eifersucht, Enttäuschungserlebnisse, aber auch übermäßige Freude. Pulsatilla ist häufig angezeigt bei Beschwerden, die in der Pubertät aufkommen.

Charakteristisch für Pulsatilla ist – ähnlich wie bei Nux vomica – ein unwillkürlicher Harnabgang beim Husten, Lachen, Niesen oder bei dem Versuch, den Urinabgang zu unterdrücken. Im Gegensatz dazu sind die Kranken aber meist weinerlicher Stimmung und wollen nicht allein sein, wenn sie Beschwerden haben, sondern suchen Zuwendung und Trost. Weitere Merkmale sind vergeblicher, häufiger Harndrang sowie Harnverhalten.

Der Zustand verschlechtert sich durch Wärme, im warmen Zimmer, fette Nahrung, Liegen auf der linken oder schmerzlosen Seite.

Der Zustand verbessert sich im Freien, durch kühle frische Luft und durch Bewegung.

Persönlichkeitsmerkmale: Pulsatilla zeigt eine besonders ausgeprägte Wirkung bei sanften, anlehnungsbedürftigen, teils launischen Frauen mit mildem Temperament, die wenig entschlusskräftig sind und leicht zu weinen beginnen.

Potenzierung: D3 – D12

Cantharis (Spanische Fliege)

Cantharis erstreckt seine heilende Wirkung hauptsächlich auf die Harn- und Geschlechtsorgane. Bei heftigen Entzündungen und Reizungen in diesem Bereich, bei Nieren- und Blasensteinen, aber auch bei blasenbildenden Hauterkrankungen kommt Cantharis vielfach als Heilmittel in Frage.

Charakteristisch sind heftige brennende, schneidende oder stechende Schmerzen und ein unerträglicher, andauernder Harndrang, der sich vor allem beim Anblick von laufendem Wasser sehr plötzlich bemerkbar machen kann. Meist können unter großen Schmerzen nur wenige Tropfen eines mitunter leicht blutigen Urins ausgeschieden werden. Auffallend ist, dass die Betroffenen oft großen Durst verspüren, aber nicht trinken mögen.

Der Zustand verschlechtert sich durch Berührung, Gehen und Stehen, bei Annäherung anderer, beim Wasserlassen sowie durch Trinken von kaltem Wasser oder Kaffee.

Der Zustand verbessert sich durch sanftes Reiben und warme Anwendungen.

Persönlichkeitsmerkmale: Cantharis-Persönlichkeiten haben meist einen stark oder übermäßig ausgeprägten Sexualtrieb, sind sinnlich und neigen gelegentlich zu obszönem oder laszivem Verhalten bis hin zur Nymphomanie.

Potenzierung: D6 – D12

Berberis (Berberitze)

Berberis ist ein Heilmittel für Gicht und zeigt eine starke Wirkung auf die Harnorgane. Es findet Anwendung bei Nieren- und Gallensteinleiden, Harngries, Harnwegsinfekten und Nierenentzündung, aber auch bei rheumatischen Gelenkbeschwerden.

Rheumatische Gelenkbeschwerden, wie beispielsweise Gicht, die mit Harnwegsproblemen einhergehen, sprechen vielfach gut auf Berberis an.

Charakteristisch sind Harnwegsprobleme, die mit Gelenkbeschwerden verbunden sind. Besonders nach dem Wasserlassen empfinden die Betroffenen einen brennenden Schmerz am Harnröhrenausgang mit dem Gefühl, etwas Urin bliebe darin zurück. Während des Wasserlassens strahlen die Schmerzen in die Lenden- und Oberschenkelregion aus. Typisch für dieses Mittel sind weiterhin stark wechselnde Zustände und Beschwerden, beispielsweise eine verminderte Harnmenge abwechselnd mit Harnflut.

Der Zustand verschlechtert sich beim Sitzen, bei Bewegung und im Stehen.

Persönlichkeitsmerkmale: Berberis-Patienten sehen blass und kränklich aus. Sie haben eingesunkene Wangen und bläulich umränderte Augen.

Potenzierung: D2 – D8

Sarsaparilla (Sarsaparillawurzel)

Sarsaparilla ist hilfreich bei juckenden schuppenden Hautausschlägen, Nierenkolik, Harnwegsinfekten und Inkontinenz. Es eignet sich besonders gut für Harnwegsinfekte im Kindesalter, die mit schmerzhaftem Wasserlassen verbunden sind.

Charakteristisch sind ein starker Schmerz am Ende der Blasenentleerung, die Blase ist aufgetrieben und druckempfindlich. Die Schmerzen strahlen häufig von der rechten Niere nach unten aus. Der Urin tröpfelt beim Sitzen und enthält vielfach flockige Beimengungen oder Grieß. Kennzeichnend für dieses Mittel ist, dass die Kinder vor dem Wasserlassen weinen, weil sie die bevorstehenden Schmerzen fürchten.

Der Zustand verschlechtert sich durch Feuchtigkeit, nasskaltes Wetter, nachts, nach dem Wasserlassen, beim Gähnen sowie vor der monatlichen Regelblutung der Frau.

Der Zustand verbessert sich beim Stehen, Entblößen von Brust und Nacken.

Persönlichkeitsmerkmale: Sarsaparilla-Patienten sind oft traurig, launisch, schweigsam, niedergeschlagen und leicht beleidigt. Ihre Beschwerden, vor allem Hautprobleme, treten bevorzugt im Frühjahr auf.

Potenzierung: D3 – D12

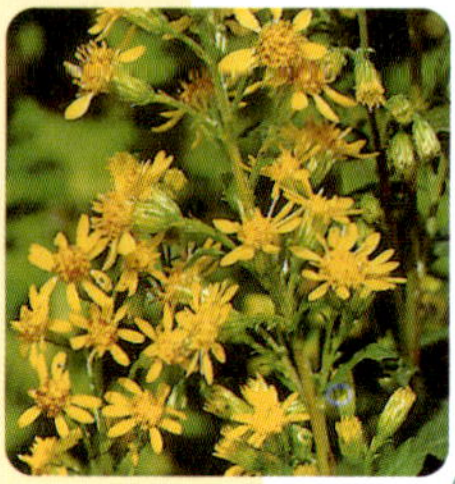

Solidago virgaurea (Goldrute)

Solidago virgaurea (Goldrute)

Solidago virgaurea ist ein „kleineres", aber bedeutendes homöopathisches Heilmittel bei Erkältungen, Schwäche und Nierenentzündungen. Es fördert die Ausscheidungsleistung der Niere und löst Verkrampfungen der Blase.

Charakteristisch sind Schmerzen und Druckempfindlichkeit im Nierengebiet, schmerzhafte Verkrampfungen beim Wasserlassen, wobei der Urin schwierig und nur spärlich entleert wird. Er enthält manchmal Schleim, ist rötlichbraun oder blutig verfärbt, kann aber auch klar und übel riechend sein.

Potenzierung: D2 – D8

Uva ursi (Bärentraube)

Uva ursi zählt gleichfalls zu den kleinen Mitteln und beeinflusst hauptsächlich die Harnorgane. Es findet Anwendung bei Blasenentzündung, Reizblase und Nierenbeckenentzündung.

Charakteristisch ist ein Brennen nach dem Wasserlassen mit Absonderung eines eitrigen, schleimigen Urins, der Schleimklümpchen enthalten kann. Die Kranken leiden unter häufigem Harndrang mit schmerzhaften, oft reißenden Verkrampfungen der Blase.

Potenzierung: D1 – D4

Jedes dieser Mittel kann bei Harnwegsbeschwerden angezeigt sein, jedoch nur dann, wenn die charakteristischen Merkmale mit dem Beschwerdebild des Kranken übereinstimmen. Das richtige Mittel zu finden ist mitunter schwierig, deshalb ist es in der Selbstbehandlung sicherer, eine ausgewogene Kombination zu wählen. Bewährt haben sich dazu besonders solche Arzneien, die erfahrungsgemäß miteinander harmonieren und sich in ihrer Wirkung gegenseitig zu unterstützen vermögen. Komplexmittel haben eine breit gestreute Wirkung, weil sie die Harnwege auf mehreren Ebenen beeinflussen, und können deshalb indikationsgerecht, das bedeutet bei Vorliegen einer bestimmten Erkrankung, angewandt werden.

Der Einsatz eines Konstitutionsmittels ist nur sinnvoll, wenn die charakteristischen Merkmale des Mittels genau mit dem Beschwerdebild übereinstimmen.

Harnwegsinfekt

Ein Harnwegsinfekt äußert sich durch schmerzhaftes Verkrampfen des Harnröhrenausgangs und Brennen beim Wasserlassen sowie durch häufigen – manchmal vergeblichen – schmerzhaften Harndrang. Dazu kommt es, wenn Krankheitserreger – überwiegend sind es aus dem Darmtrakt stammende Bakterien – in die Harnröhre gelangen, sich dort ansiedeln und deren Schleimhäute entzünden. Steigt die Infektion weiter auf, kann sie auch Blase oder Nieren erfassen. Dann sieht der Urin vielfach trübe aus und kann sogar blutig oder bräunlich verfärbt sein.

Neben Bakterien können auch Pilze, gelegentlich auch eine mechanische Verletzung eine Entzündung im Bereich der Harnröhre auslösen. Ähnlich wie manche Menschen sich beim geringsten Anlass einen Schnupfen zuziehen, sind andere besonders anfällig für einen Harnwegsinfekt – oft reicht allein eine Unterkühlung der Füße oder Sitzen auf einem kalten Stein aus. Im Allgemeinen sind Frauen gegenüber Harnwegsinfekten empfindlicher als Männer. Im Säuglingsalter sind allerdings überwiegend die Knaben betroffen. Erst ab dem Schulalter finden sich Harnwegsinfekte häufiger bei Mädchen.

Bei einer Blasenentzündung sollten Sie viel trinken, da Bakterien sich so weniger leicht ansiedeln können und ausgespült werden.

Vorsicht

Ein bakterieller Harnwegsinfekt muss vollständig auskuriert werden, um ein Fortschreiten der Entzündung in die höher gelegenen Organe zu verhindern. Dazu ist eine ärztliche Behandlung – meist mit keimtötenden Arzneimitteln – notwendig.
Deshalb darf die Selbstbehandlung bei Harnwegsinfekten nur vorbeugend oder unterstützend zur ärztlichen Therapie erfolgen.
Wenn Sie Fieber und Schmerzen in der Nierengegend bekommen oder eine blutige Verfärbung des Urins bemerken, müssen Sie ohne Zeitverzug den Arzt aufsuchen. Dies kann ein Anzeichen dafür sein, dass die Infektion bereits auf Blase oder Niere übergegriffen hat.

Welche Komplexmittel helfen?

Eine geeignete Kombination, die Sie bei einem *akuten Harnwegsinfekt* unterstützend zur ärztlichen Therapie, *bei der Neigung zu häufigen Harnwegsinfekten,* aber auch vorbeugend anwenden können, steht mit Juniperus Oligoplex zur Verfügung. Die darin enthaltenen homöopathischen Arzneien regen die Nierentätigkeit an, fördern die Wasserausscheidung und zeigen einen günstigen Einfluss auf entzündliche Prozesse im Bereich der Harnorgane.

Juniperus Oligoplex

▶ **Juniperus communis D2** (Wacholder) hat eine gute Wirkung bei Entzündungen der Harnwege, insbesondere wenn sie ältere Menschen betreffen, ferner bei Wasseransammlungen im Gewebe, die durch Harnverhalten entstanden sind. Juniperus hilft schmerzhaften Verkrampfungen von Blase und Harnröhre während des Wasserlassens oder wenn nur spärlich ein teils blutig gefärbter Urin abgesondert werden kann. Typisch für dieses Mittel ist, dass der Harn nach Veilchen riecht und ein Druckgefühl in der Nierengegend besteht.

▶ **Basilicum herba D2** (Basilikum) reguliert die Darmfunktion und wirkt sich günstig auf Entzündungen der Schleimhäute auch im Bereich der Harnwege aus.

▶ **Cantharis D4** (Spanische Fliege) hat eine heilende Wirkung bei heftigen Entzündungen und Reizungen der Harn- und Geschlechtsorgane, besonders wenn die Beschwerden mit brennenden, schneidenden oder stechenden Schmerzen und einem unerträglichen, andauernden Harndrang verbunden sind. Es hilft, wenn nur unter großen Schmerzen wenige Tropfen eines mitunter leicht blutigen Urins ausgeschieden werden können.

▶ **Eucalyptus D2** (Fieberbaum) hat eine ausgeprägte entzündungshemmende Wirkung und bremst das Wachstum von Bakterien. Sein Effekt erstreckt sich vor allem auf die Schleimhäute der Atemwege, des Verdauungskanals und der Harnorgane.

▶ **Helleborus niger D4** (Schwarze Nieswurz) wirkt bei Schwächezuständen und Wasseransammlungen im Gewebe. Im Bereich der Harnwege ist es bei häufigem vergeblichem Harndrang angezeigt.

▶ **Sabal serrulatum D4** (Sägepalme) ist ein bedeutendes Heilmittel bei Entzündungen und Reizungen im Bereich der Harn- und Geschlechtsorgane. Es hilft insbesondere bei erschwertem Wasserlassen aufgrund eines Prostata-Adenoms sowie bei Schwäche der Blasenmuskulatur, die zu unwillkürlichem Urinabgang führt.

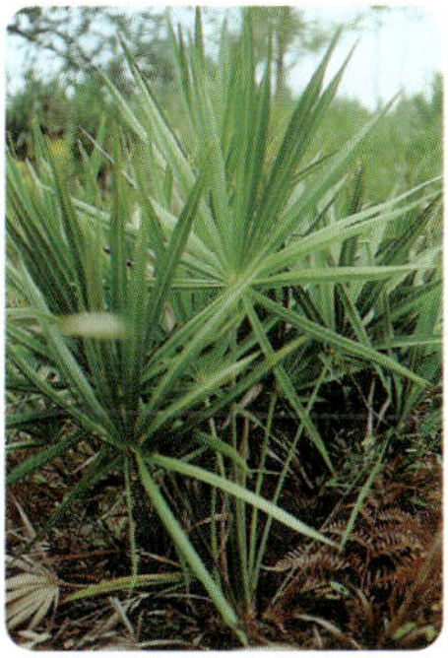

Sabal serrulatum (Sägepalme)

▶ **Solidago virgaurea D1** (Goldrute) ist ein Heilmittel bei Erkältungen, Schwäche und Nierenentzündungen. Es fördert die Ausscheidungsleistung der Niere und löst Verkrampfungen der Blase.

▶ **Thuja D2** (Lebensbaum) wirkt hauptsächlich auf die Haut und die Harnorgane, hat einen keimtötenden Effekt und ist angezeigt, wenn Gewebe tumorartig zu wuchern beginnt. Deshalb ist es oft hilfreich bei Warzen. Außerdem ist Thuja ein wichtiges Mittel bei Beschwerden nach einer Impfung.

Dosierung:
3-mal täglich 10–15 Tropfen auf 1 EL Wasser vor dem Essen einnehmen

Helleborus Oligoplex

Bei akuten und heftigen Beschwerden hat es sich bewährt, Juniperus Oligoplex im Wechsel mit Helleborus Oligoplex einzunehmen. Diese Kombination enthält zusätzlich Homöopathika, die einer aufsteigenden Infektion der Niere vorzubeugen vermögen, die Ausscheidungskraft der Niere anregen, das Herz kräftigen und dadurch Wasseransammlungen im Gewebe (Ödemen) vorbeugen.

▶ **Helleborus niger D4** (Schwarze Nieswurz) siehe Seite 215.

▶ **Adonis vernalis D4** (Adonisröschen) hilft bei Herzbeschwerden, die im Rahmen einer Infektion auftreten. Es vermehrt die Ausscheidungsleistung der Niere und schwemmt Wasseransammlungen aus dem Gewebe aus.

▶ **Apocynum D4** (Hanfartiger Hundswürger) regt die Durchblutung der Schleimhäute an und beugt Ödemen vor. Es hilft besonders bei mangelhafter Harnabsonderung und löst Verkrampfungen der Harnorgane beim Wasserlassen.

▶ **Convallaria majalis D4** (Maiglöckchen) ist primär ein Herzmittel; es stärkt die Herzkraft und wirkt der Gewebswassersucht entgegen. An den Harnwegen hilft es bei Blasenschmerzen und häufigem Wasserlassen, wobei aber nur spärlich übel riechender Urin abgesondert werden kann.

▶ **Digitalis D4** (Fingerhut) eignet sich für viele Erkrankungen, bei denen das Herz in Mitleidenschaft gezogen ist. Auch Digitalis stärkt die Herzkraft, lindert schneidende, pulsierende Schmerzen und erleichtert das Wasserlassen während einer Entzündung von Harnröhre oder Blase.

▶ **Solidago virgaurea D1** (Goldrute) hat einen ausgeprägten Effekt bei Erkältungen, Schwäche und Nierenentzündungen. Es fördert die Ausscheidungsleistung der Niere und löst Verkrampfungen der Blase. Es hilft bei Schmerzen und Druckempfindlichkeit im Nierengebiet, wobei der Urin nur unter Schmerzen schwierig und spärlich abgeht.

Dosierung:
3-mal täglich 15 Tropfen auf 1 EL Wasser vor dem Essen einnehmen

Millefolium Oligoplex

Wenn der *Urin* sich *blutig* zu verfärben beginnt, empfiehlt sich am besten eine unterstützende Behandlung mit Millefolium Oligoplex. Seine Wirkstoffe zeigen einen günstigen Einfluss bei entzündlichen Prozessen wie auch bei Schleimhautblutungen. Allerdings sollten Sie die geplante Einnahme vorher mit Ihrem Arzt absprechen.

Bitte beachten Sie:
Bei bekannter Überempfindlichkeit gegen Chinin sollten Sie Millefolium Oligoplex nicht anwenden.

▶ **Millefolium D2** (Schafgarbe) ist ein hervorragendes Homöopathikum für verschiedenste Arten von Blutungen und Zustände mit ständig erhöhter Körpertemperatur. Es findet deshalb Anwendung bei Darmblutung, Bluthusten, Harnwegsinfektionen mit blutigem Urin oder anhaltenden reichlichen Menstruationsblutungen. Charakteristisch ist die hellrote Farbe des Blutes.

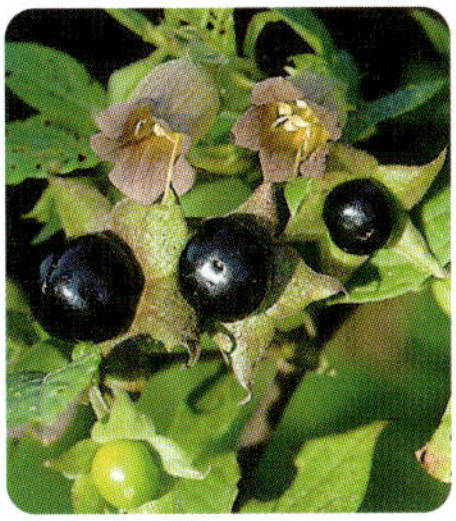

Belladonna (Tollkirsche)

▶ **Belladonna D2** (Tollkirsche) ist eines der wichtigsten Heilmittel bei Entzündungen, vor allem wenn sie mit Hitze, brennenden Schmerzen und geröteter Haut oder Schleimhaut verbunden sind.

▶ **China D2** (Chinarinde) ist heilsam bei nervöser Reizbarkeit und Schwäche, die durch Verlust von Blut oder anderer Körpersäfte verursacht ist.

▶ **Dulcamara D4** (Bittersüß) findet Anwendung bei Erkältungskrankheiten, Verdauungsbeschwerden oder Rheuma, wenn Kälte und Nässe die Auslöser waren. Es ist deshalb ein geeignetes Mittel für Blasenentzündungen und Harnwegsbeschwerden, die beispielsweise durch Waten in kaltem Wasser oder Sitzen auf kaltem Stein verursacht wurden.

▶ **Nux vomica D4** (Brechnuss) ist eines der großen Konstitutionsmittel mit einer tiefgreifenden Wirkung auf den Gesamtorganismus. Es hilft bei krampfartigen Schmerzen im Bereich der Harnwege und ist ideal, wenn Stress, Schlafmangel, Überarbeitung und Ärger, aber auch eine Durchnässung der Füße die Auslöser für die Beschwerden waren. Nux vomica ist häufig angezeigt bei Reizblase, Harnwegsinfekten und Nierenkolik.

▶ **Sanicula europaea D2** (Wundsanikel) wird bei nervösen Beschwerden und blutenden Wunden angewandt.

▶ **Thlaspi (Capsella) bursa-pastoris D2** (Hirtentäschelkraut) ist ein Heilmittel bei Blutungen, Nieren- und Blasenreizungen und senkt den Harnsäuregehalt im Blut.

Dosierung:
3-mal täglich 15 Tropfen auf 1 EL Wasser vor dem Essen einnehmen

Andere Komplexmittel:

Nierano HM Tropfen, enthält:

Acidum silicicum D10, Belladonna D4, Echinacea angustifolia D1, Equisetum arvense DØ, Lytta vesicatoria D4, Serenoa repens DØ, Solidago virgaurea D1, Thuja occidentalis D2

Cysto-Gastreu® N R18 Tropfen, enthält:

Berberis vulgaris D4, Cantharis D4, Dulcamara D4, Equisetum hiemale D6, Eupatorium purpureum D6

Allgemeine Empfehlungen

Wärme, reichliche Flüssigkeitszufuhr, bei Fieber auch Bettruhe, sind die besten Maßnahmen, mit denen Sie die Behandlung eines Harnwegsinfektes unterstützen können. Frauen neigen zu wiederkehrenden Blasenentzündungen, deshalb sollten Sie auch lange Zeit nach Abklingen einer Infektion viel trinken. Gute Durchspülung der Harnwege beugt einer erneuten Ansiedlung von Bakterien vor.

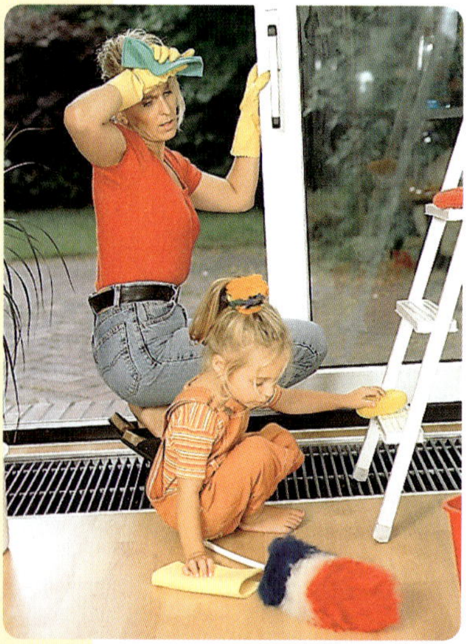

Lang anhaltender Stress oder seelische Konflikte können zu einem Reizzustand der Blase führen.

Reizblase und Stressinkontinenz

Von Reizblase oder Blasenschwäche spricht man, wenn ein verstärkter Harndrang, häufiges Wasserlassen, mitunter auch eine schmerzhafte Verkrampfung während oder nach dem Wasserlassen auftreten, ohne dass eine Infektion mit Bakterien nachzuweisen ist. Die Reizblase kann aber sehr wohl im Anschluss an einen Harnwegsinfekt entstehen.

Die Blase ist ein stressanfälliges Organ. So wie manche Menschen bei Ärger an nervösen Magenschmerzen leiden, kann es deshalb bei empfindlichen Personen unter seelischen Konflikten zum Reizzustand der Blase kommen. Die Stressinkontinenz ist eine Sonderform der Reizblase. Kennzeichnend sind plötzlicher Harndrang, dem sofort nachgegeben werden muss, ansonsten geht der Urin unwillkürlich ab. Auch beim Niesen, Husten oder Lachen kann plötzlich unbeabsichtigt Harn abfließen. Eine Inkontinenz tritt bei Frauen häufig nach der Geburt eines Kindes oder in den Wechseljahren (Beckenbodenschwäche) auf, während bei Männern eine Vergrößerung der Prostata ursächlich sein kann. Auch nach Operationen an der Prostata kann es dazu kommen.

Vorsicht

Eine Blasenentzündung, aber auch bestimmte Nervenleiden, Stoffwechselerkrankungen oder hormonelle Störungen können ein ganz ähnliches Bild bieten. Deshalb sollten Sie die Ursache Ihrer Beschwerden immer ärztlich abklären lassen.

Welche Komplexmittel helfen?

Eine geeignete Kombination, die Sie bei *Reizblase* anwenden können, steht mit Uva ursi Oligoplex zur Verfügung. Sie enthält eine Komposition homöopathischer Mittel, die sich bei *Blasenentzündungen* wie auch bei *Blasenschwäche* hervorragend bewährt haben.

Uva ursi Oligoplex

- **Uva ursi D2** (Bärentraube) hat einen besonderen Einfluss auf die Harnorgane. Es hilft bei häufigem Harndrang mit schmerzhaften Verkrampfungen der Blase, Brennen beim Wasserlassen sowie bei unwillkürlichem Urinabgang.

Von plötzlichem Harndrang und unfreiwilligem Urinabgang sind häufiger Frauen als Männer betroffen. Oft sind seelische Konflikte als Ursache verantwortlich.

- **Clematis erecta D3** (Aufrechte Waldrebe) entfaltet seine Heilwirkung auf die Haut, die Drüsen, die Harn- und Geschlechtsorgane. Typisch für dieses Mittel sind brennende Schmerzen während des Wasserlassens sowie ein lange Zeit danach anhaltendes Kribbeln in der Harnröhre, ferner ein spärlicher oder unterbrochener Harnfluss.
- **Hypericum perforatum D1** (Johanniskraut) wirkt auf das Nervengewebe, vornehmlich nach Verletzungen. Leitsymptom ist eine extreme Schmerzhaftigkeit.
- **Plantago major D1** (Breitwegerich) ist primär ein Heilmittel für Entzündungen; es fördert den Lymphabfluss, hilft aber auch bei reichlicher Harnflut und Bettnässen.
- **Rhus aromatica D5** (Gewürzsumach) findet Anwendung bei Nierenproblemen und Beschwerden beim Wasserlassen, besonders wenn sie im Rahmen einer Zuckererkrankung auftreten. Es eignet sich gut zur Behandlung der Blasenschwäche und Inkontinenz älterer Menschen.

Dosierung:
3-mal täglich 15 Tropfen auf 1 EL Wasser vor dem Essen einnehmen

Aletris Oligoplex

Wenn Sie an einer *(Stress)inkontinenz* leiden, kann möglicherweise Aletris Oligoplex Ihre Beschwerden lindern. Seine Inhaltsstoffe kräftigen die Blasenmuskulatur, regulieren die Funktion von Niere und Harnorganen und lösen gleichzeitig seelische Spannungen.

Bitte beachten Sie:
Bei Überempfindlichkeit gegen Chinin sollten Sie Aletris Oligoplex nicht anwenden.

- **Aletris farinosa D2** (Sternwurzel) ist ein wirksames Heilmittel für viele Zustände der Erschlaffung, besonders des Muskel- und Bindegewebes. Es eignet sich, wenn die Beschwerden mit Müdigkeit und allgemeiner Schwäche verbunden sind.

▶ **China D2** (Chinarinde) ist heilsam bei nervöser Reizbarkeit und Schwäche, die durch Verlust von Blut oder anderer Körpersäfte verursacht ist.

▶ **Helonias dioica D3** (Falsche Einhornwurzel) hilft bei Stauungssymptomen der Nieren und bei Beckenbodenschwäche, die sich in einem Gebärmuttervorfall oder unwillkürlichem Harnabgang ausdrückt.

▶ **Hydrastis canadensis D4** (Kanadische Gelbwurz) ist nützlich bei verschiedensten Schleimhautentzündungen, beispielsweise der Atemwege oder der Harnorgane, die durch eine fädige, dicke oder gelbliche Schleimabsonderung gekennzeichnet sind.

▶ **Kreosotum D5** (Buchenholzteerkreosot) hilft bei Nervenschmerzen, plötzlichem Harndrang und Inkontinenz. Als eines seiner Leitsymptome gilt, wenn entzündete Schleimhäute ein ätzendes, übel riechendes, wundmachendes Sekret absondern.

▶ **Lilium tigrinum D3** (Tigerlilie) entfaltet seinen Einfluss hauptsächlich auf die Beckenorgane. Es hilft bei häufigem Harndrang mit milchigem, spärlichem, als heiß empfundenem Urin.

▶ **Pulsatilla D4** (Küchenschelle) hat eine ausgeprägte Wirkung auf die Harn- und Geschlechtsorgane. Pulsatilla wirkt bei unwillkürlichem Urinabgang während des Hustens, Lachens, Niesens oder beim Versuch, den Harndrang zu unterdrücken.

▶ **Secale cornutum D4** (Mutterkorn) ist ein Mittel für dauernde Sickerblutungen und löst Verkrampfungen der Blutgefäße und der Beckenorgane.

Dosierung:
morgens und abends je 20–30 Tropfen vor dem Essen einnehmen

Allgemeine Empfehlungen

Bei Reizblase und Inkontinenz sollten Sie darauf achten, dass es keinesfalls zu erneuten Infektionen im Bereich der Harnwege kommt. Ausreichend zu trinken, nämlich mindestens 1,5–2 Liter pro Tag, ist hierbei eine äußerst wichtige, vorbeugende Maßnahme, um die Nierenfunktion zu unterstützen und die Harnwege stets gut zu durchspülen. Da dies gerade bei der Inkontinenz ein Problem darstellt, kann die Flüssigkeitszufuhr auch zu einer Tageszeit erfolgen, an der Sie sich überwiegend zu Hause aufhalten. Zur Kräftigung der Beckenbodenmuskulatur empfiehlt sich viel Bewegung und Gymnastik. Laufen Sie beispielsweise lieber die Treppen zu Fuß hinauf, gehen Sie viel spazieren oder treiben Sie Sport.

Ein anderes Komplexmittel:
Pascorenal® Tropfen, enthält:
Apis mellifica D4, Balsam. copaivae D3, Apocynum DØ, Equisetum hiemale DØ, Helleborus DØ, Juniperus DØ, Petroselinum DØ, Sarsaparilla DØ

Bettnässen

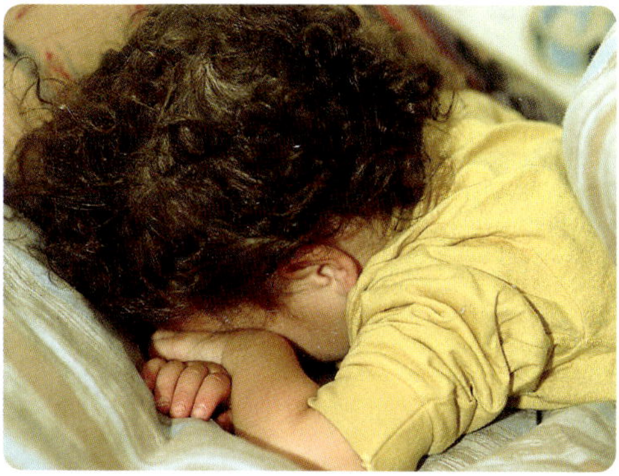

Von Bettnässen spricht man, wenn Kinder, die schon trocken waren, das heißt den Schließmuskel ihrer Blase bereits willkürlich kontrollieren konnten, wieder ins Bett zu machen beginnen. Bis zu einem Alter von drei Jahren ist das unwillkürliche Wasserlassen während des Schlafs normal, da sich die Kontrolle des Blasen-Schließmuskels erst im Verlaufe des dritten Lebensjahres entwickelt. Kinder, die danach wieder einnässen, leiden meistens unter einem schweren seelischen Kummer.

Bettnässen bei Kindern ist häufig Ausdruck eines seelischen Konflikts.

Vorsicht

Auch eine Missbildung im Bereich der Harnwege sowie schwere Nerven- oder Stoffwechselerkrankungen können diesem Symptom zugrunde liegen. Gehen Sie deshalb mit Ihrem Kind zum Arzt, um die tatsächliche Ursache des Problems feststellen zu lassen.

Welche Komplexmittel helfen?

Eine geeignete Kombination homöopathischer Mittel, mit der Sie die Bewältigung des Problems *Bettnässen* unterstützen können, enthält Uva ursi Oligoplex forte. Seine Inhaltsstoffe wirken sich gut auf die Blasenfunktion aus und können seelische Spannungen lösen.

Bitte beachten Sie:
In seltenen Fällen kann es zu erhöhter Lichtempfindlichkeit der Haut kommen.

Uva ursi Oligoplex forte – (Näheres dazu auf Seite 219)
- **Uva ursi D1** (Bärentraube)
- **Clematis erecta D2** (Aufrechte Waldrebe)
- **Hypericum perforatum DØ** (Johanniskraut)
- **Plantago major DØ** (Breitwegerich)
- **Rhus aromatica D4** (Gewürzsumach)

Dosierung:
3-mal täglich 10–15 Tropfen auf 1 EL Wasser vor dem Essen einnehmen

Allgemeine Empfehlungen

Schimpfen Sie Ihr Kind nicht, wenn es nachts ins Bett gemacht hat, sondern trösten Sie es. Bettnässen kann nämlich der Ausdruck unterdrückten Weinens sein. Versuchen Sie deshalb, behutsam der Ursache des seelischen Konfliktes auf den Grund zu gehen. Zuwendung und liebevolles Verständnis der Eltern unterstützen das Kind am besten dabei, seinen Kummer oder seelischen Konflikt zu bewältigen.

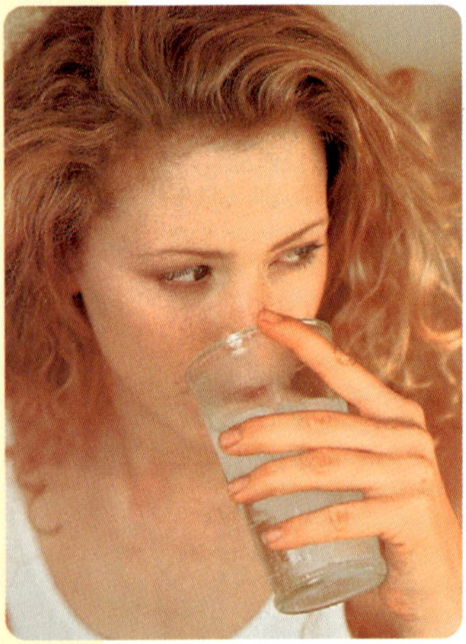

Wer täglich mindestens zwei Liter Flüssigkeit trinkt – am besten Mineralwasser, verdünnte Fruchtsäfte oder Kräuter- und Früchtetee –, beugt einer Steinbildung in den Nieren oder den Harnwegen vor.

Neigung zur Steinbildung

Unter ungünstigen Bedingungen können in der Niere ausgeschiedene Stoffe verklumpen, sich verfestigen und zur Bildung verhärteter Partikel führen. Diese können ganz unterschiedliche Größe haben – von winzig kleinen Körnchen (Nierengries) bis hin zu größeren Nierensteinen. Manche Menschen neigen aus konstitutionellen Gründen eher zur Steinbildung als andere. Unzureichende Flüssigkeitsaufnahme, in manchen Fällen auch ein zu hoher Kalzium- oder Harnsäuregehalt des Blutes tragen vielfach dazu bei.

Ein Stein kann sich aber auch im Rahmen eines Harnwegsinfektes bilden, umgekehrt begünstigt ein Steinleiden wiederum die Entstehung einer Blasen- oder Nierenentzündung.

Vorsicht

Ein Steinleiden gehört grundsätzlich in die Hand des Arztes, mitunter wird sogar ein Krankenhausaufenthalt erforderlich. Wenngleich die meisten dieser Körnchen spontan von selbst abgehen, kann sich ein Nierenstein manchmal im Harnleiter verklemmen und den Abfluss des Harns in die Blase behindern. Staut sich Flüssigkeit längere Zeit in die Niere zurück, sind schwere Schädigungen des Organs die Folge. Deshalb muss der Stein unbedingt entfernt werden.

Heute stehen hierzu sehr wirksame Methoden zur Verfügung. So können größere Steine mit Laser zertrümmert oder – falls sie schon bis in die unteren Abschnitte des Harnleiters oder in die Blase vorgedrungen sind – mit einer Schlinge entfernt werden.

Eine homöopathische Behandlung des Steinleidens sollte daher nur vorbeugend durchgeführt werden.

Der Abgang dieser meist winzigen, aber oft scharfkantigen Körnchen aus der Niere durch die engen Harnleiter ist äußerst schmerzhaft und tritt hochdramatisch als so genannte Nierenkolik in Erscheinung.

Welche Komplexmittel helfen?

Eine geeignete Kombination, die Sie bei Neigung zur Steinbildung anwenden können, steht mit Solidago Oligoplex zur Verfügung. Seine homöopathischen Wirkstoffe verstärken die Ausscheidungsleistung der Niere, durchspülen sie, lösen Verkrampfungen im Bereich der Harnwege und wirken der Steinbildung entgegen.

Solidago N Oligoplex

▶ **Solidago virgaurea D2** (Goldrute) ist hilfreich bei Erkältungen, Schwächezuständen und Nierenentzündungen. Es fördert die Ausscheidungsleistung der Niere und löst Verkrampfungen der Blase. Leitsymptome für dieses Mittel sind Schmerzen und Druckempfindlichkeit im Nierengebiet, schmerzhaftes Wasserlassen, wobei der Urin schwierig und nur sehr spärlich abgeht.

▶ **Belladonna D4** (Tollkirsche) ist eines der wichtigsten Heilmittel bei Entzündungen, vor allem wenn sie mit Hitze, brennenden Schmerzen und geröteter Haut verbunden sind.

▶ **Oleum terebinthinae D4** (Terpentinöl) hat eine besondere Wirkung auf die Harnorgane und blutende Schleimhäute. Es löst schmerzhafte Verkrampfungen im Bereich der Harnwege, vor allem wenn der Urin blutig verfärbt ist, spärlich fließt oder gar nicht abgehen will. Charakteristisch ist ein Veilchengeruch und die Neigung zur wiederkehrenden Nierenentzündung im Anschluss an jede akute Erkrankung.

Bitte beachten Sie:
Nicht anwenden bei Überempfindlichkeit gegen Terpentinöl, Alkoholkranken oder Kindern unter 12 Jahren.

Dosierung:
- Bei akuten Beschwerden: alle halbe bis ganze Stunde – höchstens jedoch 12-mal täglich je 5–10 Tropfen einnehmen
- Zur Vorbeugung: 1- bis 3-mal täglich 5–10 Tropfen einnehmen

Allgemeine Empfehlungen

Die Niere benötigt viel Flüssigkeit, um richtig arbeiten zu können. Wenn Sie zur Bildung von Nierensteinen neigen, sollten Sie mindestens 1,5–2 Liter pro Tag trinken, damit die Niere fortlaufend gut durchgespült wird. Zu beachten ist allerdings, dass Kaffee, Tee oder Alkohol bei der Flüssigkeitsmenge nicht mitzählen. Körperliche Bewegung und Sport regen die Durchblutung der Niere an und unterstützen auf diesem Weg ihre Funktion.

Erkrankungen männlicher Geschlechtsorgane

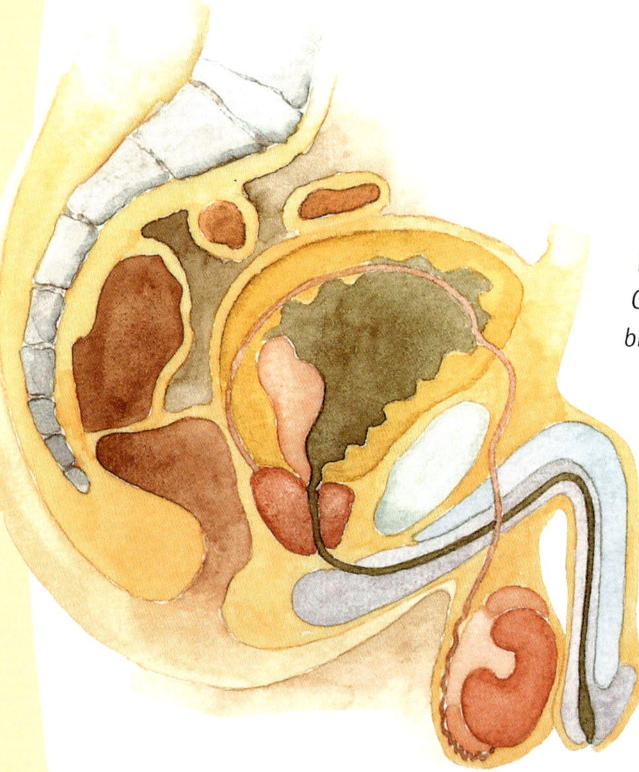

Zu den männlichen Geschlechtsorganen zählen die Hoden (männliche Keimdrüsen) mit Nebenhoden, die Samenleiter, die Geschlechtsdrüsen (Samenbläschen und Prostata) sowie das männliche Glied (Penis). Ihre Funktion ist von dem männlichen Geschlechtshormon Testosteron abhängig, das in den Hoden gebildet wird. Es steuert die Reifung der Samenzellen (Spermien), die in den Keimdrüsen produziert und im Nebenhoden gespeichert werden. Bei der Ejakulation (Samenerguss) gelangen sie über Samenleiter und Harnröhre nach außen, wobei sich Sekret aus Prostata und Samenbläschen beimengt. Testosteron reguliert aber nicht nur die Geschlechtsfunktionen, sondern ist auch für den Aufbau der Muskelmasse und die Tiefe der männlichen Stimme verantwortlich. Seine Bildung wird von übergeordneten Zentren im Gehirn gesteuert. Deshalb hat auch beim Mann die psychische Verfassung Einfluss auf die Geschlechtsfunktionen.

Regelmäßige Vorsorgeuntersuchungen sind empfehlenswert

Die häufigsten Probleme im Bereich der männlichen Geschlechtsorgane betreffen die Vorsteherdrüse (Prostata). Sie liegt unterhalb der Harnblase und umgibt ringförmig den Übergang zur Harnröhre (siehe Abbildung). Viele Prostataleiden drücken sich aus diesem Grunde in erster Linie durch Beschwerden beim Wasserlassen aus. Der hintere Teil der Prostata grenzt direkt an den Enddarm. Deshalb kann der Arzt sie bei der Vorsorgeuntersuchung – die jedem Mann ab dem 45. Lebensjahr in regelmäßigen Abständen zu empfehlen ist – vom Darm her tasten.

Bei den meisten Männern kommt es im fortgeschritteneren Lebensalter zur *Prostatavergrößerung (Prostata-Adenom).* Dabei handelt es sich um eine gutartige Gewebewucherung, die vermutlich auf eine altersbedingt nachlassende Bildung des männlichen Geschlechtshormons Testosteron zurückzuführen ist.

Eine ärztliche Vorsorgeuntersuchung empfiehlt sich für jeden Mann ab 45. Dabei kann der Arzt durch eine Untersuchung vom Darm her eine Vergrößerung der Prostata tasten.

Durch mechanische Reize, zum Beispiel eine ständige Druckbelastung, aber auch durch eine bakterielle Infektion kann sich die Prostata entzünden. Diese so genannte *Prostatitis* kann bereits in jüngeren Jahren vorkommen.

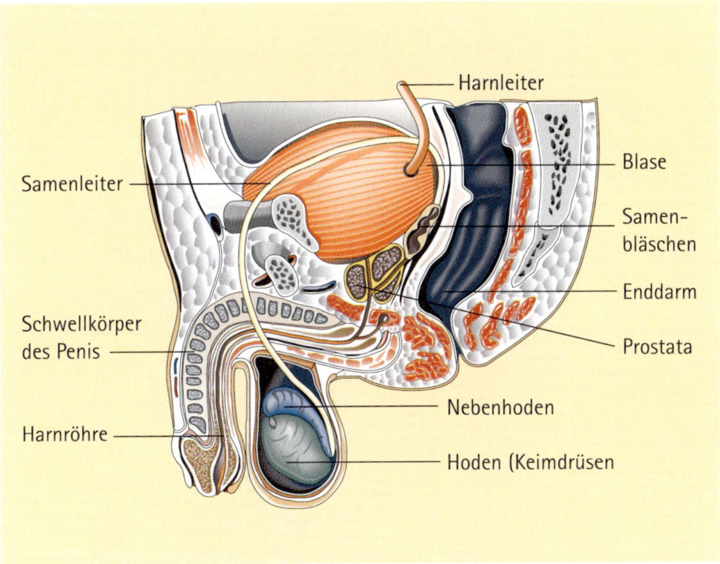

Übersicht der männlichen Geschlechtsorgane

Die übermäßige Hektik und der Stress unseres modernen Alltags, ebenso wie seelische Probleme, können Männer so stark belasten, dass sie an einer *Erektionsschwäche* leiden. Dabei füllen sich die Schwellkörper des männlichen Gliedes während des Geschlechtsverkehrs nur unzureichend, sodass der Geschlechtsverkehr nicht befriedigend vollzogen werden kann.

Vorsicht

Problemen im Bereich der Geschlechtsorgane können auch schwerwiegende Erkrankungen zugrunde liegen. Deshalb sollten Sie stets die Ursache Ihrer Beschwerden vom Arzt abklären lassen.

Einige wichtige Homöopathika bei Männerleiden

Es gibt homöopathische Arzneien, die gerade auf die männlichen Geschlechtsorgane eine besonders günstige Wirkung entfalten. Einige werden im Folgenden eingehender beschrieben, da sie bei Erkrankungen der Genitalorgane erfahrungsgemäß häufig das passende Einzelmittel darstellen. Welche Kriterien für die Wahl des richtigen Homöopathikums von Bedeutung sind, finden Sie auf Seite 14–16.

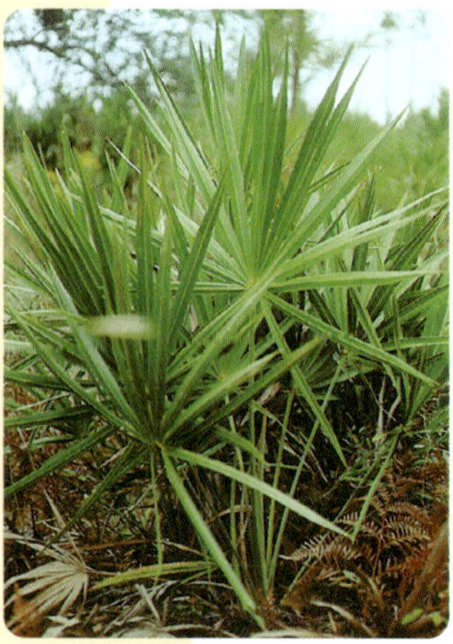

Sabal serrulatum (Sägepalme)

Sabal serrulatum (Sägepalme)

Sabal serrulatum ist eine Arznei mit großer Heilkraft auf Prostata, Hoden und Blase, während sie bei der Frau die Brustdrüse, Eierstöcke und Gebärmutter beeinflusst. Sabal wirkt vor allem bei Reizzuständen oder Vergrößerung der Vorsteherdrüse und ist ein Heilmittel gegen Abmagerung. Es beeinflusst den Aufbau von Körpergeweben, insbesondere auch der weiblichen Brust.

Charakteristisch für Sabal ist ein Kältegefühl, das sich bis in die Genitalien erstreckt und mit stechenden, wandernden oder krampfartigen, teils bis in den Bauchraum ausstrahlenden Schmerzen verbunden sein kann. Nach dem Geschlechtsverkehr bekommt der Sabal-Patient häufig Rückenschmerzen. Er hat Furcht vor dem Einschlafen, aus Angst, irgendetwas könne geschehen. Mitleid kann er in keiner Weise vertragen. Es macht den Sabal-Patienten ausgesprochen wütend.

Der Zustand verschlechtert sich morgens, tagsüber, durch Bewegung und nach dem Geschlechtsverkehr.

Der Zustand verbessert sich nach dem Schlaf und durch festen Druck.

Persönlichkeitsmerkmale: Sabal-Patienten sind häufig schwermütig und niedergeschlagen. Sie haben oft festgefahrene Ansichten und sind gleichgültig gegenüber den Bedürfnissen anderer. Sie sind sehr reizbar, und vor allem Mitleid lässt sie auffallend zornig werden.

Potenzierung: DØ – D6

Conium maculatum (Gefleckter Schierling)

Conium-maculatum-Menschen fühlen sich „ausgebrannt" – geistig und körperlich – und haben oft auch unter sexueller Schwäche zu leiden.

Conium maculatum eignet sich hervorragend bei Schwächezuständen, Nachlassen der geistigen Leistung und des Gedächtnisses, bei Lähmungserscheinungen, aber auch bei sexueller Schwäche und chronischer Entzündung der Prostata. Auslöser sind vielfach Erregung, Liebeskummer und sexuelle Exzesse.

Charakteristisch ist die äußerste körperliche und geistige Schwäche, sodass die Betroffenen zittern. Während des Stuhlgangs geht oft gleichzeitig Prostatasekret ab. Weitere Merkmale dieses Mittels sind eine fehlende Erektion trotz sexueller Erregung oder ein Samenerguss ohne Erregung. Conium wirkt günstig bei Inkontinenz, wenn beim Wasserlassen der Harnstrahl plötzlich unterbrochen ist und der Urin im Stehen leichter läuft.

Der Zustand verschlechtert sich beim Hinlegen, Umdrehen oder Aufrichten im Bett sowie bei körperlicher oder geistiger Anstrengung und durch Alkohol.

Der Zustand verbessert sich beim Fasten, in der Dunkelheit, beim Hängenlassen der Glieder sowie durch Druck und Bewegung.

Persönlichkeitsmerkmale: Conium-Patienten wirken oft depressiv, niedergeschlagen, apathisch und teilnahmslos gegenüber ihrer Umgebung. Obwohl sie eine Abneigung gegen die Gesellschaft anderer haben, sind sie ängstlich, wenn sie allein gelassen werden. Sie machen häufig einen geschwächten, verlangsamten Eindruck.

Potenzierung: D6 – D12

Lycopodium (Bärlapp)

Lycopodium gehört zu den großen homöopathischen Konstitutionsmitteln und hat ausgezeichnete Heilkraft bei Verdauungsstörungen, Leber- und Galleleiden. Es hilft aber auch bei Blasen- und Nierenerkrankungen, Entzündung und Vergrößerung der Prostata sowie bei der Neigung zu Harngrieß und Nierensteinen. Auslöser für Beschwerden sind vielfach Kränkungen, beruflicher Misserfolg, unterdrückter Zorn oder sexuelle Exzesse.

Für Lycopodium-Menschen ist es typisch, dass viele Beschwerden sich langsam entwickeln und meist auf der rechten Körperhälfte beginnen.

Charakteristisch für Lycopodium sind ein Verlangen nach Süßem, Müdigkeit nach dem Essen und ein nächtlich gesteigerter Appetit. Bei Blasenbeschwerden sieht der Urin manchmal orangefarben aus und geht beim Husten unwillkürlich ab. Männer, die Lycopodium benötigen, können sehr sinnlich sein, leiden jedoch manchmal an fehlenden oder schwachen Erektionen – trotz sexuellen Verlangens. Sie können mitunter aber auch eine ausgesprochene Abneigung gegen Frauen haben. Nach einem Samenerguss fühlen sie sich oft geschwächt. Weitere Merkmale sind, dass sich viele Beschwerden allmählich entwickeln, vorwiegend auf der rechten Körperhälfte entstehen und dass es dem Lycopodium-Patienten am Nachmittag gegen 16 Uhr deutlich schlechter geht.

Der Zustand verschlechtert sich durch Hitze, im warmen Zimmer, durch Bettwärme, zwischen 16 und 20 Uhr.

Der Zustand verbessert sich durch Bewegung, warme Speisen und Getränke, Abkühlung des Körpers und Aufdecken.

Persönlichkeitsmerkmale: Lycopodium wirkt vor allem bei Menschen mit gering ausgeprägtem Selbstwertgefühl, die frühzeitig graue Haare bekommen und unter Versagensängsten leiden. Nach außen versuchen sie ihr Minderwertigkeitsgefühl oft durch ein forsches, manchmal überhebliches Auftreten und die Neigung zu Übertreibungen zu verdecken. Zu Hause ist die Lycopodium-Persönlichkeit tyrannisch und herrschsüchtig, während sie vor allem gegenüber hochgestellten Personen zu einem eher unterwürfigen Verhalten neigt. Das zeigt sich schon im Kindesalter durch Zurückhaltung und Folgsamkeit gegenüber Fremden, aber ein anspruchsvolles Verhalten im vertrauten Familienkreis.

Potenzierung: D6 – D12

Clematis erecta (Aufrechte Weinrebe)

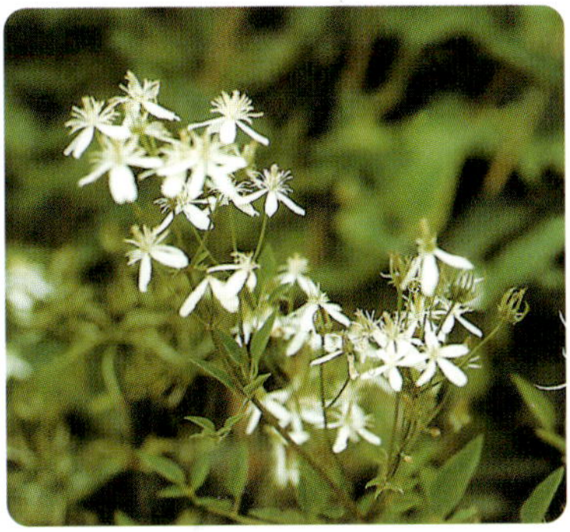

Clematis erecta
(Aufrechte Weinrebe)

Clematis erecta entfaltet seine Wirkungen vornehmlich auf die Haut, die Drüsen, die Augen sowie auf die Harnwege und männlichen Geschlechtsorgane. Es findet vor allem bei Entzündungen in diesen Regionen Anwendung.

Charakteristisch sind bläschenbildende Hautausschläge und ein anfallsartiger oder in Schüben auftretender Harnfluss mit schleimigem, aber nicht eitrigem Urin. Meist muss der Clematis-Patient erst lange Zeit warten, bevor der Harn zu fließen beginnt. Dabei empfindet er einen intensiven Schmerz im vorderen Bereich der Harnröhre. Wenn die Hoden entzündet sind, schwellen sie an und schmerzen heftig. Die Genitalien jucken, und bei Samenabgang brennt die Harnröhre.

Der Zustand verschlechtert sich nachts, durch Berührung, Waschen in kaltem Wasser sowie bei zunehmendem Mond.

Der Zustand verbessert sich im Freien und bei abnehmendem Mond.

Persönlichkeitsmerkmale: Clematis wirkt am besten bei hellhaarigen Personen, die schlaff oder abgemagert sind und zu Drüsenverhärtungen neigen. Sie sind ängstlich, wirken oft traurig, gleichgültig und gedankenlos.

Potenzierung: D4 – D12

Rhododendron (Goldgelbe Alpenrose)

Wenn Sie Beschwerden beim Herannahen von Gewittern oder Stürmen und bei Witterungsschwankungen, bevorzugt im Frühjahr und Herbst, verspüren, könnte Ihnen Rhododendron helfen.

Rhododendron ist ein Mittel mit Wirkung auf viele unterschiedliche Körperbereiche. Es wird in der Homöopathie eingesetzt bei rheumatischen Erkrankungen, Nerven- und Kopfschmerzen, Gedächtnisstörungen, Verdauungsproblemen und Nierenerkrankungen. Auch auf die männlichen Geschlechtsorgane zeigt es eine kräftige Wirkung. Dort hilft es besonders gut bei Entzündung der Hoden.

Charakteristisch für dieses Mittel ist, dass viele Beschwerden beim Herannahen eines Sturms oder eines Gewitters aufkommen. Bei Erkrankung der Genitalorgane sind die Hoden entweder leicht geschrumpft oder geschwollen und schmerzen, als wären sie zerschlagen oder gequetscht. Die Beschwerden können so heftig sein, dass sie dem Betroffenen den Atem rauben.

Der Zustand verschlechtert sich durch Berührung, bei Herannahen stürmischen Wetters, Wetterwechsel, nachts und in den frühen Morgenstunden.

Der Zustand verbessert sich bei Abflauen des Sturms, durch Wärme und Essen.

Persönlichkeitsmerkmale: Rhododendron eignet sich besonders gut für nervöse Personen, die Angst vor einem Gewitter haben, insbesondere vor Donner. Gesundheitliche Probleme bekommen sie bevorzugt im Frühjahr und Herbst – den Jahreszeiten der größten Witterungsschwankungen.

Potenzierung: D4 – D12

Bei der Suche nach dem Einzelmittel gilt, dass eine Behandlung nur dann Erfolg verspricht, wenn dessen charakteristische Merkmale exakt mit dem jeweiligen Beschwerdebild übereinstimmen.

Stimmen die charakteristischen Merkmale mit dem jeweiligen Beschwerdebild überein, so kann jedes dieser Mittel bei Problemen im Bereich der männlichen Geschlechtsorgane angezeigt sein. Das richtige Mittel zu finden bereitet jedoch vielfach Schwierigkeiten und bedarf einer großen Erfahrung und Sachkenntnis. Deshalb ist es in der Selbstbehandlung sicherer, auf eine breiter wirkende Kombination auszuweichen.

Für eine ausgewogene Zusammenstellung ist von großer Bedeutung, dass die einzelnen Homöopathika miteinander harmonieren und sich in ihrer Wirkung ergänzen. Deshalb sind bei den im Folgenden beschriebenen Komplexmitteln häufig auch Arzneien enthalten, die ihre Wirkungen nicht unbedingt direkt auf die Geschlechtsorgane entfalten müssen, jedoch über einen anderen Weg, beispielsweise über die Durchblutung, diese zu beeinflussen vermögen.

Prostatavergrößerung (Prostata-Adenom)

Die Prostatavergrößerung ist überwiegend ein Leiden älterer Männer. Etwa 80 Prozent aller 70-Jährigen sind mehr oder weniger ausgeprägt davon betroffen.

Erste Anzeichen sind häufiger, auch nachts auftretender Harndrang und ein abgeschwächter Harnstrahl. Beim Wasserlassen müssen die Betroffenen stärker pressen als sonst. Schreitet die Gewebswucherung weiter fort, kann die Blase oft nicht mehr vollständig entleert

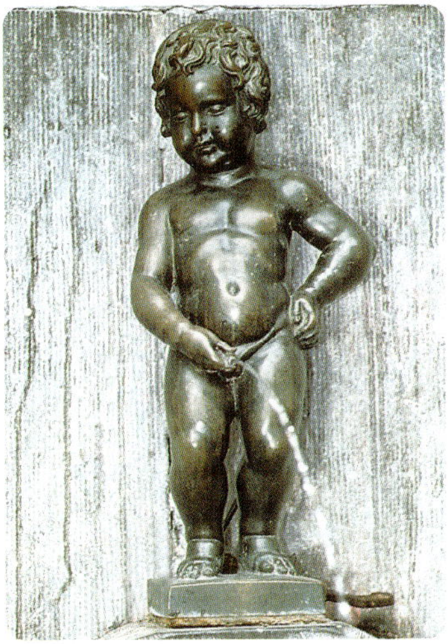

werden; der zurückbleibende Urin zersetzt sich und stellt dann einen ausgezeichneten Nährboden für Bakterien dar. Dies begünstigt die Entstehung von Blasen- und Nierenentzündungen. Deswegen wird manchmal ein operativer Eingriff erforderlich.

Vielfach ist ein Prostata-Adenom von einer so genannten Stressinkontinenz begleitet, das heißt, es kommt zum andauernden Harntröpfeln oder zum unwillkürlichen Urinabgang, beispielsweise beim Husten oder Niesen. Was Sie bei Inkontinenz tun können, steht im Kapitel „Harnwegsprobleme" auf Seite 218.

Schwierigkeiten beim Wasserlassen, wie nachts auftretender Harndrang oder verstärktes Pressen, können auf eine gutartige Vergrößerung der Prostata hinweisen.

Vorsicht

Nicht immer ist eine Vergrößerung der Vorsteherdrüse gutartig. Gerade im höheren Lebensalter kann eine Krebserkrankung der Prostata ganz ähnliche Symptome verursachen wie ein Prostata-Adenom. Deshalb sollten Sie die Ursache Ihrer Beschwerden grundsätzlich vom Arzt abklären lassen.

Staut sich aufgrund starker Vergrößerung des Organs der Harn zurück, kann eine bleibende Schädigung der Nieren die Folge sein. Jede Vergrößerung der Prostata bedarf deshalb einer regelmäßigen und konsequenten Überwachung durch den behandelnden Arzt.

Welche Komplexmittel helfen?

Eine Kombination, mit der Sie eine *Prostatavergrößerung* günstig beeinflussen können, ist Conium Oligoplex. Die darin enthaltenen homöopathischen Mittel haben eine ausgeprägte Wirkung bei Gewebewucherungen.

Conium Oligoplex

▶ **Conium maculatum D4** (Gefleckter Schierling) ist angezeigt bei vielen Beschwerden des fortgeschrittenen Lebensalters. Es hilft bei Schwächezuständen, Nachlassen der geistigen Leistung und des Gedächtnisses sowie bei Lähmungserscheinungen, aber auch bei verminderter Sexualkraft und chronischer Entzündung der Prostata. Kennzeichnend sind fehlende Erektion trotz sexueller Erregung oder ein Samenerguss ohne Erregung. Conium wirkt günstig bei Inkontinenz oder wenn der Harnstrahl beim Wasserlassen plötzlich unterbrochen ist. Darüber hinaus hat es einen günstigen Einfluss auf Tumoren. Auslöser für Beschwerden sind vielfach Erregung, Liebeskummer und sexuelle Exzesse.

▶ **Absinthium D1** (Wermut) wirkt auf das Gehirn. Es findet in der Homöopathie Anwendung bei nervösem Zittern, Erregung und Schlaflosigkeit, hilft aber auch bei ständigem Harndrang.

▶ **Agaricus D3** (Fliegenpilz) hat gleichfalls einen deutlichen Einfluss auf das Gehirn und hilft bei starken Erregungszuständen. Leitsymptom ist das Empfinden, als sei der Körper mit Eisnadeln durchstochen. An den Harn- und Geschlechtsorganen hilft Agaricus bei häufigem, plötzlichem und heftigem Harndrang sowie bei stechenden Schmerzen in der Harnröhre.

Conium Oligoplex enthält mehrere Homöopathika, die ein Prostata-Adenom günstig beeinflussen.

▶ **Arsenicum album D8** (Arsentrioxid) hat eine tief greifende Wirkung auf alle Organe und Gewebe des Körpers. Es hilft bei Gewebewucherungen, Verdauungsproblemen und Entzündungen. Leitsymptome sind starke Unruhe, Ängstlichkeit und großer Durst. Der Arsenicum-Patient ist nicht gern allein, wenn er Beschwerden hat, da er befürchtet, er müsse sterben.

▶ **Chelidonium D2** (Schöllkraut) ist ein wichtiges Leber-Galle-Mittel, es ist vielfach angezeigt bei Gallensteinleiden, ferner bei Nierenentzündung, Schmerzen und Wundheit im Bereich der männlichen Geschlechtsorgane sowie bei Tumoren und Warzen.

▶ **Clematis D3** (Aufrechte Waldrebe) entfaltet seine Wirkungen vornehmlich auf die Haut, Drüsen, Augen, Harnwege und männlichen Geschlechtsorgane. Vor allem Entzündungen in diesen Regionen sprechen oft gut auf dieses Mittel an. Kennzeichnend für Clematis sind bläschenbildende Hautausschläge sowie ein anfallsartiger oder in Schüben auftretender Harnfluss mit schleimigem Urin. Meist muss der Clematis-Patient erst einige Zeit warten, bevor der Harn zu fließen beginnt.

▶ **Condurango D3** (Kondurangostrauch) regt die Verdauung an und bessert so die allgemeine Befindlichkeit. Es hat einen günstigen

Einfluss bei Gewebewucherungen und bei Krebs. Leitsymptom für dieses Mittel sind schmerzhafte Risse an den Mundwinkeln.

▶ **Galium aparine D2** (Klebkraut) erstreckt seine Heilkraft vorwiegend auf die Harnorgane; es verbessert die Ausscheidungsleistung der Niere, wirkt entwässernd und fördert die Heilung bei Geschwüren.

Dosierung:
3-mal täglich 10–15 Tropfen auf 1 EL Wasser vor dem Essen einnehmen

Rhododendron Oligoplex

Wenn Sie das Gefühl haben, die *Blase nicht vollständig entleeren* zu können, sehr stark dabei *pressen* müssen oder unter ständigem *Harndrang* leiden, könnte die Einnahme von Rhododendron Oligoplex Ihre Beschwerden lindern. Seine Inhaltsstoffe wirken sich bevorzugt auf die Harnwegsprobleme des Prostata-Patienten aus.

Bitte beachten Sie:
Rhododendron Oligoplex nicht anwenden bei Überempfindlichkeit gegen Jod. Bei Schilddrüsenerkrankungen nicht ohne ärztlichen Rat anwenden.

▶ **Rhododendron D2** (Goldgelbe Alpenrose) ist eine Arznei mit Wirkung auf viele unterschiedliche Körperbereiche. Es wird in der Homöopathie eingesetzt bei rheumatischen Erkrankungen, Nerven- und Kopfschmerzen, Gedächtnisstörungen, Verdauungsproblemen und Nierenerkrankungen. Auch auf die männlichen Geschlechtsorgane zeigt es eine kräftige Wirkung. Dort hilft es besonders bei Entzündung der Hoden. Ein Merkmal für dieses Mittel ist, dass Beschwerden bei Herannahen eines Sturms oder eines Gewitters entstehen oder schlimmer werden.

▶ **Aurum chloratum natronatum D5** (Goldchlorid-Chlornatrium) hat eine ausgeprägte Wirkung auf die Geschlechtsorgane und wirkt vor allem bei Hodenschwellung.

▶ **Clematis D4** (Aufrechte Waldrebe) siehe Seite 232.

▶ **Pareira brava D2** (Grießwurz) ist nützlich bei Nierenkolik, Prostatabeschwerden und Blasenentzündung. Es hilft bei Schmerzen, die beim Pressen in die Oberschenkel ausstrahlen, sowie gegen dauernden Harndrang mit dem Empfinden, die Blase sei gedehnt.

▶ **Sabal serrulatum D3** (Sägepalme) ist eine Arznei mit großer Heilkraft auf Prostata, Hoden und Blase. Es wirkt vor allem bei Reizzuständen oder Vergrößerung der Vorsteherdrüse und ist hilfreich gegen Abmagerung. Leitsymptome sind Furcht vor dem Einschlafen, aus Angst, irgendetwas könne geschehen, und dass Mitleid den Sabal-Patienten wütend werden lässt.

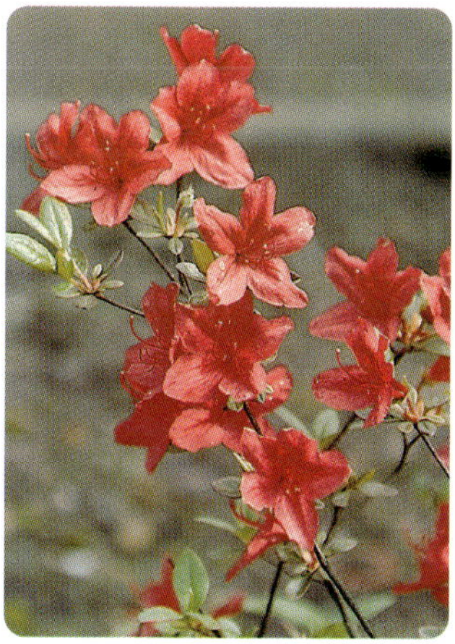

Rhododendron (Goldgelbe Alpenrose)

▶ **Spongia D3** (Gerösteter Meerschwamm) ist ein Heilmittel für Probleme der Atemwege und des Herzens sowie für Störungen der Schilddrüsenfunktion. An den männlichen Geschlechtsorganen hilft es bei schmerzhaften Entzündungen. Es eignet sich besonders dann, wenn Erschöpfung, Schwäche, Schweregefühl des ganzen Körpers und Atemnot die Beschwerden begleiten.

Dosierung:
3-mal täglich 15 Tropfen auf 1 EL Wasser vor dem Essen einnehmen

Echinacea Oligoplex

Um Infektionen vorzubeugen, empfiehlt sich bei entsprechender Empfindlichkeit die zusätzliche Einnahme von Echinacea Oligoplex für die Dauer von etwa drei Wochen. Diese Komposition enthält mehrere Arzneien, die in der Lage sind, die *Abwehrkräfte* des Körpers zu kräftigen und *Schleimhautentzündungen* zu verhindern.

Bitte beachten Sie:
Echinacea Oligoplex nicht anwenden bei Nierenfunktionsstörungen, in Schwangerschaft und Stillzeit, bei Säuglingen und Kleinkindern, bei schweren Erkrankungen wie Tuberkulose, Leukämie, multiple Sklerose, HIV-Infektion, Autoimmunkrankheiten sowie bei Überempfindlichkeit gegen einen der Wirkstoffe. Vereinzelt können Juckreiz, Hautausschlag, Gesichtsschwellung, Atemnot oder Schwindel auftreten. Dann müssen Sie das Mittel absetzen und den Arzt zu Rate ziehen.

▶ **Echinacea angustifolia D2** (Schmalblättriger Sonnenhut) steigert die Abwehrkraft und hat eine besondere Wirkung auf eitrige Infektionen, Blutvergiftung, Geschwüre und Lymphdrüsenentzündungen, beispielsweise nach Verletzungen. Leitsymptom ist eine starke Müdigkeit.

▶ **Arctium lappa D4** (Klette) erstreckt seine Hauptwirkung auf die Haut und die Harnorgane. Es hilft bei Akne, Furunkeln und Hautausschlägen im Kopf-, Gesichts- und Halsbereich sowie bei häufigem Wasserlassen.

▶ **Baptisia D2** (Wilder Indigo) ist ein wichtiges Fiebermittel, vor allem wenn eitrige Erscheinungen und Muskelschmerzen die Beschwerden begleiten.

▶ **Colocynthis D4** (Koloquinte) lindert krampfartige Schmerzen des Magen-Darm-Kanals, besonders wenn sie durch Ärger hervorgerufen wurden. Colocynthis hilft aber auch bei Blasenentzündung mit Schmerzen im gesamten Bauch während des Wasserlassens und eignet sich besonders für Beschwerden, die in den Übergangsjahreszeiten auftreten.

▶ **Lachesis muta D8** (Buschmeister, Lanzenotter) ist ein hervorragendes Heilmittel bei Fieber und vielen Entzündungen, die mit der Neigung zu starken Blutungen einhergehen.

▶ **Mercurius cyanatus D4** (Quecksilbercyanid) gilt als stark wirksame Arznei bei akuten Infektionen, wenn Abszessbildung und Gewebszerfall drohen. Es findet deshalb vielfach Anwendung bei eitriger Halsentzündung, Geschwüren, Nieren- und Lungenentzündung.

▶ **Rhus toxicodendron D4** (Giftsumach) wirkt bei rheumatischen Schmerzen und hat eine besondere Beziehung zur Haut und den Schleimhäuten. Rhus toxicodendron wirkt besonders gut, wenn die Beschwerden sich nachts, in Ruhe und bei feuchtkalter Witterung verschlimmern, durch Wärme und Bewegung hingegen nachlassen.

▶ **Sulfur D6** (Sublimierter Schwefel) gehört in der Homöopathie zu den großen Konstitutionsmitteln. Sulfur entfaltet eine tief greifende Wirkung auf alle Körpergewebe und ist eine der bedeutendsten Arzneien bei vielen Hauterkrankungen. Seine Charakteristika sind brennende Hitze, Jucken und eine deutliche Verschlechterung durch Kratzen oder Waschen. Sulfur erhöht die Reaktionsbereitschaft des Körpers.

Dosierung:
3-mal täglich 15 Tropfen auf 1 EL Wasser vor dem Essen einnehmen

Ein anderes Komplexmittel:

Prostata Gastreu® N R25 Tropfen, enthält:

Chimalphia umbellata D3, Conium D5, Ferrum picrinicum D4, Pareira brava D2, Populus tremuloides D3, Pulsatilla D3, Sabal serrulatum D2

Allgemeine Empfehlungen

Wenn Sie an einer Vergrößerung der Prostata leiden, sollten Sie Abkühlung oder sehr kalte Getränke meiden.

Besonders nach Genuss eiskalten Bieres kann die Prostata plötzlich anschwellen und die Harnröhre stark verengen.

Prostataentzündung (Prostatitis)

Durch ständigen Druck und mechanische Reize, vor allem in sitzender Körperhaltung, wie es beispielsweise beim Motorrad-, Auto- und Radfahren der Fall ist, aber auch durch Unterkühlung kann sich das empfindliche Prostatagewebe entzünden. Dies äußert sich in Missempfindungen und Schmerzen in der Damm- oder Kreuzbeinregion sowie einem Fremdkörpergefühl im Enddarm. Wenn die Blase gefüllt ist oder sich Stuhl im Enddarm staut, pflegt der Druck auf das entzündete Organ vielfach die Schmerzen zu verstärken. Eine Prostatitis

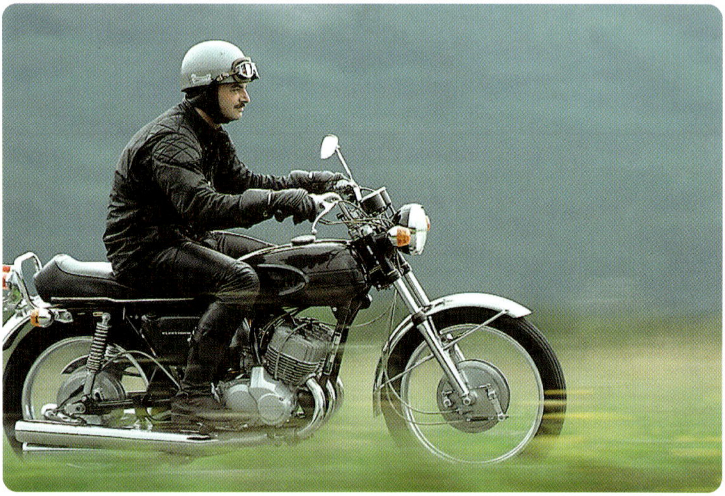

Ständige mechanische Reize, etwa beim Motorradfahren, können zu einer Reizung der Prostata führen.

kann außerdem die Ursache mangelnden sexuellen Verlangens, verminderter Sexualkraft oder eines frühzeitigen Samenausstoßes (Ejakulation) während des Geschlechtsverkehrs darstellen.
Die Prostata entzündet sich jedoch auch, wenn Krankheitserreger auf dem Blutweg in das Organ verschleppt werden oder eine bakterielle Infektion benachbarter Organe, beispielsweise der Harnröhre, auf sie übergreift. Die Prostata schwillt dann an und macht sich durch deutliche Schmerzen in der Damm- und Leistenregion bemerkbar.
Die Zeichen einer Prostatitis können auch nervös bedingt sein, ohne dass eine Entzündung nachweisbar ist.

Vorsicht

Eine bakterielle Prostataentzündung muss grundsätzlich vom Arzt behandelt werden. Prostatabeschwerden bedürfen deshalb immer als erstes einer ärztlichen Abklärung der Ursache. Im Gegensatz zu den nicht infektiösen oder nachweislich nervös bedingten Formen darf eine homöopathische Behandlung bei bakterieller Prostatitis nur unterstützend zur ärztlichen Therapie erfolgen.

Welche Komplexmittel helfen?

Eine geeignete Kombination, die Sie bei *Prostatitis* anwenden können, steht mit Rhododendron Oligoplex zur Verfügung. Seine Inhaltsstoffe üben insbesondere auf das Prostatagewebe einen günstigen Einfluss aus, lassen Entzündungen abklingen und erleichtern *Beschwerden beim Wasserlassen.*

Rhododendron Oligoplex – (Näheres dazu auf Seite 233)

- **Rhododendron D2** (Goldgelbe Alpenrose)
- **Clematis D4** (Aufrechte Waldrebe)
- **Aurum chloratum natronatum D5** (Goldchlorid-Chlornatrium)
- **Pareira brava D2** (Grießwurz)
- **Sabal serrulatum D3** (Sägepalme)
- **Spongia D3** (Gerösteter Meerschwamm)

Bitte beachten Sie:
die auf Seite 233 angegebenen Gegenanzeigen.

Dosierung:
3-mal täglich 15 Tropfen auf 1 EL Wasser vor dem Essen einnehmen

Andere Komplexmittel:
Prostasyx Lösung, enthält:
Chimalphia umbellata D2, Populus tremuloides D2, Serenoa repens D2
Saburgen® N Tropfen, enthält:
Chondrodendron toment. DØ, Clematis D1, Cucurbita pepo DØ, Echinacea purpurea DØ, Lytta ves. D4, Populus tremuloides DØ, Serenoa repens DØ, Solidago virgaurea DØ

Allgemeine Empfehlungen

Wenn Sie an einer Entzündung der Vorsteherdrüse leiden, sollten Sie darauf achten, nie auf kaltem Stein zu sitzen und ebenso ein Kaltwerden der Füße vermeiden. Auch die eingangs erwähnten auslösenden Reizbelastungen sollten Sie weitgehend ausschalten. Wärmeanwendungen wie warme Sitzbäder, Ruhe und Entspannung sind wichtige Maßnahmen, mit denen Sie die Behandlung unterstützen und die Beschwerden lindern können. Sorgen Sie vor allem für einen regelmäßigen, weichen Stuhlgang und eine reizarme Kost.

Erektionsschwäche (Impotenz)

Wenn sich die Schwellkörper des männlichen Gliedes unzureichend füllen, kann es sich nicht genügend versteifen (Erektionsschwäche), und es kommt zu Problemen beim Geschlechtsverkehr. Ebenso kann ein vorzeitiger Samenerguss zum unbefriedigenden Erleben des Beischlafs führen. Wenngleich die Erektionsschwäche oder Impotenz

zwar keine ernste Krankheit darstellt, so kann sie die Betroffenen in ihrem Lebensgefühl doch erheblich beeinträchtigen.
Ursachen der Erektionsschwäche sind neben dem fortgeschrittenen Lebensalter vielfach Stressbelastung, Überforderung, Hektik und Reizüberflutung unserer modernen Lebensweise. Auch starker Alkohol-, Kaffee- und Nikotinkonsum können dazu beitragen.
Manchmal kann die Erwartungsspannung oder Furcht vor Versagen die Problematik verstärken, vor allem dann, wenn bereits einmal (oder wiederholt) eine Erektionsschwäche aufgetreten ist.

Bei vielen Männern im fortgeschrittenen Alter ist eine Erektionsschwäche oft ein Zeichen einer allgemein nachlassenden Leistungskraft. Auch die gestiegenen beruflichen Leistungszwänge und Überarbeitung können dieses Problem verursachen.

Vorsicht

Auch schwere Erkrankungen der Blutgefäße, hormonelle Störungen, Nervenleiden oder bestimmte Stoffwechselerkrankungen, zum Beispiel eine Zuckerkrankheit, können mit Erektionsschwäche verbunden sein. Deshalb sollten Sie grundsätzlich Ihr Problem Ihrem Arzt anvertrauen, damit er die notwendigen Untersuchungen zum Ausschluss einer organischen Ursache durchführen kann.

Welche Komplexmittel helfen?

Eine Kombination, die Ihnen möglicherweise bei *Erektionsschwäche* helfen kann, ist Selenium Oligoplex. Seine Inhaltsstoffe haben einen ausgeprägten Einfluss auf körperliche und geistige Schwächezustände, ferner lindern sie Angst und psychische Anspannung.

Selenium Oligoplex

Bitte beachten Sie:

Bei bekannter Überempfindlichkeit gegen Chinin sollten Sie Selenium Oligoplex nicht anwenden.

▶ **Selenium amorphum D3** (Amorphes Selen) zeigt deutliche Wirkungen auf die Harn- und Geschlechtsorgane. Es ist vielfach angezeigt bei älteren Männern, die an Prostatitis und Erektionsschwäche leiden. Charakteristika dieses Mittels sind äußerste Schwäche, leichte Ermüdbarkeit – sowohl in körperlicher wie auch in geistiger Hinsicht –, vor allem wenn sie als Folgen erschöpfender Krankheiten auftreten.

▶ **Anacardium D4** (Ostindischer Tintenbaum) ist eine bedeutende Arznei zur Behandlung nervöser Störungen, besonders wenn diese von Reizbarkeit, Magenbeschwerden, geschwächtem Gedächtnis und niedergedrückter Stimmung begleitet sind. An den Geschlechtsorganen wirkt Anacardium bei nächtlichen Samenergüssen und Absonderung von Prostatasekret während des Stuhlgangs.

▶ **Aurum chloratum natronatum D5** (Goldchlorid-Chlornatrium) hat eine ausgeprägte Wirkung auf die Geschlechtsorgane und wirkt vor allem bei Hodenschwellung.

▶ **China D2** (Chinarinde) hilft bei nervöser Reizbarkeit und Schwächezuständen, insbesondere wenn diese durch den Verlust von Körperflüssigkeiten, beispielsweise eine Blutung oder starke Schweißsekretion, entstanden sind.

▶ **Damiana D3** (Damiana) erstreckt seine Hauptwirkung auf die männlichen und weiblichen Geschlechtsorgane. Es ist nützlich bei Impotenz, Prostatabeschwerden, Ermüdung, aber auch bei Störungen der weiblichen Regelblutung.

▶ **Ferrum phosphoricum D3** (Eisenphosphat) ist eine wichtige Arznei bei fieberhaften Infekten und Schwächezuständen, die durch schwere Erkrankungen hervorgerufen werden. Es wirkt besonders gut bei nervösen, empfindlichen Personen, die leicht erröten.

Dosierung:
3-mal täglich 15 Tropfen auf 1 EL Wasser vor dem Essen einnehmen

Allgemeine Empfehlungen

Wenn Sie an einer Erektionsschwäche leiden, sollten Sie auf eine weitgehend ausgeglichene Lebensführung achten. Gönnen Sie sich vor allem die nötigen Erholungspausen im Berufsleben – auch wenn dies manchmal schwierig sein mag. Eine gesunde, ausgewogene, vitaminreiche Ernährung kann Ihre körperliche und seelische Stabilität fördern. Die Nahrung sollte bei Erektionsschwäche – sofern nichts dagegen spricht (wie zum Beispiel eine Herz-Kreislauferkrankung) – nicht allzu eiweiß- oder cholesterinarm sein, da Cholesterin der Grundbaustein für die Bildung der Geschlechtshormone ist. Sorgen Sie jedoch für ausreichende körperliche Bewegung und sportlichen Ausgleich. Das fördert die Durchblutung auch im Bereich der Geschlechtsorgane. Rauchen, Alkohol und übermäßigen Kaffeegenuss sollten Sie meiden – sie können die Problematik verstärken.

Frauenleiden

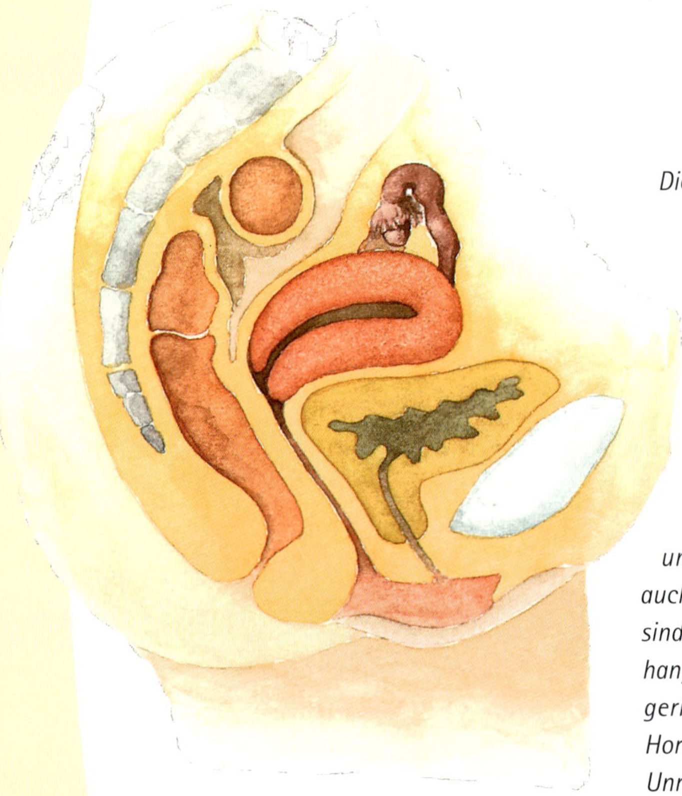

Die Frau ist während ihres gebärfähigen Alters starken hormonellen Schwankungen unterworfen. Allein der weibliche Fortpflanzungszyklus wird von mehreren Hormonen reguliert, die in feiner Abstimmung zusammenwirken und an deren Steuerung auch Teile des Gehirns beteiligt sind, insbesondere die Hirnanhangsdrüse (Hypophyse). Schon geringe Abweichungen des Hormonmusters können sich in Unregelmäßigkeiten des normalen Zyklusverlaufs oder in Blutungsstörungen ausdrücken. Die Hormone beeinflussen aber nicht nur die Geschlechtsfunktionen, sondern wirken auf den gesamten Organismus, beispielsweise das Bindegewebe und die Psyche. Deshalb können hormonelle Schwankungen auch Befindlichkeit und Stimmungslage beeinflussen. Umgekehrt wirken sich seelische Probleme oft auf die hormonelle Regulation des weiblichen Fortpflanzungszyklus aus. So kann zum Beispiel unter extremer körperlicher oder seelischer Belastung die Monatsblutung plötzlich ausbleiben.

Wie der weibliche Zyklus abläuft

Der weibliche Fortpflanzungzyklus und damit die Fähigkeit der Frau, neues Leben gebären zu können, beginnt mit der ersten Regelblutung (Menarche). Sie tritt – mit großen individuellen Unterschieden – meist zwischen dem 12. und 15. Lebensjahr ein. In regelmäßigen Abständen von etwa 28 Tagen wiederholt sich der Zyklus während des gesamten gebärfähigen Alters einer Frau. Er endet mit der letzten Monatsblutung (Menopause) in den Wechseljahren.

Zu den weiblichen Geschlechtsorganen zählen die Eierstöcke, die Eileiter, die Gebärmutter (Uterus) und der Geburtskanal (Vagina). Jeden Monat reift unter dem Einfluss der Geschlechtshormone (Östrogene) in den Eierstöcken eine befruchtungsfähige Eizelle heran. Etwa gegen Zyklusmitte – abhängig von der Länge des Zyklus ist dies meist zwischen dem 12. und 16. Tag der Fall – platzt das Eibläschen im Eierstock (Eisprung), und die Eizelle wandert durch die Eileiter in die Gebärmutter. Auf ihrem Weg dorthin kann sie von einer männlichen Samenzelle befruchtet werden.

Der weibliche Fortpflanzungszyklus wird von einem genau abgestimmten Zusammenspiel der Geschlechtshormone Östrogen und Gestagen gesteuert.

Währenddessen wandelt sich das im Eierstock verbliebene Eibläschen in den so genannten Gelbkörper um und beginnt seinerseits ein Hormon (Gestagen) zu produzieren. Dieses Gelbkörperhormon hat die Aufgabe, die Gebärmutterschleimhaut für die Einnistung der Eizelle vozubereiten und eine möglicherweise eintretende Schwangerschaft zu erhalten. Wird das Ei befruchtet, kann es sich in der Gebärmutter einnisten und zum Embryo – so wird die Leibesfrucht während der ersten Monate genannt – weiterentwickeln. Wird es nicht befruchtet, versiegt die Hormonbildung des Gelbkörpers, die Gebärmutterschleimhaut löst sich ab und wird mitsamt dem unbefruchteten Ei ausgestoßen. Dieser Vorgang tritt als Regelblutung in Erscheinung. Danach beginnt der weibliche Fortpflanzungszyklus aufs Neue.

Die Beschwerden wandeln sich mit der Lebensphase

Während es in der Pubertät im Allgemeinen eher selten zu ernsten gesundheitlichen Problemen kommt, ist die Frau ab dem gebärfähigen Alter anfällig gegenüber Störungen im Bereich der Geschlechtsorgane. Häufige Beschwerden in dieser Lebensphase sind *Ausfluss und Entzündungen der Scheide (Vaginitis), Regelstörungen* und das so genannte *prämenstruelle Syndrom.*

Den sicherlich problematischsten Abschnitt im Leben einer Frau stellt das Klimakterium (Wechseljahre) dar. Der damit verbundene plötzliche Abbruch der Hormonproduktion hat eine einschneidende Veränderung im gesamten Körper zur Folge und kann zu einer Vielzahl von *Beschwerden der Wechseljahre* führen.

Die Homöopathie hält einige Mittel bereit, die bei Frauenleiden sehr gut helfen. Viele Frauen haben ein besonders aufgeschlossenes Verhältnis gegenüber dieser Heilmethode.

Auch während der Schwangerschaft kommt es zu einer massiven hormonellen Umstellung, die sich auf den Gesamtorganismus der Frau auswirkt und deshalb mit teils erheblichen Befindlichkeitsstörungen verbunden sein kann. Die wohl häufigste Beschwerde in dieser Zeit ist das Schwangerschaftserbrechen, das vor allem während der ersten drei bis vier Monate sehr heftig sein kann. Mit welchen Mitteln Sie dagegen vorgehen können, finden Sie im Kapitel Übelkeit und Erbrechen auf Seite 180.

Nach der Entbindung hingegen kann ein eventuell erforderlich werdendes frühzeitiges *Abstillen* Probleme bereiten und zur Entstehung schmerzhafter Veränderungen der Brustdrüsen führen.

Verhärtungen und knotige, teils stark schmerzende Veränderungen der Brust finden sich auch bei der so genannten *Mastopathie.* Sie ist meist durch hormonelle Abweichungen bedingt und kann vor allem gegen Ende der zweiten Zyklushälfte unangenehme Missempfindungen und Berührungsempfindlichkeit der Brust verursachen.

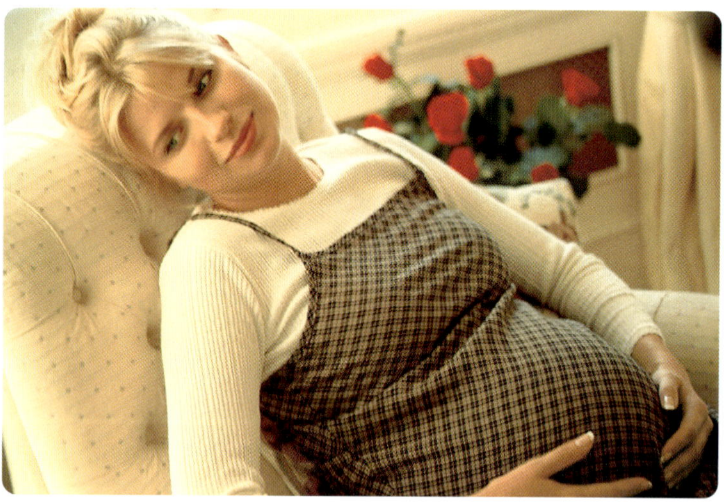

Die hormonellen Veränderungen in der Schwangerschaft können Befindlichkeitsstörungen hervorrufen.

Einige wichtige Homöopathika bei Frauenleiden

Eine ganze Reihe homöopathischer Arzneien übt eine ausgezeichnete Wirkung auf den weiblichen Organismus aus. Viele Frauenleiden werden in der Homöopathie mit dem jeweiligen Konstitutionsmittel behandelt. Umgekehrt dienen die Charakteristika des Menstruationszyklus einer Frau der homöopathischen Mittelfindung, auch wenn die Behandlung wegen ganz anderer Beschwerden erfolgt, denn die Eigenheiten während der Regelblutung gehören zu den individuellen Merkmalen. Eine Frau kann beispielsweise grundsätzlich vor der Regelblutung reizbar sein – eine andere ist eher depressiv.

Auch die Blutung unterscheidet sich bei den einzelnen Frauen erheblich. So können die Regelblutungen sehr stark und heftig oder eher spärlich sein. Das Blut kann hellrot, schwarz, dünnflüssig oder dick und klumpig sein. All diese Faktoren werden bei der Suche nach der heilenden Arznei berücksichtigt. Einige wichtige homöopathische Arzneien sollen hier eingehender beschrieben werden, da sie häufig als Einzelmittel für Frauenleiden in Frage kommen. Näheres zur Wahl eines Einzelmittels können Sie auf Seite 14–16 nachlesen.

Der charakteristische Ablauf des Menstruationszyklus einer Frau gehört zu ihren individuellen Merkmalen und dient der homöopathischen Mittelwahl für vielerei Beschwerden.

Pulsatilla pratensis (Küchenschelle)

Pulsatilla pratensis ist ein typisches Frauenmittel und zählt in der Homöopathie zu den großen Konstitutionsmitteln. Es hat eine ausgeprägte Wirkung auf das Hormonsystem und die weiblichen Geschlechtsorgane. Es findet in der Homöopathie Anwendung bei unterschiedlichen Regelstörungen und Beschwerden der Wechseljahre. Pulsatilla hilft aber auch bei vielen anderen Erkrankungen, zum Beispiel Verdauungsstörungen, Haut- und Atemwegsproblemen. Gelegentlich kann Pulsatilla auch bei Männern geeignet sein. Charakteristikum ist dabei, dass sie vor Frauen und dem Geschlechtsverkehr eine Scheu haben. Auslöser für Beschwerden sind häufig starke Gemütsbewegungen, wie Kummer, Eifersucht, Enttäuschungserlebnisse, aber auch übermäßige Freude. Pulsatilla ist häufig angezeigt bei Beschwerden, die in der Pubertät aufkommen.

Charakteristisch ist, dass die Pulsatilla-Patientin häufig beim Erzählen ihrer Beschwerden zu weinen beginnt. Viele ihrer Befindlichkeitsstörungen und gesundheitlichen Probleme treten im Zusammenhang mit der monatlichen Regelblutung auf. Alle Körperabsonderungen, beispielsweise ein Ausfluss, sind dick und rahmig. Die monatliche Blutung ist vielfach dunkel und klumpig. Sie kann zu kurz, aber auch zu lang sein oder hin und wieder aussetzen. Frauen, die Pulsatilla benötigen, sind vor der Regelblutung oft auffallend trauriger Stimmung, gelegentlich auch reizbar und frösteln. Typisch für dieses Mittel ist ein großes Bedürfnis nach Trost und Zuwendung und dass Symptome sich vielfach in ihrer Ausprägung verändern oder die Körperstellen, an denen sie auftreten, wechseln.

Der Zustand verschlechtert sich durch Wärme, im warmen Zimmer, durch fette Nahrung, Liegen auf der linken oder schmerzlosen Seite.

Der Zustand verbessert sich im Freien, durch leichte Bewegung, kühle Anwendungen.

Persönlichkeitsmerkmale: Pulsatilla zeigt eine besonders gute Wirkung bei blonden, sanften, teils launischen Frauen mit mildem Temperament, die wenig entschlusskräftig sind und leicht zu weinen beginnen – sowohl bei Kummer wie auch vor Freude. Sie neigen gelegentlich zum Egoismus, gehen aber Konflikten lieber aus dem Weg. Sie sind genauso wechselhaft wie ihre Erkrankungssymptome, lachen und weinen abwechselnd bei jeder Gelegenheit oder haben Fließschnupfen und kurz darauf eine verstopfte Nase. Gegen Fett haben sie eine ausgesprochene Abneigung, mögen aber gerne Bier, Eis oder Sahne, die sie jedoch wie jedes Fett schlecht vertragen. Pulsatilla-Persönlichkeiten sind nicht gerne allein, wenn sie Beschwerden haben, weil sie das Bedürfnis verspüren, sich anzulehnen und getröstet zu werden. Sonnenbestrahlung bekommt ihnen – im Unterschied zu Sepia-Persönlichkeiten – im Allgemeinen schlecht.

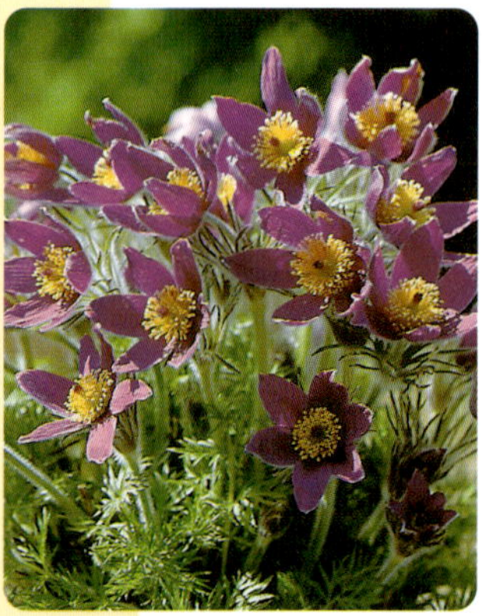

Pulsatilla pratensis (Küchenschelle)

Als Kinder sind sie fröhlich, schüchtern, empfindsam und brauchen viel Zuwendung. Sie neigen zu weinerlicher Stimmung oder zum „Quengeln", spielen aber mit Vorliebe an der frischen Luft. Am Abend fürchten sie sich jedoch vor dem Zubettgehen, weil sie nicht gerne allein sind und Angst vor der Dunkelheit oder vor Gespenstern haben.

Potenzierung: D6 – D12

Sepia (Tintenfisch)

Sepia ist gleichfalls ein großes homöopathisches Konstitutionsmittel, das eine tief greifende Wirkung auf den gesamten Körper entfaltet. Es ist hauptsächlich – aber nicht ausschließlich – bei Frauen angezeigt und besitzt besonders starke Effekte auf gestaute Venen, das Hormonsystem und die Geschlechtsorgane. Daher findet es bei vielen Frauenleiden Anwendung, beispielsweise bei der Neigung zur Fehlgeburt, Beschwerden während oder nach einer Schwangerschaft, Gebärmuttersenkung, bei Regelstörungen, Wechseljahreproblemen und Krampfadern. Sepia ist aber auch vielfach geeignet bei Verdauungsstörungen, depressiver Verstimmung, Haarausfall oder der Neigung zum Damenbart. Auslöser für Beschwerden sind oft Zorn, Kummer, Aufregungen oder Unterkühlung, insbesondere der Füße.

Sepia ist vor allem ein Konstitutionsmittel für Frauen, mit einer heilsamen Wirkung auf die Geschlechtsorgane und das Hormonsystem. Am besten wirkt es bei dunkel- und rothaarigen Frauen, die zu Stauungssymptomen neigen.

Charakteristisch für dieses Mittel ist der Zustand der Stauung. Dieser kann sich im Gefühlsbereich wie auch körperlich äußern, zum Beispiel als Krampfadern, Stauung der Galleflüssigkeit oder Verstopfung. Sepia-Patientinnen klagen vielfach über das Empfinden einer Kugel in den inneren Organen oder ein Abwärtsdrängen, beispielsweise als würde die Gebärmutter herausfallen. Vor der Regelblutung sind sie reizbar und bekommen oft einen „Putzfimmel". Ein weiteres Merkmal ist Abneigung oder Gleichgültigkeit gegenüber der eigenen Familie, den Kindern, insbesondere aber dem eigenen Ehemann. Auch bei Sepia kann es – ähnlich wie bei Pulsatilla – vorkommen, dass die Betroffene beim Sprechen über ihre Beschwerden zu weinen beginnt. Im Gegensatz zu diesem Mittel neigen Sepia-Menschen zu kalten Füßen (die Sepia-Frau schläft am liebsten mit Socken) und einer allgemeinen Kälteempfindlichkeit. Sie mögen keinen Trost, bewegen sich aber äußerst gerne. Tanzen lässt sie regelrecht auftauen und versetzt sie in Schwung.

Der Zustand verschlechtert sich durch Trost, vor der Regelblutung, vor einem Gewitter.

Der Zustand verbessert sich durch Wärme, starke körperliche Bewegung (Tanzen und Reiten), frische Luft.

Persönlichkeitsmerkmale: Sepia-Frauen sind oft groß, schlank, meist dunkel- oder rothaarig und haben vielfach braune Augen. Sie neigen zu Sommersprossen und gelblichen Pigmentstörungen im Nasen- und Wangenbereich. Sepia ist die ideale Arznei für die engagierte, unabhängige „Karriere-Frau", die sich elegant kleidet, aber eher herb oder sogar männlich wirkt. Dieser Rolle wird sie selbst dann gerecht, wenn sie ausschließlich als Hausfrau und Mutter tätig ist, indem sie nämlich ihre Kinder übermäßig umsorgt, familiäre Verpflichtungen perfektionistisch wahrnimmt und vollkommen darin aufgeht. Obwohl Sepia-Menschen vor einem Gewitter vielfach Befindlichkeitsstörungen bekommen, lieben sie Gewitterstimmung, Blitz und Donner. Sie träumen häufig von Ratten und fürchten oder ekeln sich vor ihnen.

Als Kinder sind sie kälteempfindlich, launenhaft, neigen zur Nervosität und zum Bettnässen, besonders nach dem ersten Schlaf. Schon in diesem Lebensalter lieben sie den Tanz.

Potenzierung: D6 – D12

Cimicifuga racemosa (Wanzenkraut, Silberkerze)

Frauen, die vor ihrer Regel in eine depressive Stimmung fallen, kann Cimicifuga racemosa helfen.

Cimicifuga racemosa hat eine ausgeprägte Wirkung auf die weiblichen Geschlechtsorgane, insbesondere die Gebärmutter und die Eierstöcke. Es eignet sich besonders gut für Beschwerden der Wechseljahre sowie für körperliche und seelische Probleme während oder nach einer Entbindung. Cimicifuga kann aber auch bei rheumatischen Beschwerden nützlich sein.

Charakteristisch sind depressive Stimmung und Beschwerden vor der Regelblutung, mit großer Empfindlichkeit, quer durch das Becken ziehenden Schmerzen und Missempfindungen in jedem Muskel. Auch wenn Wehen mit Schüttelfrost beginnen oder während des Geburtsvorgangs plötzlich aussetzen, ist dieses Mittel vielfach hilfreich.

Der Zustand verschlechtert sich morgens, durch Kälte und während der Regel (je reichlicher die Blutung, desto stärker die Beschwerden).

Der Zustand verbessert sich durch Wärme und Essen sowie durch frische Luft.

Persönlichkeitsmerkmale: Menschen, die Cimicifuga benötigen, sind fast immer weiblichen Geschlechts. Sie bilden sich manchmal ein, geisteskrank zu werden, sind äußerst geschwätzig und springen von einem Thema zum anderen.

Potenzierung: D3 – D12

Ignatia (Ignatiusbohne)

Ignatia ist ein Homöopathikum für nervöse Störungen und Beschwerden, die unmittelbar durch Kummer (auch Liebeskummer), Enttäuschung oder Trauer, beispielsweise nach dem Tod einer geliebten Person, ausgelöst wurden. Es wirkt vorwiegend bei hysterisch veranlagten Frauen, die reizbar sind und an Verdauungsstörungen, Verstopfung, Hämorrhoiden und seelisch bedingten Störungen der Regel leiden.

Charakteristisch für Ignatia ist die Widersprüchlichkeit aller Beschwerden. So verschlimmert Husten einen Hustenreiz immer mehr, oder der Hals schmerzt besonders bei Nichtschlucken. Die Betroffenen haben Durst, wenn ihnen kalt ist oder umgekehrt kein Durstgefühl bei Hitze. Bei Kummer bekommen sie machmal heftige, nicht mehr zu beherrschende Tränenausbrüche. Je mehr die Ignatia-Patientin weint, um so stärker wird der Weinkrampf. Umgekehrt können sie selbst nach einem schweren Trauererlebnis unfähig sein zu weinen. Typisch ist, dass bei Kummer häufig auch die Regel aussetzt und Trost sowohl das Weinen wie auch die Reizbarkeit verstärkt.

Ignatia-Frauen sind nervös und versuchen ihre Empfindungen zu unterdrücken. Ihre Stimmungen wechseln häufig. Auslöser der Beschwerden sind oft Kummer und Trauer.

Der Zustand verschlechtert sich morgens, in kalter Luft, durch Trost, Kaffee und Rauchen.

Der Zustand verbessert sich beim Essen, durch Wärme, Druck und Wechsel der Körperhaltung.

Persönlichkeitsmerkmale: Ignatia wirkt besonders gut bei brünetten, nervösen, oft künstlerisch veranlagten Frauen, die einen überspannten oder exaltierten Eindruck vermitteln können. Ihre Stimmung wechselt häufig zwischen Lachen und Weinen, Fröhlichkeit und Gedrückt sein. Sie haben einen hohen Anspruch an sich selbst, deshalb leiden sie leicht an Schuldgefühlen und neigen zu Selbstvorwürfen. Ihre Empfindungen versuchen sie oft zu unterdrücken; wenn dies nicht mehr gelingt, brechen sie mit um so größerer Gewalt hervor. Ignatia-Typen sind äußerst schmerzempfindlich und fallen durch häufiges Seufzen auf. Aus Bindungen können sie sich nur schwer lösen. Menschenansammlungen meiden sie.

Ignatia-Kinder haben meist eine leichte Auffassungsgabe, sind nervös und empfindsam. Reagieren sie trotzig oder verärgert, so stampfen sie gerne mit den Füßen auf.

Potenzierung: D6 – D12

Ambra grisea (Grauer Amber)

Ambra grisea ist nützlich bei nervösen Beschwerden, Muskelzuckungen, Krämpfen und Regelstörungen sowie bei Juckreiz der Scheide (Vagina).

Wenn Sie zu Ohnmacht und Zwischenblutungen neigen, könnten Sie Ambra grisea zur Heilung Ihrer Beschwerden in Betracht ziehen.

Charakteristisch sind eine Neigung zur Ohnmacht sowie zu Zwischenblutungen, die durch den geringsten Anlass ausgelöst werden, beispielsweise durch Pressen beim Stuhlgang oder körperliche Anstrengung, ferner Wundheit, Schwellung und Juckreiz der Scheide mit reichlichem bläulich-weiß verfärbtem, schleimigem Ausfluss.

Der Zustand verschlechtert sich bei allem Ungewohnten, durch die Anwesenheit Fremder und im warmen Zimmer. Musik verschlechtert die Beschwerden.

Der Zustand verbessert sich durch langsame Bewegung im Freien, kalte Getränke und Liegen auf der schmerzhaften Seite.

Persönlichkeitsmerkmale: Ambra eignet sich besonders gut für nervöse, dünne, knochige Frauen, die reizbar sind und ein cholerisches Temperament haben.

Potenzierung: D3 – D12

Sabina (Sadebaum)

Sabina ist eine Arznei für Beschwerden nach einer Fehlgeburt, Entzündungen der Gebärmutter und schmerzhafte Periodenblutungen.

Charakteristisch sind heftige Schmerzen bei der Regel, die vom Kreuzbein zum Schambein und von unten nach oben durch die Vagina schießen. Die Betroffenen verlangen nach frischer Luft, sind reizbar, und Musik ist ihnen unerträglich. Perioden-Blutungen, die teils blassrot, teils geronnen sind, in Schüben erfolgen und von heftigen wehenartigen Schmerzen begleitet sind, sprechen vielfach sehr gut auf Sabina an. Bei Zwischenblutungen besteht trotz der Beschwerden ein verstärktes Sexualverlangen.

Der Zustand verschlechtert sich durch die geringste Bewegung, Berührung, Hitze und warme Luft.

Der Zustand verbessert sich durch kühle, frische Luft, im Freien, festen Druck, Liegen auf dem Rücken.

Potenzierung: D3 – D12

Sanguinaria canadensis (Kanadische Blutwurz)

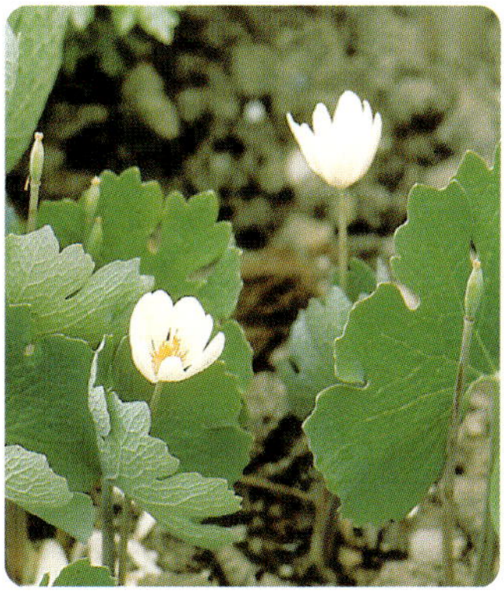

Sanguinaria canadensis
(Kanadische Blutwurz)

Sanguinaria canadensis beeinflusst die Schleimhäute und ist ein Heilmittel, das sich vor allem für Verdauungsstörungen, Gefäßerkrankungen, Ausfluss, Regelstörungen und Beschwerden in den Wechseljahren eignet.

Charakteristisch sind brennende, aufwärts strebende Schmerzen und Beschwerden; ferner ein gerötetes Gesicht, brennende Wangen und Hitzewallungen mit Atembeklemmung, die bis Mittag zunehmen und dann abklingen. Sanguinaria hilft bei Regelstörungen, wenn das Blut hellrot, übel riechend oder dunkel und schwarz ist. Es eignet sich bevorzugt für Symptome, die auf der rechten Körperseite auftreten.

Der Zustand verschlechtert sich durch Süßigkeiten, Bewegung und Berührung.

Der Zustand verbessert sich durch Schlaf, durch Liegen auf der linken Seite und wenn es dunkel wird.

Potenzierung: D3 – D12

Caulophyllum thalictroides (Blauer Hahnenfuß)

Eine schwache Wehentätigkeit während der Geburt kann oft sehr gut mit Caulophyllum thalictroides behandelt werden.

Caulophyllum thalictroides wirkt vor allem auf die Muskulatur des Bewegungsapparates und der Gebärmutter. Daher findet es Anwendung bei rheumatischen Beschwerden, Regelstörungen, Problemen während des Geburtsvorgangs, im Kindbett und bei der Neigung zur Fehlgeburt. Es fördert eine zu schwache Wehentätigkeit sowie das Ausstoßen der Nachgeburt und normalisiert den Wochenfluss.

Charakteristisch ist ein starrer Muttermund bei der Entbindung, der sich nicht richtig öffnen will; die Wehen sind quälend und zu schwach. Nach der Geburt will der Wochenfluss nicht ausreichend abfließen. Typisch sind ferner wandernde, anfallsweise auftretende Beschwerden sowie schmerzhafte Regelblutungen, mit einer Ausstrahlung der Missempfindungen in die Oberschenkel und Beine bis hinunter in die Zehen.

Potenzierung: D3 – D6

Wenn die charakteristischen Merkmale mit dem jeweiligen Beschwerdebild genau übereinstimmen, können diese Mittel oft eine rasche Linderung von Frauenleiden erreichen. Daneben kommt allerdings noch eine Vielzahl anderer Arzneien infrage, die alle zu nennen den Rahmen dieses Ratgebers überschreiten würde. Auch kann sich abhängig von der Lebensphase einer Frau das homöopathische Mittel ändern. Vor allem in der Schwangerschaft braucht eine Frau vielfach ein ganz anderes Mittel, als ihr möglicherweise bisher bei Zyklusstörungen geholfen hat. Die Wahl einer Arznei erfordert daher eine große Sachkenntnis und Erfahrung. Insbesondere in der Schwangerschaft ist dies von immenser Bedeutung, da einige Arzneien die Wehentätigkeit fördern und deshalb auch in der Homöopathie für diesen Zustand nicht angewandt werden dürfen.

Für die Selbstbehandlung ist es deshalb sicherer, eine ausgewogene Kombination zu wählen, die über ein klar umrissenes Einsatzgebiet und ein breites Wirkspektrum verfügt. Da sich einige Homöopathika in ihrer Wirkung stören oder aufheben können, ist für ein ausgewogenes Komplexmittel wichtig, dass die einzelnen Inhaltsstoffe miteinander harmonieren oder sich sogar in ihrer Wirkung verstärken.

Ausfluss und Entzündung der Vagina

Ausfluss hat oft seine Ursachen in einem Pilzbefall oder in einer bakteriellen Infektion der Vagina. In diesem Fall muss der Frauenarzt mit entsprechenden Medikamenten behandeln.

Vor allem zum Zeitpunkt des Eisprungs hin leiden viele Frauen an einer Absonderung milchigen, manchmal auch dickrahmigen, weißlichen bis gelblichen Sekretes aus der Vagina, das als „Ausfluss", in der medizinischen Fachsprache auch als „Fluor" bezeichnet wird. Er ist in aller Regel nicht behandlungsbedürftig, denn meist liegt keine entzündliche Veränderung im Bereich der Vagina vor. Ursachen sind vielmehr ein hormonelles Ungleichgewicht, Stress oder Überarbeitung, gelegentlich aber auch mechanische und chemische Reize.

Jedoch können auch Bakterien, aber noch häufiger ein Pilzbefall die Vagina entzünden und starken Ausfluss verursachen. Er ist dann meist mit einem heftigen Juckreiz, teilweise auch mit Rötung oder Schwellung der Schamlippen verbunden. Hormonelle Störungen, Abwehrschwäche und die Einnahme bestimmter Medikamente wie zum Beispiel Antibiotika, insbesondere aber die „Pille" begünstigen eine Infektion der Scheide. Eine solche Entzündung muss vom Frauenarzt mit den entsprechenden Arzneien – meist sind es Scheiden-Zäpfchen und Salben – behandelt werden. Sie können den Heilungsprozess jedoch mit homöopathischen Mitteln fördern.

In den Wechseljahren wird die Vagina aufgrund des herrschenden Hormonmangels trockener. Deshalb kommt es in dieser Zeit besonders leicht zu Entzündungen.

Vorsicht

Auch Entzündungen der Eierstöcke, der Eileiter oder der Gebärmutter sowie bestimmte Geschlechtskrankheiten können Ausfluss verursachen. Sie sollten deshalb immer vom Gynäkologen die Diagnose sicherstellen lassen. Wenn Ausfluss mit Fieber oder gestörtem Allgemeinbefinden verbunden ist oder Sie eine blutige Verfärbung bemerken, sollten Sie ohne Zeitverzug zum Frauenarzt.

Welche Komplexmittel helfen?

Eine Kombination, die Ihnen bei Ausfluss helfen kann, ist Chenopodium N Oligoplex. Dieses Mittel können Sie unterstützend (jedoch nur in Rücksprache mit Ihrem Arzt) bei *Pilzbefall oder bakteriellen Entzündungen* der Vagina anwenden, aber auch wenn Sie einen *nervös bedingten Ausfluss* als allzu unangenehm empfinden. Die darin enthaltenen homöopathischen Arzneien haben einen ausgeprägten Einfluss auf die weiblichen äußeren Geschlechtsorgane und fördern ihre Widerstandskraft.

Chenopodium N Oligoplex

▶ **Chenopodium olidum D3** (Stinkender Gänsefuß) ist eine homöopathische Arznei, die nützlich ist, wenn anstatt der Regelblutung ein übel riechender Ausfluss auftritt. Als ein Leitsymptom gilt ein dumpfer Schmerz unter dem rechten Schulterblatt.

Bitte beachten Sie:
Nicht anwenden bei Alkoholkranken.

▶ **Kreosotum D6** (Buchenholzteerkreosot) hilft bei Jucken und Brennen der Vagina mit Schwellung der Schamlippen, besonders wenn brennender, übel riechender Ausfluss die Beschwerden begleitet.

▶ **Thuja occidentalis D6** (Lebensbaum) wirkt hauptsächlich auf die Haut und die Harnorgane und hat einen keimtötenden Effekt. Es stärkt die Abwehrkraft der Schleimhäute und ist vielfach angezeigt, wenn Gewebe tumorartig zu wuchern beginnt. Deshalb ist es auch eine geeignete Arznei zur Behandlung von Warzen.

Dosierung:
- **Bei akuten Beschwerden:** alle halbe bis ganze Stunde, höchstens 12-mal täglich, je 5–10 Tropfen einnehmen
- **Zur Dauertherapie:** 1- bis 3-mal täglich 5–10 Tropfen auf 1 EL Wasser einnehmen

Bitte beachten Sie:
Bei bekannter Überempfindlichkeit gegen Chinin sollten Sie Sepia Oligoplex nicht anwenden.

Sepia Oligoplex

Leiden Sie während der *Wechseljahre* an einer *Entzündung der Vagina* oder an *Ausfluss*, so ist Sepia Oligoplex ein geeignetes Kombinationspräparat, um Ihre Beschwerden zu lindern. Die darin enthaltenen Homöopathika regulieren das Hormonsystem und zeigen insgesamt einen günstigen Einfluss auf Störungen im Klimakterium und damit auf die Ursache der Beschwerden.

▶ **Sepia D4** (Tintenfisch) entfaltet eine tief greifende Wirkung auf den gesamten Körper, vornehmlich der Frau. Es fördert den Blutfluss in gestauten Venen, reguliert hormonelle Abweichungen und beeinflusst stark die Geschlechtsorgane. Daher findet das Homöopathikum bei vielen Frauenleiden Anwendung, beispielsweise bei Beschwerden während einer Schwangerschaft, bei Regelstörungen, Gebärmuttersenkung, insbesondere aber bei Problemen in den Wechseljahren. Leitsymptome für Sepia sind das Empfinden einer Kugel in den inneren Organen und ein Abwärtsdrängen im Becken, als würde die Gebärmutter herausfallen. Ein weiteres Merkmal ist eine Abneigung oder Gleichgültigkeit gegenüber der eigenen Familie und eine allgemeine Kälteempfindlichkeit. Bewegung, insbesondere Tanzen bessert bei der Sepia-Patientin die meisten Beschwerden und lässt sie regelrecht aufleben.

Die in Sepia Oligoplex enthaltenen Homöopathika regulieren das Hormonsystem bei Beschwerden während der Wechseljahre.

▶ **Ambra D5** (Grauer Amber) ist nützlich bei nervösen Beschwerden, Regelstörungen und der Neigung zu Zwischenblutungen. Es hilft ebenfalls bei Wundheit, Schwellung und Juckreiz der Vagina mit reichlichem bläulich-weiß verfärbtem, schleimigem Ausfluss.

▶ **China D2** (Chinarinde) ist ein Heilmittel bei Schwäche, nervöser Reizbarkeit und eignet sich für viele Beschwerden, die durch Verlust von Körpersäften entstanden sind, beispielsweise eine starke Regelblutung. Es ist ferner nützlich bei weißem, teils blutig verfärbtem Ausfluss.

▶ **Digitalis D4** (Fingerhut) eignet sich für viele Erkrankungen, bei denen das Herz in Mitleidenschaft gezogen ist. Es stärkt die Herzkraft, hilft bei Herzklopfen und Stechen in der Herzgegend.

▶ **Natrium carbonicum D3** (Natriumcarbonat) fördert den Stoffwechsel der Körperzellen. Es stabilisiert den Kreislauf und stärkt den Organismus nach Schwächezuständen, vor allem wenn diese durch sommerliche Hitze entstanden sind.

▶ **Strontium chloratum D4** (Strontiumchlorid) kräftigt den Körper nach Blutverlusten, z. B. nach einer Operation. Es hilft bei Schwindel, verbunden mit Kopfschmerzen, Übelkeit, pulsierenden Hitzewallungen und einem gerötetem Gesicht.

Dosierung:
3-mal täglich 2 Tabletten vor dem Essen im Mund zergehen lassen

Ein anderes Komplexmittel:
Gynäcoheel®, enthält:
Apis mellifica D4, Ammonium bromatum D4, Lilium tigrinum D4, Aurum jodatum D12, Crabro vespa D4, Helonias dioica D4, Palladium D12, Platinum metallicum D12, Naja tripudians D12, Melilotus officinalis D3, Viburnum opulus D2

Allgemeine Empfehlungen

Wenn Sie an Ausfluss leiden, sollten Sie auf keinen Fall chemisch-synthetische Mittel wie beispielsweise Vaginalspülungen oder Intimsprays anwenden. Sie schädigen die normalerweise in der Scheide vorkommenden Bakterien. Diese übertriebene vermeintliche Hygiene kann deshalb sogar manchmal die Ursache einer Scheidenentzündung darstellen. Vielmehr empfiehlt es sich, die natürliche Bakterienflora, die hauptsächlich aus milchsäurebildenden Keimen besteht, zu unterstützen. Dies gelingt mit speziellen Vaginal-Zäpfchen, die Sie in der Apotheke kaufen können. Verwenden Sie während der Regelblutung möglichst keine Tampons, wenn Sie an Ausfluss oder einer Entzündung der Vagina leiden.

Regelstörungen

Regelstörungen und Blutungsanomalien können sich sehr unterschiedlich ausdrücken. Eine Blutung kann zu lang, zu stark, zu kurz oder zu spärlich sein oder mit starken quälenden Schmerzen einhergehen. Auch Übelkeit, Kopfschmerzen und sogar Erbrechen können eine schmerzhafte Regelblutung (Dysmenorrhoe) begleiten. Mitunter sind die Beschwerden so heftig, dass sich die Betroffenen in den ersten Tagen hinlegen müssen und unfähig sind, ihren Alltagsverpflichtungen nachzukommen. Von so genannten Zwischenblutungen spricht man, wenn zu einem ungewöhnlichen Zeitpunkt des Zyklus Blut abgesondert wird. Dabei handelt es sich häufig um Schmierblutungen – darunter versteht man die Absonderung spärlichen, meist

Regelstörungen haben ihre Ursache meist in einem hormonellen Ungleichgewicht. Durch eine genaue Selbstbeobachtung kann es Ihnen gelingen, das für Sie passende Homöopathikum zu finden.

Vorsicht

Regelstörungen können auch durch gravierende hormonelle Entgleisungen, Entzündungen oder schwere Erkrankungen der inneren Geschlechtsorgane, beispielsweise eine Gewebswucherung der Gebärmutter (Myom), verursacht werden. Bei ungewohnten oder sehr heftigen Blutungen, ebenso wie bei den Zwischen- oder Schmierblutungen, sollten Sie nicht zögern, Ihren Frauenarzt aufzusuchen. Ständige starke Blutungen können zur Blutarmut führen, die mitunter bedrohlich werden kann.
Bleibt die Regel aus, so sollten Sie gleichfalls Ihren Gynäkologen zu Rate ziehen. Dann liegt im Normalfall eine Schwangerschaft vor, jedoch können auch behandlungsbedürftige hormonelle Entgleisungen dahinter stecken.

bräunlich gefärbten Blutes, ohne dass es zur normalen Menstruation kommt.
Ursachen sind in den meisten Fällen ein hormonelles Ungleichgewicht, seelische Belastungen, Stress und Überforderung. Auch in den Wechseljahren können Schmierblutungen oder verlängerte, teils heftige Blutungen auftreten (siehe Seite 261).

Welche Komplexmittel helfen?

Frauen, die unter starker und schmerzhafter Regelblutung leiden, finden in Hypericum Oligoplex eine Komposition, die eine Normalisierung der Regel bewirken kann.

Da Regelstörungen sehr unterschiedliche Erscheinungsformen annehmen können, richtet sich die Wahl eines passenden Komplexmittels ähnlich wie in der Einzelhomöopathie nach dem jeweiligen Blutungscharakter.
Eine geeignete Kombination, die bei Regelstörungen mit *starker und schmerzhafter Blutung* helfen kann, ist Hypericum Oligoplex. Es enthält eine Komposition homöopathischer Mittel, die hormonelle Störungen regulieren sowie erhöhter Blutungsbereitschaft entgegenwirken.

Hypericum Oligoplex

▶ **Hypericum perforatum D2** (Johanniskraut) hat einen heilsamen Einfluss auf das Nervengewebe, insbesondere wenn es durch eine Verletzung geschädigt ist. Es verfügt über eine starke schmerzlindernde Wirkung, hilft bei Kreuzschmerzen, löst Verkrampfungen und psychische Spannungen. Außerdem wirkt es bei trauriger Stimmung und ist deshalb nützlich bei der Behandlung einer Depression.

▶ **Caulophyllum thalictroides D2** (Blauer Hahnenfuß) hat eine ausgeprägte Wirkung auf die Gebärmutter und findet Anwendung bei rheumatischen Beschwerden, Regelstörungen oder Problemen während des Geburtsvorgangs. Es fördert eine zu schwache Wehentätigkeit, das Ausstoßen der Nachgeburt und normalisiert den Wochenfluss. Typisch sind schmerzhafte Regelblutungen, wobei die Missempfindungen in Oberschenkel und Beine ausstrahlen.

▶ **Chamomilla D3** (Echte Kamille) wirkt krampflösend und entzündungshemmend auf gereizte Schleimhäute. Es hilft bei Verdauungsstörungen und heftigen Regelblutungen mit unerträglichen wehenartigen Schmerzen. Typisch für dieses Mittel ist, dass alle Beschwerden von Gereiztheit, Empfindlichkeit und Hitze begleitet sind.

▶ **Cyclamen D3** (Alpenveilchen) ist nützlich bei reichlichen oder unregelmäßigen Regelblutungen, deren Blut schwarz gefärbt ist und die von wehenartigen Schmerzen, Kopfweh, Übelkeit, Erbrechen, Schwindel und Flackern vor den Augen begleitet sind. Es eignet sich besonders gut, wenn gleichzeitig das Bedürfnis besteht, zu weinen und allein zu sein.

▶ **Gelsemium D4** (Wilder Jasmin) hilft bei dumpfen Kopfschmerzen und beschwerlichen Regelblutungen mit bis in den Rücken ausstrahlenden, wehenartigen Schmerzen. Gelsemium eignet sich besonders gut, wenn die Beschwerden durch Angst, Schreck oder Erwartungsspannung ausgelöst werden und mit Mattigkeit und Apathie verbunden sind. Es ist daher auch ein hervorragendes Mittel gegen Lampenfieber.

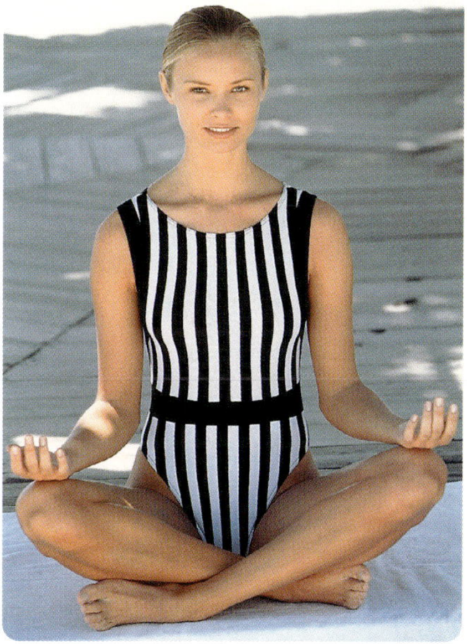

Entspannungsübungen gleichen Stress und seelische Belastungen aus und helfen dabei, dass sich die Regel wieder normalisiert.

▶ **Hamamelis D3** (Virginische Zaubernuss) beseitigt Blutstauungen sowohl in den Beinvenen als auch in den Venen des Enddarms, hilft aber auch bei schmerzhafter Regelblutung, Zwischenblutungen und Bauchschmerzen aufgrund einer Eierstockentzündung.

▶ **Potentilla anserina D1** (Gänsefingerkraut) ist nützlich bei krampfartigen Schmerzen während der Monatsblutung, gestautem Wochenfluss nach einer Entbindung sowie bei schmerzhaften Verkrampfungen des Magen-Darm-Kanals.

▶ **Pulsatilla D4** (Küchenschelle) ist ein typisches Frauenmittel und hat eine ausgeprägte Wirkung auf das Hormonsystem und die Geschlechtsorgane. Es hilft bei vielen Störungen im Zusammenhang mit der Monatsblutung. Pulsatilla ist die ideale Arznei für Beschwerden, die in der Pubertät aufkommen, und eignet sich besonders für anlehnungsbedürftige Frauen, die leicht zu weinen beginnen. Auslöser für Beschwerden sind häufig Kummer und Enttäuschung, aber auch übermäßige Freude.

▶ **Valeriana D2** (Baldrian) lindert Überregbarkeit, löst nervöse Anspannung und zeigt einen günstigen Einfluss auf Stimmungsschwankungen.

▶ **Viburnum opulus D3** (Gemeiner Schneeball) beseitigt Verkrampfungen und kolikartige Schmerzen im Bereich der Beckenorgane. Es ist vielfach hilfreich bei drohender Fehlgeburt und bei schmerzhaften Krämpfen während der Periodenblutung, die bis in die Oberschenkel, das Kreuz und die Eierstöcke ausstrahlen.

Dosierung:
- 1–2 Tage vor der erwarteten Regelblutung: 3-mal täglich 15 Tropfen in 1 EL Wasser einnehmen
- Bei starken Schmerzen: 2-stündlich 15 Tropfen, sonst 3-mal täglich 15 Tropfen einnehmen

Viscum album Oligoplex

Bei sehr heftigen Beschwerden hat sich die zusätzliche Einnahme von Viscum album Oligoplex bewährt. Es enthält eine Zusammenstellung schmerzlindernder und blutungshemmender Homöopathika.

▶ **Viscum album D1** (Mistel) hat Einfluss auf die Blutgefäße und ist ein bedeutendes Herzmittel, hilft aber auch bei starken, hellroten, klumpigen Blutungen aus der Gebärmutter, besonders wenn dabei schießende Schmerzen vom Kreuz ins Becken ausstrahlen. Ferner ist es nützlich bei Beschwerden in den Wechseljahren sowie bei Zwischenblutungen außerhalb der Regel.

▶ **Alchemilla D3** (Frauenmantel) wirkt besonders gut bei Regelstörungen von Frauen, die an Übergewicht leiden.

▶ **Caulophyllum thalictroides D4** (Blauer Hahnenfuß) s. Seite 255.

▶ **Hydrastis canadensis D4** (Kanadische Gelbwurz) hat heilsamen Einfluss auf die Schleimhäute und macht sie geschmeidig. Es hilft bei dickem gelbem Ausfluss mit Juckreiz im Bereich der Schamlippen sowie bei schmerzhaften Regelstörungen.

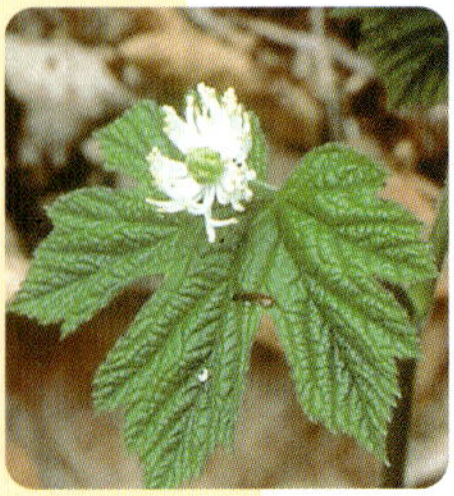
Hydrastis canadensis (Kanadische Gelbwurz)

▶ **Magnesium chloratum D2** (Magnesiumchlorid) ist ein wichtiges Lebermittel und wirkt besonders bei Frauen, die unter andauernden

Beschwerden im Bereich der Geschlechtsorgane, vor allem der Gebärmutter leiden. Es eignet sich für die Behandlung von Zwischenblutungen und schwarzen, klumpigen Regelblutungen, wobei Schmerzen in Rücken und Oberschenkeln empfunden werden.

▶ **Secale cornutum D4** (Mutterkorn) hat eine starke Wirkung auf die Blutgefäße. Es ist ein wichtiges Mittel bei Sickerblutungen und ständigem bräunlich gefärbtem Ausfluss. Die Beschwerden können von Schwäche, Angstgefühl und Abmagerung begleitet sein, obwohl vielfach ein gesteigerter Appetit und starkes Durstgefühl bestehen.

▶ **Ovarium D4** (Ovar-Extrakt) reguliert das Hormonsystem, insbesondere die Funktion der Hirnanhangsdrüse.

▶ **Phosphorus D5** (Gelber Phosphor) ist ein großes homöopathisches Mittel bei Nervenschwäche, seelischen Verstimmungen und Labilität des vegetativen Nervensystems. Es ist außerdem heilsam bei entzündlich-gereizten Schleimhäuten, mit der Tendenz zur Gewebszerstörung und Blutungsneigung. Typisch für Phosphor sind Schwäche, Angst vor schweren Erkrankungen sowie eine Neigung zu Ohnmacht.

Dosierung:
1–2 Tage vor der erwarteten Blutung bis zum Menstruationsbeginn alle drei Stunden 10 Tropfen auf 1 EL Wasser einnehmen

Rosmarinus Oligoplex

Wenn Ihre *Monatsblutung* hingegen *zu schwach* ist *oder zu selten* eintritt, kann Rosmarinus Oligoplex helfen. Es enthält homöopathische Arzneien, die hormonelle Fehlregulationen ausgleichen und günstige Wirkungen auf den weiblichen Zyklus ausüben.

▶ **Rosmarinus officinalis D3** (Rosmarin) hat Heilkräfte bei Haarausfall, Neigung zur Fehlgeburt und bei Regelstörungen, besonders wenn die Blutung zu früh eintritt. Die Betroffenen frösteln stark, sodass sie am liebsten im warmen Bett bleiben möchten. Rosmarinus hilft ferner bei Kopfschmerz und nachlassender Gedächtnisleistung.

▶ **Caulophyllum thalictroides D2** (Blauer Hahnenfuß) s. Seite 255.

▶ **Conium D4** (Gefleckter Schierling) ist eine bedeutende Arznei bei Nachlassen der körperlichen und geistigen Kräfte und beeinflusst günstig verhärtetes Drüsengewebe, beispielsweise der weiblichen Brust, und lindert schmerzhafte Regelstörungen.

▶ **Crocus D4** (Safran) eignet sich für dunkle, fädige Blutungen, besonders wenn sie von einem häufigen und gegensätzlichen Wechsel der Gefühle und Stimmungen begleitet sind.

▶ **Hypophysis D4** (Hypophysen-Extrakt) übt eine regulierende Wirkung auf das vegetative Nervensystem, die Schilddrüse, Eierstöcke und andere dem Hormonsystem zugehörige Organe aus.

▶ **Ovarium D4** (Ovar-Extrakt) siehe Seite 257.

▶ **Thyreoidea D5** (Schilddrüsen-Extrakt) beeinflusst das Hormonsystem und hilft besonders bei Schilddrüsenstörungen mit Abmagerung, Schweißausbruch und Kopfschmerzen, ferner bei Knoten der weiblichen Brust, Problemen in der Schwangerschaft und Versagen der Milchproduktion in der Stillphase.

Dosierung:
3-mal täglich 15 Tropfen auf 1 EL Wasser vor dem Essen einnehmen

▶ **Pulsatilla D4** (Küchenschelle) siehe Seite 256.

Andere Komplexmittel bei Regelstörungen:

Agnus castus Hevert® Tropfen, enthält:

Agnus castus DØ – D1, Cimicifuga D2, Pulsatilla D4, Zincum valerianum D3

Mastodynon® Tropfen, enthält:

Agnus castus DØ, Caulophyllum thalictroides D4, Cyclamen D4, Ignatia D6, Iris D2, Lilium tigrinum D3

Allgemeine Empfehlungen

Bei sehr schmerzhafter Regel lindert mitunter ein warmes Heizkissen oder eine Wärmflasche die Schmerzen. Sind Ihre Beschwerden durch seelische Überforderung bedingt, können körperlicher Bewegungsausgleich, Gymnastik und Entspannungsübungen die Regulation des Zyklus unterstützen und dadurch Beschwerden während der Monatsblutung mindern. Allerdings sollten Sie sich während der Blutung selbst keine körperliche Belastung zumuten. Sorgen Sie möglichst auch für regelmäßige Entspannungspausen in der Hektik Ihres Alltags und für eine gesunde, vitaminreiche, fettarme Ernährung.

Das Prämenstruelle Syndrom

Nähert sich der Zeitpunkt der monatlichen Regelblutung, fühlen sich viele Frauen in ihrer Befindlichkeit stark beeinträchtigt. Die Brüste spannen und schmerzen, die Augenlider sind morgens geschwollen, weil das Körpergewebe vermehrt Flüssigkeit einlagert, Kopfschmerzen und Migräne können sich hinzugesellen. Einige Frauen sind plötzlich

Vorsicht

Gelegentlich kann eine schwere hormonelle Entgleisung oder eine gutartige Vergrößerung der Hirnanhangsdrüse (Hypophyse) ähnliche Beschwerden verursachen. Bei sehr heftigen Beschwerden, vor allem aber wenn gleichzeitig starke Zyklusschwankungen auftreten, sollten Sie deshalb Ihren Frauenarzt zu Rate ziehen.

sehr reizbar und aufbrausend, andere bekommen einen regelrechten „Putzfimmel". Vielfach stellt sich aber auch eine niedergedrückte, depressive Stimmungslage und erhöhte Empfindsamkeit ein. Die unmittelbaren Familienmitglieder bekommen diese Veränderungen – insbesondere die Reizbarkeit – dabei meistens eher zu spüren als die Betroffene selbst.
Diese Beschwerden werden in der Medizin als so genanntes Prämenstruelles Syndrom zusammengefasst. Ursachen sind in den meisten Fällen leichtere hormonelle Regulationsstörungen.

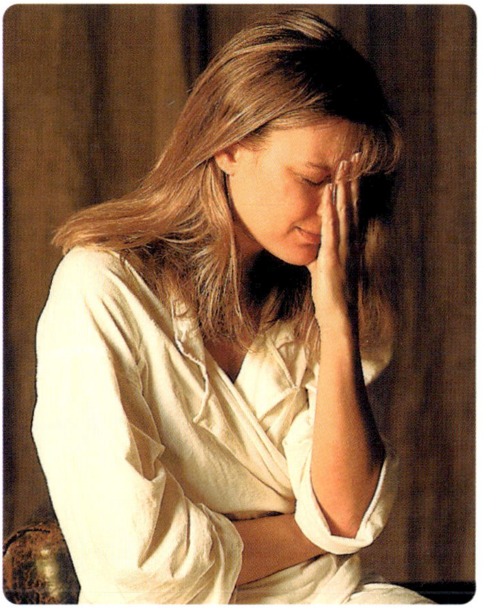

Jede dritte Frau leidet unter dem Prämenstruellen Syndrom.

Welche Komplexmittel helfen?

Eine geeignete Kombination homöopathischer Mittel, mit der Sie die Beschwerden bei *Prämenstruellem Syndrom* lindern können, steht mit Cimicifuga Oligoplex zur Verfügung. Diese homöopathische Komposition hat günstige Effekte auf das Hormonsystem, gleicht Zyklusstörungen aus und ist in der Lage, seelische Spannungen zu lösen.

Cimicifuga Oligoplex

▶ **Cimicifuga D3** (Wanzenkraut) hat eine ausgeprägte Wirkung auf die weiblichen Geschlechtsorgane, insbesondere Gebärmutter und Eierstöcke. Es ist ein ausgezeichnetes Heilmittel für körperliche wie seelische Probleme im Zusammenhang mit der Regel, den Wechseljahren oder einer Entbindung. Es kann aber auch bei rheumatischen Beschwerden nützlich sein. Leitsymptome sind depressive Stimmung und Beschwerden vor der Regelblutung zusammen mit großer Empfindlichkeit und sich quer durch das Becken ziehenden Schmerzen. Die Beschwerden verschlimmern sich morgens, durch Kälte und während der Regel – je reichlicher die Blutung, desto stärker die Beschwerden. Sie bessern sich durch Wärme und Essen.

▶ **Asa foetida D4** (Stinkasant) wirkt besonders bei nervösen, zur Hysterie neigenden Personen. Leitsymptom ist eine gesteigerte allgemeine Empfindlichkeit.

▶ **Belladonna D4** (Tollkirsche) ist ein wichtiges Heilmittel bei Fieber und Entzündungen, wirkt jedoch auch auf die Geschlechtsorgane. Es hilft bei schmerzhaften Brustentzündungen, heftigen Schmerzen während der Regelblutung sowie bei pulsierenden Kopfschmerzen und Hitzewallungen.

▶ **Crocus D4** (Safran) eignet sich für dunkle, fädige Blutungen, besonders wenn sie von einem häufigen und gegensätzlichen Wechsel der Gefühle und Stimmungen begleitet sind.

▶ **Sabina D4** (Sadebaum) ist eine Arznei für Beschwerden nach einer Fehlgeburt, Entzündungen der Gebärmutter und schmerzhafte Periodenblutungen. Leitsymptome sind heftige Schmerzen, die vom Kreuzbein zum Schambein und von unten nach oben durch die Scheide schießen. Die Betroffenen verlangen nach frischer Luft und geöffnetem Fenster. Sie sind reizbar, und Musik ist ihnen unerträglich. Meist besteht ein verstärktes Sexualverlangen.

▶ **Sanguinaria D4** (Kanadische Blutwurz) beeinflusst die Schleimhäute und ist ein Heilmittel, das sich vor allem für Verdauungsstörungen, Gefäßerkrankungen, Ausfluss, Regelstörungen und Beschwerden in den Wechseljahren eignet.

▶ **Secale cornutum D4** (Mutterkorn) hat eine starke Wirkung auf die Blutgefäße. Es ist ein wichtiges Mittel bei Sickerblutungen und ständigem bräunlich gefärbtem Ausfluss. Die Beschwerden können von Schwäche, Angstgefühl und Abmagerung begleitet sein, obwohl vielfach ein gesteigerter Appetit und starkes Durstgefühl bestehen.

Dosierung:
3-mal täglich 15 Tropfen auf 1 EL Wasser vor dem Essen einnehmen. Das Mittel sollten Sie so lange einnehmen, bis die Beschwerden beseitigt sind, mindestens aber für 2–3 Monate ohne Unterbrechung.

Andere Komplexmittel:

Agnus castus Hevert® Tropfen, enthält:

Agnus castus DØ – D1, Cimicifuga D2, Pulsatilla D4, Zincum valerianicum D3

Mastodynon®Tropfen, enthält:
Agnus castus DØ, Caulophyllum thalictroides D4, Cyclamen D4, Ignatia D6, Iris D2, Lilium tigrinum D3

Allgemeine Empfehlungen

Wenn Sie unter prämenstruellen Beschwerden leiden, sollten Sie eine reiz- und fettarme, dafür aber vitaminreiche Kost bevorzugen. Es empfiehlt sich, insbesondere auf Reiz- und Genussmittel wie Kaffee, Tee, Alkohol, vor allem Bier und Rauchen weitgehend zu verzichten. Achten Sie hingegen auf ausreichende körperliche Betätigung. Meiden Sie jedoch – soweit es möglich ist – größere seelische oder körperliche Beanspruchungen kurz vor der Regel.

Beschwerden der Wechseljahre

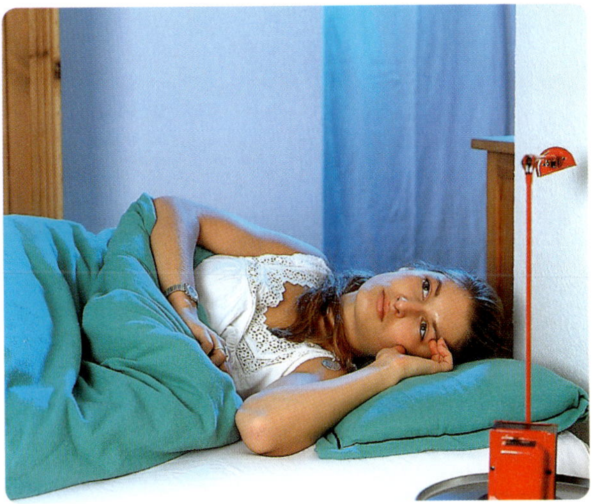

Hitzewallungen und Schlafstörungen zählen zu den typischen Beschwerden in den Wechseljahren.

Zwischen dem 40. und 50. Lebensjahr nimmt die Anzahl reifungsfähiger Eizellen in den Eierstöcken deutlich ab, und allmählich stellen diese ihre Hormonproduktion ein. Als erstes kündigt sich der Wechsel durch verkürzte Zyklen, später durch Unregelmäßigkeiten der Monatsblutung an. Auch lang anhaltende Blutungen kommen vor. Schließlich wird der Hormoneinfluss so schwach, dass kein Ei mehr heranreifen kann und überhaupt keine Blutung mehr ausgelöst wird. Der Zeitpunkt der letzten Regelblutung wird als Menopause bezeichnet.
Der Hormonmangel kann sich in mehr oder weniger starken, teils aber sehr heftigen Befindlichkeitsstörungen äußern.
Die typischen Symptome des Klimakteriums sind Hitzewallungen, Schweißausbrüche und Schlafstörungen. Besonders die Schweißausbrüche können sehr lästig sein. Manche Frauen schwitzen so stark, dass sie mehrmals täglich tropfnass sind und ihre Kleidung

wechseln müssen. Auch depressive Verstimmung und andere Störungen des körperlichen und seelischen Gleichgewichts, wie Herzrasen, Kopfschmerzen, Migräneattacken, Angstzustände oder nachlassendes sexuelles Verlangen, können sich einstellen. Allerdings herrschen dabei große individuelle Unterschiede. Einige Frauen haben überhaupt keine Beschwerden, andere wiederum leiden extrem heftig, teils auch sehr lange darunter.

Während der Wechseljahre kommt es durch eine nachlassende Hormonproduktion der Eierstöcke zu einer Vielzahl von Beschwerden wie etwa Hitzewallungen, Schweißausbrüche und Depressionen.

Weil die weiblichen Hormone auch das Bindegewebe und die Schleimhäute, insbesondere der Harnwege beeinflussen, können sich in den Wechseljahren manchmal eine Beckenbodenschwäche und Inkontinenz, das heißt die Unfähigkeit, den Urin beispielsweise beim Lachen, Niesen oder Husten zurückzuhalten, bemerkbar machen. Was Sie speziell bei Inkontinenz tun können, steht auf Seite 218. Häufig klagen die betroffenen Frauen über Trockenheit im Bereich der Vagina mit der Folge wiederkehrender Entzündungen (siehe Seite 250).

Wenn Sie im Klimakterium unter besonders heftigen Kopfschmerzen oder Migräneattacken leiden, können Sie die im Kapitel Migräne auf Seite 37 beschriebene Kombination zur Linderung wählen.

Vorsicht

Aufgrund des hormonellen Einbruchs in den Wechseljahren ist der weibliche Organismus anfälliger gegenüber Erkrankungen als sonst. Bei sehr heftigen Beschwerden und allen ungewöhnlichen Veränderungen, die Sie möglicherweise in dieser Lebensphase an Ihrem Körper bemerken, sollten Sie besser den Arzt aufsuchen, damit er die Ursache abklären kann. Folgende Auffälligkeiten bedürfen in den Wechseljahren besonderer Beachtung:

- **Veränderungen (Knoten) der Brüste**
- **Herz-Kreislauf-Beschwerden**
- **ständige Kopfschmerzen**
- **Schmierblutungen oder länger anhaltende Blutungen**

Welche Komplexmittel helfen?

Liegt das Schwergewicht Ihrer Wechseljahrebeschwerden überwiegend bei den Symptomen *Hitzewallung, Schweißausbruch und Schlafstörung*, können Sie Ihre Beschwerden mit Cimicifuga Oligoplex günstig beeinflussen. Seine homöopathischen Wirkstoffe regulieren das Hormonsystem und lindern die typischen Beschwerden der Wechseljahre. Sie wirken ferner Blutungsstörungen entgegen.

Cimicifuga Oligoplex – (Näheres dazu auf Seite 259)

- **Cimicifuga D3** (Wanzenkraut)
- **Asa foetida D4** (Stinkasant)
- **Belladonna D4** (Tollkirsche)
- **Crocus D4** (Safran)
- **Sabina D4** (Sadebaum)
- **Sanguinaria D4** (Kanadische Blutwurz)
- **Secale cornutum D4** (Mutterkorn)

Dosierung:
3-mal täglich 15 Tropfen auf 1 EL Wasser vor dem Essen einnehmen. Das Mittel sollten Sie so lange einnehmen, bis die Beschwerden beseitigt sind, mindestens aber für 2–3 Monate ohne Unterbrechung.

Salvia Oligoplex

Wenn Ihre Beschwerden sich hauptsächlich in *starken Schweißausbrüchen* ausdrücken, kann die in Salvia Oligoplex enthaltene Kombination Ihnen Linderung verschaffen. Neben Homöopathika, die gegen nervöse Übererregbarkeit helfen, enthält sie Arzneien mit hemmender Wirkung auf die Schweißabsonderung.

Bitte beachten Sie:
Bei bekannter Überempfindlichkeit gegen Chinin sollten Sie Salvia Oligoplex nicht anwenden.

- **Salvia officinalis D1** (Salbei) wirkt auf die Schweißdrüsen, hemmt deren Sekretion und hat eine anregende Wirkung auf die Hautdurchblutung. Salvia eignet sich vor allem, wenn die Beschwerden von Kreislaufschwäche begleitet sind.
- **Agaricus D4** (Fliegenpilz) ist heilsam bei starker nervöser Übererregbarkeit mit Zucken, Zittern und Juckreiz. Es hilft bei Kopfschmerzen und Beschwerden im Bereich der Geschlechtsorgane, besonders in der Zeit der Wechseljahre.
- **Belladonna D4** (Tollkirsche) siehe Seite 260.
- **Boletus laricis D4** (Röhrling) wirkt bei starker Schweißneigung, insbesondere wenn sie nachts auftritt.
- **China D2** (Chinarinde) ist ein Heilmittel bei Schwäche und nervöser Reizbarkeit und eignet sich für viele Beschwerden, die durch Verlust von Körpersäften entstanden sind, beispielsweise durch eine starke Blutung. China ist ferner nützlich bei weißem, teils blutig verfärbtem Ausfluss.
- **Geum urbanum D3** (Mauernelkenwurz) wirkt bei Harnwegsbeschwerden und stimuliert die Verdauungsorgane.
- **Jaborandi D4** (Jaborandistrauch) beeinflusst die Drüsen und reguliert ihre Funktion. Es wirkt bei übermäßigem Schwitzen, schwächenden Nachtschweißen und starkem Speichelfluss.

Dosierung:
3-mal täglich 15 Tropfen auf 1 EL Wasser vor dem Essen einnehmen

Bitte beachten Sie:
Bei bekannter Überempfindlichkeit gegen Chinin sollten Sie Sepia Oligoplex nicht anwenden.

Sepia Oligoplex

Wenn Sie in den Wechseljahren überwiegend an *Blutungsanomalien, Depressionen, nervöser Erschöpfung* oder *starkem Herzklopfen* leiden, ist Sepia Oligoplex eine geeignete Kombination, um diese Beschwerden zu lindern. Die darin enthaltenen Arzneien verfügen über einen ausgeprägten Einfluss auf das Hormonsystem und die weiblichen Geschlechtsorgane, insbesondere in den Wechseljahren.

▶ **Sepia D4** (Tintenfisch) entfaltet eine tief greifende Wirkung auf den gesamten Körper, vornehmlich der Frau. Es fördert den Blutfluss in gestauten Venen, reguliert hormonelle Abweichungen und beeinflusst die Geschlechtsorgane. Daher findet es bei vielen Frauenleiden Anwendung, beispielweise bei der Neigung zur Fehlgeburt, Beschwerden während der Schwangerschaft, Gebärmuttersenkung, bei Regelstörungen, vor allem aber bei Problemen in den Wechseljahren. Leitsymptome für Sepia sind das Empfinden einer Kugel in den inneren Organen und ein Abwärtsdrängen im Becken, als würde die Gebärmutter herausfallen. Ein weiteres Merkmal ist eine Abneigung oder Gleichgültigkeit gegenüber der eigenen Familie und eine allgemeine Kälteempfindlichkeit. Bewegung, besonders Tanzen bessert bei der Sepia-Patientin alle Beschwerden und lässt sie aufleben.

Sepia Oligoplex hilft Frauen, die zu Blutungsanomalien und Depressionen während der Wechseljahre neigen.

▶ **Ambra D5** (Grauer Amber) ist nützlich bei nervösen Beschwerden, Regelstörungen, der Neigung zu Zwischenblutungen sowie bei Wundheit, Schwellung und Juckreiz der Vagina mit reichlichem bläulich-weiß verfärbtem, schleimigem Ausfluss.

▶ **China D2** (Chinarinde) siehe Seite 263.

▶ **Digitalis D4** (Fingerhut) eignet sich für viele Erkrankungen, bei denen das Herz in Mitleidenschaft gezogen ist. Es stärkt die Herzkraft und hilft bei Herzklopfen und Stechen in der Herzgegend.

▶ **Natrium carbonicum D3** (Natriumcarbonat) fördert den Stoffwechsel der Körperzellen. Es stabilisiert den Kreislauf und wirkt Schwächezuständen entgegen, vor allem wenn sie durch sommerliche Hitze entstanden sind.

▶ **Strontium chloratum D4** (Strontiumchlorid) kräftigt den Körper nach Blutverlusten, beispielsweise nach einer Operation. Dieses Homöopathikum hilft bei Schwindel mit Kopfschmerzen, Übelkeit, pulsierenden Hitzewallungen und einem geröteten Gesicht.

Dosierung:
3-mal täglich 2 Tabletten vor dem Essen im Mund zergehen lassen

Andere Komplexmittel:
Cefakliman® Tabletten, enthält:
Lachesis D12, Cimicifuga D5, Sepia D5, Lilium tigrinum D5
Klimaktoplant® H Tabletten, enthält:
Cimicifuga D2, Sepia D2, Ignatia D3, Sanguinaria D2
Klimasyx® Lösung, enthält:
Cimicifuga D5, Lachesis D8, Sanguinaria D4

Die Wechseljahre sind ein äußerst problematischer Lebensabschnitt. Sie zeigen das unwiderrufliche Ende der Gebärfähigkeit an. Aber nicht nur der abrupte Hormonmangel bereitet vielen Frauen Probleme, sondern auch die Tatsache, dass sie erstmals mit den Vorzeichen des Alterns konfrontiert werden. Die Haut wird schlaffer oder es kommt zur Gewichtszunahme. Darüber hinaus sind zu diesem Zeitpunkt auch die Kinder erwachsen geworden und verlassen das elterliche Haus, so dass eine weitere, das bisherige Leben erfüllende Aufgabe der Frau entfällt. Deshalb ist es besonders wichtig, sich neue Ziele zu suchen. Je mehr sich eine Frau gegen die ablaufenden Veränderungen wehrt, um so mehr wird sie meist darunter leiden. Sehen Sie deshalb die Wechseljahre als eine Krise oder einen normalen Wandel, der keiner Frau erspart bleibt, und versuchen Sie, die neu gewonnene Zeit, die Sie nun für Ihre eigenen Interessen nutzen können, zu genießen. Die meisten Frauen fühlen sich nach überstandenem Wechsel wieder ausgesprochen gut und leistungsstark.

Die Wechseljahre sind eine Zeit der großen Veränderungen im Leben einer Frau. Neben der Umstellung des Hormonhaushaltes muss auch das Erwachsenwerden der Kinder verkraftet werden.

Allgemeine Empfehlungen

Achten Sie jedoch auf Ihre Gesundheit, denn Sie könnten in dieser Zeit mitunter etwas anfälliger gegenüber verschiedenen Erkrankungen sein als sonst. Hilfreich sind körperliche Bewegung, frische Luft und sportliche Aktivitäten – denn: „Wer rastet, rostet." Das gilt insbesondere in dieser Lebensphase. Eine gesunde Ernährung, die fettarm, aber reich an Kalzium und Vitaminen ist, kann den Körper dabei unterstützen, die hormonelle Umstellung besser zu bewältigen. Rauchen und allzu viel Kaffeegenuss sollten sie besser einschränken. Dies verschlechtert die Durchblutung und vermindert den Kalziumeinbau in den Knochen. Damit wird die Entstehung der Knochenbrüchigkeit (Osteoporose) – einer gefürchteten Folge des Hormonmangels in den Wechseljahren – begünstigt.

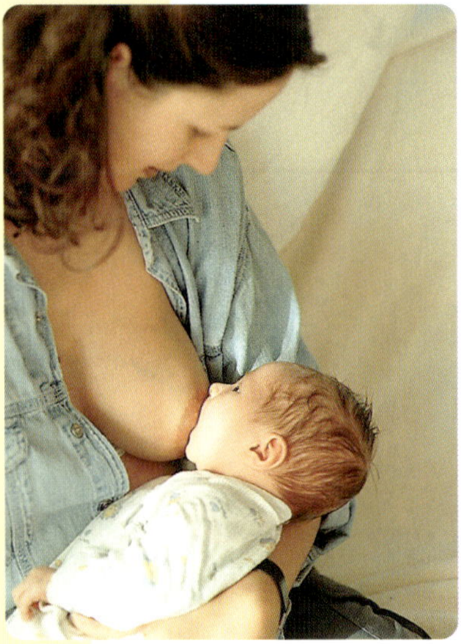

Wer vorzeitig mit dem Stillen aufhören möchte oder muss, kann unterstützend mit homöopathischen Mitteln verhindern, dass es zu einem Milchstau oder zu Verhärtungen in der Brust kommt.

Abstillen

Das Stillen ist für ein neugeborenes Kind die ideale Form der Ernährung, denn die Muttermilch enthält alle wichtigen Nährstoffe in einer optimalen Zusammensetzung, die Ihr Baby benötigt. Nicht zuletzt vermittelt die körperliche Nähe während des Stillens Ihrem Baby Geborgenheit, Sicherheit und Wohlbefinden. Wenn möglich sollten Kinder deshalb wenigstens bis zum sechsten Lebensmonat gestillt werden. Danach reicht die Milchproduktion vielfach nicht mehr aus, um das Baby mit allen wichtigen Nährstoffen zu versorgen, so dass allmählich mit dem „Zufüttern" begonnen werden muss.

In manchen Fällen können ungünstige Umstände ein frühzeitiges Abstillen erforderlich machen. Zu diesen Stillhindernissen gehören schwere gesundheitliche Probleme der Mutter, beispielsweise eine Tuberkulose oder die Einnahme bestimmter Medikamente, die das Baby gefährden könnten. Auch entzündete oder ungünstig gestaltete Brustwarzen können manchmal zum frühzeitigen Abstillen zwingen. Dabei ist es wichtig, einen Milchstau in der Brustdrüse zu verhindern und Verhärtungen oder Entzündungen der Brustdrüse vorzubeugen. In den meisten Fällen wird man die Milchproduktion mit Medikamenten stoppen müssen. Diese Behandlung können Sie jedoch homöopathisch unterstützen.

Welche Komplexmittel helfen?

Eine geeignete Kombination mit der Sie das *Abstillen* erleichtern können, ist Rosmarinus Oligoplex. Darin findet sich eine Mischung aus homöopathischen Arzneien, die das Hormonmuster des normalen Menstruationszyklus rasch wiederherzustellen vermögen und damit die überschießende Milchproduktion bremsen. Ferner wirken sie knotigen Veränderungen der Brust entgegen.

Rosmarinus Oligoplex

▶ **Rosmarinus officinalis D3** (Rosmarin) hat Heilkräfte bei Haarausfall, Neigung zur Fehlgeburt und bei Regelstörungen. Es wirkt besonders gut, wenn die Betroffenen stark frösteln, so dass sie am liebsten im warmen Bett bleiben möchten. Rosmarinus hilft ferner bei Kopfschmerz und nachlassender Gedächtnisleistung.

▶ **Caulophyllum thalictroides D2** (Blauer Hahnenfuß) hat eine ausgeprägte Wirkung auf die Gebärmutter und findet Anwendung bei Regelstörungen oder Problemen während des Geburtsvorgangs. Es fördert eine zu schwache Wehentätigkeit, das Ausstoßen der Nachgeburt und normalisiert den Wochenfluss.

▶ **Conium D4** (Gefleckter Schierling) ist eine bedeutende Arznei bei Nachlassen der körperlichen und geistigen Kräfte, beeinflusst günstig verhärtetes Drüsengewebe, beispielsweise der weiblichen Brust, und zeigt Wirkung bei Regelstörungen.

Rosmarinus Oligoplex reguliert den Zyklus, bremst die Milchproduktion beim Abstillen und beugt knotigen Verhärtungen der Brust vor.

▶ **Crocus D4** (Safran) eignet sich für dunkle, fädige Blutungen, besonders wenn sie von einem häufigen und gegensätzlichen Wechsel der Gefühle und Stimmungen begleitet sind.

▶ **Hypophysis D4** (Hypophysen-Extrakt) übt eine regulierende Wirkung auf das vegetative Nervensystem, die Schilddrüse, Eierstöcke und andere dem Hormonsystem zugehörige Organe aus.

▶ **Ovarium D4** (Ovar-Extrakt) reguliert das Hormonsystem, insbesondere die Funktion der Hirnanhangsdrüse.

▶ **Thyreoidea D5** (Schilddrüsen-Extrakt) beeinflusst das Hormonsystem und hilft besonders bei Schilddrüsenstörungen mit Abmagerung, Schweißausbruch und Kopfschmerzen. Ferner ist dieses Mittel hilfreich bei Knoten der weiblichen Brust und Problemen in der Schwangerschaft.

▶ **Pulsatilla D4** (Küchenschelle) ist ein typisches Frauenmittel und hat eine ausgeprägte Wirkung auf das Hormonsystem und die Geschlechtsorgane. Es ist ein wichtiges Heilmittel bei vielen Störungen im Zusammenhang mit der Monatsblutung und der Schwangerschaft. Pulsatilla eignet sich besonders für anlehnungsbedürftige Frauen, die leicht zu weinen beginnen.

Dosierung:
3-mal täglich 15 Tropfen auf 1 EL Wasser vor dem Essen einnehmen

Allgemeine Empfehlungen

Achten Sie in dieser Zeit auf peinliche Sauberkeit der Brustwarzen. Eventuell können kühlende, mit Kamillentee getränkte Umschläge entstehende Beschwerden lindern.

Mastopathie

Unter Mastopathie versteht man knotige Verhärtungen der Brustdrüse. Weil die weibliche Brust ein hormonabhängiges Organ ist, können sich die Knötchen meist in der zweiten Zyklushälfte oder zum Zeitpunkt der Regelblutung hin vergrößern und zu schmerzen beginnen. In den meisten Fällen handelt es sich dabei um gutartige Umbauvorgänge des Brustgewebes, die sich nach der Menstruation wieder weitgehend zurückbilden.

Vorsicht

Auch ein Brustkrebs kann als Knoten in der Brust in Erscheinung treten. Deshalb sollten Sie zu Ihrer eigenen Sicherheit jede Veränderung der Brustdrüse zumindest einmal von Ihrem Frauenarzt untersuchen lassen. Vor allem, wenn Sie eine eingezogene Brustwarze oder veränderte Hautstellen der Brust feststellen, sollten Sie ohne Zeitverzug Ihren Gynäkologen aufsuchen.

Welche Komplexmittel helfen?

Mit Conium Oligoplex können Sie eine *Mastopathie* im Allgemeinen günstig beeinflussen. Die darin enthaltenen homöopathischen Arzneien wirken Gewebsveränderungen und -wucherungen entgegen.

Conium Oligoplex

▶ **Conium maculatum D4** (Gefleckter Schierling) ist nützlich bei Schwächezuständen, Verlangsamung, Nachlassen der geistigen Leistung und des Gedächtnisses sowie bei Lähmungserscheinungen, aber auch bei verminderter Sexualkraft. Es ist ein bedeutendes Heilmittel für vergrößerte, verhärtete Drüsen und hat außerdem einen günstigen Einfluss auf Tumoren. Conium lindert die Schmerzen bei vergrößerten, harten, berührungsempfindlichen Brüsten.

▶ **Absinthium D1** (Wermut) wirkt auf das Gehirn. Es findet in der Homöopathie Anwendung bei nervösem Zittern, Erregung und Schlaflosigkeit, aber auch bei vorzeitiger Menopause.

▶ **Agaricus D3** (Fliegenpilz) hat gleichfalls einen starken Einfluss auf das Gehirn und hilft bei starken Erregungszuständen. Leitsymptom ist ein Empfinden, als sei der Körper mit Eisnadeln durchstochen.

An den weiblichen Geschlechtsorganen hilft Agaricus bei klimakterischen Beschwerden sowie bei Juckreiz und Brennen der Brustwarzen.

▶ **Arsenicum album D8** (Arsentrioxid) hat eine tief greifende Wirkung auf alle Organe und Gewebe des Körpers. Es zeigt günstige Effekte auf Gewebswucherungen und Entzündungen. Leitsymptome sind starke Unruhe, Ängstlichkeit, großer Durst sowie Furcht vor dem Alleinsein und dem Tod.

▶ **Chelidonium D2** (Schöllkraut) ist ein wichtiges Leber-Galle-Mittel. Es ist vielfach angezeigt bei Gallensteinleiden, ferner bei Nierenentzündung, Regelstörungen sowie bei Tumoren und Warzen.

▶ **Clematis D3** (Aufrechte Waldrebe) entfaltet seine Wirkungen vornehmlich auf die Haut, Drüsen, Augen und Harnwege. Clematis wird vor allem zur Behandlung von Entzündungen in diesen Regionen genutzt.

▶ **Condurango D3** (Kondurangostrauch) regt die Verdauung an und bessert so die allgemeine Befindlichkeit. Es zeigt günstigen Einfluss bei Gewebswucherungen und bei Krebs. Leitsymptom für dieses Mittel sind schmerzhafte Risse an den Mundwinkeln.

▶ **Galium aparine D2** (Klebkraut) erstreckt seine Heilkraft vorwiegend auf die Harnorgane. Es fördert die Ausscheidungsleistung der Niere, wirkt entwässernd und fördert die Heilung bei Geschwüren. Ferner wirkt es Gewebswucherungen entgegen.

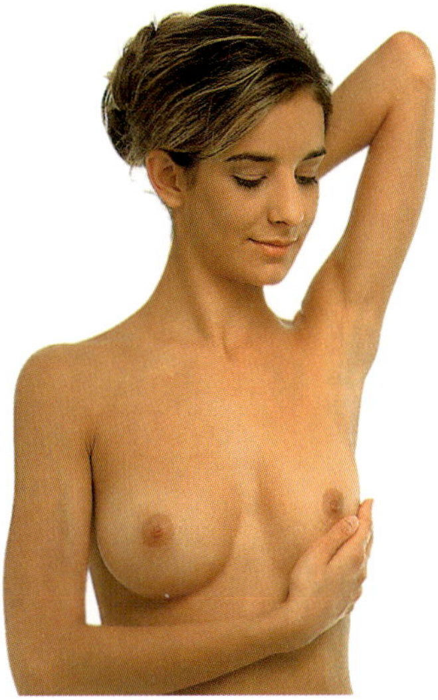

Das regelmäßige Abtasten der Brust auf Veränderungen ist die wichtigste Methode, um Brustkrebs rechtzeitig zu erkennen.

Dosierung:
3-mal täglich 10–15 Tropfen auf 1 EL Wasser vor dem Essen einnehmen. Sie können das Mittel so lange anwenden, bis die Beschwerden abgeklungen sind.

Allgemeine Empfehlungen

Kühlende Umschläge können bei Mastopathie auftretende Schmerzen lindern. Vermeiden Sie möglichst fettreiche Kost und Stimulanzien wie Kaffee, Alkohol oder Nikotin. All diese Faktoren haben einen ungünstigen Einfluss auf hormonelle Fehlregulationen.

Beschwerden der Muskeln, Knochen und Gelenke

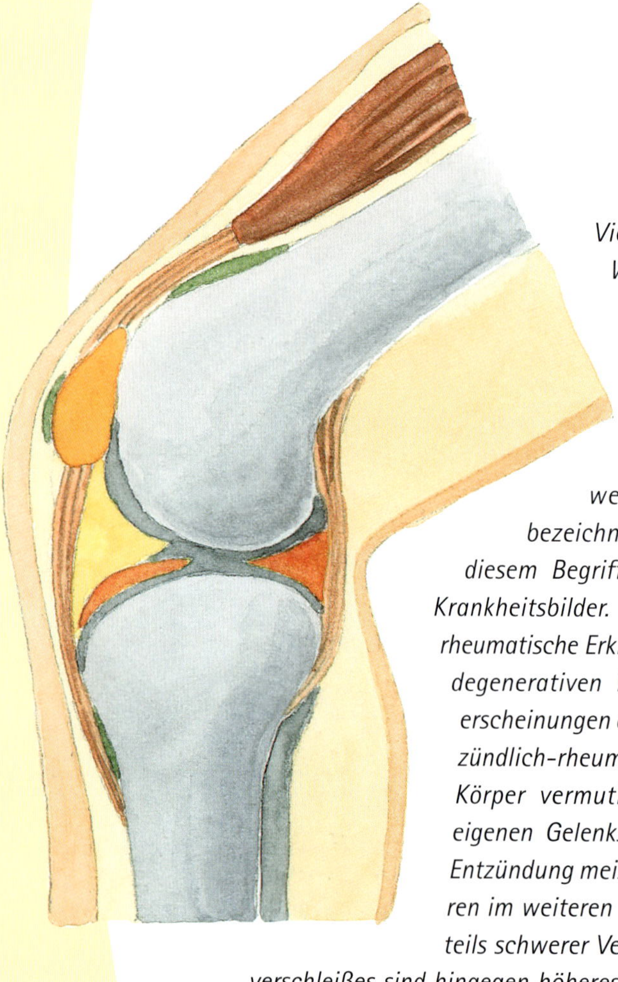

Vielen Menschen kann nasskalte Witterung oder Zugluft regelrecht „in die Knochen" fahren. Der Nacken ist steif, Glieder und Muskeln reißen, die Gelenke schmerzen oder sind steifer als sonst. Diese Beschwerden werden allgemein als „Rheuma" bezeichnet. Die Medizin versteht unter diesem Begriff jedoch recht unterschiedliche Krankheitsbilder. Sie unterscheidet entzündliche rheumatische Erkrankungen von den so genannten degenerativen Leiden, die durch Abnutzungserscheinungen der Gelenke bedingt sind. Bei entzündlich-rheumatischen Krankheiten bildet der Körper vermutlich Abwehrstoffe gegen seine eigenen Gelenkstrukturen. Sie drücken sich als Entzündung meist mehrerer Gelenke aus und führen im weiteren Verlauf zu deren Zerstörung und teils schwerer Verformung. Ursachen des Gelenkverschleißes sind hingegen höheres Lebensalter, Über- oder Fehlbelastungen, aber auch Bewegungsmangel. Von Weichteilrheumatismus spricht man, wenn ausschließlich die weichen Anteile des Bewegungsapparates – Muskeln, Sehnen und Bänder – betroffen sind.

Die Anteile des Bewegungsapparates arbeiten eng zusammen

Zum Bewegungsapparat gehören neben den Knochen, Gelenken und Muskeln auch die Bänder, Sehnen und Gelenkkapseln. All diese Strukturen arbeiten eng zusammen. Das Knochengerüst stützt den Körper, und die Gelenke gewährleisten die Beweglichkeit. Jeder Knochen ist deswegen an seinem Gelenkende mit einer elastischen Knorpelschicht überzogen, die wie ein Polster Druck- und Stauchungsbelastungen auffängt und dafür sorgt, dass die Knochen bei Bewegung nicht aneinander reiben. Ähnlich wie ein Kugellager wird das Gelenk durch die so genannte Gelenkschmiere „geölt". Sie wird bei jeder Bewegung über die Knorpelflächen verteilt. Deshalb kann auch Bewegungsmangel dem Gelenk schaden.

Der aktive Anteil unseres Bewegungsapparates ist die Muskulatur. Sie verleiht den Gelenken zusätzliche Stabilität und ermöglicht alle Bewegungen. Jeder Muskel ist über Sehnen an der Knochenhaut befestigt. Man unterscheidet Beuge- und Streckmuskeln, deren fein aufeinander abgestimmter Spannungszustand jede Körperhaltung und einen kontrollierten Bewegungsablauf ermöglicht.

An den stark belasteten Zonen des Bewegungsapparates kommt es häufig zur Abnutzung der Gelenke, die erhebliche Schmerzen verursacht und die Beweglichkeit beeinträchtigen kann.

Häufige Beschwerden im Bereich des Bewegungsapparates

In den stark belasteten Zonen des Bewegungsapparates kommt es am häufigsten zu Problemen. Deshalb treten *Rückenschmerzen* insbesondere in der Nacken- und Lendenregion auf. Eine Folge von Muskelverspannungen oder Verschleißerscheinungen in diesen Bereichen sind *Schulter-Arm-Beschwerden*, *Ischias-Schmerzen* und der *Tennisarm*. Beim so genannten Tennisarm handelt es sich um eine Entzündung des Ellenbogengelenkes, die durch ständige Über- und Fehlbelastung wie zum Beispiel die Schlagbewegung beim Tennisspielen entsteht.

Auch Knie- und Hüftgelenke sind stark beansprucht. Deshalb kommt es in diesen Gelenken häufig zur Abnutzung des Gelenkknorpels, die als *Arthrose* bezeichnet wird.

Muskelbeschwerden entstehen vielfach durch eine falsche oder einseitige Körperhaltung, die zu schmerzhaften Muskelverspannungen führt. Schmerzen im Bereich der Muskulatur können auch durch

Überlastung, beispielsweise beim Sport (Muskelkater) oder durch eine Verletzung bedingt sein.
Während die *Osteoporose (Knochenbrüchigkeit)* überwiegend im fortgeschrittenen Lebensalter zu finden ist, können bei Kindern *Wachstumsschmerzen auftreten.*

Vorsicht

Mitunter können auch schwere Erkrankungen mit Gelenk- oder Gliederschmerzen einhergehen. Deshalb sollten alle anhaltenden Schmerzzustände im Bereich des Bewegungsapparates vom Arzt abgeklärt werden – insbesondere wenn ein Gelenk entzündet und geschwollen ist. Bei Lähmungserscheinungen oder Gefühllosigkeit der Extremitäten müssen Sie sofort den Arzt aufsuchen.

Einige wichtige Homöopathika bei Knochen- und Gliederbeschwerden

Eine Behandlung chronischer Knochen- und Gelenkerkrankungen mit einem homöopathischen Einzelmittel sollte möglichst von einem erfahrenen Arzt oder Homöopathen durchgeführt werden.

Es gibt etliche homöopathische Arzneien, die eine besonders günstige Wirkung auf die Knochen und die anderen Strukturen des Bewegungsapparates entfalten. Einige von ihnen werden im Folgenden eingehender beschrieben, da sie bei solchen Erkrankungen erfahrungsgemäß häufig das passende Einzelmittel darstellen. In der klassischen Homöopathie werden Knochen- und Gelenkerkrankungen meistens mit dem jeweiligen Konstitutionsmittel behandelt, da es sich in aller Regel um chronische Krankheiten handelt. Näheres dazu können Sie auf Seite 14–16 nachlesen.

Calcium carbonicum Hahnemanni (Austernschalenkalk, Calciumcarbonat)

Calcium carbonicum Hahnemanni hat eine tief greifende Wirkung auf alle Körpergewebe. Es zeigt vor allem einen günstigen Einfluss auf verlangsamte Stoffwechselvorgänge. Deshalb ist es hilfreich bei Unterfunktion der Schilddrüse, aber auch bei einer Vielzahl anderer Erkrankungen, etwa Muskel- und Knochenschmerzen, Arthrose oder Entzündung der Hüft- und Fingergelenke sowie bei vielen anderen Entzündungen, die zu eitern drohen. Calcium hilft besonders gut, wenn geistige oder körperliche Erschöpfung die Auslöser sind.

Charakteristisch für dieses Mittel sind Drüsenschwellungen, wiederkehrende Gelenkentzündungen, die Bildung von harten Knötchen an den Fingergelenken und nächtliche Wadenkrämpfe. Meistens friert der Calciumpatient, er schwitzt jedoch leicht in der Kopfregion. Typisch sind auch ein aufgetriebener Bauch, eine pastöse, teigige Haut und die Verschlimmerung aller Beschwerden bei Vollmond. Die Symptome treten meist auf der rechten Seite auf.

Der Zustand verschlechtert sich durch Anstrengung, Kälte jeder Art, Schwitzen und feuchte Witterung sowie bei Vollmond.

Der Zustand verbessert sich bei trockenem warmem Wetter, Liegen auf der schmerzhaften Seite und durch Wärme.

Persönlichkeitsmerkmale: Calcium-Menschen neigen zur Fettleibigkeit, sind träge und haben eine helle, teigige Haut, meist einen verhältnismäßig großen Kopf und einen aufgetriebenen Bauch. Sie machen sich um alles Sorgen; ihre größte Angst ist es, den Verstand zu verlieren. Unter den Nahrungsmitteln bevorzugen sie Eier und schwer verdauliche Speisen.

Calcium-Menschen neigen zu Gelenkentzündungen sowie zu eiternden Entzündungen. Sie sind meist dicklich, haben eine teigige Haut und frieren leicht.

Schon als Kinder sind sie dicklich, träge und lernen meist erst spät laufen. Sie neigen außerdem zu häufigen Infekten. Calcium carbonicum ist das wichtigste Homöopathikum im Säuglingsalter, denn fast jedes Baby entspricht der typischen Calcium-Konstitution: Sie haben einen – im Verhältnis zum übrigen Körper – großen Kopf, ein „Blähbäuchlein", sind rundlich, haben eine zarte, empfindliche, pastöse Haut und schwitzen leicht am Köpfchen.

Potenzierung: D6 – D12

Silicea (Kieselsäure)

Silicea ist ein Mittel für Störungen, die durch mangelhafte Ernährung oder Minderversorgung des Gewebes mit Nährstoffen bedingt sind. Auch Silicea hat eine starke Wirkung auf alle Gewebe und hilft vor allem bei Eiterungen, Abszessen und Knochenerkrankungen, zum Beispiel Rachitis, oder bei schlecht heilenden Brüchen.

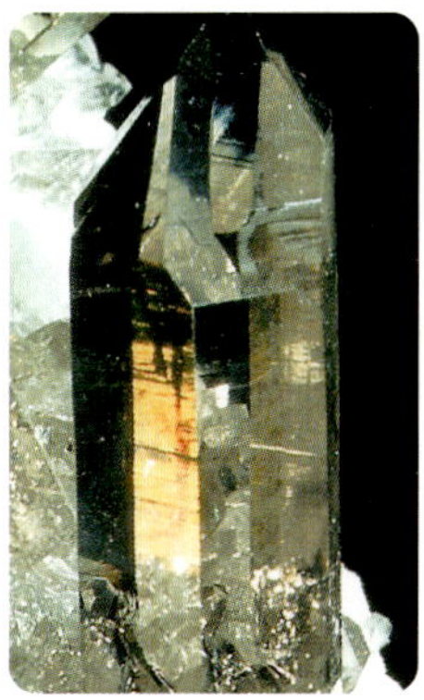

Silicea (Kieselsäure)

Charakteristisch ist eine ausgeprägte Furcht vor Nadeln und spitzen Gegenständen. Einhüllen des Kopfes empfindet der Silicea-Patient immer als angenehm. An den Extremitäten fallen oft veränderte oder verkrüppelte Fingernägel auf. Während des Schlafs kommt es häufig zur Schweißbildung am Kopf. Typisch ist auch, dass Silicea-

Menschen häufig unter einem starken, übel riechenden Fußschweiß leiden und ständig frieren.

Der Zustand verschlechtert sich durch Kälte, beim Liegen auf der linken Seite, durch Aufdecken und bei Neumond.

Der Zustand verbessert sich durch Einhüllen des Kopfes, Wärme, im Sommer und durch warme Witterung.

Persönlichkeitsmerkmale: Silicea-Menschen sind meist schlank, zart, feingliedrig, empfindlich und haben häufig dünnes, blondes Haar. Sie sind nervös, ängstlich, fürchten sich vor Nadeln, aber auch vor Belastungen und sind leicht erschöpft.

Als Kinder neigen sie zu häufigen Erkältungen, Hals- und Mittelohrentzündungen mit der Tendenz zur Vereiterung sowie zu verlangsamtem Knochenwachstum. Deshalb sind sie vielfach für ihr Alter zu klein und lernen langsam gehen oder sprechen. Sie können außerdem recht eigensinnig sein. Bei Säuglingen schließt sich die Schädelfontanelle oftmals zu langsam.

Potenzierung: D6 – D12

Bryonia alba (Weiße Zaunrübe)

Bryonia-Patienten verspüren bei der geringsten Bewegung eine Verschlimmerung ihrer Beschwerden.

Bryonia alba wirkt auf die Schleimhäute, die Eingeweide und die Muskulatur. Bryonia ist hilfreich bei vielen fieberhaften Erkrankungen, zum Beispiel bei Lungenentzündung, Bronchitis und Blinddarmreizung, aber auch bei rheumatischen Beschwerden, Gelenkschmerzen und -schwellungen, besonders wenn sie durch eine Entzündung der Gelenkhäute hervorgerufen werden.

Charakteristisch ist, dass Bryonia-Patienten sich nicht bewegen und nicht sprechen wollen, wenn sie krank sind. Sie sind gereizt und wollen ihre Ruhe haben. Bryonia hilft besonders gut bei heißen, entzündlichen Gelenkschwellungen mit stechenden oder reißenden Schmerzen, die sich bei der geringsten Bewegung verschlimmern.

Der Zustand verschlechtert sich durch Wärme, jede Bewegung und heißes Wetter. Rückenschmerzen nehmen bei plötzlichem Wetterumschwung zu.

Der Zustand verbessert sich durch Ruhe, Liegen oder Druck auf der schmerzhaften Seite und durch kalte Anwendungen.

Persönlichkeitsmerkmale: Bryonia wirkt besonders gut bei dunkelhaarigen Menschen mit eher dunklem Hautkolorit. Sie sind sehr

gewissenhaft, genau, neigen zu Reizbarkeit oder schlechter Laune und haben ein starkes Bedürfnis nach materieller Absicherung. Weil sie sogar eine ausgesprochene Furcht vor Armut haben, gilt ihr Hauptinteresse ihren geschäftlichen Angelegenheiten. Sogar wenn sie krank sind, sprechen sie davon. Sie haben oft das Bedürfnis, tief durchzuatmen und die Lunge zu dehnen.
Als Kinder wollen sie nicht gerne berührt oder getragen werden.

Potenzierung: D6 – D12

Rhus toxicodendron (Giftsumach)

Rhus toxicodendron beeinflusst das Bindegewebe, die Sehnen, Muskeln und Gelenke. Es zeigt starke heilende Effekte bei bläschenbildenden Hautausschlägen und rheumatischen Schmerzen, die von einer Steifheit der Gelenke begleitet sind, sowie bei einigen fieberhaften Erkrankungen. Auslöser für Beschwerden sind vielfach Zugluft nach dem Schwitzen, Nässe und körperliche Überanstrengung. Rhus ist ferner hilfreich bei Verrenkungen oder Verstauchungen. Auch Muskelrisse sprechen gut auf dieses Mittel an.

Rhus toxicodendron wirkt hauptsächlich bei Beschwerden, die durch kalte Luft, Nässe und körperliche Überanstrengung ausgelöst werden. Alle Beschwerden verschlimmern sich in Ruhe und bessern sich durch Bewegung.

Charakteristisch sind reißende Schmerzen, steife Gelenke und die Ruhelosigkeit, die alle Beschwerden begleitet. Der Rhus-Patient muss sich ständig bewegen, seine Lage oder Körperhaltung verändern, ansonsten werden seine Schmerzen unerträglich. Auffallend ist ein Knacken der Gelenke, beispielsweise im Kiefergelenk beim Kauen.

Der Zustand verschlechtert sich durch kalte Luft, Nässe, feuchtes regnerisches Wetter, nachts und in Ruhe.

Der Zustand verbessert sich durch warme Anwendungen, warmes, trockenes Wetter, Bewegung, Gehen und Gliederstrecken.

Persönlichkeitsmerkmale: Rhus toxicodendron wirkt besonders bei blonden oder brünetten Personen mit schwachem Bindegewebe. Sie haben – ähnlich wie Bryonia-Typen – Furcht vor Geldverlusten. Im Unterschied dazu sind sie ruhelos und brauchen bei Beschwerden viel Bewegung und Wärme. Sie sind eher fröhlich, können aber auch ängstlich sein und fürchten sich mitunter vor Geistern, vor Vergiftung oder bilden sich sogar ein, vergiftet zu werden.
Im Säuglingsalter leiden sie manchmal an Milchschorf.

Potenzierung: D6 – D12

Symphytum officinale (Beinwell)

Symphytum officinale ist – wie sein Name Beinwell schon sagt – ein hervorragendes Heilmittel für Knochenerkrankungen wie zum Beispiel Osteoporose, insbesondere aber für Knochenbrüche. Sie heilen unter seiner Einwirkung oft erstaunlich schnell und gut ab.

Charakteristisch sind stechende Schmerzen und eine hohe Empfindlichkeit der verletzten Bereiche. Schlecht heilende Frakturen, aber auch Schmerzen nach Amputation einer Gliedmaße sprechen in aller Regel ausgezeichnet auf Symphytum an.

Der Zustand verschlechtert sich durch Berührung und durch Sitzen.

Potenzierung: D2 – D12

Causticum (Hahnemannsches Ätzmittel ohne Kalium)

Die Beschwerden von Causticum-Patienten stehen in engem Zusammenhang mit Kummererlebnissen, z. B. dem Tod eines geliebten Menschen.

Causticum eignet sich besonders für sich allmählich entwickelnde rheumatische Beschwerden und Gelenkentzündungen. Auch langsam fortschreitende Lähmungserscheinungen gehören zu den Anwendungsgebieten von Causticum. Auslöser sind häufig tiefe Kummererlebnisse oder der Tod einer nahe stehenden Person.

Charakteristisch sind reißende Schmerzen der Glieder und Gelenke, die im warmen Bett nachlassen, ferner unruhige Beine und Verkürzung, Verhärtung oder Verkrampfung der Sehnen, besonders wenn der Kranke sich dabei ausgesprochen schwach oder wie gelähmt fühlt. Typisch ist, dass die Beschwerden des Causticum-Patienten bei schönem, klarem Wetter zunehmen.

Der Zustand verschlechtert sich bei schönem klarem Wetter, trockenem Wind, in kalter Luft sowie durch Erschütterung.

Der Zustand verbessert sich beim Warmwerden, vor allem während der Bettruhe.

Persönlichkeitsmerkmale: Causticum wirkt besonders gut bei brünetten Personen mit dunkel getöntem Teint, straffem Bindegewebe und fester Muskulatur. Causticum-Menschen sind mitfühlend, ein wenig sentimental und haben oft ein ausgeprägtes Gerechtigkeitsempfinden. Sie vertragen keine Kälte, weder äußerliche noch emotionale, und haben ein starkes Verlangen nach Sympathie und Zuwendung. Causticum-Persönlichkeiten leiden stark an den Folgen von Kummererlebnissen. Ihre Beschwerden entwickeln sich auffallend oft nach dem Verlust oder dem Tod einer nahe stehenden Person. Sie neigen außerdem zur Warzenbildung, vor allem im Gesicht. Als Kinder sind sie schwächlich, kränkeln leicht, widersprechen gerne, weinen aber beim geringsten Verdruss und fürchten sich oft vor Hunden.

Potenzierung: D4 – D12

Phosphor (Gelber Phosphor)

Phosphor ist ein großes homöopathisches Mittel bei Nervenschwäche, seelischen Verstimmungen und Labilität des vegetativen Nervensystems. Es wirkt auf den Stoffwechsel, auf entzündlich-gereizte Schleimhäute mit der Tendenz zur Eiterung, bei Gewebszerstörung und Blutungsneigung. Phosphor ist ferner hilfreich bei schwachen, zerbrechlichen Knochen.

Phosphor sollten große, schlanke Menschen in Betracht ziehen, die oft nervlich angespannt sind, ängstlich reagieren und große Furcht vor schweren Erkrankungen haben.

Charakteristisch sind eine ausgeprägte Schwäche der Knochen und Gelenke, Angst vor schweren Erkrankungen wie Krebs, Furcht vor Gewittern sowie eine Neigung zu Ohnmacht und Blutungen.

Der Zustand verschlechtert sich durch Wetterwechsel, Liegen auf der linken oder schmerzhaften Seite, bei Anstrengung und bei Gewitter.

Der Zustand verbessert sich durch Liegen auf der rechten Seite, kalte Speisen, im Freien und durch Schlaf.

Persönlichkeitsmerkmale: Phosphor hilft am besten bei großen, schlanken, eher schwächlichen Personen mit zarten Gliedern. Sie sind freundlich, mitfühlend, empfindsam und anderen zugewandt. Ihre Furcht vor einer schweren Erkrankung ist manchmal so stark ausgeprägt, dass sie als Hypochonder eingestuft werden. Gegen laute Geräusche sind sie überempfindlich. Deshalb besteht schon im Kindesalter eine große Furcht vor Gewittern, insbesondere dem Donner.

Potenzierung D6 – D12

Neben den genannten Mitteln kommen noch viele andere Homöopathika, insbesondere die großen Konstitutionsmittel infrage. Sie bringen jedoch nur dann eine Linderung, wenn die gewählte Arznei genau mit den charakteristischen Symptomen und Persönlichkeitsmerkmalen des Erkrankten übereinstimmt. Die Behandlung von Erkrankungen des Bewegungsapparates nach den Prinzipien der klassischen Homöopathie gestaltet sich jedoch oft als schwierig, da es sich meist um langwierige und häufig bereits fortgeschrittene Krankheitsprozesse handelt. Für die Selbstbehandlung ist es daher einfacher und auch sicherer, eine breiter wirkende Kombination verschiedener Homöopathika zu wählen.

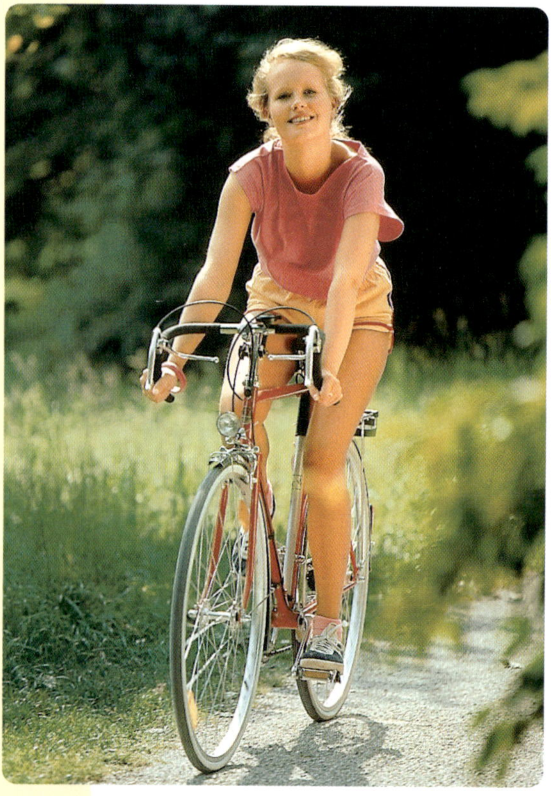

Körperliche Bewegung und sportliche Aktivität halten Muskeln und Gelenke in Schwung.

Rückenschmerzen und „Hexenschuss“

Menschen, die durch ihre berufliche Tätigkeit einer einseitigen Körperhaltung ausgesetzt sind, klagen häufig über Rückenschmerzen. Die Muskulatur verspannt sich, das Kreuz schmerzt, oder der gesamte Rücken wird vom langen Sitzen steif. Der Nacken- und Lendenbereich sind dabei besonders gefährdet. Kälte, Nässe und Zugluft begünstigen die Entstehung von Rückenschmerzen.

Muskelverspannungen im Nacken können auch die Ursache von Schulter-Arm-Beschwerden, Kopfschmerzen und Migräneanfällen sein (siehe Seite 36 und 37).

Eine abrupte Bewegung oder schweres Heben löst manchmal einen heftig einschießenden, stechenden Schmerz im Kreuz aus. Wie vom Blitz getroffen verharren die Betroffenen in der gerade ausgeführten Bewegung, es kommt zum Hartspann der Muskulatur im betroffenen Rückenbereich, und sie können nur unter großen Qualen – manchmal auch gar nicht – ihre aufrechte Haltung wieder einnehmen. Deshalb spricht man dabei auch vom „Hexenschuss“. Ursache ist eine Reizung der empfindlichen Gelenkstrukturen durch die plötzliche Belastung oder eine Schädigung der Bandscheibe. Auch Reizungen des Ischiasnervs mit ins Bein ausstrahlenden Schmerzen kann eine Bandscheibenschädigung zugrunde liegen.

Vorsicht

Auch eine entzündliche rheumatische Erkrankung, insbesondere der so genannte Morbus Bechterew, der langfristig zur völligen Versteifung der Wirbelsäule führt, kann Rückenschmerzen verursachen. Deshalb sollten Sie bei anhaltenden oder wiederkehrenden Beschwerden die Ursache vom Arzt abklären lassen. Mit Hilfe eines Röntgenbildes, gegebenenfalls auch einer Laboruntersuchung kann er eine solche Erkrankung ausschließen. Bei Lähmungserscheinungen oder plötzlichem Taubheitsgefühl im Bereich der Extremitäten müssen Sie ohne Zeitverzug zum Arzt. Dann haben Sie möglicherweise einen Bandscheibenvorfall, der einen Nerv reizt und unbedingt behandelt werden muss, andernfalls drohen bleibende Schäden.
Treten Nackenschmerzen als Folge eines Unfalls, als so genanntes Schleudertrauma, auf, müssen Sie ebenfalls den Arzt aufsuchen, damit er eine Beschädigung oder einen Bruch im Bereich der Halswirbelsäule ausschließen kann. Selbst ein kleiner Knochenriss in einem Halswirbel kann gefährlich werden, weil der Wirbel bei Bewegung oder erneuter Belastung vollständig brechen kann.

Welche Komplexmittel helfen?

Eine Kombination, die Ihnen bei *Rückenschmerzen, Schmerzen im Bereich der Lendenwirbelsäule, bei Ischiasbeschwerden und Hexenschuss* helfen kann, enthält Rhus toxicodendron Oligoplex. Seine Inhaltsstoffe wirken auf das Bindegewebe, fördern den Knochenstoffwechsel, lindern Entzündungsprozesse und Schmerzen.

Rhus toxicodendron Oligoplex

▶ **Rhus toxicodendron D4** (Giftsumach) beeinflusst das Bindegewebe, die Sehnen, Muskeln und Gelenke. Es zeigt heilende Effekte bei rheumatischen Schmerzen, die von Steifheit der Gelenke begleitet sind. Auslöser für Beschwerden sind vielfach Zugluft nach Schwitzen, Nässe und körperliche Überanstrengung. Rhus ist hilfreich, wenn Beschwerden durch Heben eines schweren Gewichtes, durch Verrenkung oder Verstauchung entstanden sind. Auch Muskelrisse sprechen gut auf dieses Mittel an. Typisch sind reißende Schmerzen, steife Gelenke und eine Ruhelosigkeit, die alle Beschwerden begleitet. Der Rhus-Patient braucht viel Wärme und muss sich ständig bewegen oder wenigstens seine Lage und Körperhaltung verändern, ansonsten werden seine Schmerzen unerträglich.

Bitte beachten Sie:
In Schwangerschaft und Stillzeit, bei Störung der Nierenfunktion, Alkoholkranken sowie bei Überempfindlichkeit gegen Giftsumachgewächse, Salicylate und Terpentin darf Rhus toxicodendron Oligoplex nicht eingenommen werden. Auch bei Säuglingen und Kleinkindern dürfen Sie dieses Mittel nicht anwenden. Wenn Sie während der Einnahme einen vermehrten Speichelfluss beobachten, müssen Sie das Mittel absetzen.

▶ **Bryonia alba D3** (Weiße Zaunrübe) wirkt auf Schleimhäute, Eingeweide und Muskulatur. Bryonia ist hilfreich bei rheumatischen Beschwerden mit stechenden oder reißenden Schmerzen sowie bei Gelenkschwellungen, die durch eine Entzündung der Gelenkhäute hervorgerufen sind. Die Gelenke fühlen sich heiß an und schmerzen bei der geringsten Bewegung. Bryonia-Patienten sind reizbar, wollen ihre Ruhe haben und mögen sich weder bewegen noch sprechen.

▶ **Mercurius sublimatus corrosivus D5** (Quecksilberchlorid) hilft bei Entzündungen und hat einen günstigen Effekt auf die Ausscheidungsleistung der Niere.

▶ **Oleum Gaultheriae D2** (Wintergrünöl) ist angezeigt bei entzündlichen rheumatischen Erkrankungen, Ischiasbeschwerden und anderen Nervenschmerzen, ferner bei Entzündungen und beeinträchtigter Funktion der Nieren.

▶ **Oleum Terebinthinae D3** (Terpentinöl) wirkt besonders auf blutende Schleimhäute sowie bei brennenden Rückenschmerzen in der Nierenregion.

▶ **Salix alba D1** (Silberweide) hat eine entzündungshemmende, schmerzlindernde Wirkung bei allen entzündlichen Erkrankungen, insbesondere im Bereich des Bewegungsapparates.

Dosierung:
- **Bei akuten Beschwerden: an den ersten beiden Tagen 3-mal täglich 40 Tropfen einnehmen**
- **Danach 3-mal täglich 20 Tropfen auf 1 EL Wasser vor dem Essen einnehmen, bis die Beschwerden abklingen.**

Bitte beachten Sie:

Nicht anwenden in der Schwangerschaft, bei Kindern, Alkoholkranken sowie bei Überempfindlichkeit gegen Terpentinöl. Zu Beginn der Behandlung können eine gesteigerte Harnproduktion und Schweißbildung auftreten. Dies deutet auf eine verstärkte Ausscheidung von Stoffwechselschlacken hin und ist als günstige Reaktion des Körpers zu werten.

Berberis Oligoplex

Es hat sich bewährt, Rhus toxicodendron Oligoplex im täglichen Wechsel mit Berberis Oligoplex einzunehmen. Diese Komposition enthält zusätzlich Arzneien, die das Bindegewebe von *Stoffwechselschlacken* befreien und dadurch den Heileffekt unterstützen.

▶ **Berberis D2** (Berberitze) ist ein Heilmittel für Gicht, rheumatische Schmerzen in Armen und Beinen, Kreuzschmerzen, Hexenschuss und zeigt eine starke Wirkung auf die Harnorgane. Harnwegsprobleme, die mit Gelenkbeschwerden verbunden sind, sprechen deshalb besonders gut auf dieses Mittel an. Der Berberis-Patient hat stechende Schmerzen im Rücken. Während des Wasserlassens strahlen die Missempfindungen in die Lenden- und Oberschenkelregion aus. Typisch für dieses Mittel sind weiterhin stark wechselnde Zustände und Beschwerden, beispielsweise eine verminderte Harnmenge abwechselnd mit Harnflut.

▶ **Abrotanum D1** (Eberraute) ist geeignet bei Gicht, rheumatischen Beschwerden, Schwäche, Steifigkeit und Lahmheit des Rückens; ferner bei Abmagerung – trotz guten Appetits –, insbesondere wenn die untere Körperhälfte oder die Beine betroffen sind.

▶ **Colchicum D4** (Herbstzeitlose) ist ein wichtiges Heilmittel bei Gicht, Gelenkentzündungen und reißenden Gliederschmerzen. Es wirkt besonders auf das Muskelgewebe, die Knochen- und Gelenkhäute. Als eines der Leitsymptome für Colchicum gilt, dass Bewegung und Berührung der schmerzenden Gelenke unerträglich sind.

▶ **Colocynthis D4** (Koloquinte) löst kolikartige quälende Bauchschmerzen, bei denen der Kranke sich krümmen muss und lindert Muskelschmerzen, die als krampfend oder zusammenschnürend empfunden werden.

▶ **Gnaphalium polycephalum D3** (Vielköpfiges Ruhrkraut) ist hilfreich bei Rheumabeschwerden und Ischiasschmerzen mit Taubheitsgefühl im betroffenen Bein, besonders wenn die Betroffenen gleichzeitig zu Durchfall und häufigem Wasserlassen neigen.

▶ **Ledum D3** (Sumpfporst) ist ein bedeutendes Heilmittel bei Beschwerden nach Stichverletzungen, insbesondere nach Insektenstichen. Schlüsselsymptom ist, dass die verwundeten Körperteile kalt sind. Ledum hat aber auch einen deutlichen Einfluss auf rheumatische Schmerzen und Gelenkentzündungen.

▶ **Nux vomica D4** (Brechnuss) ist eines der Hauptmittel für krampfartige Schmerzen im Bereich der Verdauungsorgane und der Harnwege, hilft aber auch bei brennenden Rückenschmerzen und Schulter-Arm-Beschwerden. Es ist die ideale Arznei, wenn Stress, Schlafmangel, Überarbeitung und Ärger, aber auch nasse Füße die Auslöser waren.

▶ **Oleum Terebinthinae D3** (Terpentinöl) siehe Seite 280.

Dosierung:
- **Anfangs: für 2 Tage 3-mal täglich 40 Tropfen**
- **Danach: 3-mal täglich 20 Tropfen auf 1 EL Wasser vor dem Essen einnehmen, bis die Beschwerden abklingen**

Ledum Oligoplex

Leiden Sie überwiegend an witterungsbedingten *Schmerzen und Steifigkeit des Rückens*, so ist die in Ledum Oligoplex enthaltene Kombination geeignet, um Ihre Beschwerden zu lindern. Seine homöopathischen Wirkstoffe lindern rheumatische Schmerzen, insbesondere wenn sie durch feuchtes Wetter ausgelöst werden. Sie fördern außerdem die Ausscheidung von Stoffwechselprodukten.

Bitte beachten Sie:
Während der Schwangerschaft darf Ledum Oligoplex nicht eingenommen werden.

Dosierung:
3-mal täglich 15 Tropfen auf 1 EL Wasser vor dem Essen einnehmen

▶ **Ledum D3** (Sumpfporst) siehe Seite 281.

▶ **Bryonia alba D3** (Weiße Zaunrübe) siehe Seite 280.

▶ **Colchicum D4** (Herbstzeitlose) siehe Seite 281.

▶ **Dulcamara D3** (Bittersüß) ist heilsam bei rheumatischen Schmerzen, aber auch vielen anderen Beschwerden, die durch feuchte Kälte ausgelöst werden und sich bei jedem Wechsel zu kalter Witterung verschlimmern.

▶ **Gnaphalium polycephalum D2** (Vielköpfiges Ruhrkraut) siehe Seite 281.

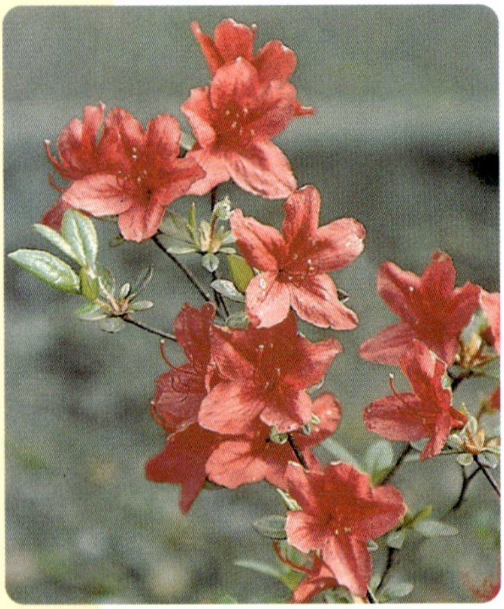

Rhododendron (Goldgelbe Alpenrose)

▶ **Natrium nitricum D3** (Natriumnitrat) ist ein bedeutendes Homöopathikum bei Grippe-Erkrankung und entzündlichen Prozessen, die zur Blutung neigen.

▶ **Rhododendron D3** (Goldgelbe Alpenrose) wirkt auf viele unterschiedliche Körperbereiche. Es wird in der Homöopathie eingesetzt bei rheumatischen Erkrankungen, Nerven- und Kopfschmerzen, Gedächtnisstörungen, Verdauungsproblemen und Nierenerkrankungen. Auch auf die männlichen Geschlechtsorgane zeigt es eine kräftige Wirkung. Leitsymptom für dieses Mittel ist, dass die Beschwerden beim Herannahen eines Sturms oder eines Gewitters aufkommen oder sich verschlimmern.

Ranunculus Oligoplex

Wenn Ihre Beschwerden sich primär als *Nackenschmerzen* ausdrücken, kann Ihnen die homöopathische Komposition von Ranunculus Oligoplex helfen. Darin sind Arzneien zusammengestellt, die sich insbesondere bei Verschleißerscheinungen der Halswirbelsäule, Muskelverspannungen und *Schulter-Arm-Beschwerden* bewährt haben.

▶ **Ranunculus bulbosus D3** (Knollenhahnenfuß) wirkt insbesondere auf das Muskelgewebe, die Haut und ist ein Heilmittel gegen die Folgen sitzender Lebensweise. Es hilft aber auch bei Beschwerden, die durch Alkoholmissbrauch verursacht sind. Ranunculus löst Verspannungen der Muskulatur im Bereich des gesamten Schultergürtels und Brustbereichs, vor allem wenn diese sich wie geprellt anfühlen und die Beschwerden von Frösteln begleitet sind. Eines der

Leitsymptome für Ranunculus ist ein Muskelschmerz am unteren Rande des Schulterblattes.

▶ **Aconitum D4** (Blauer Eisenhut) wirkt bei plötzlich einsetzenden hoch fieberhaften Erkrankungen, die von starker Unruhe, Angst, oft auch der Furcht zu sterben, begleitet sind. Aber auch bei rheumatischen Beschwerden mit schießenden Schmerzen oder Lahmheitsgefühl in Armen und Beinen ist Aconitum nützlich. Auslöser sind meist kaltes windiges Wetter, Furcht, Schreck oder ein Schockerlebnis.

▶ **Actaea D3** (Christophskraut) ist ein wirksames Rheumamittel, besonders wenn die kleinen Gelenke, zum Beispiel die Finger- und Handgelenke, betroffen sind. Charakteristisch sind gerötete, geschwollene Gelenke und eine leichte Ermüdbarkeit der Gliedmaßen.

▶ **Aesculus D1** (Rosskastanie) fördert den Blutfluss in gestauten Venen und findet deshalb in erster Linie Anwendung bei Hämorrhoiden. Es ist angezeigt bei tief sitzenden Rückenschmerzen, die sich beim Bücken verschlimmern, sowie bei Schulterbeschwerden mit in die Arme einschießenden Schmerzen.

▶ **Bryonia alba D4** (Weiße Zaunrübe) siehe Seite 280.

▶ **Gelsemium D4** (Wilder Jasmin) hilft bei dumpfen, meist plötzlich einsetzenden Schmerzen im hinteren Bereich des Kopfes und im Nacken, die von Schwindel und Benommenheit begleitet sind. Beschwerden, die durch Angst, Schreck, schlechte Nachrichten oder Erwartungsspannung ausgelöst werden, sprechen besonders gut auf Gelsemium an. Es ist deshalb ein hervorragendes Mittel bei „Lampenfieber", aber auch wenn eine Grippe die Ursache starker Kopf- und Gliederschmerzen ist.

▶ **Rhododendron D4** (Goldgelbe Alpenrose) siehe Seite 282.

Dosierung:
3-mal täglich 15 Tropfen auf 1 EL Wasser vor dem Essen einnehmen

Allgemeine Empfehlungen

Regelmäßige Bewegung und Entspannungsübungen können Rückenschmerzen vorbeugen.
Um akute Beschwerden zu lindern, können Sie ein warmes Rheumabad nehmen, zum Beispiel mit Heublumen- oder Moorextraktzusatz.
Bei Hexenschuss helfen Wärme, Ruhe und Entspannung, um den Muskelhartspann wieder zu lösen.
Achten Sie beim Liegen darauf, dass die Lendenwirbelsäule möglichst gerade und gestreckt auf einer nicht zu weichen Unterlage aufliegt.

Andere Komplexmittel:

Rheuma-Hevert® Tropfen, enthält:

Aconitum D4, Bryonia D4, Dulcamara D3, Gnaphalium D2, Ledum D3, Nux vomica D4, Ranunculus D3, Rhus toxicodendron D4, Spiraea D2, Tartarus stibiatus D3

Sponwiga Tropfen, enthält:

Apis D3, Berberis D2, Carica Papaya D2, Calcium phosphoricum D6, Colocynthis D4, Ilex aquifolia DØ, Ledum D2, Silicea D6, Symphytum D8

Tennisarm

Durch Überbeanspruchung kann sich das Ellenbogengelenk entzünden und zu starken Schmerzen führen. Sie können so heftig sein, dass sie die Beweglichkeit des betroffenen Armes erheblich beeinträchtigen. Oft muss das Gelenk dann für längere Zeit ruhig gestellt werden. Weil diese Erscheinung besonders häufig durch die Schlagbewegung beim Tennisspielen ausgelöst wird, spricht man bei diesen Beschwerden auch vom „Tennisarm".

Es können jedoch auch andere andauernde Fehlbelastungen des Gelenkes dazu führen. Selbst Büroarbeit kann bei einseitiger Überbeanspruchung des Ellenbogengelenkes mitunter entzündliche Erscheinungen verursachen.

Welche Komplexmittel helfen?

Eine Kombination, die Ihnen bei vielen Gelenkerkrankungen und auch beim *Tennisarm* helfen kann, ist Rhus toxicodendron Oligoplex. Seine Inhaltsstoffe wirken auf das Bindegewebe, fördern den Knochenstoffwechsel, lindern Entzündungsprozesse und Schmerzen.

Bitte beachten Sie:
die auf Seite 279 angegebenen Gegenanzeigen.

Rhus toxicodendron Oligoplex – (Näheres dazu auf Seite 279)

- **Rhus toxicodendron D4** (Giftsumach)
- **Bryonia alba D3** (Weiße Zaunrübe)
- **Mercurius sublimatus corrosivus D5** (Quecksilberchlorid)
- **Oleum Gaultheriae D2** (Wintergrünöl)
- **Oleum Terebinthinae D3** (Terpentinöl)
- **Salix alba D1** (Silberweide)

Dosierung:
- Bei akuten Beschwerden: an den ersten beiden Tagen 3-mal täglich 40 Tropfen einnehmen.
- Danach 3-mal täglich 20 Tropfen auf 1 EL Wasser vor dem Essen einnehmen.

Allgemeine Empfehlungen

Wenn das Gelenk entzündet ist und stark schmerzt, helfen kühlende Umschläge oder Gele. In diesem Zustand sollten Sie das Gelenk weitgehend entlasten. Dies gelingt durch Anlegen einer Stützbandage oder Gelenkmanschette.

Danach kann die Muskulatur durch sanfte Massagen und ausgewogene gymnastische Übungen gelockert und gleichzeitig gestärkt werden. Meiden Sie vor allem – sofern es möglich ist – eine fortgesetzte Fehlbelastung des Gelenks.

Arthrose und Gelenkprobleme

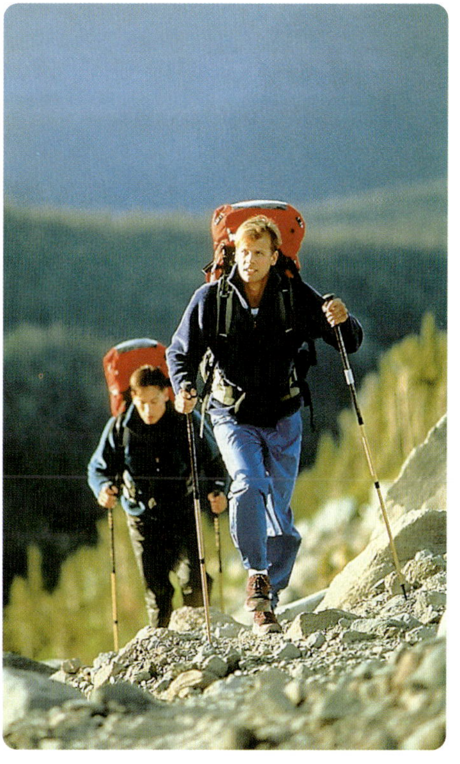

Regelmäßige Bewegung ist das beste Mittel, um dem Gelenkverschleiß vorzubeugen. Überbelastung schadet jedoch.

Die Arthrose entsteht durch Abnutzung des Gelenkknorpels. Betroffen sind meist die am stärksten belasteten Gelenke unseres Körpers, nämlich das Knie- und Hüftgelenk. Sie müssen nicht nur das gesamte Körpergewicht tragen, sondern werden auch beim Treppensteigen, Springen, Hüpfen und Laufen am meisten beansprucht. Bei Menschen, die ihre Fingergelenke überstrapazieren müssen, kann die Arthrose auch dort auftreten. Dabei kommt es zu typischen Knötchen und Verdickungen an den Fingerend- und Mittelgelenken.

Aber nicht nur Überbeanspruchung, sondern auch Bewegungsmangel kann zur Entstehung einer Arthrose beitragen, weil dann die Gelenkschmiere nicht ausreichend über den Knorpel verteilt wird.

Wenn die Knorpeloberfläche erst einmal aufgerieben ist, kann sich ein Gelenk auch entzünden und den Gelenkknorpel weiter zerstören, den darunterliegenden Knochen in Mitleidenschaft ziehen, bis das Gelenk schließlich versteift. Deshalb sollten Sie einer Arthrose rechtzeitig vorbeugen.

Übergewicht, ständige Überlastung eines Gelenkes, beispielsweise beim Leistungssport oder durch schwere körperliche Arbeit, sowie angeborene Fehlstellungen der Beine (X- oder O-Beine) begünstigen die Entstehung der Arthrose. Ebenso können eine Wirbelsäulenver-

krümmung (Skoliose) und ein schlecht verheilter Knochenbruch die Auslöser sein.
In manchen Fällen können Gelenkschmerzen auch durch einen Reizzustand oder durch feuchte Witterung ausgelöst werden, ohne dass eine Arthrose vorliegt. Die Schmerzen wandern dabei häufig von einem Gelenk zum anderen.

Vorsicht

Eine entzündliche rheumatische Erkrankung kann ähnliche Beschwerden wie eine Arthrose verursachen. Bei anhaltenden Schmerzen oder wenn das Gelenk anschwillt, sich warm anfühlt und die darüber liegende Haut sich rötet, sollten Sie unbedingt den Arzt zu Rate ziehen, damit er durch entsprechende Untersuchungen die Ursache Ihrer Beschwerden feststellen kann.
Im Falle einer entzündlich-rheumatischen Gelenkerkrankung wird er Ihnen entsprechende Medikamente verschreiben. Sie können die ärztliche Behandlung jedoch mit homöopathischen Mitteln unterstützen.

Welche Komplexmittel helfen?

Eine Kombination, die bei *Arthrose* empfohlen werden kann, enthält Rhus toxicodendron Oligoplex. Seine homöopathischen Inhaltsstoffe wirken auf das Bindegewebe, fördern den Knochenstoffwechsel, lindern Entzündungsprozesse und Schmerzen.

Bitte beachten Sie:
die auf Seite 279 angegebenen Gegenanzeigen.

Rhus toxicodendron Oligoplex – siehe Seite 279

- **Rhus toxicodendron D4** (Giftsumach)
- **Bryonia alba D3** (Weiße Zaunrübe)
- **Mercurius sublimatus corrosivus D5** (Quecksilberchlorid)
- **Oleum Gaultheriae D2** (Wintergrünöl)
- **Oleum Terebinthinae D3** (Terpentinöl)
- **Salix alba D1** (Silberweide)

Dosierung (siehe auch Seite 279):
- **Bei akuten Beschwerden: an den ersten beiden Tagen 3-mal täglich 40 Tropfen einnehmen.**
- **Danach 3-mal täglich 20 Tropfen auf 1 EL Wasser vor dem Essen einnehmen**

Spiraea Oligoplex

Wenn Sie an *Arthrose* leiden und bemerken, dass sich das *Gelenk zu entzünden* beginnt, empfiehlt sich die zusätzliche Einnahme der in Spiraea Oligoplex enthaltenen Homöopathika. Sie hemmen entzündliche Gelenkprozesse und schwemmen Stoffwechselschlacken aus. Sie eignen sich auch zur Unterstützung der ärztlichen Behandlung bei entzündlich-rheumatischen Erkrankungen. Allerdings sollten Sie dann die geplante Einnahme vorher mit Ihrem Arzt besprechen.

▶ **Spiraea ulmaria D3** (Mädesüß) hat eine ausgeprägte Wirkung auf die Harnorgane, fördert die Ausscheidungsleistung der Niere und wirkt Ablagerungen in den Harnwegen entgegen. An den Gliedmaßen löst dieses Homöopathikum schmerzhafte Muskelkrämpfe, vor allem wenn sie beim Versuch, etwas Schweres zu heben, auftreten. Spiraea beseitigt ein Schweregefühl in den Beinen und hilft ferner bei einem brennenden oder drückenden Einschnürungsgefühl in der Speiseröhre.

Bitte beachten Sie:
Bei bekannter Überempfindlichkeit gegen Chinin sollten Sie Spiraea Oligoplex nicht anwenden.

▶ **Asa foetida D3** (Stinkasant) lindert Schmerzen, wenn der Knochen aufgerieben ist und eine beginnende Zerstörung der Knochenstruktur einsetzt. Merkmale für dieses homöopathische Mittel sind eine große Empfindlichkeit der betroffenen Gelenke und Aufgetriebenheit des Bauches.

▶ **China D2** (Chinarinde) ist ein Heilmittel bei Schwäche, nervöser Reizbarkeit und eignet sich für viele Beschwerden, die durch Verlust von Körpersäften entstanden sind. Es hilft besonders gut bei langwierigen, chronischen Erkrankungen, Gicht sowie bei Schwellungen, Schmerzen und hochgradiger Berührungsempfindlichkeit der Glieder und Gelenke.

▶ **Convallaria majalis D4** (Maiglöckchen) entfaltet seine Wirkung primär am Herzen, beseitigt Wasseransammlungen im Gewebe und fördert den Blutfluss.

▶ **Kalmia D3** (Berglorbeer) ist ein ausgezeichnetes Rheumamittel, besonders wenn gleich mehrere Gelenke entzündet, heiß, gerötet und geschwollen sind. Es eignet sich für blitzartig einschießende, teils wandernde Schmerzen mit Taubheitsgefühl und für lang anhaltende fieberhafte Zustände.

▶ **Lycopus virginicus D 3** (Virginischer Wolfstrapp) entfaltet seine Hauptwirkung an den Herz-Kreislauf-Organen und der Schilddrüse. Es senkt den Blutdruck, beruhigt den Herzschlag und kräftigt den Herzmuskel. Rheumatische Beschwerden, die mit Herzsymptomen verbunden sind, sprechen besonders gut auf dieses Mittel an.

▶ **Melissa D1** (Melisse) hat eine beruhigende Wirkung bei nervöser Übererregbarkeit.

Dosierung:
- **Bei akuten Beschwerden: für die Dauer von 2 Tagen 8-mal täglich 15 Tropfen einnehmen.**
- **Danach: 5-mal täglich 15 Tropfen auf 1 EL Wasser vor dem Essen einnehmen**

Bitte beachten Sie:

Bei Störungen der Nierenfunktion, in Schwangerschaft und Stillzeit sowie bei Säuglingen und Kleinkindern darf Urtica Oligoplex nicht angewandt werden.

Urtica Oligoplex

Wenn Sie überwiegend an *wandernden Gelenkschmerzen* leiden, ist Urtica Oligoplex ein geeignetes Mittel, um die Beschwerden zu lindern. Es enthält mehrere Homöopathika, die eine hervorragende Heilwirkung auf die Gelenke und ihre umgebenden Gewebestrukturen entfalten. Sie haben sich bei rheumatischen Erkrankungen bewährt und lindern witterungsbedingte Gelenkbeschwerden.

▶ **Urtica D3** (Brennnessel) ist ein Heilmittel für rheumatische Beschwerden und Gicht. Besonders Gelenkbeschwerden, die von nesselartigen Ausschlägen begleitet sind, sprechen gut auf dieses Mittel an. Leitsymptome sind Schmerzen in Schultermuskulatur, Knöcheln und Handgelenken, ebenso juckende Hautausschläge mit brennender Hitze sowie Taubheitsgefühl oder Ameisenlaufen in den betroffenen Körperteilen. Darüber hinaus eignet sich dieses Mittel für Durchfälle und Beschwerden, die nach dem Verzehr von Muscheln auftreten, sowie für die Behandlung von Verbrennungen und Verbrühungen. Urtica wirkt besonders gut, wenn sich Beschwerden durch Schneeluft, Berührung, in kühler feuchter Witterung und durch Wasser verschlimmern. Im Übrigen ist Urtica auch hilfreich bei Windpocken.

▶ **Bryonia alba D3** (Weiße Zaunrübe) wirkt auf Schleimhäute, Eingeweide und Muskulatur. Bryonia ist hilfreich bei rheumatischen Beschwerden mit stechenden oder reißenden Schmerzen sowie bei Gelenkschwellungen, die durch eine Entzündung der Gelenkhäute hervorgerufen sind. Die Gelenke fühlen sich heiß an und schmerzen bei der geringsten Bewegung. Bryonia-Patienten sind reizbar, wollen ihre Ruhe haben und mögen sich weder bewegen noch sprechen.

Dosierung:
3-mal täglich 15 Tropfen auf 1 EL Wasser vor dem Essen einnehmen

▶ **Guajacum D2** (Pockholzbaum) entfaltet wirksame Heileffekte auf das Bindegewebe und eignet sich hervorragend zur Behandlung von akuten Gelenkentzündungen, rheumatischen Beschwerden und Wachstumsschmerzen bei Kindern. Leitsymptome für Guajacum sind stechende Schmerzen und ein Hitzegefühl in den Gliedmaßen sowie ein steifer schmerzender Nacken-Schulter-Bereich.

▶ **Mercurius sublimatus corrosivus D4** (Quecksilberchlorid) hilft bei Entzündungen und hat einen günstigen Effekt auf die Ausscheidungsleistung der Niere.

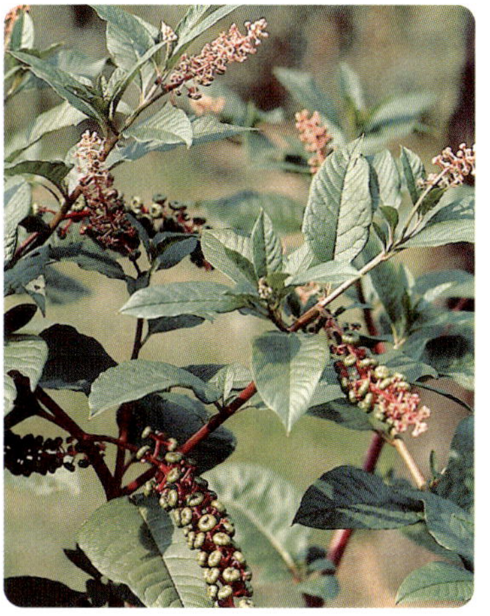

Phytolacca decandra (Kermesbeere)

▶ **Phytolacca decandra D1** (Kermesbeere) hilft bei entzündeten Drüsen, beeinflusst aber auch Knochen, Muskulatur und die Schleimhäute. Es findet Anwendung bei Rheuma, Mandelentzündungen und Arthritis. Leitsymptome sind Steifheit der Gelenke, Schwäche und Wundschmerz der Muskulatur. Phytolacca eignet sich besonders gut für rechtsseitige Beschwerden.

▶ **Ruta D3** (Weinraute) wirkt auf die Knochenhäute, den Knorpel, die Augen und Sehnen. Charakteristisch sind Schmerzen in den Sehnen, wenn die Glieder gestreckt werden.

▶ **Spiraea ulmaria D3** (Mädesüß) hat eine ausgeprägte Wirkung auf die Harnorgane, fördert die Ausscheidungsleistung und wirkt Ablagerungen in den Harnwegen entgegen. An den Gliedmaßen löst das Homöopathikum schmerzhafte Muskelkrämpfe, vor allem wenn sie beim Versuch, etwas Schweres zu heben, auftreten. Spiraea beseitigt Schweregefühl in den Beinen und hilft ferner bei brennendem oder drückendem Einschnürungsgefühl der Speiseröhre.

Allgemeine Empfehlungen

Regelmäßige, aber mäßige und vor allem ausgewogene körperliche Bewegung ist das beste Mittel, um Ihre Gelenke in „Schwung" zu halten und einer Arthrose vorzubeugen. Dadurch wird der Knorpel besser ernährt. Darüber hinaus verleiht eine gekräftigte Muskulatur dem Gelenk zusätzlichen Halt.
Wenn Sie bereits an einer Arthrose leiden, sollten Sie das Gelenk ebenfalls bewegen, aber viel vorsichtiger und dabei nie über die Schmerzgrenze hinausgehen.
Ein entzündetes Gelenk braucht hingegen erst einmal Ruhe, bis die akute Entzündung abgeklungen ist.

Wichtig ist, das Körpergewicht auf ein normales Maß zu reduzieren, um Knie- und Hüftgelenke nicht unnötig zu belasten. Falsche oder übermäßige Belastung, insbesondere abrupte Drehbewegungen im Rahmen bestimmter Sportarten, wirken sich ungünstig auf die Gelenke aus und sind bei Arthrose besser zu vermeiden. Dazu gehören beispielsweise Ski fahren, Fußball oder Tennis spielen. Geeignet sind vielmehr Spaziergänge, da deren Tempo der jeweiligen Belastbarkeit sehr gut angepasst werden kann, ferner Schwimmen, Gymnastik oder Rad fahren, sofern es sich nicht um „Gewalt-Touren" handelt.

Andere Komplexmittel:

rheuma-Loges® Tropfen, enthält:

Berberis DØ, Ledum D2, Thuja D1, Rhus toxicodendron D3, Colchicum D4, Formica rufa D4, Lithium carbonicum D6

Rheumaselect® Tropfen, enthält:

Rhus toxicodendron D4, Bryonia D4, Nux vomica D4, Berberis D4, Ledum D4

Muskelbeschwerden

Ein Muskelkater wird durch eine „Übersäuerung" des Muskels hervorgerufen. Bei einem untrainierten Muskel bildet sich unter starker Belastung Milchsäure, die sich im Gewebe anhäuft.

Bei feuchter Witterung, Kälte oder Zugluft, aber auch durch einseitige (Fehl-)Haltung können sich die Muskeln verspannen. Die Folge sind Schmerzen, manchmal auch eine Bewegungseinschränkung oder die Bildung kleiner Verhärtungen im Muskelgewebe, die auch als Myogelosen bezeichnet werden. Von schmerzhaften Verspannungen besonders häufig betroffen ist die Nackenmuskulatur (siehe Seite 278 und 282).

Wird ein untrainierter Muskel ungewohnt starker Belastung ausgesetzt, häufen sich Stoffwechselprodukte im Gewebe an. Der Muskel „übersäuert", wenn diese Produkte nicht schnellstmöglich wieder abtransportiert werden. Ermüdungsgefühl und Muskelschwäche sind die Folge.

Wird die Belastung fortgesetzt, kommt es zum bekannten Phänomen des „Muskelkaters". Für die vielfach sehr heftigen Schmerzen sind vermutlich winzige Risse und Verletzungen des Gewebes mitverantwortlich, die eine leichte Entzündung im Muskel verursachen.

Bei Verletzungen, einem Stoß oder Sturz kann es zu einer Muskelprellung kommen. Weil dabei Blut über verletzte Gefäße in das Gewebe eintritt, macht sie sich neben Schmerzen meist als blauer Fleck (Hämatom) bemerkbar.

Vorsicht

Auch schwere Erkrankungen des Bindegewebes und der Muskulatur, ebenso wie bestimmte Nervenleiden, können Muskelschmerzen verursachen. Bei anhaltenden Beschwerden oder wenn Sie einen Schwund oder Verkümmerung bestimmter Muskelpartien bemerken, sollten Sie dringend Ihren Arzt zu Rate ziehen.

Welche Komplexmittel helfen?

Wenn Sie an *reißenden Schmerzen der Muskulatur* oder an *Muskelverspannungen* leiden, kann die in Ranunculus Oligoplex enthaltene Kombination Ihre Beschwerden lindern. Darin sind Arzneien zusammengestellt, die sich insbesondere bei Verschleißerscheinungen der Gelenke und bei Muskelverspannungen bewährt haben.

Ranunculus Oligoplex – (Näheres dazu auf Seite 282)

- **Ranunculus bulbosus D3** (Knollenhahnenfuß)
- **Aconitum D4** (Blauer Eisenhut)
- **Actaea D3** (Christophskraut)
- **Aesculus D1** (Rosskastanie)
- **Bryonia alba D4** (Weiße Zaunrübe)
- **Gelsemium D4** (Wilder Jasmin)
- **Rhododendron D4** (Goldgelbe Alpenrose)

Dosierung:
3-mal täglich 15 Tropfen auf 1 EL Wasser vor dem Essen einnehmen

Calendula Oligoplex

Die in Calendula Oligoplex enthaltene Komposition homöopathischer Arzneien ist in der Lage, die Schmerzen bei *Muskelkater* und *Muskelprellung* günstig zu beeinflussen. Diese Mittel haben einen ausgeprägten Effekt bei Verletzungen; sie fördern die Durchblutung, den Abtransport von abgestorbenen Muskelzellen und unterstützen die Wundheilung.

Bitte beachten Sie:
Bei Schilddrüsenerkrankungen nicht ohne ärztlichen Rat anwenden.

- **Calendula D2** (Ringelblume) ist eine Arznei für offene Wunden, die nicht heilen wollen. Es fördert eine gesunde Wundheilung und findet deshalb seine hauptsächliche Anwendung bei Verletzungen.
- **Bellis perennis D2** (Gänseblümchen) hat eine ausgeprägte Heilwirkung auf die Muskelfasern und Blutgefäße. Es lindert Schmerzen und Prellungsgefühl der Muskulatur und ist ein hervorragendes Mittel bei Blutergüssen sowie Verletzungen tief liegender Gewebestrukturen, bei denen auch Nerven in Mitleidenschaft gezogen sind.
- **Euphorbia cyparissias D4** (Zypressen-Wolfsmilch) hat einen besonderen Effekt bei Hautreizungen und rheumatischen Schmerzen, die in Ruhe auftreten und mit lähmender Schwäche der Muskeln verbunden sind.

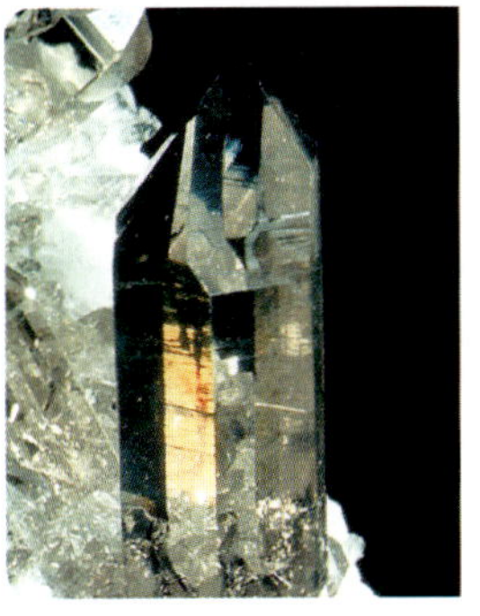

Calendula (Ringelblume)

▶ **Hamamelis D2** (Virginische Zaubernuss) beseitigt Blutstauungen in den Venen. Das Homöopathikum dichtet die Adern ab und fördert die Heilung offener schmerzender Wunden, besonders wenn der Körper durch Blutverluste geschwächt ist, beispielsweise nach einer Operation.

▶ **Millefolium D2** (Schafgarbe) stillt Blutungen unterschiedlicher Ursache, vor allem wenn das Blut eine hellrote Farbe aufweist. Verletzungen infolge eines Sturzes aus der Höhe sprechen im Allgemeinen gut auf dieses Mittel an.

▶ **Phosphorus D6** (Gelber Phosphor) ist ein großes homöopathisches Mittel bei Nervenschwäche, seelischen Verstimmungen und Labilität des vegetativen Nervensystems. Es wirkt auf den Stoffwechsel, hilft bei Entzündungen, Eiterungen und zerbrechlichen Knochen, ferner bei entzündlich-gereizten Schleimhäuten mit der Tendenz zur Gewebszerstörung und Blutungsneigung.

▶ **Sanguinaria D2** (Kanadische Blutwurz) beeinflusst die Schleimhäute und beseitigt Blutandrang in den Adern. Es eignet sich vor allem für Verdauungsstörungen, Gefäßerkrankungen, rheumatische Muskelschmerzen, Störungen der weiblichen Regelblutung und Beschwerden in den Wechseljahren.

▶ **Spongia D4** (Gerösteter Meerschwamm) hat eine ausgeprägte Wirkung auf die Atemwege und das Herz. Es beruhigt heftiges Herzklopfen, besonders wenn die Betroffenen nachts erwachen mit dem Gefühl, ersticken zu müssen.

Dosierung:
3-mal täglich 15 Tropfen auf 1 EL Wasser vor dem Essen einnehmen

Ein anderes Komplexmittel:
Rheumatabletten N, enthält:
Causticum Hahnemanni D6, Rhododendron D2, Ferrum phosphoricum D6, Ledum pallustre D2

Allgemeine Empfehlungen

Verletzte Muskulatur bedarf der Schonung. Auch bei Muskelkater sollten Sie weitere starke Belastung vermeiden. Durch moderate Bewegung oder warme Anwendungen können Sie jedoch die Durchblutung und den Abtransport von Stoffwechselschlacken anregen. Bei Muskelverspannungen empfehlen sich Wärme, Massagen und Lockerungsübungen, um die schmerzhaften Verspannungen zu lösen.

Knochenbrüchigkeit (Osteoporose)

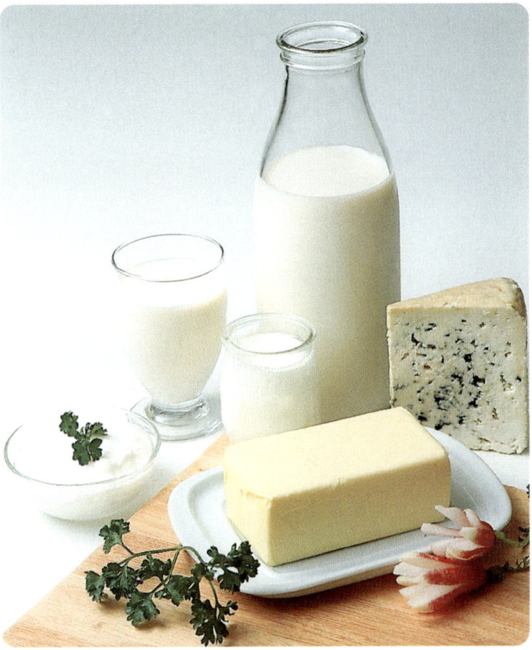

Kalziumreiche Nahrungsmittel eignen sich, um der Knochenbrüchigkeit vorzubeugen.

Im fortgeschrittenen Lebensalter lässt die Härte der Knochensubstanz allmählich nach. Die Knochen werden brüchiger, es kommt zur so genannten Osteoporose. Deshalb erleiden ältere Menschen bei einem Sturz leichter einen Knochenbruch als jüngere. Weil auch hormonelle Faktoren den Aufbau der harten Knochensubstanz regeln, sind vor allem Frauen nach den Wechseljahren gefährdet, an Knochenschwund zu erkranken. Der typische „Witwenbuckel" oder der Verlust an Körpergröße ist meist auf Osteoporose zurückzuführen.

Allerdings sind auch erbliche Faktoren mitverantwortlich, ob ein Mensch eine Osteoporose bekommt oder nicht. Hinweis für ein mögliches Risiko ist, wenn bereits in jüngeren Jahren oder unter den blutsverwandten Familienmitgliedern eine Neigung zu häufigen Knochenbrüchen oder zur Osteoporose bestanden hat.

Auch ein frühzeitiger Eintritt der Wechseljahre (vor dem 45. Lebensjahr) oder ein spätes Eintreten der ersten Regelblutung – das bedeutet eine verkürzte Phase des gebärfähigen (hormonaktiven) Alters – begünstigt die Entstehung der Knochenbrüchigkeit im späteren Lebensalter der Frau.

Vorsicht

Die Behandlung der Osteoporose gehört grundsätzlich in die Hand eines Arztes. Die größte Gefahr dieser Erkrankung liegt in dem Risiko, einen Knochenbruch zu erleiden. In einigen Fällen kann der Knochen sogar so brüchig werden, dass beispielsweise ein Wirbelkörper spontan zusammenbricht. Dies verursacht große Schmerzen und mitunter bleibende Schäden. Sie können die ärztliche Behandlung jedoch mit homöopathischen Mitteln unterstützen.

Welche Komplexmittel helfen?

Eine Kombination, die Sie unterstützend bei *Osteoporose* anwenden können, ist in Silicea Oligoplex enthalten. Diese Komposition homöopathischer Arzneien stärkt den Knochen und fördert den Aufbau von Knochengewebe.

Silicea Oligoplex

Bitte beachten Sie:
Ununterbrochen sollte dieses Mittel nicht länger als acht Wochen eingenommen werden.

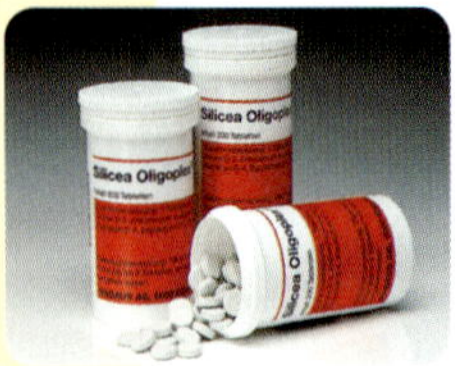

Silicea Oligoplex

▶ **Silicea D3** (Kieselsäure) ist ein Mittel für Erkrankungen, die durch mangelhafte Ernährung oder Minderversorgung des Gewebes mit Nährstoffen bedingt sind. Es ist ein tief greifendes Mittel mit einer starken Wirkung auf alle Gewebe und hilft vor allem bei Eiterungen, Abszessen, Knochenerkrankungen, zum Beispiel zerbrechlichen Knochen, Rachitis, und schlecht heilenden Brüchen.

▶ **Antimonium crudum D2** (Schwarzer Spießglanz) entfaltet seine Hauptwirkung am Magen-Darm-Kanal. Es wirkt bei Appetitmangel, Aufstoßen, Übelkeit, Erbrechen und Durchfall, der mit Verstopfung abwechselt. Die Beschwerden werden oft durch Enttäuschung oder Ärger ausgelöst. Leitsymptome sind eine Abneigung gegen Kaltwasseranwendungen und gegen Berührung.

▶ **Arnica montana D3** (Bergwohlverleih) ist ein wichtiges Heilmittel bei Durchblutungsstörungen, nützlich bei Verletzungen, Entzündungen und beugt Eiterungen vor. Es kräftigt die Muskulatur und lindert starke, quälende Schmerzen, die sich bei der geringsten Erschütterung verstärken.

▶ **Calcium fluoratum D4** (Calciumfluorid) ist ein stark wirksames Gewebemittel. Es eignet sich für die Behandlung von Drüsenverhärtungen, bei denen Eiterung droht, bei Knochenbrüchigkeit, steinharten Gewebsverhärtungen und Knoten in der weiblichen Brust.

▶ **Equisetum arvense D1** (Ackerschachtelhalm) entfaltet seine Hauptwirkung an den Harnorganen. Es hilft vor allem bei Inkontinenz älterer Frauen.

▶ **Thuja D3** (Lebensbaum) wirkt hauptsächlich auf die Haut, das Blut, den Magen-Darm-Trakt und die Harnorgane, hat einen keimtötenden Effekt und stärkt die Abwehrkraft der Schleimhäute. Am Bewegungsapparat hilft es bei Schmerzen, Muskelschwäche, Zittern und Knacken in den Gelenken. Ferner ist es ein hervorragendes Mittel zur Behandlung von Warzen.

Dosierung:
3-mal täglich 2 Tabletten vor dem Essen im Mund zergehen lassen

Symphytum Oligoplex

Bei starken Beschwerden kann zusätzlich die in Symphytum Oligoplex enthaltene Kombination eingenommen werden. Die darin enthaltenen Homöopathika haben einen heilsamen Effekt auf das Knochengewebe, fördern seinen Aufbau und lindern Schmerzen, insbesondere wenn es verletzt oder geschädigt ist.

Dieses Mittel eignet sich auch hervorragend zur Unterstützung der Heilung von Knochenbrüchen.

Dosierung:
3-mal täglich 15 Tropfen auf 1 EL Wasser vor dem Essen einnehmen

▶ **Symphytum D7** (Beinwell) ist – wie sein Name schon sagt – ein hervorragendes Heilmittel für Knochenerkrankungen wie zum Beispiel Osteoporose, aber auch für Knochenbrüche. Sie heilen unter seiner Einwirkung oft überraschend gut und ohne Folgen ab. Leitsymptome für die homöopathische Anwendung von Symphytum sind stechende Schmerzen und eine hohe Empfindlichkeit der verletzten Bereiche. Auch Brüche, die nicht heilen wollen, oder Schmerzen nach Amputation einer Gliedmaße sprechen in aller Regel ausgezeichnet auf Symphytum an. Selbst bei komplizierten Brüchen beschleunigt Symphytum die Bildung des zur Heilung notwendigen Kallusgewebes.

▶ **Abrotanum D1** (Eberraute) ist geeignet bei rheumatischen Beschwerden, Schwäche, Steifigkeit und Lahmheit des Rückens, ferner bei Gicht und Abmagerung, wenn überwiegend die untere Körperhälfte oder die Beine betroffen sind.

▶ **Arnica montana D3** (Bergwohlverleih) ist ein wichtiges Heilmittel bei Durchblutungsstörungen, nützlich bei Verletzungen, Entzündungen und beugt Eiterungen vor. Es kräftigt die Muskulatur und lindert starke, quälende Schmerzen, die sich bei der geringsten Erschütterung verstärken.

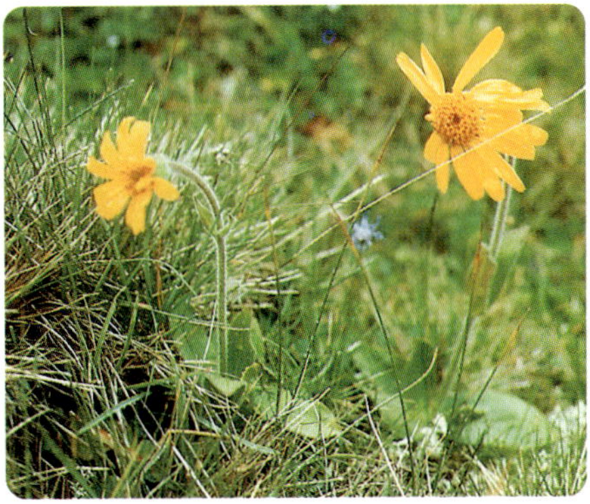

Arnica montana (Bergwohlverleih)

▶ **Calendula D2** (Ringelblume) ist ein Heilmittel für offene Wunden, die nicht heilen wollen. Es fördert die gesunde Wundheilung und findet deshalb seine hauptsächliche Anwendung bei Verletzungen.

▶ **Hypericum D2** (Johanniskraut) eignet sich für hochgradige Schmerzzustände, wie sie beispielsweise infolge von Nervenverletzungen oder Nervenreizungen entstehen.

Allgemeine Empfehlungen

Der Knochen braucht für seinen Aufbau vor allem viel Kalzium, das Sie durch eine gesunde Ernährung zuführen können. Nahrungsmittel mit hohem Kalziumgehalt sind vor allem Hartkäsesorten, wie beispielsweise Parmesan oder Emmentaler Käse.
Um das Kalzium überhaupt aufnehmen zu können, benötigt der Körper jedoch auch Vitamin D. Reich an dieser Substanz sind vor allem fetter Fisch wie Lachs und Makrele oder Lebertran. Außerdem bildet der Körper dieses Vitamin selbst in der Haut, aber nur unter Sonneneinstrahlung.
Deshalb sollten Sie sich täglich wenigstens 20 Minuten an der frischen Luft oder in der Sonne (sofern sie scheint) aufhalten. Sonnencremes mit einem starken Lichtschutzfaktor beinträchtigen allerdings die Vitamin-D-Bildung.
Je öfter der Knochen belastet wird, um so mehr harte Knochenmasse kann er aufbauen, und zwar genau an den Stellen, an denen er eine Belastung registriert. Eine ausgewogene regelmäßige Bewegung, möglichst im Freien, ist deshalb das beste Mittel, um einer Osteoporose vorzubeugen.
Extrembelastungen beim Sport sollten Sie hingegen meiden. Geeignet sind Ausdauersportarten wie Jogging, Skilanglauf, Schwimmen, Rad fahren und Wandern.
Vorsicht ist geboten bei den so genannten Kalziumräubern unter den Nahrungs- und Genussmitteln. Dazu gehören übermäßiger Kaffeegenuss, Rauchen und Cola-Getränke sowie Wurst- und Fleischwaren, bei deren Herstellung Phosphat verwendet wurde.

Eine gesunde Lebensweise mit einer kalziumreichen Ernährung und viel Bewegung an der frischen Luft sind die Voraussetzung für einen ausgewogenen Knochenstoffwechsel.

Wachstumsschmerzen bei Kindern

Das Längenwachstum des kindlichen Knochens verläuft in Schüben. Manchmal klagen die Kinder dabei über Missempfindungen oder ziehende Schmerzen, besonders im Bereich der Beine und der Kniekehlen. Diese Wachstumsschmerzen können quälend sein und bedürfen deshalb häufig einer Linderung.

Vorsicht

Bereits im Kindesalter können entzündlich-rheumatische Erkrankungen vorkommen und ähnliche Beschwerden verursachen. Auch schwere Blutkrankheiten äußern sich beim Kind manchmal als Gelenkschmerzen. Weil das Wachstum normalerweise ohne Schmerzen verläuft, sollte die Ursache der Beschwerden Ihres Kindes grundsätzlich immer vom Arzt abgeklärt werden.

Welche Komplexmittel helfen?

Mit Calcium fluoratum Oligoplex steht eine Kombination homöopathischer Arzneien zur Verfügung, die sich günstig auf *wachstumsbedingte Schmerzen* auswirken. Darin sind Arzneien enthalten, die den Knochenstoffwechsel unterstützen, den Calciumeinbau fördern und darüber hinaus über eine schmerzlindernde Wirkung an Knochen- und Gelenkstrukturen verfügen.

Calcium fluoratum Oligoplex

- **Calcium fluoratum D3** (Calciumfluorid) eignet sich bei Drüsenverhärtungen, die zu eitern drohen, sowie bei brüchigen Knochen.
- **Abrotanum D1** (Eberraute) ist angezeigt bei rheumatischen Beschwerden und Abmagerung.
- **Kalium carbonicum D4** (Kaliumcarbonat) ist angezeigt bei Rückenschmerzen, Muskelschwäche und Lähmungserscheinungen.
- **Lathyrus sativus D3** (Platterbse) wirkt auf das Nervengewebe und das Rückenmark. Es hilft bei Muskellähmungen nach erschöpfenden Krankheiten.
- **Selenium D3** (Selen) zeigt deutliche Wirkungen auf die Harn- und Geschlechtsorgane. Charakteristika sind körperliche und geistige Schwäche - vor allem wenn sie als Folgen erschöpfender Krankheiten auftreten.

Dosierung:
3-mal täglich 1–2 Tabletten vor dem Essen im Mund zergehen lassen

Allgemeine Empfehlungen

Eine gesunde Ernährung, die reichlich Kalzium und alle für den Knochenaufbau wichtigen Substanzen enthält, ist für Kinder in der Wachstumsphase besonders wichtig. Sorgen Sie dafür, dass die so genannten Kalziumräuber, dazu gehören insbesondere die bei Kindern beliebten Cola-Mix-Getränke, möglichst nicht konsumiert werden. Bei akuten Beschwerden können Sie versuchen, die Schmerzen Ihres Kindes mit Wärmeanwendungen, z. B. einem warmen Bad, oder mit einer sanften Massage der schmerzenden Gliedmaßen zu lindern.

Hautprobleme

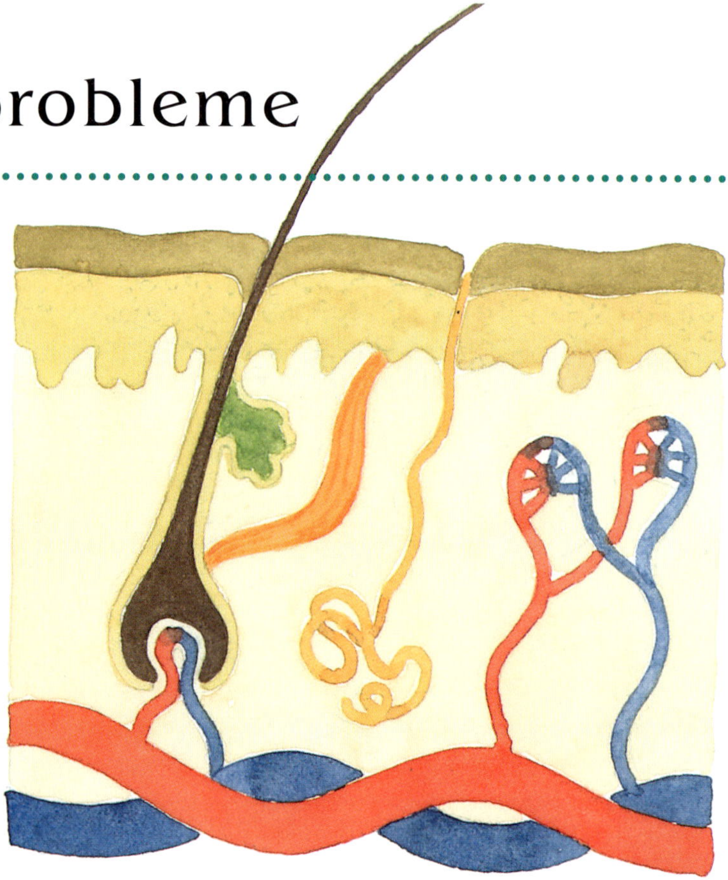

Hauterkrankungen bereiten oft quälende Beschwerden. Sie können unerträglich jucken, beißen oder brennen. Teils schuppen oder nässen sie stark, bilden Krusten, und die angegriffene Haut reißt immer wieder ein oder schilfert sich ab. Mitunter sehen sie recht abstoßend aus und können deshalb die Betroffenen seelisch stark belasten. Ansteckend sind Hauterkrankungen jedoch zum Glück eher selten.

Die Haut erfüllt vielfältige Aufgaben. Sie schützt den Körper vor Krankheitserregern, wie Bakterien, Viren oder Pilzen, und ist zugleich ein wichtiges Sinnesorgan. Sie registriert, ob beispielsweise spitze, kalte oder heiße Gegenstände dem Körper schaden könnten, ist aber auch sehr sensibel für angenehme Empfindungen. Außerdem unterstützt die Haut die Regulation der Körpertemperatur. Über den Schweiß ist die Haut auch an der Ausscheidung von bestimmten Stoffwechselprodukten beteiligt.

Hautprobleme haben meist eine „tiefere“ Ursache

Deswegen werden die meisten Hautprobleme nicht allein durch äußere Einflüsse verursacht, zum Beispiel einen Allergie-auslösenden Stoff. Fast immer liegt auch eine Störung des „inneren Körpermilieus" zugrunde wie eine hormonelle Fehlregulation, eine Ausscheidungs- oder Stoffwechselschwäche.

Häufige Hautprobleme sind *Akne*, mit der vor allem Jugendliche während der Pubertät zu kämpfen haben, sowie *Ekzeme*, die oberflächliche Hautentzündungen darstellen. Die *Schuppenflechte* ist eine Sonderform des Ekzems. Ihr Erscheinungsbild ist durch starke Schuppenbildung auf den erkrankten Hautarealen geprägt.

Mitunter kann die Haut auch jucken, ohne dass ein Hautausschlag auftritt. Dies ist beim so genannten *Altersjuckreiz* der Fall, der vermutlich auf eine Austrocknung der Haut zurückzuführen ist.

Auch einige Kinderkrankheiten sind mit Hautausschlägen verbunden. Besonders die *Windpocken* bedürfen wegen des quälenden Juckreizes vielfach einer Linderung.

Warzen sind kleine Hautwucherungen, die durch eine Infektion mit dem Papilloma-Virus ausgelöst werden.

Die Haut spiegelt auch Störungen wider, die eigentlich in unserem Körperinneren ablaufen. Deshalb sollte jede Hauterkrankung von einem Hautarzt abgeklärt werden.

Vorsicht

Jede Hauterkrankung muss vom Hautarzt diagnostisch abgeklärt werden, denn hinter Hautproblemen kann auch eine Infektion oder eine schwere Erkrankung der inneren Organe stecken.

Einige wichtige Homöopathika bei Hautbeschwerden

Die klassische Homöopathie betrachtet Hauterkrankungen grundsätzlich als eine tief im Körper liegende Störung. Ihre Behandlung erfolgt deshalb am besten mit dem so genannten Konstitutionsmittel, das heißt mit derjenigen Arznei, die wie „maßgeschneidert" mit allen Besonderheiten und Merkmalen der Persönlichkeit des Betroffenen übereinstimmt. Dazu gehören die seelische Verfassung, Nahrungsvorlieben, die Reaktion auf Witterungseinflüsse und die Umstände, unter denen sich die Beschwerden bessern oder verschlimmern. Näheres dazu können Sie auf Seite 14–16 nachlesen. Die Homöopathie stellt dafür eine Vielzahl von Arzneien zur Verfügung. Einige von ihnen sollen im Folgenden eingehender beschrieben werden, da sie bei Hautproblemen erfahrungsgemäß häufig infrage kommen.

Sulfur (Sublimierter Schwefel)

Sulfur ist ein wichtiges Konstitutionsmittel, das bei Hautkrankheiten Giftstoffe aus dem Körper ausleiten kann.

Sulfur gilt in der Homöopathie als eines der bedeutendsten Hautmittel, es hat jedoch auch eine tief greifende Wirkung im ganzen Körper. Es hilft bei einer Vielzahl von Hautbeschwerden, zum Beispiel juckenden, nässenden, aber auch trockenen Ekzemen, die schuppen und sich abschälen. Sulfur ist ferner ein wichtiges Mittel bei Eiterungen, Insektenstichen oder Verdauungsstörungen. Man sagt, dass Sulfur in der Lage ist, Krankheiten von innen nach außen aus dem Körper auszutreiben.

Charakteristisch sind Durchfälle, die morgens aus dem Bett treiben, ferner Hautausschläge, die jucken, brennen, beißen, ein ätzendes Sekret absondern und sich bei Kontakt mit Wasser verschlimmern. Deshalb mag sich der Sulfur-Patient nicht gerne waschen. Je mehr der Sulfur-Patient kratzt, um so schlimmer wird der Ausschlag. Bettwärme kann er insgesamt schlecht vertragen. Nicht nur der Hautausschlag wird dadurch schlimmer, sondern auch die Fußsohlen brennen und fühlen sich heiß an, so dass der Sulfur-Patient nachts die Füße aus dem Bett streckt. Ein weiteres Schlüsselsymptom ist Hunger- und Leeregefühl im Magen, und zwar morgens um elf Uhr. Nachts schreckt der Sulfur-Patient häufig aus dem Schlaf hoch, während er morgens am tiefsten und am besten schläft.

Der Zustand verschlechtert sich beim Stehen, durch Bettwärme, beim Waschen und Baden, morgens und nachts.

Der Zustand verbessert sich durch trockenes warmes Wetter, Liegen auf der rechten Seite, warmes Essen.

Persönlichkeitsmerkmale: Bei Sulfur-Menschen gibt es zwei Typen. Der eine Typ ist klein, dick, rotgesichtig, hat rote Körperöffnungen und neigt zum Schwitzen. Der andere ist mager, schlaksig, hat eine gebeugte Körperhaltung und wirkt oft etwas zerstreut. Menschen, die Sulfur benötigen, haben meist trockene, struppige Haare, eine schuppende Kopfhaut und wirken leicht schmuddelig, so als ob

sie nicht gewaschen wären. Oft sind es aber recht originelle, freundliche und großzügige Menschen. Wenn sie sich Sorgen machen, dann meist um andere, zum Beispiel um ihre Angehörigen. Obwohl sie leicht aufbrausen, sind sie nicht lange beleidigt. Kränkungen oder Misserfolge rufen jedoch mitunter Beschwerden hervor. Am wenigsten vertragen es Sulfur-Persönlichkeiten, wenn sie verlegen werden. Unter den Nahrungsmitteln bevorzugen sie Süßes, aber auch fettes Fleisch, Gebratenes, saure oder scharf gewürzte Speisen. Oft haben sie eine Veranlagung für die Zuckerkrankheit. Milch vertragen sie meist schlecht. Auf ihre Kleidung achten sie nicht besonders gut und wirken deshalb leicht schlampig. Frisch angelegte Kleidung wird oft sofort wieder durch Flecken oder Risse ruiniert. Sie neigen außerdem dazu, eine chaotische Unordnung um sich herum zu verbreiten.
Das merkt man schon bei Kindern. Sulfur-Kinder räumen sehr ungern auf. Auch ihre Schularbeiten erledigen sie schlampig. Sie sind entweder rundlich mit roten Pausbacken oder spindeldürr mit einem aufgetriebenen Bauch. Am Abend gehen sie nur unter großen Widerständen zu Bett. Im Säuglingsalter leiden sie häufig unter Milchschorf.

Potenzierung: D6 – D12

Graphites (Graphit)

Graphites hat eine starke Wirkung auf die Haut, die Schleimhäute, den Magen und den Stoffwechsel. Deshalb hilft es besonders gut, wenn Hautprobleme auf eine Stoffwechselstörung zurückzuführen sind. Graphites findet in der Homöopathie bei Schuppenflechte und trockener rissiger Haut, die zur Eiterung neigt, Anwendung. Auslöser für Beschwerden sind oft Erwartungsspannung, Kummer oder Schreck.

Graphites wirkt besonders bei übergewichtigen Menschen mit heller Gesichtsfarbe, die unter Hautentzündungen und trockener, rissiger Haut leiden.

Charakteristisch sind nässende Ekzeme, die ein ätzendes Sekret absondern und honigartige Krusten ausbilden oder abschilfern. Sie treten häufig an den Handtellern, Kniekehlen, Ellenbeugen oder am behaarten Kopf auf, können aber auch den ganzen Körper betreffen. Graphites ist vielfach angezeigt, wenn die Betroffenen ununterbrochen an den Tod denken, mutlos und überempfindlich gegen Gerüche sind, insbesondere die von Blumen. Auffallend sind ferner dicke, abgeblätterte, spröde oder verkrüppelte Fingernägel und eingewachsene Zehennägel. Graphites eignet sich besonders für Beschwerden, die überwiegend auf der linken Körperhälfte auftreten.

Der Zustand verschlechtert sich durch Wärme und Bewegung. Bei Frauen nehmen die Beschwerden während und nach der monatlichen Regelblutung zu.

Der Zustand verbessert sich im Dunkeln, durch Ruhe und Trinken heißer Milch.

Persönlichkeitsmerkmale: Graphites eignet sind besonders für übergewichtige Menschen mit heller, trockener Haut, die in der Kälte leicht aufspringt und sich entzündet. Sie haben häufig blondes Haar, ein schlaffes Bindegewebe und einen ausgeprägt scharfen Geruchssinn. Graphites-Typen sind überempfindlich gegen Musik, vor allem wenn sie eine Orgel spielen hören, müssen sie weinen. Sie machen manchmal einen trägen oder pessimistischen Eindruck und essen gerne saure oder bittere Speisen. Gegen Süßes haben sie eine Abneigung.

Schon als Kinder sind sie dicklich, neigen zur Faulheit und sind leicht ängstlich, sie können aber auch frech und ungezogen wirken. Vor allem wenn sie geschimpft werden, lachen sie.

Potenzierung: D6 – D12

Lycopodium (Bärlapp)

Haarausfall nach einer Entbindung gehört zu den Beschwerden, die oft gut auf Lycopodium ansprechen.

Lycopodium ist ein ausgezeichnetes Mittel für Leber- und Galleleiden. Es hilft aber auch bei juckenden Ekzemen, Schuppenflechte und Hautgeschwüren, die zur Eiterung neigen, ferner bei Akne. Das Homöopathikum ist auch bei Haarausfall wirksam, besonders wenn dieser nach einer Entbindung auftritt.

Charakteristisch sind eine trockene Haut, vorzeitiges Ergrauen der Haare und eine klebrige, übel riechende Schweißabsonderung an den Füßen und Achselhöhlen. Essen macht den Lycopodium-Patienten erst richtig hungrig. Vor allem nachts entwickelt er einen gesteigerten Appetit. Nach dem Mittagessen wird er meistens müde und schläfrig. Die meisten Beschwerden entstehen vorwiegend auf der rechten Körperhälfte und verschlimmern sich am Nachmittag gegen 16 Uhr. Menschen, die Lycopodium brauchen, verlangen nach warmen Speisen und Getränken, während äußerlich in aller Regel ein Verlangen nach Kühle besteht.

Der Zustand verschlechtert sich durch enge Kleidung, im warmen Zimmer, durch Bettwärme, zwischen 16 und 20 Uhr.

Der Zustand verbessert sich durch Bewegung, warme Speisen und Getränke, Abkühlung des Körpers und Aufdecken.

Persönlichkeitsmerkmale*:* Lycopodium wirkt vor allem bei Menschen mit gering ausgeprägtem Selbstwertgefühl, die unter Versagensängsten leiden. Nach außen versuchen sie dies aber oft durch ein forsches, manchmal überhebliches Auftreten und die Neigung zu Übertreibungen zu verdecken. Zu Hause ist die Lycopodium-Persönlichkeit tyrannisch und herrschsüchtig, während sie vor allem gegenüber hochgestellten Personen zu einem eher unterwürfigen Verhalten neigt. Das zeigt sich schon im Kindesalter durch Zurückhaltung und Folgsamkeit gegenüber Fremden, aber durch ein anspruchsvolles Verhalten im vertrauten Familienkreis.

Potenzierung: D3 – D12

Mezereum (Seidelbast)

Der Mezereum-Typus ist durch Unentschlossenheit, Grübelei und Empfindlichkeit gegen feuchtkalte Witterung gekennzeichnet.

Mezereum hat eine ausgeprägte Wirkung auf die Haut, den Knochen und das Nervengewebe. Es eignet sich für verschiedenste Schmerzzustände, die mit Frösteln verbunden sind, ferner zur Behandlung von Gürtelrose, Milchschorf, Geschwüren und Hautausschlägen, besonders wenn sie nach einer Impfung auftreten.

Charakteristisch für dieses Mittel sind eine äußerste Empfindlichkeit gegen kalte Luft und das Empfinden, ein kalter Luftzug würde auf eine Körperstelle blasen. Unerträglich juckende, weißliche Hautausschläge, die schuppen, abschilfern, dicke Krusten bilden und zur Eiterung neigen, sprechen vielfach gut auf dieses Homöopathikum an.

Der Zustand verschlechtert sich nachts, im Bett, durch kalte, feuchte Luft, Bewegung und Berührung.

Der Zustand verbessert sich im Freien, durch Hitze und durch Einhüllen des Kopfes.

Persönlichkeitsmerkmale: Mezereum eignet sich für hellhaarige, unentschlossene Menschen, die zur Trägheit neigen. Sie sind leicht niedergeschlagen, mürrisch und regen sich über Kleinigkeiten auf. Wenn sie Sorgen haben, macht ihnen nichts mehr Freude, sie wollen niemanden sehen, sondern grübeln und brüten über ihren Problemen. Feuchtkalte Witterung vertragen sie gar nicht, deshalb treten ihre Beschwerden vielfach gegen Ende des Winters auf.

Warme Speisen bekommen ihnen trotz ihrer Kälteempfindlichkeit im Allgemeinen schlecht.

Potenzierung: D6 – D12

Hepar sulfuris calcareum (Kalkschwefelleber)

Hepar sulfuris calcareum ist ein ausgezeichnetes Mittel für Eiterungen der Haut und Schleimhäute. Es hilft bei Hautgeschwüren, die von kleinen Eiterstippchen umgeben sind und zur Ausbreitung neigen. Auch bei immer wiederkehrenden Nesselausschlägen sowie bei Entzündungen der Mandeln und des Mittelohres findet dieses Mittel Anwendung. Wegen seiner Fähigkeit, Abszesse zum Einschmelzen zu bringen, wird es auch als das „homöopathische Messer" bezeichnet.

Hepar-sulfuris-Patienten sind sehr kälteempfindlich und besitzen eine Haut, die schon bei kleinsten Verletzungen zu eitern beginnt.

Charakteristisch ist eine ungesunde, rissige Haut, die bei der kleinsten Verletzung zur Eiterung neigt und sehr schlecht heilt. Der Hepar-sulfuris-Patient ist extrem empfindlich gegen Kälte und will immer warm eingepackt sein. Typisch ist das Empfinden, ein kalter Lufthauch würde auf eine Körperstelle blasen. Alle Körperausscheidungen riechen säuerlich.

Der Zustand verschlechtert sich durch trockenes kaltes Wetter und kalte Luft, den leichtesten Luftzug, beim Entkleiden, Liegen auf der schmerzhaften Seite und durch Berührung.

Der Zustand verbessert sich durch feuchtes Wetter, Wärme, Einhüllen des Kopfes und nach dem Essen.

Persönlichkeitsmerkmale*:* Hepar-sulfuris-Patienten sind meist hellhaarig, übergewichtig und haben eine schlaffe Muskulatur. Sie sind überempfindlich gegen äußere Eindrücke, insbesondere aber gegen Schmerzen. Ihre Klagen übertreffen oft bei weitem den Schweregrad ihrer Erkrankung. Wenn sie wütend sind, neigen sie zur Grausamkeit und zu Gewalttaten. Sie mögen gerne Saures, Wein und gut gewürzte Speisen, haben aber eine Abneigung gegen Fett.

Potenzierung: D6 – D12

Thuja occidentalis (Lebensbaum)

Thuja occidentalis ist ein hervorragendes homöopathisches Warzenmittel. Es hat eine starke Wirkung auf die Haut, das Blut und den Magen-Darm-Trakt sowie auf die Harnwege und das Gehirn. Es hilft vorzüglich gegen Beschwerden, die infolge einer Impfung entstehen.

Charakteristisch für diese Mittel sind blutende, bräunlich verfärbte Warzen, die nässen und nach altem Käse riechen; ferner eine fettige, ölige Haut und eine ölige Schweißabsonderung, die aber meistens nie am Kopf auftritt. Thuja-Patienten frieren leicht. Am Kopf bilden sich häufig weiße Schuppen – Hautausschläge treten vielfach an den bedeckten Körperteilen auf. Eines der Leitsymptome für Thuja ist das Empfinden, als würde sich im Bauch etwas Lebendiges bewegen.

Der Zustand verschlechtert sich nachts, durch Berührung, Bettwärme und in feuchtkalter Luft.

Der Zustand verbessert sich durch Druck, Kratzen und Reiben sowie durch Bewegung.

Persönlichkeitsmerkmale: Menschen, die Thuja benötigen, stellen oft sehr hohe Ansprüche an sich selbst und an andere. Gegen die Anwesenheit Fremder haben sie vielfach eine ausgesprochene Abneigung. Sie sind misstrauisch und werden leicht verdrießlich, besonders wenn sie nicht genügend gewürdigt werden. Sie sind im Allgemeinen sehr gewissenhaft und können gelegentlich zum Fanatismus neigen. Vor allem Widerspruch vertragen sie nicht – er löst heftigen Zorn bei ihnen aus. Thuja-Menschen haben oft schwarzes Haar, eine eher dunkel getönte unreine Haut. Ähnlich wie Graphites beginnen sie zu weinen, wenn sie Musik hören. Feuchtkaltes Wetter vertragen sie außerordentlich schlecht. Ihre Beschwerden treten bevorzugt auf der linken Körperhälfte auf.
Als Kinder sind sie oft widerspenstig, halsstarrig und werden wütend, wenn ihrem Willen nicht nachgegeben wird.

Neben dem Auftreten von bräunlich gefärbten Warzen ist für den Thuja-Patienten das Empfinden kennzeichnend, als würde sich etwas Lebendiges im Bauch bewegen.

Potenzierung: D6 – D12

Die Suche nach dem homöopathischen Einzelmittel ist im Allgemeinen nicht einfach. Sie erfordert Erfahrung und ein großes Spezialwissen. In der Selbstbehandlung ist es daher einfacher, eine breiter wirkende Kombination zu wählen. Ziel der Homöopathie ist es, Hautsymptome nicht zu unterdrücken, sondern von innen heraus zu heilen. In Komplexmitteln finden sich daher nicht nur Arzneien, die sich bei Hauterkrankungen häufig bewährt haben, sondern möglichst auch solche, die gleichzeitig den Stoffwechsel anregen und die Ausscheidung schädlicher Stoffe fördern.

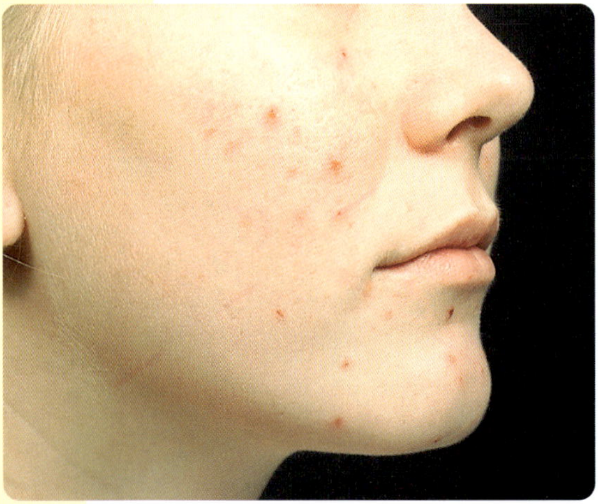

Unter Akne leiden besonders Jugendliche während der Pubertät.

Akne

Das Problem der Akne kennen viele Jugendliche. Kaum beginnt die Pubertät, schon beginnen die Pickel zu sprießen, besonders im Bereich von Gesicht, Brust, Schultern und Rücken Die Akne ist eine Folge übermäßiger Talgproduktion und wird durch hormonelle Faktoren begünstigt. Dabei verstopfen die kleinen Ausführungsgänge der Talgdrüsen. Bemerkbar macht sich der Talgstau zuerst als kleine schwarze Punkte, die auch Mitesser (Komedonen) genannt werden. In einer gestauten Talgdrüse können sich Bakterien leichter ansiedeln, sie entzünden und zu den typischen geröteten Knötchen führen. Eine Akne kann sehr unterschiedlich stark ausgeprägt sein. Sie reicht von kleinen vereinzelten Pickelchen bis hin zu dicht stehenden, teilweise ineinander übergehenden Knoten mit der Entwicklung schmerzhafter Eiterbeulen.

Vorsicht

Eine Akne kann mitunter auch durch andere Erkrankungen, aber auch durch die Einnahme bestimmter Medikamente ausgelöst sein. In allen unklaren sowie hartnäckigen Fällen oder wenn Sie bemerken, dass es zur starken Eiteransammlung kommt, sollten Sie besser zum Hautarzt gehen.

Und noch etwas: Pickel sollten Sie möglichst nicht selbst aufdrücken. Dadurch könnten die Bakterien in die Haut eindringen und die Entzündung verstärken. Besonders im Mund-Nase-Stirn-Dreieck kann dies gefährlich werden. Außerdem können dadurch unschöne Narben entstehen.

Welche Komplexmittel helfen?

Eine Kombination, die Ihnen *bei Akne* helfen kann, enthält Euphorbia Oligoplex. Ihre Wirkstoffe regulieren die Talgproduktion, wirken Entzündungen entgegen und unterstützen die Ausscheidung schädlicher Stoffe aus dem Körper. Dieses Mittel eignet sich auch hervorragend zur Behandlung der Schuppenflechte.

Euphorbia Oligoplex

▶ **Euphorbia cyparissias D4** (Zypressen-Wolfsmilch) hilft bei Hautreizungen, insbesondere bei dunkelrot bis bläulich verfärbten entzündlichen Bläschen im Gesicht und ist ein geeignetes Mittel zur Ausleitung von schädigenden Stoffen aus dem Körper. Charakteristisch ist, dass die Hauterscheinungen von einem Frösteln am ganzen Körper begleitet sind.

▶ **Clematis erecta D2** (Aufrechte Waldrebe) hat eine ausgeprägte Wirkung auf die Haut, die Drüsen und die Harnwege. Es hilft bei nässenden Hautausschlägen, weißen Bläschen und Pickeln im Gesicht, die berührungsempfindlich sind.

▶ **Lycopodium D4** (Bärlapp) ist ein ausgezeichnetes Mittel für Leber- und Galleleiden. Es hilft aber auch bei juckenden Ekzemen, Schuppenflechte und Hautgeschwüren, die zur Eiterung neigen, ferner bei Akne und Haarausfall.

▶ **Mezereum D3** (Seidelbast) entfaltet seine Heilwirkung auf die Haut, Knochen und das Nervengewebe. Es findet Anwendung bei juckenden Hautausschlägen, bei Nervenschmerzen und bei schuppendem Ausschlag am Kopf. Typisch für dieses Mittel ist eine große Empfindlichkeit gegen kalte Luft.

▶ **Ranunculus bulbosus D3** (Knollenhahnenfuß) wirkt insbesondere auf die Haut und das Muskelgewebe. Es hilft aber auch bei Beschwerden, die durch übermäßigen Alkoholgenuss verursacht sind. Ranunculus ist vielfach angezeigt bei herpesartigen, stark juckenden Hautausschlägen und Pusteln.

▶ **Sulfur D6** (Sublimierter Schwefel) hat eine tiefgreifende Wirkung im ganzen Körper, insbesondere aber an der Haut. Dieses Mittel hilft bei einer Vielzahl von Hautbeschwerden, zum Beispiel bei Akne und juckenden, nässenden, aber auch trockenen Ekzemen, die sich bei Kontakt mit Wasser verschlimmern.

Bitte beachten Sie:

Bei schwerer Lebererkrankung, Epilepsie, Hirngeschädigten, Schwangeren und Kindern besteht ein gesundheitliches Risiko, da bei jeder Einnahme von 40 Tropfen etwa 0,7 g Alkohol zugeführt werden. In diesen Fällen ist ärztlicher Rat einzuholen.

Dosierung:
- Zu Beginn: für die Dauer von 1 Woche 3-mal täglich 30–40 Tropfen auf 1 EL Wasser vor dem Essen einnehmen
- Danach: 3-mal täglich 15–20 Tropfen
- Bei Schuppenflechte: 3-mal täglich 15 Tropfen einnehmen

Sulfur Oligoplex

Wenn die Pickel immer wieder zur *Vereiterung* neigen, empfiehlt sich die in Sulfur Oligoplex enthaltene homöopathische Komposition. Die Wirkstoffe haben eine entzündungshemmende Wirkung, regulieren den Stoffwechsel und haben sich bei *Hauteiterungen* gut bewährt.

Bitte beachten Sie:

Bei Kindern sowie in Schwangerschaft und Stillzeit nicht ohne ärztlichen Rat anwenden.

▶ **Sulfur D3** (Sublimierter Schwefel) siehe Seite 307.

Dosierung:
- Akute Zustände: alle Stunde, höchstens jedoch 12-mal täglich (für die Dauer von maximal 1 Woche) je 1 Tablette im Mund zergehen lassen
- Chronische Verlaufsformen: 1- bis 3-mal täglich 1 Tablette im Mund zergehen lassen, Anwendungsdauer mit dem Arzt absprechen

▶ **Alumen D4** (Alaun) beeinflusst den Darm und löst Gewebsverhärtungen. Alumen ist vielfach bei verhärteten Hautgeschwüren, bei derb geschwollenen Drüsen, bei Hautwucherungen, aber auch bei Ekzemen angezeigt.

▶ **Cuprum oxydatum nigrum D5** (Schwarzes Kupferoxid) verbessert die Durchblutung der Haut, lindert den Juckreiz und bewirkt eine Umstimmung im Gewebe.

▶ **Magnesium sulfuricum D3** (Magnesiumsulfat) wirkt auf die Haut, die Harnwege und die weiblichen Geschlechtsorgane. Es ist hilfreich bei Ausfluss, juckenden Hautpickeln, Ekzemen und Warzen.

Allgemeine Empfehlungen

Wichtig ist eine gesunde, vitamin- und ballaststoffreiche, aber fettarme Ernährung. Vor allem Schweinefleisch sollten Sie weitgehend meiden. Stuhlverstopfung stellt eine Ausscheidungsschwäche dar und kann eine Akne verstärken. Deshalb sollten Sie vor allem für einen geregelten Stuhlgang sorgen. Kurze Sonnenbestrahlung und frische Luft regen die Durchblutung der Haut an und wirken sich deshalb meist günstig auf die Akneerkrankung aus.

Ekzeme

Ekzeme sind flächenhafte Entzündungen der Haut, die sehr unterschiedliche – teils noch unbekannte – Ursachen haben können. In vielen Fällen ist ein solcher Hautausschlag durch eine Allergie bedingt, das heißt durch direkten Kontakt der Haut mit einem Stoff, gegen den der Körper überempfindlich reagiert. Auch Lichteinwirkung, Unverträglichkeit bestimmter Nahrungsmittel oder Medikamente sowie eine Störung des Stoffwechsels können einem Ekzem zugrunde liegen. Begünstigend wirken ferner chronischer Stress und seelische Konflikte. Vielfach sind jedoch mehrere dieser Faktoren gleichzeitig an der Entstehung eines Ekzems beteiligt.

Ebenso vielfältig wie Ursachen von Ekzemen sind ihre Erscheinungsformen. Einige Hautausschläge sind trocken, die Haut schuppt und schilfert ab, andere bilden kleine Pusteln und Bläschen, beginnen zu nässen oder bilden beim Abheilen schorfige Krusten aus. Manche neigen zur Eiterung. Ekzeme können unerträglich jucken, beissen oder brennen und zu schmerzhaften Rissen in der angegriffenen Haut führen. In manchen Fällen können sie auch nur geringe Missempfindungen verursachen. Eine langwierige ekzematöse Hauterkrankung ist die Schuppenflechte. Sie tritt bevorzugt am behaarten Kopf, an den Knien und Ellenbogen auf, kann sich aber auch an anderen Körperstellen bemerkbar machen oder das gesamte Hautorgan erfassen. Zu ihrer Behandlung können Sie das auf Seite 306 erwähnte Komplexmittel Euphorbia Oligoplex einsetzen.

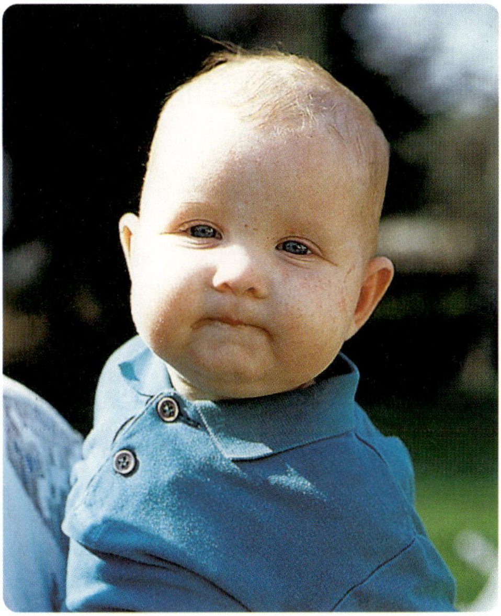

Ekzeme können quälenden Juckreiz verursachen – bei Kindern wie auch beim Erwachsenen.

Vorsicht

Auch schwere Hautinfektionen durch Bakterien oder Pilze sowie Erkrankungen der inneren Organe, zum Beispiel der Leber oder Niere, können ein Ekzem hervorrufen. Bei einem Ekzem besteht die Gefahr, dass sich die angegriffene Haut sekundär mit Krankheitserregern infiziert. Jeder Hautausschlag sollte grundsätzlich vom Hautarzt inspiziert werden, damit er die Ursache feststellen und sich vom Schweregrad der Erkrankung ein Bild machen kann.

Welche Komplexmittel helfen?

Ähnlich wie in der klassischen Homöopathie müssen Sie bei der Wahl eines geeigneten Komplexmittels die vorherrschenden Symptome Ihres Hautproblems berücksichtigen.

Bellis Oligoplex

Trockene, schuppende Ekzeme, ebenso wie einen *Altersjuckreiz* können Sie mit den in Bellis Oligoplex enthaltenen Homöopathika behandeln. Diese Wirkstoffe haben einen ausgesprochen günstigen Einfluss auf die entzündete Haut, unterstützen ihre Durchblutung sowie den Stoffwechsel und beruhigen das Nervensystem.

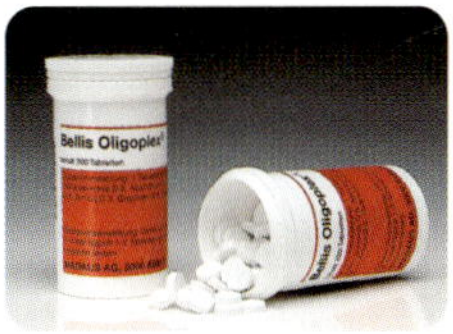

Bellis Oligoplex

▶ **Bellis perennis D3** (Gänseblümchen) ist ein Verletzungsmittel, das bei Prellungen und blauen Flecken Anwendung findet. Es ist im Übrigen ein hervorragendes Mittel für die so genannten „Knutschflecken", hilft aber auch bei Ekzemen, Akne und Furunkeln. Es wirkt besonders gut, wenn Beschwerden durch plötzliche Abkühlung des erhitzten Körpers entstehen.

Dosierung:
3- bis 4-mal täglich 1–2 Tabletten vor dem Essen im Mund zergehen lassen

▶ **Absinthium D2** (Wermut) hilft bei nervösen Störungen, die mit Erregung, Zittern, Krämpfen und Schlafstörungen verbunden sind.

▶ **Antimonium crudum D3** (Schwarzer Spießglanz) entfaltet seine Hauptwirkung am Magen. Es ist vielfach angezeigt bei Ekzemen, die mit honigfarbenen Borken bedeckt sind, sowie bei nesselartigen Hautausschlägen, die von Magenbeschwerden begleitet sind. Es hilft besonders gut, wenn die Kranken nervös, äußerst reizbar und rasch verärgert sind.

▶ **Arnica montana D3** (Bergwohlverleih) ist ein wichtiges Verletzungsmittel nach Stürzen oder Prellungen und hat einen ausgeprägten Einfluss auf die Durchblutung. Es beugt Eiterungen vor und lindert Schmerzen, besonders wenn sie durch die geringste Erschütterung zunehmen. An der Haut wirkt es bei juckenden, brennenden Ausschlägen, die zur Entwicklung kleiner Furunkel neigen.

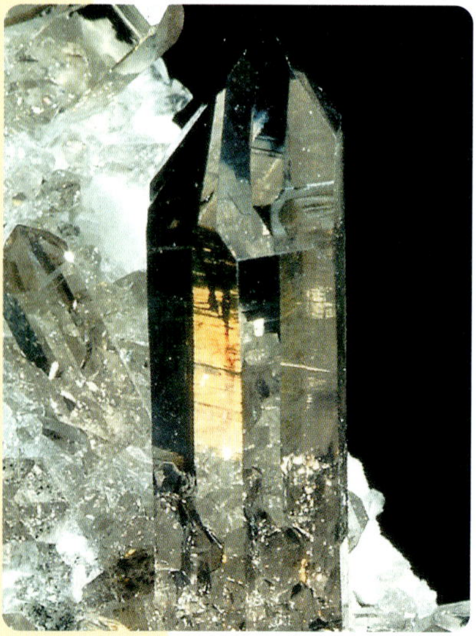

Silicea (Kieselsäure)

▶ **Graphites D6** (Graphit) hat Wirkung auf die Haut, die Schleimhäute, den Magen und den Stoffwechsel. Deshalb hilft es insbesondere bei Hautproblemen, die auf eine Stoffwechselstörung zurückzuführen sind. Es findet Anwendung bei Schuppenflechte und trockener, rissiger Haut, die zur Eiterung neigt. Charakteristisch sind Ekzeme, die ein ätzendes Sekret absondern und honigartige Krusten bilden, vor allem wenn sie an Kniekehlen, Ellenbeugen oder am behaarten Kopf auftreten. Graphites ist ein Mittel für fettleibige Menschen, deren Beschwerden überwiegend linksseitig auftreten.

▶ **Silicea D6** (Kieselsäure) ist ein Mittel für Zustände, die durch mangelhafte Ernährung oder Minderversorgung des Gewebes mit Nährstoffen bedingt sind. Es hilft bei Eiterungen, Furunkeln, Abszessen und

Geschwüren, die zur Fistelbildung neigen. Silicea ist in der Lage, Fremdkörper aus dem Gewebe abzustoßen. Auffällig ist das Verlangen des Silicea-Patienten, den Kopf bei Schmerzen warm einzuhüllen.

Scabiosa Oligoplex

Nässende Ekzeme sprechen hingegen eher auf die in Scabiosa Oligoplex enthaltene Mischung an. Darin finden sich Homöopathika, die sich besonders in der Behandlung entzündlicher nässender Hautausschläge bewährt haben und in der Lage sind, einer zusätzlichen Infektion der erkrankten Haut vorzubeugen.

▶ **Knautia arvensis (Scabiosa arvensis) D3** (Witwenblume) hat eine ausgeprägte Wirkung auf die Haut. Es hilft bei nässenden Ekzemen, die sich zu infizieren beginnen. Ferner hat Knautia einen blutreinigenden Effekt.

Dosierung:
3-mal täglich 15 Tropfen auf 1 EL Wasser vor dem Essen einnehmen, bis die Beschwerden abklingen

▶ **Apis mellifica D4** (Honigbiene) wirkt bei entzündlichen Schwellungen der Haut und Schleimhäute (wie von einem Bienenstich), aber auch bei Entzündungen innerer Organe, zum Beispiel der Nieren.

▶ **Bellis perennis D2** (Gänseblümchen) siehe Seite 310.

▶ **Camphora D3** (Kampfer) hilft bei Kreislaufstörungen mit eisigem Kältegefühl und enormer Schwäche des gesamten Körpers. Es stabilisiert den Blutdruck und verbessert die Hautdurchblutung.

▶ **Sambucus nigra D3** (Schwarzer Holunder) entfaltet seine Hauptwirkung auf die Atemwege. Es fördert die Ausscheidung schädlicher Stoffwechselprodukte über den Schweiß.

▶ **Viola tricolor D1** (Stiefmütterchen) findet Anwendung bei juckenden, brennenden Hautausschlägen besonders in der Kopf- und Gesichtsregion, die sich typischerweise nachts verschlimmern. Viola wirkt besonders gut bei Ekzemen im Kindesalter.

Sulfur Oligoplex – (Näheres dazu auf Seite 307)

Ekzeme, die zu eitern beginnen, können Sie mit der in Sulfur Oligoplex enthaltenen Kombination behandeln. Allerdings sollten Sie die Therapie vorher mit Ihrem Hautarzt absprechen. Die Wirkstoffe dieser Komposition haben eine entzündungshemmende Wirkung, regulieren den Stoffwechsel und haben sich insbesondere bei *Hauteiterungen* bewährt.

Dosierung
(siehe auch Seite 308):
1-bis 3-mal täglich (in akuten Fällen anfangs auch bis zu 12-mal täglich) 1 Tablette im Mund zergehen lassen

- **Sulfur D3** (Sublimierter Schwefel)
- **Alumen D4** (Alaun)
- **Cuprum oxydatum nigrum D5** (Schwarzes Kupferoxid)
- **Magnesium sulfuricum D3** (Magnesiumsulfat)

Cistus canadensis Oligoplex

Stark juckende Ekzeme oder so genannte Juck-Krisen sprechen erfahrungsgemäß gut auf die in Cistus canadensis Oligoplex enthaltene Kombination an. Die homöopathischen Inhaltsstoffe fördern den Lymphabfluss und wirken dem Juckreiz der Haut entgegen.

- **Cistus canadensis D3** (Kanadisches Ziströschen) hat eine deutliche Wirkung auf die Haut und die Drüsen. Das Homöopathikum ist bei herpesähnlichen Hautausschlägen angezeigt, besonders wenn gleichzeitig ein äußerstes Kältegefühl besteht. Cistus hilft, wenn sich kleine Stippchen bilden und die Haut überall juckt, sodass die Kranken kaum noch schlafen können. Als ein Leitsymptom gilt, dass die Beschwerden von einer großen Empfindlichkeit gegen kalte Luft begleitet sind.

Auch seelische Ursachen spielen beim Auftreten von Hauterkrankungen eine Rolle. Mit Entspannungstechniken können Sie Ihre innere Ausgeglichenheit stabilisieren.

- **Anacardium D4** (Ostindischer Tintenbaum) ist ein wichtiges Mittel bei Magenschmerzen, Übelkeit und Erbrechen. An der Haut hilft es bei juckenden Ausschlägen, besonders wenn die Betroffenen sehr reizbar sind und gleichzeitig an Konzentrationsstörungen und Gedächtnisschwäche leiden.
- **Arsenicum album D8** (Arsentrioxid) findet Anwendung bei Psoriasis, Hautausschlägen und Beschwerden, die durch den Verzehr von Muscheln hervorgerufen werden. Über den ganzen Körper verbreitete Ekzeme, die wie Feuer brennen und leicht bluten oder eitern, sprechen vielfach gut auf dieses homöopathische Mittel an. Arsen wirkt besonders gut, wenn die Beschwerden von großer Ängstlichkeit, starker Unruhe und Furcht vor dem Alleinsein oder dem Tod begleitet sind.
- **Berberis aquifolium D2** (Mahonie) hilft bei trockenen, schuppenden, juckenden Hautausschlägen, beispielsweise einer Schuppenflechte, sowie bei Herpes. Es regt den Stoffwechsel und Lymphabfluss an.
- **Cantharis D4** (Spanische Fliege) hat eine heilende Wirkung bei heftigen Entzündungen und Reizungen der Harn- und Geschlechts-

organe sowie des Magen-Darm-Traktes. An der Haut wirkt es bei Bläschenausschlägen und bei Verbrennungen.

▶ **Hydrocotyle asiatica D3** (Wassernabel) wirkt auf das Bindegewebe und die Haut. Es eignet sich für trockene Hautausschläge, die stark zur Schuppenbildung neigen und abblättern. Deshalb ist es hilfreich bei Schuppenflechte.

▶ **Mezereum D4** (Seidelbast) entfaltet seine Heilwirkung auf die Haut, den Knochen und das Nervengewebe. Es findet Anwendung bei juckenden Hautausschlägen, bei Nervenschmerzen, ferner bei schuppendem Ausschlag am Kopf, besonders wenn große Empfindlichkeit gegen kalte Luft besteht.

Dosierung:
3-mal täglich 15 Tropfen auf 1 EL Wasser vor dem Essen einnehmen

Ein anderes Komplexmittel:
Sulfur-Heel®, enthält:
Sulfur D4, Mezereum D4, Acidum arsenicosum D6, Pix liquida D6, Caladium seguinum D4, Capsicum D4

Allgemeine Empfehlungen

Bei Ekzemen ist es sicherlich wichtig, auf Reinlichkeit zu achten, damit sich die angegriffene Haut nicht bakteriell infiziert und noch stärker entzündet. Dennoch sollten Sie übermäßiges Waschen, insbesondere mit Seife, sowie ausgedehnte Aufenthalte in der Badewanne meiden. Dadurch würde die angegriffene Haut zusätzlich ausgelaugt. Cremen Sie die Haut nach dem Waschen mit milden pflegenden Mitteln ein. Sie sollten möglichst keine Duftstoffe enthalten, um die Haut nicht noch mehr zu reizen. Beim nässenden Ekzem können Sie akute Beschwerden mit kühlenden Umschlägen oder Waschungen lindern, denen etwas Kamillentee zugesetzt werden kann. Gesunde, vitaminreiche Kost ist bei allen Hautproblemen eine wichtige Voraussetzung, um den Heilerfolg zu unterstützen.

Windpocken

Die Windpocken sind eine hoch ansteckende, in aller Regel aber harmlos verlaufende Kinderkrankheit, die durch das zur Herpes-Gruppe gehörende Varicella-Virus verursacht wird. Sie beginnt drei Wochen nach Ansteckung mit meist nur geringem Fieberanstieg. Die Kinder fühlen sich etwas abgeschlagen und sind oft weinerlich. Der

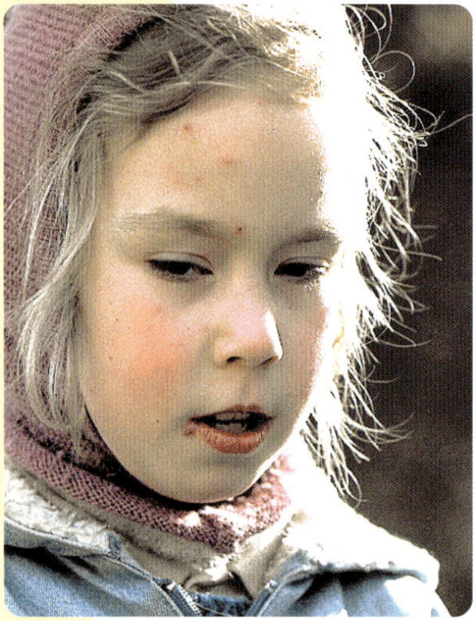

Windpockenausschlag beginnt meist am Rumpf und breitet sich allmählich über den ganzen Körper aus. Dabei entwickeln sich kleine Bläschen, die ein wässriges Sekret enthalten und schrecklich jucken. Sie trocknen allmählich ein und bilden beim Abheilen kleine Krusten, die schließlich abfallen. Werden sie aufgekratzt, kann es zu kleinen Vernarbungen kommen. Deshalb sollten Sie die Fingernägel ihres Kindes kurz schneiden und ihm nachts Baumwollhandschuhe anziehen.

Nach ein bis zwei Wochen ist die Windpockenerkrankung meist überstanden. Wenn die letzten Krusten abgefallen sind, besteht für andere Personen keine Ansteckungsgefahr mehr.

Bei gesunden Kindern heilen Windpocken nach ein bis zwei Wochen ohne Komplikationen ab.

Vorsicht

Auch Masern oder Scharlach gehen mit einem Hautausschlag einher. Sie können schwere Komplikationen verursachen. Deshalb sollten Sie grundsätzlich die Diagnose durch den Arzt sicherstellen lassen. Kinder, die an einer Abwehrschwäche leiden oder wegen einer anderen Erkrankung Medikamente einnehmen müssen, die das Immunsystem schwächen, sind bei Windpocken äußerst gefährdet. Diese sonst leicht verlaufende Erkrankung kann bei ihnen lebensbedrohlich werden. Sie gehören deshalb in ärztliche oder häufig sogar in klinische Behandlung.

Welche Komplexmittel helfen?

Bei *Windpocken* können Sie den Juckreiz wie auch den Krankheitsverlauf mit Pulsatilla Oligoplex günstig beeinflussen. Die darin enthaltenen Homöopathika haben sich bei Kinderkrankheiten, die mit Hautausschlägen verbunden sind, besonders bewährt. Sie helfen bei Fieber, lindern den Juckreiz und fördern die Heilung infektiöser Erkrankungen.

Bitte beachten Sie:
Bei Überempfindlichkeit gegen Chrom darf dieses Mittel nicht eingenommen werden. In seltenen Fällen kann es zu Hautreaktionen kommen, dann müssen Sie das Mittel absetzen. Bei Schilddrüsenerkrankungen nicht ohne ärztlichen Rat anwenden.

Pulsatilla Oligoplex

▶ **Pulsatilla D4** (Küchenschelle) ist eigentlich ein typisches Frauenmittel, es hilft aber auch bei einigen infektiösen Erkrankungen. Es ist ein bedeutendes Heilmittel bei Krupphusten, Masern und juckenden nesselartigen Hautausschlägen, besonders wenn die Kranken weinerlich sind, nicht allein sein wollen und das Bedürfnis nach Zuwendung und Trost haben. Trotz des Fiebers verspüren die Kranken meist keinen Durst, aber ein Verlangen nach frischer Luft. Hitze und fette Speisen verschlimmern die Beschwerden. Sie bessern sich durch Zuwendung und im Freien.

▶ **Aconitum D4** (Blauer Eisenhut) wirkt bei plötzlich einsetzenden hoch fieberhaften Erkrankungen, die von starker Unruhe, Angst, oft auch der Furcht zu sterben, begleitet sind. Auslöser sind meist kaltes windiges Wetter, Furcht, Schreck oder ein Schockerlebnis. Typisch ist, dass die Kranken im Liegen ein rotes Gesicht haben und beim Aufsetzen erschreckend blass werden. Aconitum ist heilsam bei Masern und anderen fieberhaften Erkrankungen, die von geröteten nesselartigen Hautausschlägen begleitet sind.

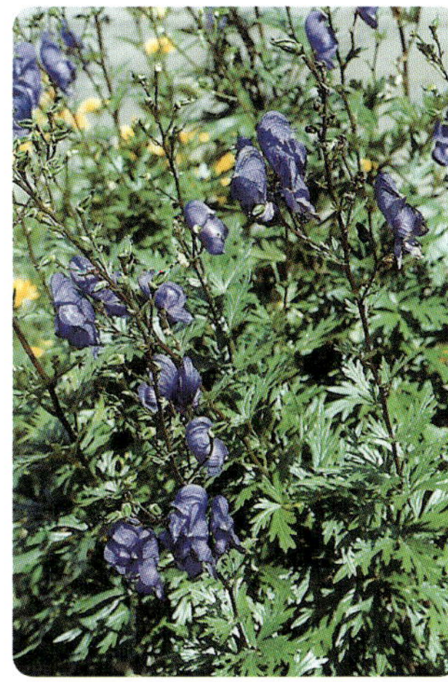

Aconitum (Blauer Eisenhut)

▶ **Ailanthus glandulosa D2** (Götterbaum) hilft bei fieberhaften Erkrankungen, die mit großer Schwäche und Antriebslosigkeit verbunden sind. Das Homöopathikum eignet sich für bläschenförmige oder fleckige Hautausschläge, die mit Halsschmerzen verbunden sind.

▶ **Bryonia alba D4** (Weiße Zaunrübe) hat eine Wirkung auf entzündete, trockene Schleimhäute. Es hilft bei fieberhaften Erkrankungen, besonders wenn die Kranken reizbar sind und nicht sprechen wollen. Kennzeichnend für dieses Mittel ist ferner, dass sich die Beschwerden durch Druck bessern. Deshalb hält der Bryonia-Patient oft die Brust mit den Händen, wenn er husten muss.

▶ **Kalium bichromicum D5** (Kaliumdichromat) eignet sich für Erkrankungen der oberen Atemwege, zum Beispiel einen Schnupfen, bei dem ein zähes, fädiges Sekret abgesondert wird. An der Haut wirkt dieses homöopathische Mittel bei bläschen- und pockenartigen Hautausschlägen, die heftig jucken und brennen.

▶ **Spongia D3** (Gerösteter Meerschwamm) entfaltet seine Hauptwirkung auf das Herz und die Atemwege. Es ist aber auch ein Heilmittel für Masern, Drüsenschwellungen und juckende Hautausschläge.

Dosierung:
- **Am Anfang: alle 2 Stunden 20 Tropfen einnehmen**
- **Später: 3-mal täglich 10–15 Tropfen auf 1 EL Wasser vor dem Essen einnehmen**

Mit dieser Kombination können Sie den Krankheitsverlauf mitunter günstig beeinflussen, wenn Ihr Kind Masern hat. In diesem Fall müssen Sie allerdings die geplante Behandlung immer mit dem Kinderarzt absprechen.

Allgemeine Empfehlungen

Achten Sie vor allem darauf, dass Ihr Kind die Bläschen nicht aufkratzt. Deswegen sollten Sie die Fingernägel während der Erkrankung kurz geschnitten halten oder nachts Baumwollhandschuhe überziehen lassen. Kühle, frische Luft wird im Allgemeinen als angenehm empfunden und lindert den Juckreiz.

Warzen

Warzen werden durch eine Infektion mit dem Papilloma-Virus hervorgerufen. Die Übertragung erfolgt durch direkten Kontakt. Warzen sind deshalb ansteckend. Die Voraussetzung dafür ist allerdings eine gewisse Bereitschaft, an der möglicherweise erbliche Faktoren, vermutlich auch Störungen des Stoffwechsels oder ein geschwächtes Immunsystem beteiligt sind. Seelische Belastungen können die Entstehung einer Warze begünstigen. Aus homöopathischer Sicht sollten Warzen nicht operativ entfernt werden, sondern von innen heraus abheilen. Manchmal verschwinden Warzen spontan, auch ohne jede Behandlung.

Welche Komplexmittel helfen?

Eine Kombination, die Sie bei Warzen anwenden können, ist in Thuja Oligoplex enthalten. Ihre homöopathischen Arzneien haben sich insbesondere bei Warzenbildung und Gewebswucherungen bewährt.

Thuja Oligoplex

▶ **Thuja D1** (Lebensbaum) ist eine hervorragende homöopathische Arznei zur Behandlung von Warzen. Dieses Mittel wirkt hauptsächlich auf die Haut, das Blut, den Magen-Darm-Trakt und die Harnorgane. Es hat einen keimtötenden Effekt, stärkt die Abwehrkraft der Schleimhäute. Es eignet sich ferner für Hautausschläge, die an den bedeckten Körperteilen auftreten.

Bitte beachten Sie:
Bei Schilddrüsenerkrankungen sollte dieses Mittel nicht ohne ärztlichen Rat angewandt werden. Nicht anwenden bei Jodüberempfindlichkeit.

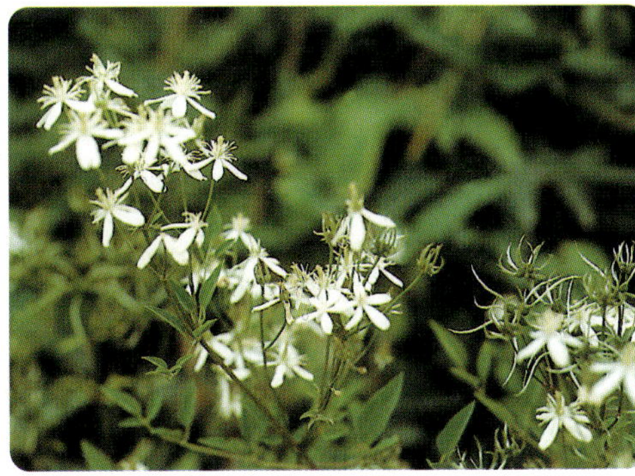

Clematis (Aufrechte Waldrebe)

▶ **Clematis D2** (Aufrechte Waldrebe) hat eine ausgeprägte Wirkung auf die Haut, die Drüsen und die Harnwege. Es hilft bei juckenden, brennenden Hautausschlägen, die sehr berührungsempfindlich sind und sich bei Kontakt mit Wasser verschlimmern, ferner bei Drüsenverhärtungen und Gewebswucherungen.

▶ **Kalium jodatum D4** (Kaliumjodid) wirkt auf das Bindegewebe und ist heilsam bei Drüsenschwellungen und knötchenartigen Verdickungen der Haut. Als Leitsymptom für dieses Mittel gilt ein wässriger Schnupfen, der mit Stirnhöhlenschmerz verbunden ist.

▶ **Marum verum (Teucrium marum) D3** (Amberkraut) entfaltet seine Wirkung hauptsächlich bei Schnupfen, Nasenpolypen und chronischen Entzündungen der Nase, die vom Verlust des Riechvermögens begleitet sind. Es hilft aber auch bei trockener, juckender Haut.

▶ **Phosphorus D6** (Gelber Phosphor) ist ein großes homöopathisches Mittel für entzündlich-gereizte Schleimhäute mit der Tendenz zur Gewebszerstörung und Blutungsneigung. An der Haut hilft es bei Wunden, die immer wieder aufbrechen und zu bluten beginnen, ferner bei Hautwucherungen.

▶ **Platinum chloratum D6** (Platinchlorid) wirkt bei vermehrter Flüssigkeitsabsonderung der Schleimhäute, zum Beispiel vermehrtem Speichelfluss, aber auch bei häufigem Wasserlassen.

Dosierung:
- **3-mal täglich 15 Tropfen auf 1 EL Wasser vor dem Essen einnehmen**
- **Zusätzlich morgens nach dem Waschen Thuja Oligoplex auf die Warze auftupfen**

Allgemeine Empfehlungen

Eine Warze sollten Sie möglichst nicht aufkratzen oder selbst daran manipulieren, damit die verursachenden Viren nicht in die Blutbahn geraten und sich im Körper ausbreiten können.

Erschöpfung, Nervosität und Schlafstörungen

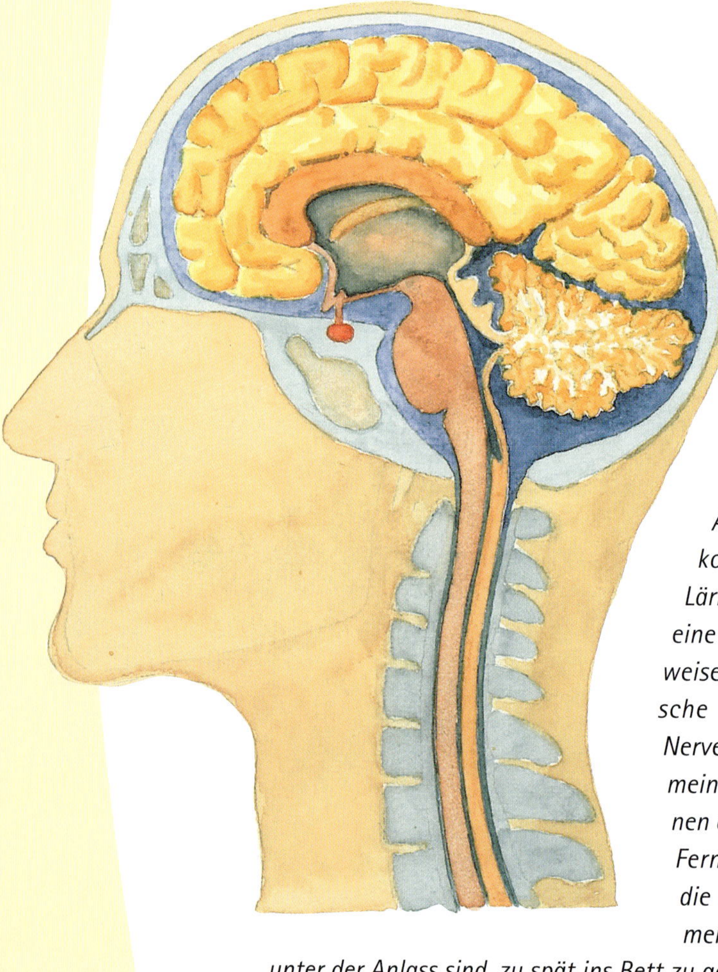

Nervosität, Schlafstörungen und Erschöpfung sind meist Folge eines seelischen Ungleichgewichtes. Die Hektik unseres modernen Alltags überfordert viele Menschen. Im Berufsleben werden hohe Ansprüche gestellt, hinzu kommen Reizüberflutung, Lärmbelastung und vielfach eine unregelmäßige Lebensweise. Auch ungelöste seelische Konflikte können die Nerven stark belasten. Zur vermeintlichen Entspannung dienen dann häufig ausgedehnte Fernsehabende, die jedoch die überreizten Nerven noch mehr strapazieren und mitunter der Anlass sind, zu spät ins Bett zu gehen. Selbst die Wochenenden sind nicht immer „stressfrei", sondern oft dicht gepackt mit Verpflichtungen und Freizeitprogrammen, für die sonst keine Zeit vorhanden ist.

Der Teufelskreis der Genussmittel

Viele Menschen finden daher auch in Phasen der Entspannung nicht mehr die zur Regeneration des Organismus notwendige Ruhe. Nicht selten wird dann zu Genussmitteln wie Kaffee oder Zigaretten gegriffen, um sich tagsüber wach zu halten, oder umgekehrt zum Alkohol, um sich nach einem stressreichen Tag wieder zu beruhigen. Zusammen mit diesen Faktoren führen Reizüberflutung und Stress langfristig zu *Erschöpfung*, *Nervosität* und *Schlafstörungen*. Oft sind diese Beschwerden von Störungen des Verdauungstrakts oder des Herz-Kreislauf-Systems begleitet (siehe Seite 146 bzw. 166).

Vorsicht

Schwere körperliche Erkrankungen oder eine Depression können ähnliche Symptome verursachen. Deshalb sollten Sie in allen Zweifelsfällen mit dem Arzt über Ihre Beschwerden sprechen.

Einige wichtige Homöopathika bei Erschöpfung und nervösen Beschwerden

In der Homöopathie wird großer Wert auf das Erfassen der geistig-seelischen Vorgänge gelegt. Auch bei den Konstitutionsmitteln spiegelt sich die Ausrichtung auf einen bestimmten Menschentyp wider.

Die meisten homöopathischen Arzneien wirken nicht nur bei körperlichen Problemen, sondern haben auch eine ausgeprägte Wirkung auf das Allgemeinbefinden und die seelische Verfassung. Dazu gehören in erster Linie die großen Konstitutionsmittel, die sich für bestimmte Menschentypen eignen, aber auch viele kleinere Mittel, die eine begrenztere Wirkung haben. Nachfolgend werden einige Arzneien beschrieben, die bei Erschöpfung, nervöser Unruhe und Schlafstörungen häufig als Einzelmittel angezeigt sind. Um das richtige Mittel auszuwählen, ist es wichtig, nicht nur ein einzelnes Symptom wie beispielsweise „Erschöpfung" zu berücksichtigen, sondern alle charakteristischen Erscheinungen, die damit in Zusammenhang stehen. Dazu gehören etwa die Auslöser für die Beschwerden, die Persönlichkeitsstruktur und die so genannten Modalitäten, das heißt die Umstände, unter denen sich Beschwerden verbessern oder verschlimmern. Welche Kriterien für die Wahl einer homöopathischen Arznei von Bedeutung sind, können Sie auf Seite 14–16 nachlesen.

Kalium phosphoricum (Kaliumhydrogenphosphat)

Kalium phosphoricum gilt in der Homöopathie als ein großes Nervenmittel, wirkt aber auch auf die Muskeln und das Blut. Es eignet sich für Zustände der Erschöpfung, die von Nervenschwäche und Hinfälligkeit geprägt sind, sowohl in körperlicher wie auch geistiger Hinsicht. Es hat sich auch zur Kräftigung der geschwächten Widerstandskraft, zum Beispiel nach Operationen und schweren Erkrankungen, bewährt.

Charakteristisch sind eine äußerste Schwäche, eine ausgesprochene Hinfälligkeit und eine mangelnde Nervenkraft. Weitere Merkmale für dieses Mittel sind frühmorgendliches Erwachen und ein großes Verlangen nach eiskaltem Wasser, Essig und Süßigkeiten. Die Kranken sind verzagt, ängstlich, reizbar oder weinerlich und wollen ihre Ruhe haben. Bei der geringsten Berührung schrecken sie hoch. Ihre Beschwerden verschlimmern sich nach dem Geschlechtsverkehr. Auffallend ist eine goldgelbe Farbe der Körperabsonderungen, zum Beispiel des Harns, und häufiges Wasserlassen.

Wenn Sie von Natur aus mit schwachen Nerven und einem ängstlichen Charakter ausgestattet sind, empfindlich auf Berührung reagieren und sich oft geistig und körperlich ausgebrannt fühlen, könnte Ihnen Kalium phosphoricum helfen.

Der Zustand verschlechtert sich frühmorgens, durch Berührung, Kälte, Aufregungen und Sorgen sowie durch körperliche und geistige Anstrengung. Auch Essen verschlimmert die Beschwerden

Der Zustand verbessert sich durch Wärme und Ruhe sowie durch leichte Bewegung.

Persönlichkeitsmerkmale: Kalium phosphoricum eignet sich besonders gut für blasse, nervöse und leicht reizbare Personen, die sehr empfindlich gegen äußere Eindrücke sind und häufig einen niedergeschlagenen Eindruck machen. Selbst vor leichteren Arbeiten schrecken sie oft zurück, weil sie glauben, zu erschöpft zu sein, um sie bewältigen zu können.

Potenzierung: D6 – D12

Acidum phosphoricum (Phosphorsäure)

Acidum phosphoricum ist ein hervorragendes Mittel bei Schwächezuständen, die nach akuten Erkrankungen, schwächenden Durchfällen, aber auch infolge eines exzessiven Lebenswandels mit geistiger oder körperlicher Überbeanspruchung auftreten.

Charakteristisch ist, dass die Kranken sich trotz ihrer Schwäche nach kurzem Schlaf immer ausgeruht fühlen. Sie wirken teilnahmslos und apathisch, frieren, haben blaue Augenringe und fühlen sich besonders am Abend oder nach längerem Stehen schwindlig.

Der Zustand verschlechtert sich durch Geräusche oder Musik, durch Aufregung, Zugluft und wenn es schneit.

Der Zustand verbessert sich im warmen Bett, durch Ruhe und kurzen Schlaf.

Persönlichkeitsmerkmale: Acidum phosphoricum eignet sich besonders gut für Menschen, die eigentlich eine kräftige Konstitution haben, aber durch hohen Verlust von Körperflüssigkeiten oder eine länger andauernde Phase körperlicher oder seelischer Überforderung geschwächt sind. Sie weisen ein eher mildes Temperament auf und können zum Heimweh neigen. Obst und saftige Dinge essen sie ausgesprochen gerne, manchmal haben sie auch ein starkes Verlangen nach kalten Getränken. Große, schlaksige Kinder und Jugendliche, die durch einen raschen Wachstumsschub erschöpft sind, sprechen meist sehr gut auf dieses Mittel an.

Potenzierung: D6 – D12

Nux vomica (Brechnuss)

Nux vomica eignet sich hervorragend für nervöse Beschwerden, vor allem, wenn sie von Verdauungsproblemen begleitet sind. Es ist die ideale Arznei für die „Managerkrankheit" und wirkt vor allem dann, wenn Stress, Schlafmangel, Überarbeitung und Ärger die Auslöser waren. Auch Beschwerden, die nach dem Trinken von Kaffee auftreten oder wenn Alkohol und Nikotin im Spiel waren, sprechen meist sehr gut auf Nux vomica an.

Wenn Sie überreizt, sehr geräuschempfindlich und beruflich überfordert sind, Kälte schlecht vertragen und morgens schlechte Laune haben, könnte Ihnen Nux vomica helfen.

Charakteristisch für dieses Mittel ist der Zustand der Gereiztheit, zum Beispiel der Schleimhäute des Magen-Darm-Systems oder der Harnwege, aber auch der gesamten Stimmungslage. Der Kranke möchte deshalb seine Ruhe haben. Er ist reizbar und übellaunig, wenn er angesprochen wird und macht ein finsteres Gesicht. Geräusche, insbesondere Schritte gehen ihm fürchterlich auf die Nerven, stören den Schlaf und verstärken seine Reizbarkeit.

Der Zustand verschlechtert sich durch Kälte, trockene kalte Witterung, durch Geräusche, Ärger und morgens.

Der Zustand verbessert sich durch Wärme, Ruhe und Alleinsein sowie durch kurzen Schlaf.

Persönlichkeitsmerkmale: Nux-vomica-Patienten sind ehrgeizig, arbeiten hart („workaholics"), neigen zu Reizbarkeit und Jähzorn. Sie sind ausgesprochene „Morgenmuffel". Sie mögen gerne fettreiche, stark gewürzte Speisen und Genussmittel wie Kaffee (den sie aber schlecht vertragen).

Nux-vomica-Kinder sind meist überaktive, nervöse, oft eigensinnige oder trotzige Charaktere und können gelegentlich zu heftigen Wutausbrüchen neigen.

Potenzierung: D6 – D12

Tarantula hispanica (Spanische Tarantel)

Ruhelose „Geister", die ständig in Eile sind und andere immer antreiben müssen, entsprechen vielleicht dem Tarantula-Typus.

Tarantula ist ein bedeutendes Mittel für nervöse Unruhe, die von Krämpfen, Zucken oder Zittern der Muskeln begleitet ist. Als Auslöser für Beschwerden kommen vielfach Erregung und Zorn infrage. Das Arzneimittelbild dieses Homöopathikums entspricht dem so genannten Tarantismus, auf den auch der Tanz „Tarantella" zurückgeht. Dieser Zustand entsteht bei Personen, die von der giftigen Spinne gebissen wurden. Sie haben die Manie zu tanzen und werden durch Musik und den Tanz geheilt.

Charakteristisch ist eine äußerste Ruhelosigkeit. Die Betroffenen müssen ständig in Bewegung sein, obwohl sich ihre Beschwerden durch Gehen verschlimmern. Wenn sie nicht schlafen können, werfen sie sich ununterbrochen im Bett umher. Sie haben ein starkes Verlangen exzessiv zu tanzen, bis der Schweiß ausbricht, dann geht es ihnen besser. Auffallend ist, dass Musik mit wildem Schlagrhythmus alle Beschwerden lindert.

Der Zustand verschlechtert sich durch Gehen, Berührung, Geräusche und wenn andere in Not gesehen werden.

Der Zustand verbessert sich durch laute, rhythmische Musik, leuchtende Farben, Reiben der erkrankten Körperteile, im Freien, durch Schweißausbruch und kurzen Schlaf.

Persönlichkeitsmerkmale: Tarantula eignet sich besonders für nervöse, ruhelose Personen, die zänkisch, bösartig und hinterlistig sein können. Sie sind überaktiv, können nichts in Ruhe erledigen, sei es bei der Arbeit oder beim Essen, alles geschieht hastig. Langsamkeit können sie selbst bei anderen nicht ertragen und treiben sie deswegen ständig an. Ihren Kindern gegenüber kann die Tarantula-

Persönlichkeit jedoch überaus fürsorglich sein, und sie neigt dazu, sich für sie aufzuopfern.

Potenzierung: D6 – D12

Agaricus muscarius (Fliegenpilz)

Agaricus muscarius beeinflusst Gehirn und Nervensystem. Es eignet sich für nervöse Erregungszustände. Ferner ist es ein hervorragendes Mittel zur Behandlung von Frostbeulen oder den Folgen übermäßigen Alkoholkonsums. Auslöser für Beschwerden sind vielfach Überanstrengung, Kälte oder ein ausschweifender Lebenswandel.

Agaricus-Menschen sind übernervös und neigen zu Ausschweifungen. Sie sind sehr empfindlich gegen Feuchtigkeit und Kälte.

Charakteristisch sind Juckreiz, Zittern und Muskelzucken, besonders im Gesicht. Die Kranken stolpern und taumeln beim Gehen. Die Beschwerden können begleitet sein von einer Eiseskälte des Körpers, als wäre er mit Eisnadeln durchstochen.

Der Zustand verschlechtert sich durch Kälte, vor einem Gewitter und im Freien, wenn die Luft kalt ist.

Der Zustand verbessert sich durch sanfte Bewegung und langsames Umhergehen.

Persönlichkeitsmerkmale: Menschen, die Agaricus benötigen, sind nervös und ausgesprochen empfindlich gegen Feuchtigkeit und Kälte. Sie bekommen leicht bläulich-rote Hände und neigen zu Kopfschmerzen, Schwindel und Gleichgewichtsstörungen. Ihre Beschwerden treten meist zur gleichen Zeit an entgegengesetzten Körperteilen auf, etwa ein Schmerz im linken Fuß bei gleichzeitigem Zittern der rechten Hand.

Potenzierung: D6 – D12

Das richtige Einzelmittel zu finden, bereitet vielfach Schwierigkeiten und bedarf einer großen Erfahrung und Sachkenntnis. Deshalb ist es in der Selbstbehandlung sicherer, auf eine breiter wirkende Kombination auszuweichen. Für eine ausgewogene Zusammenstellung ist von großer Bedeutung, dass die einzelnen Homöopathika miteinander harmonieren und sich in ihrer Wirkung ergänzen. Deshalb sind bei den im Folgenden beschriebenen Komplexmitteln häufig auch Arzneien enthalten, die nicht nur auf die Psyche wirken, sondern auch andere stressanfällige Organbereiche, beispielsweise den Magen-Darm-Trakt oder die Herz-Kreislauf-Organe, beeinflussen.

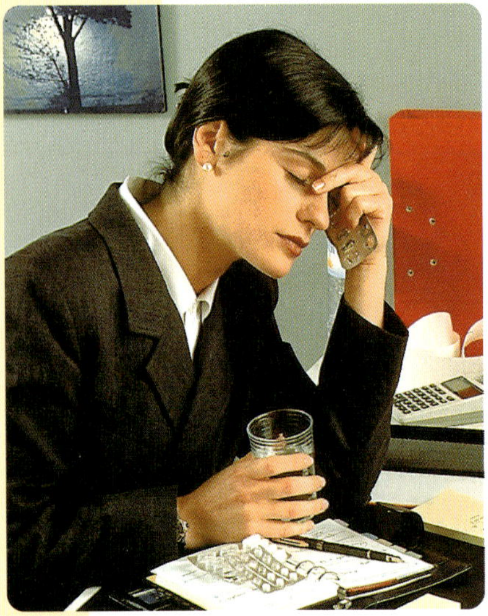

Erschöpfungszustände können sich in Konzentrationsstörungen, Antriebslosigkeit und depressiver Stimmung äußern.

Erschöpfung

Erschöpfungszustände äußern sich in einer allgemeinen körperlichen Schwäche, Antriebslosigkeit und depressiver Stimmungslage. Die Konzentration lässt zu wünschen übrig, und es kann zu Störungen der Gedächtnisleistung kommen. Am häufigsten treten Übermüdung und Erschöpfung als Folge chronischen Schlafmangels oder einer andauernden Überforderung der geistigen und körperlichen Kräfte auf. Auch Kummer und seelische Konfliktsituationen können dazu beitragen. Weitere Ursachen sind überstandene Infektionskrankheiten oder Vitaminmangel.

Bei Kindern kann Überforderung häufig zum so genannten Schulkopfschmerz führen. Was Sie dagegen tun können, finden Sie auf Seite 34.

Die hormonelle Umstellung während der weiblichen Wechseljahre begünstigt Erschöpfungssyndrome. Ihre Behandlung können Sie auf Seite 261 und 264 nachlesen.

Vorsicht

Auch schwere Erkrankungen, zum Beispiel ein Tumorleiden oder eine Anämie, können mit Erschöpfung verbunden sein. Wenn Sie Zweifel hegen, Ihre Entkräftung könnte auf eine tief greifende Ursache zurückgehen, sollten Sie zum Arzt, damit er durch entsprechende Untersuchungen eine schwere Erkrankung ausschließen kann.

Welche Komplexmittel helfen?

Bei geistiger und körperlicher Erschöpfung eignet sich die in Kalium phosphoricum Oligoplex enthaltene Komposition homöopathischer Arzneien. Sie lindern seelische Verstimmungen, lösen nervliche Überanspannung und helfen bei körperlicher Schwäche.

Bitte beachten Sie:

In seltenen Fällen kann es während der Einnahme zu erhöhter Lichtempfindlichkeit kommen. Dann sollten Sie Ihren Arzt um Rat fragen.

Kalium phosphoricum Oligoplex

▶ **Kalium phosphoricum D3** (Kaliumhydrogenphosphat) ist ein großes Nervenmittel. Es eignet sich für Erschöpfungszustände, die von Hinfälligkeit geprägt sind, sowohl in körperlicher wie auch in geistiger Hinsicht. Es kräftigt die geschwächte Widerstandskraft, zum Beispiel nach Operationen und schweren Erkrankungen. Kalium phosphoricum wirkt besonders gut, wenn die Betroffenen verzagt, ängstlich und reizbar sind, bei der geringsten Berührung hochschrecken, frühzeitig erwachen und ein großes Verlangen nach eiskaltem Wasser, Essig und Süßigkeiten haben.

- **Agaricus D3** (Fliegenpilz) hilft bei nervösen Erregungszuständen, besonders wenn sie von Juckreiz, Zittern, Muskelzucken und dem Empfinden, als ob der Körper von Eisnadeln durchstochen sei, begleitet sind. Auslöser für die Beschwerden sind Überanstrengung, Kälte oder ein ausschweifender Lebenswandel mit reichlichem Alkoholkonsum.
- **Ambra D5** (Grauer Amber) ist hilfreich bei nervösen Beschwerden, insbesondere leicht erregbarer, überempfindlicher, schüchterner Personen, die bei Musikklängen zum Weinen neigen. Es eignet sich für Kinder, aber auch für alte Menschen, die durch Überarbeitung entkräftet sind.
- **Ferrum phosphoricum D3** (Eisenphosphat) ist ein wichtiges Erkältungsmittel, hilft aber auch bei nervlicher Schwäche und körperlicher Mattigkeit mit Abneigung gegen die geringste Anstrengung.
- **Hypericum D1** (Johanniskraut) ist heilsam bei Verletzungen, insbesondere des Nervengewebes. Es ist ferner angezeigt bei depressiver Stimmungslage und Nachlassen der geistigen Kräfte.
- **Muira puama (Ptychopetalum) D3** (Potenzholz) hat eine anregende Wirkung auf das Gehirn und Nervensystem.

Mit ausreichendem Schlaf und sportlicher Betätigung schaffen Sie eine wesentliche Voraussetzung, um Ihr körperliches Gleichgewicht wiederherzustellen.

Dosierung:
3-mal täglich 1–2 Tabletten im Mund zergehen lassen

Allgemeine Empfehlungen

Um körperliche wie auch seelische Erschöpfung überwinden zu können, ist ausreichender Schlaf eine der wichtigsten Voraussetzungen. Ebenso ratsam ist jedoch auch körperliche Aktivität. Selbst wenn Sie sich möglicherweise dazu zwingen müssen, sollten Sie deshalb nicht auf eine mäßige, aber regelmäßige sportliche Betätigung verzichten. Dies regt nicht nur die Durchblutung an, sondern hat auch einen günstigen Einfluss auf das Immunsystem und die Psyche. Auch eine vitaminreiche, abwechslungsreiche Kost trägt dazu bei, das gestörte Gleichgewicht im Körper wiederherzustellen.

Ein anderes Komplexmittel:
Aletris-Heel®, enthält:
Aletris farinosa D4, Kalium carbonicum D4, Cocculus D4, Helonias dioica D4, Acidum picrinicum D6, Chininum arsenicosum D6, Sepia D6, Natrium chloratum D6

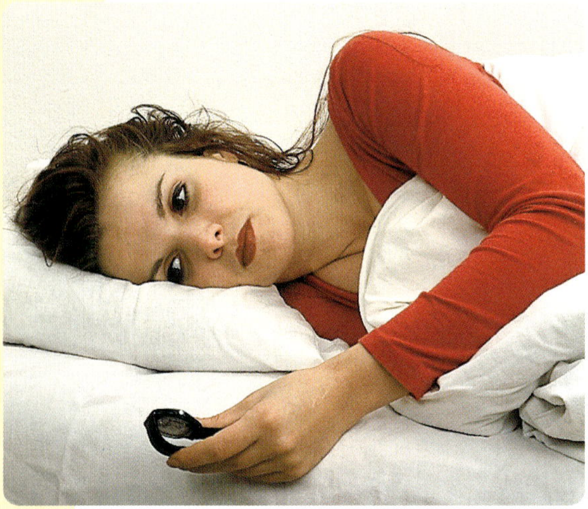

Seelische Belastungen verursachen bei vielen Menschen Schlafstörungen.

Nervosität und Schlafstörungen

Zu spätes Schlafengehen, Aufregungen während des Tages, aber auch seelische Belastungen, Kummer und Sorgen können zu Nervosität sowie zu Störungen des Schlafmusters und der Schlaftiefe führen. Viele Menschen können dann entweder nicht einschlafen oder wachen nachts immer wieder auf. Auch Ängste, beispielsweise vor der Dunkelheit, Einbrechern oder anderen schrecklichen Dingen können die Ursache von Einschlafstörungen oder nächtlichem Hochschrecken aus dem Schlaf sein. Ein gesunder und tiefer Schlaf ist jedoch notwendig, um sich von den Strapazen des Alltags zu erholen. Deshalb kann es bei anhaltender Beeinträchtigung der Schlaftiefe zu chronischer Müdigkeit, Erschöpfung, seelischer Unausgeglichenheit, Reizbarkeit und Konzentrationsstörungen kommen.

Vorsicht

Auch Depressionen oder schwere Erkankungen können zu Schlafstörungen führen. Wenn Sie gleichzeitig an starken seelischen Verstimmungen oder an anhaltenden Schlafstörungen leiden, sollten Sie besser Ihren Arzt zu Rate ziehen.

Welche Komplexmittel helfen?

Bei *Schlafstörungen*, die durch Aufregungen und nervöse Überempfindlichkeit bedingt sind, empfiehlt sich die in Lobelia Oligoplex enthaltene Kombination. Ihre homöopathischen Inhaltsstoffe wirken beruhigend und lösen *nervliche Anspannung* und *Angstzustände*.

Lobelia Oligoplex

Ein abendlicher Spaziergang an der frischen Luft bietet eine gute Grundlage für einen erholsamen Schlaf und ist viel hilfreicher als ein langer Fernsehabend, um sich von einem langen, anstrengenden Arbeitstag zu erholen.

▶ **Lobelia inflata D4** (Aufgeblasene Lobelie) hat eine ausgeprägte Wirkung auf das vegetative (unwillkürliche) Nervensystem. Es ist heilsam bei Kreislaufstörungen und nervösen Verdauungsproblemen, die mit Mattigkeit verbunden sind. Lobelia hilft aber auch bei Schwindel, der von Todesangst und einem Einschnürungsgefühl der Brust begleitet ist.

▶ **Aconitum D4** (Blauer Eisenhut) ist ein wichtiges Mittel bei Entzündungen und Fieber, wirkt aber auch bei Angstzuständen, insbesondere vor der Zukunft, dem Tod oder drohendem Unglück. Es ist hilfreich bei Alpträumen, nächtlichem Hochschrecken und Einschlafstörungen, wenn sich die Betroffenen ruhelos im Bett umherwälzen.

▶ **Cicuta virosa D4** (Wasserschierling) hilft bei nervösen Beschwerden und heftigen Krämpfen, besonders wenn sie sich durch Berührung verschlimmern.

▶ **Hyoscyamus D4** (Bilsenkraut) ist ein wirksames Heilmittel bei heftigen nervösen Erregungszuständen mit nächtlichem Hochschrecken aus dem Schlaf. Auslöser sind oft Kummer oder Eifersucht. Hyoscyamus eignet sich besonders für argwöhnische Personen, die befürchten vergiftet zu werden.

▶ **Stramonium D4** (Stechapfel) entfaltet seine Hauptwirkung am Gehirn. Es hilft, wenn trotz großer Müdigkeit kein Schlaf gefunden wird, sowie bei Hochschrecken aus dem Schlaf mit einem Angstschrei. Der Stramonium-Patient fürchtet die Dunkelheit, möchte deshalb das Licht anmachen und nicht allein sein.

▶ **Strychninum nitricum D5** (Strychninnitrat) hat eine ausgeprägte Wirkung auf das Nervensystem und ist angezeigt bei Krämpfen und Zucken der Muskulatur sowie bei äußerster nervöser Übererregbarkeit und Ruhelosigkeit.

Dosierung:
3-mal täglich 10–15 Tropfen auf 1 EL Wasser vor dem Essen oder abends 30 Tropfen einnehmen

Tarantula Oligoplex

Wenn Ihre Schlafstörungen mit starker Reizbarkeit, ausgeprägter Nervosität und Ruhelosigkeit verbunden sind, könnte die in Tarantula Oligoplex enthaltene Kombination Ihre Beschwerden lindern.

▶ **Tarantula D6** (Spanische Tarantel) ist ein Heilmittel für nervöse Unruhe, die von Krämpfen, Zucken oder Zittern der Muskeln begleitet ist. Auslöser für Beschwerden sind vielfach Erregung und Zorn. Die Betroffenen müssen ständig in Bewegung sein, obwohl sich ihre Beschwerden durch Gehen verschlimmern. Wenn sie nicht schlafen können, werfen sie sich ununterbrochen im Bett umher. Sie tanzen gerne, bis ihnen der Schweiß ausbricht, dann geht es ihnen besser. Auffallend ist, dass Musik mit wildem Schlagrhythmus die Beschwerden lindert.

▶ **Cicuta virosa D4** (Wasserschierling) siehe Seite 327.

▶ **Juglans D3** (Walnussbaum) kräftigt die Gehirnfunktionen und hilft bei Ärger, Arbeitsunlust und geistiger Trägheit. Es lindert Kopfschmerzen und findet ferner Anwendung bei Blähungen.

▶ **Melissa D1** (Melisse) hilft bei Nervenschwäche und stärkt die Verdauungstätigkeit.

▶ **Oenanthe crocata D3** (Rebendolde) ist ein Heilmittel für schmerzhafte Krämpfe und Muskelzuckungen.

▶ **Zincum hypophosphorosum D4** (Zinkhypophosphit) entfaltet seine Wirkung am Gehirn, es hilft bei geistiger Trägheit sowie bei Reizung der Nerven.

Dosierung:
3-mal täglich 10–15 Tropfen auf 1 EL Wasser vor dem Essen einnehmen

Andere Komplexmittel:

Noxom®S Tropfen, enthält:

Avena sativa D1, Passiflora incarnata D2, Hypericum D2, Valeriana D4

Sedakatt® Tabletten, enthält:

Avena sativa D2, Coffea D12, Passiflora incarnata D2, Zincum valerianicum D4

Allgemeine Empfehlungen

Versuchen Sie wieder einen normalen Schlafrhythmus zu finden. Gehen Sie deshalb nicht zu spät zu Bett und vermeiden Sie möglichst abendliche Aufregungen oder zusätzliche Reizflut. Lüften Sie Ihr Schlafzimmer, bevor Sie zu Bett gehen, gut durch, denn auch stickige Luft kann die Schlafqualität beeinträchtigen.

Literaturverzeichnis:

Barthel, Horst: Charakteristika homöopathischer Arzneimittelbilder, 2. Aufl. Barthel & Barthel Verlag, Berg 1993

Boericke, William: Homöopathische Mittel und ihre Wirkungen – Materia Medica und Repertorium, 4. Aufl. Verlag Grundlagen und Praxis, Wissenschaftlicher Autorenverlag, Leer 1991

Brauchle, Alfred: Das große Buch der Naturheilkunde. Prisma Verlag GmbH, Gütersloh 1977

v. Grudzinski, Thomas; Vint, Peter: Der Neue Clarke – Eine Enzyklopädie für den homöopathischen Praktiker, Bd. 1–10. Stefanovic Verlag für Homöopathische Literatur, 1996

Guernsey, Henry N.: Keynotes zur Materia medica, 2. Aufl. Haug Verlag, Heidelberg 1999

v. Harnack, Gustav-Adolf: Kinderheilkunde, 4. Aufl. Springer-Verlag, Berlin – Heidelberg – New York 1977

Künzli, Jost; Barthel, Michael: Kent's Repertorium Generale. Barthel & Barthel Verlag, Berg 1989

Lanninger-Bolling, Dagmar: Naturgerechte Heilweisen. Hippokrates Verlag, Stuttgart 1996

Risch, Gerhard: Homöopathik – Die Heilmethode Hahnemanns. Pflaum Verlag, München 1985

Die Autorin:

Dr. med. Karola Scheffer führt eine eigene homöopathische Privatpraxis in München und ist seit 1994 als Medizinjournalistin tätig.

Wichtiger Hinweis:

Die im Buch veröffentlichten Ratschläge wurden mit größter Sorgfalt von Verfasserin und vom Weltbild Ratgeber Verlag (München) erarbeitet und geprüft. Eine Garantie kann jedoch nicht übernommen werden. Ebenso ist eine Haftung der Verfasserin bzw. des Verlages und seiner Beauftragten für Personen-, Sach- oder Vermögensschäden ausgeschlossen.

Für Angaben zu Dosierung und Applikationsformen kann von der Verfasserin und vom Verlag keine Gewähr übernommen werden. Der Leser ist angehalten, die Beipackzettel der verwendeten Arneimittel sorgfältig zu prüfen und bei Unklarheiten mit seinem Arzt oder Apotheker Rücksprache zu halten. Dies ist besonders bei selten verwendeten oder neu auf den Markt gebrachten Präparaten zu empfehlen. Jede Dosierung und Applikation erfolgt auf eigene Gefahr des Lesers. Geschützte Warennamen (Warenzeichen) sind nicht besonders gekennzeichnet; aus dem Fehlen eines solchen Hinweises kann nicht geschlossen werden, dass es sich um einen freien Warennamen handelt.

Bildnachweis:

Umschlagfoto: zefa/Sharpshooters. Umschlagrückseite: o.l.: zefa/Sharpshooters, o.r.: Reinhard-Tierfoto, u.l.: Mauritius/Filser, u.r.: Monika Ostermeier

Bildnachweis: AKG Berlin S.9; Arbeitskreis Jodmangel Groß-Gerau S.119; Bavaria/VCL S.131, 154, 202, 242, 254/TCL S.177/VCP S.222; Belg. Verkehrsamt Düsseldorf S.231; Deutsche Homöopathie Union Karlsruhe S.25; IFA-Bilderteam/Bumann S.14/Weststock S.285/Diaf S.324; Silvia Lammertz S.268; Mauritius/B.Lehner S.29/ Frauke S.34/Phototake S.37, 55/AGE S.66/Schätzle S.80/ Viktoria S.97, 142/Warbeck S.100/Auli S.115, 183/Ley S.136/JIRI S.159/Pcholkin S.195/Habel S.218/fact S.236/ Glamour Int.S.259/J.Müller S.278/Clasen S.293; Ulrich Niehoff S.156, 186, 261, 314, 326; Okapia/CMSP S.92/ Neufried S.306; Reinhard-Tierfoto: S.2, 15, 17, 41, 65, 110, 125, 175, 199, 210, 217, 244, 291; Superbild/ B.S.I.P. S.71; Heidi Velten: S.103, 221, 266, 309 o.; alle übrigen: Madaus AG.

Illustrationen: Winfried Bährle/Antonio Muñoz S. 162; Katharina Schumacher S.59, 207; Dr.Michael und Christiane Solodkoff S.225; alle übrigen: M. Ostermeier.

Impressum:

Die vorliegende Lizenzausgabe erschien unter dem Titel *Homöopathie, Handbuch für die Familie* bei der Weltbild Ratgeber Verlage GmbH & Co. KG, München.

Genehmigte Lizenzausgabe der Verlagsgruppe Weltbild GmbH, Steinerne Furt, D-86167 Augsburg

Umschlaggestaltung: Vierthaler & Braun, München
Umschlagmotiv: Corbis, Düsseldorf
Gesamtherstellung: Offizin Andersen Nexö Leipzig GmbH, Spenglerallee 26-30, 04442 Zwenkau
Printed in Germany
ISBN 3-8289-2017-9

2007 2006 2005 2004
Die letzte Jahreszahl gibt die aktuelle Lizenzausgabe an.

Sachregister

Register Homöopathischer Mittel